Kerstin Ostmann

Richard Rickelmann

Es lohnt sich um jeden Tag

aufbau

Kerstin Ostmann
Richard Rickelmann

Es lohnt sich um jeden Tag

Mein Kampf gegen den Krebs

aufbau

Mit 26 Abbildungen

FSC
www.fsc.org
MIX
Papier aus verantwortungsvollen Quellen
FSC® C083411

ISBN 978-3-351-02739-1

Aufbau ist eine Marke der Aufbau Verlag GmbH & Co. KG

1. Auflage 2011

Einbandgestaltung hißmann, heilmann, hamburg
Satz Dörlemann Satz, Lemförde
Druck und Binden CPI – Clausen und Bosse, Leck
Printed in Germany

www.aufbau-verlag.de

Vorwort

Wir begegneten uns zum ersten Mal auf dem Flur eines Landgerichts. Kerstin Ostmann, Anfang vierzig, hochgewachsen, sportliche Figur, blond, mit wachen blauen Augen und einem offenen Gesicht, stand vor dem Raum, in dem der Prozess stattfinden sollte. Ihr Prozess. Am 18. Juli 2006 um 13 Uhr. Neben der Tür in Augenhöhe war in einem Kästchen hinter einem Plastikfenster zu lesen: Ostmann/Dr. Zeitler*, darunter der Name der Klinik.

Kerstin Ostmann war an Brustkrebs erkrankt, vor knapp einem Jahr wurden Metastasen in ihrer Leber diagnostiziert. Am Beginn ihres Krebsleidens Mitte 1996 hatte ihr Dr. Zeitler, damals noch Chefarzt der Gynäkologie, einen bösartigen Tumor aus der rechten Brust operiert. Im November 2000 hatte er während einer weiteren Brust-OP vergessen, ihr einen befallenen Lymphknoten zu entfernen, der eineinhalb Jahre später zufällig bei der Nachsorge-Untersuchung in einer Uniklinik wiederentdeckt wurde. Er war mittlerweile auf mehr als die doppelte Größe angewachsen. Den vergessenen Lymphknoten hatte Kerstins Anwalt in den Mittelpunkt der Klage gegen den ehemaligen Chefarzt gerückt.

Ich hatte nicht nur ein journalistisches Interesse an dem Verfahren. Die Ärztin Dr. Ulrike Zunker und ich waren für die Alexandra-Lang-Stiftung, die Opfern von Behandlungsfehlern bei der Durchsetzung ihrer Rechte hilft, zur Prozessbeobachtung angereist. Sie beriet die Stiftung in medizinischen Fragen, ich gehörte ihr als Vorstandsmitglied an. Kerstin Ostmann hegte einige Wochen vor dem Gerichtstermin Zweifel an der Prozessführung ihres Anwalts, suchte nach Orientierung und bat uns um Unterstützung.

* Alle gekennzeichneten Namen wurden geändert.

Ihre Zweifel waren berechtigt. Die Ärztin der Stiftung hatte in den Akten noch weitaus schwerwiegendere Behandlungsfehler entdeckt. Dr. Zeitler hatte trotz ihres familiär bedingten hohen Krebsrisikos jahrelang für Kerstin keine Chemotherapie in Erwägung gezogen, nicht einmal nach einem 1999 aufgetretenen Tumorrezidiv. Außerdem war sie von ihm über Jahre hinweg nicht mit einer antihormonellen Therapie behandelt worden, obwohl sie an einem hormonabhängigen Brustkrebs litt. Diesen Versäumnissen, die sich nach Expertenmeinung verkürzend auf ihre Überlebenszeit auswirkten, hatte ihr Anwalt keine Beachtung geschenkt.

Ein fataler Fehler, wie sich zeigen sollte. Der eindeutige Nachweis, dass es sich bei dem zuerst entdeckten und dem später in der Uniklinik auffälligen Lymphknoten um ein und denselben handelte, war nicht zu erbringen. Sich auf Antrag des Anwalts ad hoc mit der unterbliebenen Chemotherapie zu befassen, lehnte das Gericht ab. Richter und Gerichtsgutachter waren auf diese Thematik nicht vorbereitet.

Nach dem Prozess saßen wir in einem nahen Café. Kerstins Ehemann Bernd wirkte wie benommen, als hätten die Vorgänge seine Lebensatmosphäre auf lange Zeit vergiftet. Die fast drei Jahre langen Vorbereitungen auf den Prozess, die vielen Anwaltsgespräche, die Berge von Schriftsätzen, die auf die Anwaltsstrategie zugeschnittenen medizinischen Privatgutachten – und nun diese Niederlage. Eine Leere war zurückgeblieben, die ihn in eine schwermütige Unbeholfenheit hatte fallen lassen.

Und Kerstin, die diese Vorgänge hauptsächlich betrafen? Mich verblüffte ihre Reaktion, machte mich neugierig auf diese Person. Sie zeigte keine Spur von Niedergeschlagenheit. In ihrer Haltung lagen Stolz und Trotz. Im Dialog der Blicke sie ergründend, entdeckte ich auf Kerstins Gesicht Züge einer erhabenen Gewissheit, basierend auf der Erkenntnis, medizinisch stümperhaft behandelt und anwaltlich falsch beraten worden zu sein. Der Prozess war für sie wie eine überflüssige

Erfahrung. Das Bewusstsein, recht zu haben, rotierte in ihr wie ein kraftvoller Motor.

»Frau Ostmann«, sagte die Ärztin der Stiftung, als wir im Café saßen, »an Ihrer Stelle würde ich keinen Gedanken mehr an den Prozess verschwenden und ihn auch nicht mehr fortsetzen. Das kostet nur unnötig viel Kraft und viel Zeit. Beides aber brauchen Sie für Ihre Krankheit, darauf würde ich nun alle Energien konzentrieren.«

Kerstin sagte nichts, der Einwand erreichte sie nicht. Sie hörte sich die Bemerkungen an, geduldig, aber ungerührt. Die Äußerungen trafen nicht ihr Gefühl, nicht ihre Gedanken. Sie wirkte keineswegs erschüttert, nicht einmal aufgewühlt, als habe das Gericht sich mit einem anderen Fall befasst. Die Haltung entsprach dem Bewusstsein ihrer ungetrübten seelischen Kampfkraft, die durch ihre Erkenntnis, falsch beraten worden zu sein, noch gestärkt wurde. Auf der Suche nach Gerechtigkeit war sie lediglich vom Weg abgekommen, nicht aber von ihrem Ziel. Die Frau und ihr Fall zogen mich an, ich beschloss, mir ihre Akten gründlich anzusehen.

Während des Gesprächs ließ sie keine Zweifel daran, dass sie sich als sterbend betrachte. Sie sagte das in einem ruhigen, gefassten Ton, als handelte es sich um etwas Alltägliches. Und sie sagte das nicht von sich aus, um Aufmerksamkeit zu erheischen, sondern erwähnte es, als ich nach ihren weiteren Therapieoptionen fragte und sie mit dieser Gewissheit antwortete, unpathetisch und illusionslos, ohne jede Erwartung von Mitleid.

Ich würde die Kopien der Ostmann-Akten im Stiftungsbüro finden. Die Alexandra-Lang-Stiftung für Patientenrechte war von der Wormser Industriellen-Erbin Ilse Lang ins Leben gerufen worden, deren Tochter Alexandra im Jahre 2000 nach einer Infusion in der Praxis eines niedergelassenen Arztes daheim zusammengebrochen und Tage später an den Folgen eines Multiorganversagens gestorben war, als deren Ursache eine verunreinigte Infusionslösung vermutet wurde. Der schmerzliche Verlust ihrer Tochter weckte in Ilse Lang das Bedürfnis, Opfern von medizinischen Behandlungsfehlern zu helfen. Sie, der Unternehmensberater Dr. Kurt Becker und ich bauten die Stiftung auf.

Ich brauchte einige Tage, bis ich mich durch die Akten gelesen hatte. Meine vielen Fragen, die ich zwischendurch an Kerstin richtete, beantwortete sie auf Anhieb. Sie hatte die einzelnen Diagnosen und Therapien und die vielen an ihr vollzogenen Behandlungsschritte nahezu vollständig im Kopf. Ihre Krankengeschichte fesselte mich mehr und mehr. Ob sie sich vorstellen könne, gemeinsam mit mir ein Buch darüber zu verfassen, fragte ich sie einige Wochen nach dem Prozess. Kerstin war sofort einverstanden.

Wir vereinbarten, das Buch aus Kerstins Ich-Perspektive zu schreiben. Wir hatten beide die Vorstellung, dass ihre Schilderungen durch diese Form eindringlicher und ihre Gedanken, Erinnerungen, Emotionen und Erlebnisse authentischer zum Ausdruck kommen würden. Kerstin besprach viele CDs, schickte mir unzählige Mails und füllte Kladden mit Gedanken, Interpretationen, Schilderungen und Beschreibungen ihrer jeweiligen Befindlichkeiten, die wir gemeinsam zu einem Erzählstrang verarbeiteten.

Während der vielen Begegnungen mit Kerstin entstand eine große freundschaftliche Nähe. Ein wachsendes gegenseitiges Vertrauen festigte die gemeinsame Arbeit, eine von ihr und mir zeitlebens empfundene familiäre Unvollständigkeit, mitunter gar als Mangel begriffen, verdichtete unsere Bindung, die bald eine familiäre werden sollte. Kerstin, deren Mutter Anfang der 90er-Jahre an Krebs gestorben war, fühlte sich mittlerweile elternlos. Ihr Vater, ein Einzelgänger, entzog sich seinen Kindern und war für Kerstin selbst in ihren schwersten Krankheitsphasen nicht erreichbar, von einem besorgten Kümmern erst gar nicht zu reden.

Meine Ehe war kinderlos geblieben. Eine Tochter hatte mir stets gefehlt, eine wie Kerstin: zuverlässig, couragiert, anhänglich, besorgt, mitfühlend, hilfsbereit. Bald wählte sie für ihre Mails an mich die Anrede »Lieber Daddy«. Im Sommer 2007 vereinbarten wir die Adoption, Kerstin wurde, von einem Familiengericht bestätigt, offiziell unsere Tochter.

Die vielen Monate der gemeinsamen Arbeit, die zusammenfielen mit einer Phase ihres sich verschlechternden Gesundheitszustandes, in der sie sich ihrer nahenden Endlichkeit bewusst wurde, ließen mich zu einem Bewunderer ihrer außergewöhnlichen Persönlichkeit werden. Während ihres Erinnerns tauchte ich ein in ihre vergangenen zehn Jahre, erahnte ihre Qualen, die körperlichen nach diversen Eingriffen und die inneren Verwerfungen nach schlechten Diagnosen, und ich begriff im Zeitraffer ihrer Erzählungen, dass Kerstin als Folge der permanenten Lebenseinschnürung einen erstaunlichen Prozess vorgezogener Reifung durchgemacht hatte, verbunden mit der Abrundung ihres bemerkenswerten Charakters. Mich erstaunte zugleich, dass Verzagtheit und Larmoyanz in ihr selbst dann nicht aufgekeimt waren, als sie die am Einzelschicksal desinteressierte Medizinerroutine in ihrer schlimmsten Ausprägung erlebte. Das schien in ihr eher ein trotziges Dennoch hervorzurufen.

Kerstin war eine Kämpfernatur, deren Lebenswille sich mit zunehmender Schwere ihres Schicksals stärker ausprägte. Ihre kraftvolle Lebensbejahung nötigte allen Bewunderung ab, die ihre Art der Krebsbewältigung miterlebten – der Familie, Freunden und einigen der uns beim Buchprojekt in medizinischen Fragen beratenden Ärztinnen und Ärzte. Ihr energischer Widerstand gegen den sich in ihrem Körper ausbreitenden Krebs hat nach Einschätzung dieser Mediziner ihre Überlebenszeit deutlich verlängert. Kerstin starb am 14. April 2008 im Alter von 43 Jahren. Womöglich wäre sie bei sachgerechter medizinischer Betreuung noch am Leben.

Die Schilderungen über Kerstin Ostmanns Krebsjahre sind mutmachende und energiegeladene Zeugnisse einer starken Frau, die ihrem kurzen Leben trotz vieler Torturen mehr Erlebnisreichtum und Freude hat abringen können als mancher mit doppelter Lebensdauer. Kerstin hat die Herausforderungen ihres Schicksals mit großer Würde getragen.

St. Peter-Ording

September 2006.

Die Sonne brennt unbarmherzig, so sengend wie an einem Julitag. Das Land ächzt unter einem Hitzeschirm. Das Meer ist nur leicht gekräuselt, es ist diesig, am Horizont verschmelzen Himmel und Nordsee in einer milchig-bläulichen Lichtemulsion. Schaumzungen, mit perlenden Lichtjuwelen durchsetzt, schwappen in sanften Schwüngen auf den Strand. Bleigraues Wasser umspült in kleinen Wirbeln meine Füße.

Eva begleitet mich. Wir sind Patienten der onkologischen Rehabilitationsklinik in St. Peter-Ording, wir haben beide Brustkrebs. In den ersten Tagen war Eva beobachtend reserviert, inzwischen ist sie so offen, als würden wir uns seit Jahren kennen. Eva ist Ärztin, sie hat eine gynäkologische Praxis in einer niedersächsischen Großstadt. Sie ist 46, vier Jahre älter als ich. Sie wird in ein paar Tagen wieder abreisen. Ich weiß nicht, ob ihr die Kur viel gebracht hat. An medizinischen Erkenntnissen sicher nichts.

Eva lacht häufig. Sie hat Grübchen, das verstärkt ihre freundliche Ausstrahlung. Wenn sie lacht, lacht sie auch mit den Augen, braunen Augen. Manchmal wirft sie dabei den Kopf in den Nacken, ihr Haar, brünett, leicht wellig, schulterlang, bauscht sich dann im Wind.

Die Psychologen hier will sie nicht sprechen. Eva verdrängt, sie scheut ihre Schwächen. Aus Schwächen könnten Sturmböen von Ängsten werden mit seelischem Land unter. Sie will aber stabil bleiben. Ihre Patientinnen suchen medizinische Stärkung. Eine labile Ärztin würde sie verunsichern.

Ihrer siebenjährigen Tochter hat sie bis heute nichts erzählt. Wenn sie überraschend ins Badezimmer kommt, dreht sich Eva abrupt um, greift den Bademantel oder ein Handtuch. Die Tochter soll nicht merken, dass ihre Mutter nur noch eine Brust hat, die rechte. Die linke wurde ihr vor zwei Jahren entfernt. Das merkt keiner, sie trägt einen BH mit Prothese. Sie leidet noch immer unter dem Verlust an Fraulichkeit.

»So weit wie du«, sagt Eva mir bei einem Gang über den Strand, »bin ich noch lange nicht. Ich muss meine Krankheit immer noch verstecken.«

Es erstaunt sie, dass ich mich in der Gemeinschaftsdusche unbefangen zeige. Wo meine rechte Brust war, sind nur Narben. Aus der linken wurde die Brustdrüse entfernt – ein brusterhaltender Eingriff (subkutane Mastektomie). Auch auf dem Bauch habe ich eine Narbe: Totaloperation.

Meinen Söhnen Thore, 16, und Malte, 12, habe ich nie etwas verheimlicht. Natürlich haben sie Angst. Ich habe oft über den Tod gesprochen, meinen Tod. Meinen denkbar baldigen Tod. Gedanken, die rausmussten. Die Kinder konnten damit besser umgehen als Bernd, mein Mann. Er hat meine diversen Eingriffe schlechter verkraftet als ich.

Bernd ist Vermessungsingenieur beim Kreis, hat häufig überstürzt Urlaub machen müssen; er hat verständnisvolle Chefs und Kollegen. Seine 49 Jahre sind nicht zu leugnen, er ist an mir gealtert, wirkt häufig müde, tumormüde.

Seit Juni 1996 lebe ich mit Krebs, mit Metastasen, die zerstört werden, wieder auftauchen, mit schlampigen Diagnosen, mit Ärztepfusch, mit medizinischer Geschäftemacherei, mit düsteren Prognosen von nur noch wenigen Monaten Lebensdauer. Erst vor wenigen Wochen hat mir Frau Dr. Schäfer*, meine Onkologin, erklärt: »Frau Ostmann, Sie sind austherapiert. Bei Ihnen handelt es sich nur noch um lebensverlängernde Maßnahmen.« Das hat sie mir in Jahren mehrfach gesagt. Selbst schockierende Aussagen verlieren mit jeder Wiederholung an Wirkung.

Der Tod schreckt mich nicht mehr, ich lebe schon zu lange mit ihm. Er ist mein ständiger Begleiter, rückt nicht von meiner Seite. Ich gewöhne mich an ihn. Seit zehn Jahren spüre ich seine Anwesenheit. Und er lässt mich immer noch leben, das hat auch etwas Beruhigendes. Er hat für mich mitunter sogar etwas Versöhnliches. Wenn es denn nicht mehr geht, habe ich ja ihn. Das ist in gewissen Stunden tröstlich.

Alles in meiner Umgebung ist auf mich zentriert, auf meine Krankheit, in Erwartung der nächsten schlechten Nachrichten von der Tumor-Front. Meine Familie lebt in ständiger Angst vor einem Attentäter – meinem Krebs und seinen Metastasen. Jeder Tag näher am Arzttermin steigert die Nervosität. Dann das Warten auf meine Rückkehr mit der Angst wie vor einer glimmenden Zündschnur: Ist der Tumor explodiert?

Der Krebs ist für mich eine Art Zentrifuge, er verwirbelt mein Leben, er beherrscht meine Träume, diktiert meine Gedanken; alles dreht sich um ihn. Besonders in St. Peter-Ording, wo ich zum sechsten Mal bin. Die Patienten der Rehaklinik sind Krebspatienten, keiner versteckt das. Das macht offen für Gespräche und Freundschaften.

Gemeinsames Leiden verbindet.

Wenn wir in der Kneipe sitzen, in den Dünen wandern, uns zum Mittagessen, zum Schachspiel, zur Wassergymnastik treffen oder am Strand flanieren, sind wir schon mal ausgelassen wie Pennäler am Tag vor den Ferien.

Gemeinsames Leiden macht klassenlos.

Selten habe ich Menschen so gelassen erlebt, frei von Rivalitäten, Posen und Strunzereien, keiner bläht sich auf. Der Krebs ist ein Gleichmacher.

Gemeinsames Leiden schreckt ab.

Im Café werden wir schnell als die mit dem Krebs erkannt. Einige von uns haben unter dem Tuch oder der Mütze den nur nachlässig zu verbergenden kahlen Chemo-Schädel. An den anderen Tischen Frauen vor Sahnetorten, die Kuchengabel zwischen ihren fleischigen Fingern mit den einschnürenden Ringen; er macht satt, der wölfische Appetit der Damen ohne Taille, die uns, wenn sie es vermeiden können, nicht in das Blickfeld ihrer goldgeränderten Brillen rücken. Sie halten uns auf Distanz; wir, die wir so unberechenbar lustig in unserem Elend sind, haben eine appetitverderbende Ausstrahlung.

Gestern ist Eva abgereist. Wir haben unsere Daten ausgetauscht, wir werden uns regelmäßig sehen. Sie wird ihrer Tochter auch künftig nichts sagen. Zu groß noch ist die Scham über ihren Makel. Ihre Patientinnen sollen ebenfalls nichts erfahren. Sie sagt, eine Ärztin, die sich selbst vor Krebs nicht schützen könne, verliere bei ihren Patientinnen an Vertrauen. Ich glaube, das sieht sie realistisch.

Eva hat jetzt Verstärkung, sie hat eine junge Gynäkologin in ihre Praxis geholt. Krebs ist unberechenbar, sie kann schnell mal ausfallen. Nach Belieben eine Praxis schließen, das machen Patienten nicht lange mit. Ihre Familie braucht ihre Einkünfte. Ihr Mann, Ingenieur, war arbeitslos, sein Arbeitgeber hatte Insolvenz anmelden müssen: Auftragsmangel. Seit zwei Jahren ist er Hausmann.

Sie beneide mich um mein Körpergefühl, sagt mir Eva zum Abschied. Ich solle nur weiterhin meiner inneren Stimme folgen. Sie sei meine stärkste Waffe gegen den Krebs.

Meine innere Stimme ist sehr fein justiert, sie signalisiert mir frühzeitig Veränderungen im Körper. Ihr verdanke ich mein Überleben. Oft genug hörte ich von Ärzten, sie hätten nichts gefunden. Die Stimme in mir trieb mich zur nächsten Sonografie. Befund: positiv, eine neue Metastase.

In meinem Körper brodelt es wie in einem Vulkan. Ich fühle ein permanentes Grollen der Krankheit in mir, als hätten sich Organe und Zellen hinterrücks miteinander verbündet und wiegelten sich partisanenhaft gegen den Restkörper auf, kokelten an den Nerven, verpesteten mein Blut, vereint in der Absicht, mich zu zerlegen.

Nachts, wenn die Quälgeister in meinem Hirn mir den Schlaf rauben, meine Phantasie mich auf eine Expedition durch die Verästelungen meines Körpers führt, bildete ich mir manchmal ein, sie zu spüren, diese wuchernden Zellen, wie sie langsam mein Leben auffressen.

Der Tod der Mutter

Ich stamme aus einer Riskiofamilie. In ihr hat der Krebs gewütet wie eine Epidemie: meine Großmutter mit 42 Brustkrebs, meine Mutter mit 52 Jahren Eierstocktumor, mein Vater mit 72 Blasenkrebs, seine Mutter mit 50 Tumor der Bauchspeicheldrüse, sein Vater mit 51 Leberkrebs, sein Bruder mit 74 Prostatakrebs, seine zweitälteste Schwester mit 62 Brustkrebs, seine jüngste Schwester mit 45 Brustkrebs, mein Vetter mit 55 den bei Männern seltenen Brustkrebs.

Eine Familienchronik der Verheerungen. Die meisten sind lange tot. Auch meine Mutter. Sie starb in dem lachsrosa gestrichenen und altmodisch hohen Zimmer eines Krankenhauses, während mein Vater und zwei meiner Brüder die elterliche Wohnung tapezierten.

Der Tod trat am 1. April 1993 ein, einem Donnerstag, nachmittags um zwei Uhr zehn. Eine Ärztin drückte ihr die Augen zu, eine Nonne band ihr Kinn hoch, ich sollte ihr den Schmuck abnehmen. Und die Uhr. Ich mochte es lange nicht glauben, doch die Zeiger der Uhr lügen nicht. Sie ist um zwei Uhr zehn stehen geblieben. Ich habe die Uhr mit dem roten Armband heute noch.

Tage vorher hatte die Nonne ein zweites Bett in das Krankenzimmer schieben lassen. Dort schlief ich bis zu ihrem Tod – eine Woche lang. In den letzten zwei Tagen zusammen mit meiner jüngsten Schwester Carmen. Der Krebs und seine Metastasen hatten die Nervenbahnen meiner Mutter verschont. Es war ein sanftes, schmerzfreies Sterben inmitten der Kulisse fabrikhektischer Beschäftigung um Krankheit und Tod. Auf dem Linoleumflur des baufälligen Krankenhausflügels: Türenschlagen, klappernde, schlurfende und gehetzte Schritte, ein ununterbrochenes Stimmengewirr und das Babygeschrei von der Säuglingsstation ein paar Räume weiter.

Am Dienstagnachmittag kam mein Vater. Er saß wenige Minuten am Kopfende von Mutters Bett, stand dann auf, griff unter die Bettdecke, kraulte ihr die Füße und verabschiedete sich: »Tschüss, Eule« – sein Kosename für meine Mutter. So kannten wir ihn: den Zurückweicher, den Flüchtenden – vor Krankheit und vor Tod, vor Zwängen und vor Fesseln, ein Freund eigenwilliger Lebensregeln, nichts so fürchtend wie Emotionen.

Conny, meine älteste Schwester, brachte uns abends Tee. Danach sahen wir keinen mehr aus der Familie. Eine Ärztin hatte mir erklärt, dass ich über lebensverlängernde Maßnahmen zu entscheiden hätte. Das Ansinnen erschreckte mich: keine Bluttransfusionen und keine Sauerstoffzufuhr mehr. Darüber sollte ich entscheiden?

Wer sonst. Die Nonne, eine wirklich barmherzige, ermunterte mich. Ich verspürte an ihr nicht den geringsten Zweifel. Das machte mich sicher, ich stimmte zu.

Die letzten Stunden meiner Mutter – ein Kampf, ein Aufbäumen, ein Warten. Sie konnte nur noch hören. Am Montag war sie erblindet. Ihre Augen nahmen den Ausdruck des Todes vorweg – leblose, starre, glanzlose Pupillen: Stofftieraugen. Tags darauf konnte sie nicht mehr sprechen. Eine Auswirkung der Metastasen im Gehirn. Sie wartete auf ihren Mann und die anderen Kinder. Sie lauschte häufig in Richtung Tür. Gleich werden sie hier sein, erriet ich ihre Gedanken.

Vom Telefon im Zimmer rief ich meinen Vater an: »Es geht zu Ende«, sagte ich flüsternd, »ihr müsst kommen.« Meine übrigen Geschwister waren dort versammelt. Er sagte ihnen nichts von meinem Anruf. Keiner kam.

Abends saßen Carmen und ich an ihrem Bett. Wir kramten in Erinnerungen. Da waren die Familienfeste, die Mutter so stimmungsvoll arrangiert hatte. Bereits Wochen vor Weihnachten wurden wir Kinder von einer ätherischen Anspannung erfasst. Es war die Zeit der Geheimnisse, die bald keine mehr waren. Tuschelnd und mit großer Wichtigkeit tauschten wir uns über die geplanten, verworfenen und meist hektisch im letzten Moment gebastelten, gemalten, ersparten oder gehäkelten Geschenke für die Eltern aus. Märchenhafte Tage. Wir kuschelten uns ein in geträumte Erwartungen.

Mir fiel plötzlich ein, dass sie uns Geschwister im Sommer

oft in der Badeanstalt besucht hatte. Ihr Fahrrad war mit schweren Körben bepackt, sie hingen am Lenker und klemmten auf dem Gepäckträger. In jeder Hand zwei bis drei Körbe, kam sie zu uns auf die Wiese. Mit Behagen verspeisten wir Schnitzel, Frikadellen, Würstchen, Kartoffelsalat, Kuchen. Häufig forderte sie andere Kinder auf, sich auf unsere Decke zu setzen, und reichte ihnen einen Pappteller.

Mutter hatte meinen Erinnerungen aufmerksam zugehört, sie drückte mir ein paarmal die Hand. Ihrem Gesicht sah ich an, dass sie sich gefreut hatte. In unseren stundenlangen Erzählungen kam unser Vater nicht vor.

Am Donnerstag ließen Mutters Kräfte nach, der Tod war schon in ihr. Auf ihrem Gesicht lag plötzlich ein sanftes Lächeln, ein verzeihendes Lächeln. Carmen trat an ihr Bett, rüttelte sie: »Du darfst noch nicht gehen, ich will doch heiraten, du hast doch mit mir mein Brautkleid ausgesucht.« Mutter hörte es nicht mehr. Vier Wochen vorher eine ähnliche Szene. »Das schaffe ich noch, Carmen«, konnte Mutter ihr da noch antworten mit einem schwachen Vogelstimmchen. »Ich werde kämpfen, deine Hochzeit erlebe ich noch.«

»Ihre Schwester muss hier raus«, sagte mir die Nonne, »sie verkraftet das nicht.« Ich bugsierte Carmen vor die Tür. Zehn Minuten später war Mutter tot. Ich rief meinen Vater an, er fragte sofort: »Ist es zu Ende?« – Ich sagte nur: »Ja.«

Daheim kippte ich um. Ich hatte in diesen Tagen kaum geschlafen und fünf Kilo abgenommen. Ich sah meinen Vater bei der Beerdigung und dann ein halbes Jahr nicht mehr. Ich wollte nicht.

Eines Tages sprachen wir uns aus. »Ich weiß«, sagte er, »was ich dir angetan und was für eine Verantwortung ich dir aufgebürdet habe.« Man habe ihm den wichtigsten Menschen seines Lebens genommen. »Ich hatte ihr Sterben nicht erleben wollen, das hätte ich nicht verkraftet.« Sein Vater und seine Mutter seien im Alter von 50 und 52 Jahren gestorben. »Ich hatte gerade deine Mutter geheiratet und musste dann meine jüngste Schwester aufnehmen, die noch in der Lehre war.« – Ziemlich armselig, seine Rechtfertigung.

Das Drama meiner Mutter hat mich viele Jahre begleitet, täglich, stündlich. Das Leben, empfand ich damals, ist wesentlich grausamer als der Tod. Die letzten Tage mit ihr haben mich stärker geprägt als alle anderen Ereignisse in meinen vier Jahrzehnten, wie wichtig sie mir auch jeweils erschienen.

Mutter war ein außergewöhnlicher Mensch: einfühlsam, verständnisvoll und bieder. Eine Biederkeit, die uneitel alle Tugenden verstärkt. Sie war fleißig und voller Demut. Sie war so zuverlässig und treu wie ihre kleine runde Uhr, deren schwingende Unruh lange Zeit in meinem Kopf pendelte, mich erinnernd, trauererhaltend, kräftestärkend in ihrer pulsierenden Verbindung zu meiner Mutter.

Diese schlichte Mechanik wurde für mich seelenvoll lebendig, ich belegte sie mit Gefühlen. Manchmal war ich auch neidisch. Hatte die Uhr nicht den stärksten Treuebeweis geliefert, indem auch ihr Herz stehen blieb in der Minute, als das meiner Mutter versagte.

War meine Mutter an ihrem Krebs gestorben oder an ihrer Therapie? Es ließ sich nicht mehr klären. Ihr Onkologe hatte sie über zwei Jahre mit Zytostatika, schwerstem Kaliber, behandelt. Als sie zum Sterben ins Krankenhaus eingeliefert wurde, stellte der Gynäkologe fest, dass ihr gesamter Unterleib innen wie verbrannt aussah. Nekrotisches Gewebe in der Scheide und am After. Sie habe, meinte der Arzt, über einen zu langen Zeitraum eine viel zu hohe Dosis erhalten.

Ohne die letzten Tage mit meiner Mutter hätte mein Krebs mehr gallige Dramatik in mein Leben gebracht. Meine Mutter starb ohne Angst und mit Würde, von ihrem Mann würdelos im Stich gelassen. Mein langes Abschiednehmen von meiner Mutter hatte mich verändert, eine Prägung in mir hinterlassen.

Das Ich hatte in diesen acht Tagen Krankenhaus an Konturen gewonnen; ich fühlte mich kraftvoller, gereifter, kämpferischer. Dass der Tod, der mich später ständig umlauerte, mir keinen Schrecken mehr einjagte, verdanke ich dem gelassenen Sterben meiner Mutter.

Wie alles begann

Sommer 1996.

Ich war gerade 32 Jahre alt geworden, als meine Sensoren sich zum ersten Mal meldeten: Druck in der rechten Brust. Ich fühlte einen Knoten, er war beweglich, groß wie eine Kidneybohne. Meine Frauenärztin teilte meine Besorgnis und schickte mich vorsorglich zur Mammografie. Ergebnis: gutartig. Ein Fibroadenom, meinte der Radiologe. Die Ränder seien glatt und nicht gezackt: untypisch für einen bösartigen Tumor.

Ein Fibroadenom? Frau Dr. Wollmer* las den Befund, ihre Miene zeigte Skepsis. Sie hatte erst vor wenigen Tage eine Patientin mit der Diagnose Fibroadenom zu einer weitergehenden Diagnose geschickt. Ergebnis: bösartig.

Das bestätigte mein Gefühl, der Knoten musste weg. Ich meldete mich in der Gynäkologie der Städtischen Klinik. Chefarzt Dr. Zeitler nahm sich Zeit, betrachtete den Knoten in der Sonografie. Er meinte, der sei zu 98 Prozent gutartig. Ich wollte hundert Prozent Sicherheit.

Donnerstag, 20. Juni 1996.

Ich ließ mir den Knoten entfernen. Die Operation war morgens um neun, Bernd wartete vor der Tür. Die Spannung wuchs. Immer wieder Tür auf, Tür zu. Einmal kam Dr. Denhard*, der Operateur, aus dem OP, Stress im Gesicht, kopfschüttelnd. »Da ist etwas schiefgegangen«, sagte er meinem Mann und hastete davon, keine weitere Erklärung. Mediziner können brutal unsensibel sein.

Bernd saß vor dem OP auf der Bank, desinformiert, in Panik, seine Phantasie jagte von einer Apokalypse in die andere. Dr. Denhard kam mit seinem Chef zurück. Eine Schnelldiagnose hatte ergeben: bösartig – pT1c, G2, pN0 (0/16) ER pos., PR pos. in 6/96. Dr. Zeitler musste nachoperieren, entfernte den Tumor und prophylaktisch 16 Lymphknoten. Die Brust blieb erhalten.

Abends gegen 18 Uhr wachte ich auf. Mein Operateur kam

irgendwann ins Zimmer, griff nach meinen Händen: »Frau Ostmann, mit dieser Diagnose hatte ich nicht gerechnet.«

Einen Tag nach der OP standen meine drei Männer in der Tür. Bernd hatte sich große Mühe gemacht. Thore, damals sechseinhalb, Malte, zweieinhalb Jahre alt, waren gekleidet wie aus der Schachtel. Meine Kinder, lebhaft, laut, rüpelhaft, was war mir ihnen passiert? Blass, traurig, ängstlich standen sie versteinert neben Bernd, er bleich wie eine Oblate. »Wollt ihr mir denn nicht mal guten Tag sagen,« rief ich. Ich war erfreut, sie zu sehen. Und sagte das. Sie kamen näher, umarmten mich.

Malte fragte: »Kann ich mal sehen, wo du Aua hast?« Ich zeigte den dicken Verband und den Wundschlauch. In meiner Brust hätte sich ein Tumor gebildet, erklärte ich. »Wie bei der Oma?«, wollte Thore wissen. Ich sagte, meiner sei ein anderer Krebs. »Musst Du jetzt sterben?«, fragte er. Malte nahm mich spontan in den Arm: »Mama muss nicht sterben.«

Ich versicherte, ich würde wieder ganz gesund. Beide drückten mich, Bernd blickte aus dem Fenster. Als er sich umdrehte, sah ich, dass er geweint hatte.

Meine drei Männer: bedrückt, bestürzend verloren wirkten sie – wie unfreiwillige Statisten, die sich im letzten Akt eines Trauerspiels auf die Bühne verirrt hatten. In diesem Stück wollte ich keine Rolle spielen.

Im Sport hatte ich kämpfen gelernt, ich würde nicht aufgeben. Ich raffte mich auf, zog mich an. Wir gingen in die Stadt, ich versprach meinen Söhnen ein Eis. Es machte mir nichts aus, dass der Wundschlauch aus dem Ärmel hing und fragende Blicke provozierte.

Am Tag vor meiner Entlassung erschien nachmittags der Chefarzt und setzte sich an mein Bett: papahaft jovial. »Beten Sie«, sagte mir Dr. Zeitler und hielt dabei meinen Arm, »dass Sie in den nächsten fünf Jahren keinen Rückfall erleben.«

Eine Woche Ruhe, dann revoltierte mein Körper wieder. Morgens noch im Aufwachen erfasste mich ein Taumel. In mir und um mich war alles in Bewegung. Das Bett drehte sich, der

Boden schwankte wie ein Schiffsdeck im Sturm. Die gegenüberliegende Wand raste rauf und runter, als wollte sie meinen Blicken entfliehen. Die Muster auf der Tapete lösten sich ab, ihre Farben vermischten sich wie auf einer Malerpalette.

Tanzende Rußflocken vor den Augen, hangelte ich mich am Geländer nach unten. In der Aufrechten rotierte ich wie ein Karussell mit immer höherer Drehzahl. Ich musste mich auf die Couch legen. Die Medikamente schlugen nicht an, Bernd brachte mich ins Kreiskrankenhaus.

Dr. Ralf Wiesner*, ein Freund von uns, behandelte mich. Nach einigen Tagen hatte er die Ursache für den Drehschwindel gefunden: extremer Eisenmangel. Meine Krebsbehandlung machte ihn nachdenklich. Er ließ sich von mir jedes Detail meiner Krankheit erzählen. Schließlich forderte er von der Städtischen Klinik meine Unterlagen an: Arztberichte und histologische Befunde.

Ralf studierte jede Eintragung. Ihn verwunderte, dass Dr. Zeitler eine Chemotherapie mit der Begründung abgelehnt hatte, der Tumor sei mit 1,2 Zentimetern noch sehr klein gewesen. Ralf studierte das pathologische Gutachten vom 21. Juni. Viele Fragen dann. War der Tumor großzügig genug und damit risikomindernd entfernt worden? Sind Bestrahlungen vorgesehen? Ob Dr. Zeitler über die Krebsfälle in meiner Familie informiert sei. Ob er denn wisse, dass ich eine Risikopatientin sei. Ja, Dr. Zeitler war über alles informiert. Ralf empört: »Ich verstehe das nicht. Wenn du meine Frau wärest, würdest du sofort eine Chemo bekommen.«

Irritiert über die Einschätzungen unseres Freundes, rief Bernd sofort Dr. Zeitler an. Der reagierte gelassen. Der Tumor sei so klein, dass Bestrahlungen ausreichten. Schwerere Geschütze lehne er gegenwärtig ab. Danach telefonierte Dr. Zeitler mit Ralf und verbat sich dessen Einmischung.

Wenige Tage später fuhr ich ins Krankenhaus des Nachbarkreises zur Bestrahlung, täglich, acht Wochen lang.

Ralf, der heute eine onkologische Praxis betreibt, ist ein guter Arzt. Hätte ich doch damals das Gespräch mit ihm als Signal verstanden.

»Du hast Krebs?«

Meine Krankheit gehörte fortan zur Familie, anfangs nur in stiller Präsenz. Mein Krebs fremdelte in der ersten Zeit wie ein schüchterner Gast, beschränkte sich auf eine Zwiesprache mit mir, unaufdringlich noch, keineswegs bedrängend. Dann bezog er auch Bernd grübelnd mit ein. Heimtückisch und unaufhaltsam machte sich der Tumor bei uns breit, drang schließlich mit langsam wachsender Dominanz in das Leben meiner Kinder ein. Schon bald umwölkte er wie ein überdimensionierter schwerer Schatten unsere Wochen, Monate, Jahre.

Auch meine Söhne leiden unter ihm, wirken häufig bedrückt und abwesend. Malte war oft unkonzentriert, brauchte Stunden für seine Schularbeiten. »Bist du immer noch nicht fertig«, rief ich schon mal nach oben. Später erzählte ich seiner Therapeutin von seinen Lernproblemen. Sie erfuhr von Malte, dass er häufig auf seinem Bett lag und weinte. »Weil Mama Krebs hat.«

Der Tumor infiltrierte schließlich meine Umgebung.

Stufe eins:

Meine Krankheit macht die Runde, sich behäbig verbreitend unter den Nachbarn, flüsternd und staunend erzählt, Mitleid weckend, Befangenheit auslösend.

Stufe zwei:

Mein Krebs verlässt die Phase des Tuschelns und mutiert zum Tratsch, legt gewaltig an Fahrt und Dramatik zu, immer größere Kreise ziehend. »Kerstin«, rief mir eines Tages eine Bekannte quer über den Marktplatz zu, »ich habe gehört, du hast Krebs?« Ich war mit Thore unterwegs, es war ihm peinlich für mich. Sein Blick von der Seite, vorsichtig fragend: Hatte ich das verkraftet?

Stufe drei:

Mein Tumor hat das Stadium der Sensation verlassen, weckt kaum noch Interesse, er hat mich isoliert. Einige Freunde sind mir geblieben, ausreichend viele, darunter Freunde, die ich vorher nicht dazu zählte; andere, die ich für Freunde hielt, gingen auf Distanz.

Wenn sie nicht mehr ausweichen konnten und vor mir standen – diese ihnen peinliche Verlegenheit, was sollten sie mir sagen, würden sie die richtige Tonlage finden, wohin mit ihren flattrigen Augen, die immer auf der Flucht schienen vor meinem Blick und meinem unglückbehafteten Dasein, das sie zu ihrer sonderbaren Unbeholfenheit zwang. Manche dieser Verlegenheiten endeten in einer schrecklichen Wortprozession des Mitgefühls.

Mein Makel macht einsam, ich bin für viele nur noch eine Bezugsperson auf Abruf, ein nicht mehr lohnender Kontakt. Krebs, wenn er so heilungsresistent ist wie meiner, bringt Gehirne und Befindlichkeiten durcheinander: er ist angstschürend, spaßtötend, erfolgdämpfend, genussfeindlich.

»Die Leute«, sagte mir Bernd eines Tages, »wollen mit uns nichts mehr zu tun haben. Der Krebs macht ihnen Angst. Sie laufen vor uns und sich davon.«

Zuerst nahm meine bis dahin beste Freundin Mechthild Reißaus. Sie stand bei ihrem Metzger vor der Theke, als eine andere Kundin sie ansprach: »Hast du schon gehört ...« Überstürzt verließ sie den Laden.

Am Tag nach meiner Entlassung aus der Städtischen Klinik überredete mich Bernd zum Besuch des Kurparkfestes in der Nachbarstadt. Ich hatte Malte an der Hand. In einiger Entfernung vor uns Mechthild mit Mann, Kind und einigen Freunden. Sie kamen direkt auf uns zu, wechselten plötzlich die Straßenseite und blieben an einem Getränkestand stehen, mit dem Rücken zu uns.

Außer einem Telefonat und einer knappen Begegnung Jahre später mit der lapidaren Erklärung, sie habe damit nicht umgehen können, habe ich nichts mehr von ihr gehört.

Das schmerzte, es brauchte Monate, bis ich das weggesteckt hatte. Wir waren beide zur Realschule gegangen, jahrelang unzertrennlich, sahen uns sehr ähnlich, manche hielten uns für Zwillinge. Wir tauschten unsere Kleider und Autos, sahen uns mehrfach am Tag. Sie wurde Verwaltungsangestellte, ich Anwaltsgehilfin. Mechthild heiratete einen Architekten, oberflächlich, karriereversessen, mit Hang zu höheren Kreisen. Schwächelnde Freunde waren seinem Image abträglich.

Manchmal schafft mein Krebs Realitäten, für die ich dankbar bin: Er entzaubert jene Leute, deren Verlust eher ein Segen ist.

Wie sollte ich auf meinen Krebs reagieren? Ihn verdrängen, mit Aktivitäten auf Distanz halten? Auf keinen Fall wollte ich mich ihm hingeben: in einer traurig-schönen Melancholie, gemästet von eigenem Leid und fremden Mitgefühlen.

Ich nahm wieder meinen Leistungssport auf, Trampolinspringen mit höchsten Schwierigkeitsgraden, war häufig auf internationalen Wettbewerben in der Schweiz, in Belgien und den Niederlanden. In Bern schaffte ich mal den sechsten Platz unter Teilnehmern aus ganz Europa. Der Kitzel, nicht ohne Risiken, gab mir Kraft.

Einmal verunglückte eine Freundin. Wir hatten gerade den Vorwärtssalto mit anderthalbfacher Schraube geübt. Nina hatte ausreichend Schwung, erreichte auch genügend Höhe. Als sie mit den Füßen auf dem Tuch landete, war ihr Oberkörper noch voll in der Rotation. Dann das Geräusch: wie von einem splitternden Ast. Ihr rechtes Schienbein barst unter der ungeheuren Kraft der Drehung; ein markerschütternder Schrei. Der Unterschenkel baumelte herab, nur noch gehalten von Gewebe. Wir legten sie mit dem Rücken auf die Sprungfläche, der Trainer presste den abgeknickten Unterschenkel auf die Wunde am Bein, er wollte den Blutfluss stoppen. Nina hörte nicht auf zu schreien. Erst nach zwanzig Minuten traf der Krankenwagen ein. Es war eine komplizierte Operation. Später ist sie doch wieder aufs Trampolin gegangen.

Beinahe hätte es auch mich erwischt. Bei einem Schauturnen kam ich mal nach einem Doppelsalto vorwärts, gebückt und mit halber Schraube schräg mit nur einem Bein auf, wurde nach oben katapultiert, flog waagerecht über die Köpfe der am Trampolinrand stehenden Helfer hinweg und schlug mit dem Rücken auf den Hallenboden. Ich rang nach Luft, eine Ärztin unter den Zuschauern eilte herbei. Ich hatte mich zum Glück nicht verletzt.

Noch während meiner Bestrahlungen begann ich wieder mit dem regelmäßigen Training. Im Dezember 1996 belegte ich bei den Landesmeisterschaften mit meiner Partnerin Antje im Synchronspringen den ersten Platz und wurde mit meiner Mannschaft Vizemeister. Es war mein letzter Wettbewerb, ich hatte mich vorher zur Übungsleiterin ausbilden lassen und trainierte fortan den Nachwuchs. Thore gehörte dazu, er war der Einzige in der Familie, der sich für das Trampolin begeistern ließ. In seiner Altersklasse wurde er 2002 Bezirksmeister.

Der Goldfasan

Im April 1999.

Nach dem Sport verspürte ich oft einen Druck in der OP-Narbe. Wenn ich die jungen Turner nach hohen Sprüngen auffing, hatte ich regelmäßig Schmerzen. Unruhe packte mich. Da wucherte etwas in meiner rechten Brust. Manchmal hatte ich das Gefühl, das Narbengewebe würde reißen.

Ich suchte Frau Dr. Wollmer auf. Von ihrem Sprechzimmer aus blickt sie auf den Eingang des Standesamtes, was die hagere Ärztin mit den schwarzen schulterlangen Haaren schon mal zu einem das eigene unverarbeitete Ehedrama erahnenden Kommentar veranlasste.

Vor einiger Zeit saß ich vor ihrem Schreibtisch, sie holte mir ein Medikament aus einem Wandschrank, kam am Fenster vorbei und blickte in Richtung Standesamt, wo ein gerade getrautes Pärchen und ihre Familien für ein Foto posierten. Sie schüttelte den Kopf, verdrehte die Augen zur Decke: »Diese Leute sind doch komplett verrückt.« Ich kannte das, sie kommentierte jede Trauung, die sie wahrnahm.

Die Ärztin arbeitete wie besessen, betrat morgens gegen sieben Uhr die Praxis und ging selten vor 22 Uhr. Wie viel war Neigung, wie viel Neurose? Sie hätte niemals Männer behandeln können. Sie pflegte eine bis in die Lächerlichkeit gesteigerte Männerphobie.

Einmal saß ein Mann neben mir auf einem Stuhl nahe der Rezeption; er wartete auf seine Frau. Die Tür zum Sprechzimmer ging auf, die Ärztin steuerte auf den Empfangstresen zu, sah den Mann, drehte sich zackig wie ein paradierender Bärenfellmützen-Träger aus der Queen-Leibgarde auf dem Absatz um. Ihre wellige Mähne wippte wie vom Wind geschüttelt, dann verschwand sie in ihrem Zimmer. Kurz darauf klingelte bei ihrer Helferin am Empfang das Telefon.

Die Gezeiten ihrer Launen und Krankheiten ließen die Ärztin exzentrisch werden. Sie war in gesundheitlich schlechterer Verfassung als viele ihrer Patientinnen: Asthmatikerin, hatte die Krankheit geerbt. Manchmal japste sie wie ein Fisch an Land, dann war bei jedem Atemzug ein lang gezogener Pfeifton zu hören. Ich bekam eine Vorstellung davon, wie grausam Ersticken sein muss. Vor einigen Jahren erkrankte sie an einem Hautkrebs, von dem sie geheilt wurde.

Wenn ich nicht ihrer Meinung war, wurde sie bockig. Sie untersuchte meine rechte Brust, konnte aber keine Ursache für meine Schmerzen finden, auch in der Operationsnarbe nicht. Ich war nicht zufrieden und suchte Dr. Zeitler auf, auch seine Sonografie ergab keinen Befund. Narbenschmerzen, schrieb er in seine Karteikarte, kein Hinweis auf ein Rezidiv.

Meine innere Stimme meldete sich wieder. Ich tastete die Narbe ab, meine Fingerspitzen fühlten einen Knubbel, groß wie eine Kirsche. Bernd: »Ich fühle das auch.«

Ich wechselte meinen Frauenarzt. Dr. Schatte* hieß der neue, eine missliche Erfahrung. Sein Ultraschall ergab nichts, sechs Wochen lang behandelte er mich auf Rippenfellentzündung. Dann hatte ich die Nase voll; ich klingelte wieder bei Frau Dr. Wollmer, sie verzieh mir meinen medizinischen Seitensprung. Sie tastete mich ab, sehr gründlich. Ich reckte den Arm nach oben, der Knubbel war so leichter zu fühlen. Bestätigung im Ultraschall: ein Rezidiv. Letzte Gewissheit durch Frau Dr. Uhlich*, eine Radiologin: »Trennen Sie sich von diesem Gewebe«, riet sie mir.

Ich suchte wieder Dr. Zeitler auf. Die Brust müsse nicht amputiert werden, erklärte er mir. Das sei vor Jahren so gemacht worden, entspreche aber nicht dem heutigen medizinischen Standard. Endgültig darüber entscheiden könne er erst nach Augenschein während der OP. Wenn möglich, werde er nur die Brustdrüse entfernen und ein Silikonkissen einsetzen. Die Schnelldiagnostik bestätigte meinen Argwohn: bösartig.

Donnerstag, 29. April 1999.

OP bei Dr. Zeitler. Er verfuhr wie angekündigt – entfernte das noch verbliebene restliche Drüsengewebe und setzte ein Silikonkissen ein.

Nach drei Tagen bekam ich eine neue Zimmernachbarin, eine Privatpatientin des Chefarztes. Bunt wie ein Goldfasan: Mitte 20, dunkelhaarig, schlank, sonnenbankbraun, Goldkettchen an Arm- und Fußgelenken, Düfte verströmend, die sich in den Nerven einnisteten. Von den Haaren bis zu den Zehen untersuchte sie ihren Körper, Pore für Pore, auf der Suche nach einem Makel, der übertüncht werden musste.

Selbst in den Kissen malte sie an sich herum, lackierte in heiliger Andacht ihre Fußnägel rot-braun, feilte mehrfach am Tag ihre kalkweißen künstlichen Fingernägel: lange, spatenförmige Krallen. Sie hatte eine Brust-OP vor sich und dafür 4500 DM gespart. Ihr Busen wohlgeformt – er reichte ihr nicht, der Freund wünschte eine Körbchengröße mehr. Sie war ständig auf der Suche nach der eigenen Identität.

Ich musste zur Demonstration meine operierte Brust zeigen. Dr. Zeitler erklärte ihr meinen Brustaufbau. Die Narbe würde man später auch bei ihr nicht sehen. Sie tastete mich ab. »Das fühlt sich ja ganz normal an«, meinte sie etwas naiv. Zwei Tage später legte sie sich bei Zeitler unter das Messer.

Kurz vor meiner Entlassung traf der Befund des Pathologen vom 30. April 1999 ein. Er hatte ein »Rezidiv des soliden Mamma-Karzinoms mit Lymphangiosis carcinomatosa« diagnostiziert. »Der Tumor«, hieß es ferner, »breitet sich perivaskulär in Lymphspalten aus.«

»Das ist eindeutig eine Verschlimmerung«, sagte mein

Hausarzt Dr. Hasse*. Ich wollte es detaillierter wissen. Der Begriff klebte in meinem Kopf. Tage später stand er auch im Diagnosebefund von Dr. Zeitler. Ich griff zum klinischen Wörterbuch Pschyrembel. »Lymphangiosis carcinomatosa«, las ich, sei »die kontinuierliche Ausbreitung eines Karzinoms in den Lymphgefäßen«.

Der Tumor begann zu wuchern. Der Chefarzt sah sich zu Therapiemaßnahmen genötigt. Mein Typ Krebs, erläuterte mir Dr. Zeitler, werde durch die weiblichen Hormone im Wachstum beschleunigt. Er müsse daher die Hormonproduktion reduzieren. Dann der Schock: »Ich werde Sie künstlich in die Wechseljahre versetzen.«

Ein Leben im Zeitraffer. Hormonbremsen in Form von Spritzen und Pillen. Ich war damals 36. In wenigen Tagen alterte ich um ein Jahrzehnt. Mein Bewusstsein zog mit. Immer noch war ich blond, groß gewachsen. Und immer noch attraktiv, versicherte mir Bernd.

Meine Wahrnehmung war eine andere. Ich sah mich im Spiegel und dachte, das bist du nicht, das warst du, als entstammte mein Bild einem alten Fotoalbum. Meine Hitzewallungen bestätigten das Gefühl. Von einer Sekunde auf die andere schoss mir die Glut in den Kopf, die Schweißdrüsen öffneten sich wie Duschköpfe, kurz darauf war ich nass wie nach einem Platzregen.

Drei Wochen später Nachuntersuchung bei Dr. Zeitler. Er betrachtete die Narbe und war sichtlich zufrieden mit seiner Arbeit. Auf seinem Gesicht lag ein Ausdruck von Selbstgefälligkeit. Das forderte mich heraus, er sollte meinen Ärger spüren. Was hatte er mir da eigentlich zugemutet: Als Krebspatientin, die um ihre Brüste fürchtete, lag ich mit einer Frau auf einem Zimmer, die sich ihre Brust vergrößern lassen wollte. Ich sagte ihm, ich hätte das als rücksichtslos empfunden.

Mein Unmut berührte ihn nicht. Er sei fest davon ausgegangen, dass mich das nicht belasten würde, sagte er mit routinierter Gelassenheit, mit der er sich quengelnde Patientinnen auf Distanz hielt. Er habe der jungen Frau an meinem Brustaufbau nur zeigen wollen, dass ein solcher Eingriff keine hässlichen Narben hinterlasse. Das bestätigte mich in meinem Groll. Der Mann hatte mich als Demonstrationsobjekt für seine Privatgeschäfte benutzt.

Er fühlte sich ertappt, und es schien ihm wichtig, hehre Motive für die Brustverschönerungen hervorzukehren. Er holte eine Mappe mit Bildern hervor – Frauen mit Brüsten, die er operiert hatte. Ausgelaugte Brüste, die so flach auf dem Körper lagen wie Pfannkuchen. Oder sackartige Brüste, die ihre Trägerinnen wie Mühlsteine empfunden haben müssen. Er sagte, viele Patientinnen seien depressiv gewesen, einige hätten schwerste Neurosen entwickelt.

Stolz präsentierte er die Fotos, aufgenommen nach der OP. Als wollte er mir beweisen, dass er nicht nur ein Könner, sondern auch ein medizinischer Wohltäter sei. Doch der Fall meiner ehemaligen Zimmernachbarin lag völlig anders. Ich sah keine Notwendigkeit für ihre OP. Dann erzählte er mir, dass er überlege, zusammen mit seinem Oberarzt Müller* eine Privatklinik für Schönheitschirurgie aufzubauen.

Ich erinnere mich, dass mir damals an dem Arzt, den ich oft mit hochgerecktem Pfauenhals bedeutungsschwer über die Krankenhausflure hatte stolzieren sehen, Symptome einer Sucht auffielen, der Suche nach Bestätigung. Frühere Szenen und Gespräche hatte ich erst im Zusammenhang mit seiner Fotodemonstration als Belege für diese Sucht gedeutet.

Einige Zeit später, in Kenntnis seiner Behandlungsfehler an mir, kamen mir Zweifel, ob Dr. Zeitler, der hauptsächlich auf Verschönerungen und den Aufbau von Brüsten fixiert war, zu der Einsicht in der Lage war, dass für manche Krebspatientinnen die Amputation einer oder beider Brüste ein notwendiger, weil lebenserhaltender oder lebensverlängernder Eingriff sei.

Ich fragte mich auch, ob ein solcher Mann überhaupt ein Gespür für den richtigen Zeitpunkt eines solchen Eingriffs entwickelt haben konnte.

Mittwoch, 19. Mai 1999.

Der Wettlauf mit meinen gierigen Fresszellen trieb mich in eine Uniklinik in Norddeutschland. Ich sprach mit Frau

Dr. Blier*, Oberärztin des Mammazentrums. Ich informierte sie über meine letzte OP, den Knoten, meine Hormonbehandlung, den pathologischen Befund. Dieser Befund, teilte sie zwei Tage später meiner Frauenärztin mit, habe sie veranlasst, »Frau Ostmann eine Ablatio rechts« zu empfehlen – eine Amputation der rechten Brust.

Anschließend wurde ich von einem Ärzteteam zu einem Gespräch gebeten. Das Team leitete an der Uniklinik ein von der Deutschen Krebshilfe gefördertes Forschungsprojekt über Gendefekte. Weltweit waren über 100 Unikliniken beteiligt, darunter elf deutsche. Mich hatten sie schon vor Wochen als Risikopatientin ausgewählt.

Ich erfuhr, dass sich die medizinische Forschung von dem Projekt wichtige Erkenntnisse für die Brustkrebstherapie erwarte. Wegen meiner familiären Vorbelastungen sei ich für sie eine wichtige Probandin. Ich würde in den nächsten Tagen ausführlich über die Studie unterrichtet. Ich könnte dann in Ruhe über meine Teilnahme entscheiden.

Dem Forschungsteam gehörten Fachleute der Klinikbereiche Gynäkologie und Geburtshilfe, des Instituts für Humangenetik und des Instituts für Medizinische Psychologie an. Ich las in dem umfangreichen Aufklärungsschreiben, dass zwei Gene bekannt seien, »in denen Mutationen auftreten können, die für die Entstehung von Brustkrebs verantwortlich sind. Diese beiden Gene heißen BRCA1 und BRCA2.«

Ich las ferner: »In Familien mit der familiären Form des Brustkrebses wird eine solche Genmutation von einer Generation auf die nächste weitergegeben. Sollte bei Ihnen eine Veränderung in einem der Brustkrebsgene vorliegen, tragen Sie ein erhöhtes Risiko, ein zweites Mal an Brustkrebs oder an Eierstockkrebs, Darmkrebs oder Bauchspeicheldrüsenkrebs zu erkranken.«

Die Untersuchung werde etwa neun bis zwölf Monate, eventuell auch länger dauern. Die Nachsorge könnte im Mammazentrum der Uniklinik im Wechsel mit meinem Frauenarzt durchgeführt werden. Nachdem ich mich eingehend über weitere Details der Studie informiert hatte, sagte ich zu.

Ein dicht gedrängtes Programm erwartete mich: alle drei Monate Tastuntersuchung bei meiner Frauenärztin, alle sechs Monate klinische und sonografische Kontrolle von Brust und Unterleib, zudem eine Mammografie, abwechselnd in der Uniklinik und bei Dr. Zeitler, einmal im Jahr eine MRT-Untersuchung (Kernspin).

Spätestens im Frühjahr 2000 sollte mein genetisches Gutachten vorliegen.

Dienstag, 25. Mai 1999.

Nachts weckten mich Schmerzen, die blitzartig wie Stromstöße durch meinen Bauch jagten. Ein böser Verdacht schoss mir durch den Kopf. Hatte der Krebs gestreut, war er bereits über meine Organe hergefallen? Meine Frauenärztin tippte auf Blinddarm, überwies mich in die Städtische Klinik.

Die Diagnose schürte meine Skepsis. Ich meldete mich in der Gynäkologie. Kurz darauf erlebte ich im Behandlungszimmer die für mich schlimmste Erniedrigung meiner bisherigen Krankengeschichte. Ich musste mich ausziehen, auf den gynäkologischen Stuhl steigen und die Unterschenkel über Kopfhöhe in die Halterungsschalen legen. Durch meine gespreizten Beine blickte ich auf die Tür und wartete. Und dann trat die Kolonne ein, mit Blickrichtung auf meinen Unterleib. Vorneweg Chefarzt Dr. Zeitler, dahinter die Oberärzte Dr. Demmer* und Dr. Müller, eine Ärztin und eine Krankenschwester.

Ich war bestürzt, Schamröte stieg mir ins Gesicht. Mein erster Gedanke: mich anziehen und raus hier. Ich fühlte mich wie in einer Peepshow. Nur dass meine Betrachter sogar direkt vor mir standen. Denen war offenbar nichts peinlich. Hatten diese Ärzte überhaupt ein Bewusstsein von Schamgrenzen? Es war das brutale Verhalten selbstgefälliger Mediziner aus einem vergangenen Jahrhundert. Ich war peinlich berührt, Wut und Entsetzen in mir wurden niedergerungen von den unerträglichen Schmerzen, die alles in mir lähmten. Willenlos ließ ich mich untersuchen.

Dr. Zeitler betrachtete meinen Unterleib mit einem Ultraschallstab. »Ich glaube«, sagte er schließlich, »ich habe etwas entdeckt.«

Am nächsten Morgen Bauchspiegelung. Unter Narkose drei kleine Schnitte im und um den Bauchnabel. Dr. Zeitler entfernte Verwachsungen an den Eierstöcken, die sich entzündet hatten. Als ich Details wissen wollte, wurde ich mit ein paar Stichworten abgespeist. Aufklärung verschaffte ich mir in meinen Gesundheitsbüchern. Es handelte sich um chronische und schmerzhafte Wucherungen von Schleimhautgewebe außerhalb der Gebärmutter (Endometriose).

Die Algarve und die Fischsuppe

Samstag, 19. Juni 1999.

Portugal, die östliche Algarve. Zwei Wochen Urlaub, endlich eine Verschnaufpause von Ärzten und Kliniken. Am Flughafen Faro nahmen wir einen Mietwagen. Unser Ferienhaus lag eine Stunde in Richtung Osten. Von der Hitze verdörrtes Gras, knorriges Gestrüpp und rachitische Bäume auf dem felsigen Grund in den Schluchten und an den Hängen. Die streunenden Hunde und selbst die asthmatisch gurrenden Tauben waren so ausgemergelt wie der Boden, von den vielen rund geschliffenen Steinen am Davonfliegen gehindert.

Die Sommersonne hinter schleimigem Dunst, der alle Entfernungen verkürzte. Der Horizont, versteckt in einer rauchbläulichen Schemenhaftigkeit. Das verzagte Licht verschleierte die Hügel, die Wälder, die korkfarbene Erde, die milchweißen Häuser, die Felsen, die entfernten Dörfer, die Schluchten, die ausgetrockneten Bachläufe, die silbergepunkteten Flüsse, die aus dem Blickfeld sich windenden Straßen.

Das Haus lag am Hang: weiß, kubusförmig, mit Fensterhöhlen in einem blauen Lackrahmen auf der Hauswand; zwei Terrassen, eine weitere auf dem Dach. Von dort aus konnten wir über die Wipfel der Kiefern das Meer sehen – silbrig, behäbig, unendlich. Im Wohnzimmer deutscher Einrichtungsbarock: sirupbraune Fliesen, schwere Eichenmöbel, Polsterplüsch, Nippes.

Hier in Portugal war ich versessen auf Weite und Horizonte und süchtig nach dem violetten, wie durch Seide gefilterten Abendlicht, das alle Farben überlagerte und sie vermischte wie auf einem Gemälde von Manet. Häufig saßen wir auf dem Dach und blickten auf das orangefarbene Meer mit der untergehenden Sonne. Am Abend nach unserem Eintreffen fühlten wir uns beobachtet: ein Mann mit Fernglas auf dem benachbarten Hügel. Es störte ihn nicht, dass wir ihn bemerkt hatten. Wir sahen uns fortan häufig im Visier seiner Gläser.

Am Sonntag hatte ich vor dem Frühstück geduscht, gerade mein Badetuch umgelegt und ein Handtuch zum Turban um den Kopf gedreht, da stand er plötzlich im Flur. Er kam so ungelegen wie ein Unwetter, das störte ihn aber nicht. Nichts an ihm von der Verlegenheit eines Eindringlings. Er sagte, dass die Tür offen gewesen sei, dass er draußen niemand angetroffen habe, er auf dem Hügel nebenan wohne, seit zwei Wochen an seinem Haus arbeite, mit unseren Vermietern befreundet sei, dass er in Hannover lebe, seine Frau und seine zwei Kinder am Wochenende nachkämen.

Der ungebetene Besucher hatte die selbstgefällig-forsche, etwas poltrige Art von Leuten, denen die Sensoren für atmosphärische Störungen oder Schwankungen fehlen, weil sie meistens auf Sendung, aber nur selten auf Empfang sind.

Seine Blicke klebten an mir, tasteten sich an meinen Beinen hoch und sezierten mich unter dem Frottee. Ich sah ihn herausfordernd an, seine Augen wichen aus, nicht schnell genug, um sich nicht von mir ertappt zu fühlen. Er überspielte das mit einem Redeschwall. Bernd kam gerade ins Haus. Es dauerte eine Weile, bis er ihn abgewimmelt hatte.

Montag fuhren wir zu einem kleinen Hafen. Es war seine Empfehlung. Wir bestiegen dort einen verrosteten blau-weißen Kutter, der uns zu einer vorgelagerten Sandbank brachte. Nur eine portugiesische Familie auf dem menschenleeren Strand. Bernd, Thore und Malte sprangen ins Meer, ich legte mich in den weißen Pudersand, mit dem Rücken in die Sonne.

Nach einer Weile war mir, als wanderten begehrliche Blicke über meinen Rücken, meine Beine, meinen Hintern. Da stand er, der Deutsche vom Nachbarhügel. Seine Anzüglichkeit, wie sollte ich darauf reagieren? Ärger wallte in mir hoch, verebbte aber schnell. Seine Blickgier, sie gefiel mir auf einmal. Bestätigte sie mir doch, dass ich anziehend wirkte; er fand mich begehrenswert. Mich, eine Frau mit einer lebensbedrohlichen Krebserkrankung.

Warum überraschte mich das? War mir die visuelle Wahrnehmung von mir abhandengekommen? Hatte die Krankheit meinen Kopf dafür blockiert? Bei 1,76 Metern Körperlänge hielt ich seit Jahren konstant meine Kleidergröße 38. Ich war sportlich aktiv und hatte eine durchtrainierte Figur. Der Mann aus Hannover hatte mich animiert, wieder hinauszusehen aus mir. Er hatte mir deutlich gemacht, dass ich nicht nur aus einem näher rückenden Verfallsdatum bestand.

Tage später, als seine Frau eintraf und ich etwas mehr von seinem Lebensumfeld erfuhr, hatte ich mehr Verständnis für ihn. Seine Frau, dunkelblond und zierlich, hatte das kraftvoll-bestimmende und sichere Auftreten von Leuten, deren finanzielle Unabhängigkeit die Zweifel und die Fragen unterbinden. Das Haus auf dem Hügel hatten ihre Eltern finanziert. Seit ihrem Eintreffen hatte er sich verändert, er war in ihrer Gegenwart nur ein Gefolgsmann, abhängig von ihren Entscheidungen und ihrem Geld.

Wir erfuhren von ihm, dass er Ingenieur sei, der während seiner häufigen Portugal-Aufenthalte seine Kunden telefonisch betreute. Ich hatte keine Vorstellung davon, wie das funktionieren sollte. Wir fanden bald heraus, dass es eine Ausrede war. Er verlümmelte seine Jahre auf dem portugiesischen Hügel. Ein fortgeworfenes Leben. Wir sollten das nicht wissen. Er war gesund, aber war er wirklich besser dran als ich?

Portugal sollte für mich ein mentales Durchlüften sein: keine Gedanken an den Krebs. Ich hatte die naive Hoffnung, ich könnte mich verstecken vor meinen unerwünschten Gedanken und Gefühlen, meinen quälenden Träumen, dem Drama in meinem Körper. Es war ein verschrobener Wunsch, den ich aber sehnsuchtsvoll erfüllt sehen wollte wie ein kleines Kind seine Bitten an den Weihnachtsmann.

Einige Tage lang hatten mich die neuen Eindrücke abgelenkt. Dann begann er wieder zu kreisen in meinem Kopf, der Dynamo, angetrieben von den Gedanken um meine entarteten Zellen, die in meinem Hirn ein wüstes Durcheinander anrichteten, während sie – heimlich, heimtückisch, nachhaltig – in meinem Körper mit ungebremster Aggressivität ihr Zersetzungswerk fortsetzten.

Ich erinnere mich, dass mich der Gedanke beschäftigte, ob es eigentlich einen Typ des Überlebenden gibt und welche Voraussetzungen er mitbringt für ein langes und tumorloses Dasein. Und dann immer wieder die Frage, warum es gerade mich mit dieser immensen Wucht traf. Erfüllte ich doch alle von den Gesundheitspredigern aufgestellten Kriterien für eine krebsvorsorgende Lebensweise. Ich rauchte nicht, trank selten Alkohol und hatte einen durchtrainierten Körper.

Ich vermochte jedenfalls keinen Sinn darin zu erkennen, dass der Krebs gerade mich ausgewählt hatte. War ich ein Opfer geworden nach einem rätselhaften Prinzip des Zufalls oder einem überirdisch gesteuerten, Menschen nicht zugänglichen Auswahlsystem? Ich fand keine Erklärung, die Fragen blieben. Seit meiner zweiten Krebsoperation war mir bewusst, dass sich meine Heilungschancen drastisch verschlechtert hatten. Hatte ich überhaupt Chancen auf eine Gesundung, oder drehte es sich für mich nur um die Frage, wie lange ich noch zu leben hatte?

Und dann sah ich auf einmal mit großer Klarheit, so deutlich wie unter einem Mikroskop, was auf mich zukommen würde. Im Zustand zunehmender Ermattung würde ich an mehreren Fronten gefordert sein. Mein Hauptgegner war der Krebs. Gleichzeitig aber würde ich mich auf zusätzliche und zermürbende Scharmützel einstellen müssen: mit desinteressierten und übelgelaunten Ärzten, mit kleinlichen Krankenkassenbürokraten, mit ellenlangen Fragebögen von kommunalen Versorgungsämtern, mit langwierigen Erklärungen gegenüber der Rentenversicherung, mit meiner genervten und überforderten Familie, mit Enttäuschungen durch sich absondernde Verwandte und Bekannte.

Und dann war auch noch meine Standhaftigkeit gefordert gegenüber den schmeichelnden und womöglich meine Seele erweichenden Mitgefühlen, darunter ehrlichen und geheuchelten. Ich würde mir keinesfalls die Mühe einer Unterscheidung machen. Ich würde keine dieser gesäuselten Bekundungen an mich heranlassen. Ich würde sie schlichtweg ignorieren. Ich würde mir doch nicht mein Selbstmitleid anfüttern lassen und dadurch meinen Widerstandswillen schwächen. Ich würde stattdessen alles daransetzen, die rebellischen Kräfte in mir zu stärken.

Ich erinnerte mich an das Buch mit dem kahlköpfigen Mädchen auf dem Titelbild (Christel und Isabell Zachert: »Wir sehen uns wieder in meinem Paradies«). Ich hatte es in meinem Reisegepäck. Nachdem der Krebs wieder durch meinen Kopf spukte, konnte ich getrost mit der Lektüre beginnen.

Isabell war mit 15 Jahren an einem Sarkom, einem aggressiven Bindegewebstumor im Endstadium, erkrankt. Die Ärzte gaben ihr nur noch wenige Tage, sie überlebte diese Prognose um mehr als ein Jahr.

»Ich glaube«, schrieb sie in ihr Tagebuch, rund elf Monate nach ihrer Krebsdiagnose, »jetzt werde ich wirklich zeigen müssen, wie sehr ich noch leben will. Es gibt noch so viele Sachen, die ich geplant habe. Ich kann mir einfach nicht vorstellen, dass sie sich nicht mehr verwirklichen sollen.«

Einen Tag später notierte sie: »Meine Schmerzen sind sehr schlimm. Selbst wenn ich nicht mehr kämpfen wollte, würden die Schmerzen nicht weggehen, bis der erlösende Tod kommt, den ich nicht will. Was bleibt mir also übrig, als zu kämpfen? Es kann nur besser werden.«

Der Text hätte auch von mir sein können. Schmerzen hatte ich zwar nicht. Aber ich hatte wie die kleine Isabell noch viele Pläne. Um sie umsetzen zu können, würde ich kämpfen, kämpfen, kämpfen.

Am Samstag fuhren wir in den 20 Kilometer entfernten Ort Tavira. Unser Vermieter aus Münster hatte dort ein Fischrestaurant empfohlen, das für seine gute Küche bekannt sei. Wir wählten einen Tisch draußen unter dem knorrigen Geäst einer Pinie, direkt am Ufer des Rio Gilão, der sich modrig dünstend einige hundert Meter weiter in den Atlantik wälzte.

Es dämmerte leicht, in den Häuserschluchten dunkelte es bereits. Der Himmel lohte noch einmal auf und bedeckte den Fluss mit schrägen, goldfarbenen, tanzenden Lichtstreifen. Deren Reflexe spiegelten sich auf den vom Wasser umspülten Mauern in einem verzagten Schimmer. Eine laue Brise vom Meer, salzig, fischig, mischte sich mit den Harzdüften und den fauligen Rülpsern vom Fluss.

Die dunkelhaarige Bedienung brachte die scharfen Gerüche der Küche mit. Sie sprach Deutsch mit Akzent. Malte, Thore und ich bestellten Pizza und Salat, Bernd den Fischtopf des Hauses. Spatzen lärmten: ein lustvolles Schimpfen. Eine besonders kleine Art, kaum größer als Zaunkönige. Ein hektisches Geschwirre neben uns, unter dem Tisch, auf den Stühlen, auf der Mauer – Bewegungen, oft zu schnell fürs Auge.

Bernd schöpfte mit einem Löffel dampfende Fischstücke und Suppe auf seinen Teller. Er verlor kein Wort über das Essen, er mampfte ohne Behagen. Zwei Stunden später, auf der Rückfahrt, klagte er über Kopfschmerzen, daheim wurde ihm übel. Er erbrach sich mehrfach in der Nacht, bekam noch Durchfall, dünn wie Wasser. Ich holte am Montag Medikamente aus der Apotheke; sie halfen nicht.

Dienstag suchten wir einen Arzt auf. Es war ein Iraner, der viele Jahre in Deutschland praktiziert hatte. Wir erzählten ihm von dem Restaurantbesuch. Seine Diagnose überraschte nicht: Fischvergiftung. Er gab uns Medikamente und einen Rat: »Gehen Sie im Ausland nur dort essen, wo auch die Einheimischen hingehen.«

Fast die gesamte zweite Urlaubswoche verbrachte Bernd im Bett. Ich fuhr in diesen Tagen allein mit den Kindern auf die Sandbank, wir tauchten und sammelten Muscheln, einige so groß wie Seifenschalen.

Kampf mit dem Drachen

Im März 2000.

Wie oft hatte ich Landkarten studiert und mir die Topografie eines Geländes eingeprägt, Weg für Weg, Tal für Tal, Hügel für Hügel, um dann in der Natur festzustellen, dass die Wirklichkeit anders ist als der Plan, gravierend anders. Ich fand im Gelände nichts von der Karte wieder.

Es war wie in meinem Leben. Was hatte ich nicht alles entworfen an Idyllen, Hoffnungen und Plänen. Ich war eine begabte und phantasievolle Architektin meiner Zukunft, konservierte Hoffnungen, malte Wünsche, plante für Jahrzehnte. Und jetzt? Mein Lebensrest vertröpfelte illusionslos.

Die Angst hatte mich oft wie in Intervallen von Fieberschüben heimgesucht: die Angst vor der zur Neige gehenden Zeit. Ihre Wirkung basiert auf dem Grad ihrer Akzeptanz. Menschen, die Angst begierig aufnehmen, werden drangsaliert von ihr und irgendwann von ihr aufgefressen.

Meine Ängste hatten sich abgenutzt, sie würgten mich nicht mehr. Nichts von einem baldigen Verfall trübte mehr meine Sinne, ließ die Angst in mir rotieren oder meine Persönlichkeit in einem ständigen Wechsel changieren. Ich fand, das Leben meinte es im Augenblick sehr gut mit mir.

Im Arrangement mit meiner Ungewissheit schöpfte ich sogar neue Kräfte. Sie galten Thore, er brauchte Hilfe. Ich buchte eine Pension auf Juist für knapp eine Woche, nur für ihn und mich. Er hatte vor gut sieben Monaten eine starke Gehbehinderung entwickelt. Es wurde nicht besser.

Hatte das psychische Ursachen? Vielleicht litt er unter meiner Krebserkrankung stärker, als ich angenommen hatte. Ich wollte das fernab von seinem Schulalltag herausfinden.

Die Behinderung wurde zum ersten Mal auffällig während eines Fußballspiels im September 1999. Thore war weit entfernt von dem Gerenne, dem Geschubse, der Dribbelei um den Ball, kein Spieler stand in seiner Nähe, als er plötzlich umkippte – ohne erkennbaren Grund. Er lag auf der rechten Seite, sein Gesicht schmerzverzerrt, seine Augen weit aufgerissen. Er war fassungslos über das ihm Geschehene. Thore stemmte beide Arme in den Rasen, mühsam rappelte er sich hoch und humpelte, das linke Bein hinter sich herschleppend, an den Spielfeldrand.

Die Behinderung dauerte an. Unter Belastung knickte das linke Knie nach innen weg, als hätte ihn jemand angerempelt. In einem solchen Moment verspürte er starke, stichartige Schmerzen, die ihn zu einer Schonhaltung zwangen.

Ihn zu beobachten tat weh. Er hatte den schaukelnden Gang eines spastisch Gelähmten. Wir schleppten Thore erst zum Hausarzt, der uns zum Orthopäden schickte, der wiederum überwies uns an eine Radiologin zum Kernspin: negativ. Dann eine Untersuchung auf Borreliose: negativ. Ein Neurologe äußerte den Verdacht auf einen Gehirntumor. Ein MRT des Schädels brachte Entwarnung, bestätigte aber eine starke Vereiterung der Nasennebenhöhle. Das könne schon mal zu orthopädischen Behinderungen führen, hörten wir. Thore wurde von einem HNO-Arzt operiert. Seine Probleme mit dem Knie aber blieben.

Der Chefarzt der Orthopädie in einem nahen Krankenhaus diagnostizierte Osteochondrosis dissecans – die Erweichung eines Knorpels im Gelenk mit einer muldenförmigen Vertiefung in der Gelenkfläche. Teile des Knorpels seien bereits abgestorben, sagte der Arzt.

Thore musste drei Wochen Gips tragen, doch das Knie besserte sich nicht.

In der Ruhe von Juist wollte ich mich an Thores Befindlichkeiten herantasten, äußerst zaghaft. Ich durfte ihn nicht verschrecken. Das orthopädische Problem hatte ihn verändert, er hatte sich eingeigelt. Thore verkroch sich hinter Büchern, er wirkte depressiv, in sich gekehrt, wurde einsilbig. Er entzog sich dem Spiel, dem Sport, den Freunden und sogar uns. Sein Leben hinter Buchdeckeln hatte allerdings auch einen positiven Aspekt – in der Schule glänzte er mit Spitzennoten.

Auf der Fähre fiel mir auf, dass wir den Drachen im Zug vergessen hatten, einen teuren, kubusförmigen Lenkdrachen, laut Hersteller sogar Windstärken fünf bis sechs trotzend. Weil im Gepäckfach über uns alles voll war, hatten wir ihn in die Ablage gegenüber gelegt und beim Aussteigen vergessen.

Thore suchte den Kapitän auf und erzählte ihm von seinem Missgeschick. Er habe sich doch so auf das Drachensteigen gefreut. Der Kapitän, ein freundlicher grauhaariger Mann mit goldener Kordel an der weißen Mütze und goldfarbenen Schulterklappen auf dem blauen Jackett, wollte sich beim Bahnpersonal erkundigen.

Jeden Mittag warteten wir auf das Einlaufen der Fähre. Der Kapitän bedauerte jedes Mal; es war nicht geheuchelt. Unsere gesamte Pension nahm Anteil. Ich wollte schon aufgeben, Thore aber bettelte um einen letzten Versuch. Es war der Tag vor unserer Abreise. Schon einige hundert Meter vor dem Einlaufen stand der Kapitän an der Reling, er hatte uns entdeckt und winkte mit dem Drachen. Eine Putzfrau hatte ihn im Zug gefunden und im Bahnhof Norddeich abgegeben.

In den Juister Tagen hatte ich mit Sorge beobachtet, dass Thore schüchtern geworden war. Er zeigte eine Scheu vor größeren Menschengruppen. Als ich ihm Geld für ein Eis geben wollte, lehnte er ab. Er traute sich nicht durch die Stuhlreihen im Café. In der Öffentlichkeit wich er nicht von meiner Seite.

Am zweiten Tag in den Dünen sprach ich über meinen Krebs. Ich erzählte von meinen inneren Turbulenzen nach der zweiten Operation, die Wirkung der Schilderung vorher sorgsam bedenkend. Er hörte zu, keine Spur von Erschrecken. Sein Gesichtsausdruck hatte sich nicht verändert; er sah mich an, kein Ausweichen im Blick. Schließlich sprach ich offen über meine geringen Überlebenschancen. Das wisse er doch alles, sagte er mir freimütig, keine Spur von Angst oder Verlegenheit.

Ein falscher Alarm – ich musste mir um die Psyche meines Sohnes keine Sorgen machen.

Was war dann die Ursache für seine Behinderung?

An unserem letzten Nachmittag auf Juist zogen wir an den Strand. Wir setzten den Drachen zusammen, ich nahm die

Rolle mit der Schnur in die Hand, Thore sollte einige Meter mit ihm laufen, bis er ausreichend Auftrieb hatte.

Thore lief zwei, drei Schritte, dann stürzte er in den Sand, rollte über die rechte Schulter ab. Als hätte ihn jemand brutal umgerannt. Ein zweiter Versuch, und wieder purzelte er nach wenigen Metern auf den Strand. Die Leute hielten es für eine Clownerie und lachten. Das beschämte ihn.

Wir tauschten die Rollen. Ich lief mit dem Drachen, Thore sollte ihn mit geschickter Leinenführung auf Höhe bringen. Wir hatten Windstärke vier bis fünf. Das erforderte Kräfte. Der Drachen stieg auf, der Wind zauste geräuschvoll die flattrige Bespannung, erfasste den eckigen Vogel mit wilden Stößen, scharfe Pfeiftöne erzeugend, ließ ihn zuerst nach oben schießen und jagte ihn dann wie ein Geschoss in den Sturzflug.

Diesen Kräften konnte Thore keinen Widerstand entgegensetzen, seine Beine verloren den Halt, der Drachen zog ihm die Arme lang, er musste loslassen, stürzte, das Gestänge des Drachens bohrte sich in den Sand. Ich war alarmiert, da musste etwas geschehen. Sofort nach der Rückkehr schleppte ich Thore zu einem Orthopäden.

Der Arzt bestätigte die Diagnose Osteochondrosis und eröffnete Thore eine traurige Perspektive. Wenn er nicht ab sofort sämtliche sportlichen Aktivitäten einstelle, werde er spätestens in einem Jahr im Rollstuhl sitzen. Das Knie müsse geschont werden, sonst könne sich der Knorpel nicht regenerieren.

Für Thore begann eine schlimme Zeit. Er weinte häufig, fühlte sich isoliert. An Spielen auf dem Schulhof oder in der Nachbarschaft durfte er nicht mehr teilnehmen, er wurde zum Eigenbrötler. Wir überlegten oft, was wir dagegen tun könnten. Nach einem halben Jahr überredeten wir ihn zu einem regelmäßigen Schwimmtraining. Das Knie wurde dabei nicht belastet, und er lebte wieder in der Gemeinschaft von Gleichaltrigen. Bald nahm er an Mannschaftswettkämpfen teil. Nach einem Jahr begann Thore mit seinem Training für Radball. Jahre später qualifizierte er sich für die deutschen Meisterschaften.

BRCA1 und BRCA2

Donnerstag, 24. August 2000.

Ich reiste in die Uniklinik nach Norddeutschland: spannungsfrei, unbekümmert, arglos. Auf Begleitung hatte ich verzichtet, nichts Dramatisches lag an. Ich würde mir die Ergebnisse des Gutachtens abholen und vielleicht schon nach einer Stunde die Heimreise antreten. Von einem Gendefekt, hatte mir das Forschungsteam der Uniklinik erklärt, seien nur fünf Prozent der Krebspatientinnen betroffen. Warum sollte gerade ich zu der kleinen Gruppe gehören? Diese Überlegung hatte mich beruhigt.

Irritiert sah ich dann die Runde, die mich erwartete. Große Besetzung: die Chefin der Humangenetik, die Chefin der Gynäkologie, Frau Dr. Radies*, die Psychologin der Tumorsprechstunde, und Frau Dr. Wummig*, die Leiterin des Projekts. Die menschlichen Gene, erfuhr ich, seien hochkompliziert und vergleichbar einem Buch mit Millionen von Buchstaben, die alle in der richtigen Reihenfolge gesetzt sein müssten. Wie ein falscher Buchstabe sei der Gendefekt ein Fehler in dem hochkomplexen Erbgut. Verbunden damit bestehe ein erhöhtes Risiko, an Krebs zu erkranken. Ganz selten seien zwei Gendefekte. Weltweit nur fünf Personen, so das Ergebnis der Studie, seien davon betroffen. Eine davon: ich.

Worte, Sätze, schicksalhafte Aussagen von brutaler Direktheit. Ich hörte sie nicht mit den Ohren, sie drangen gleich in meinen Körper ein, in meine Blutbahnen, wie injizierte narkotisierende Flüssigkeiten. Böen von Ängsten und Schwindel durchschauerten mich. Ich taumelte, fühlte mich plötzlich gewichtslos, des Gefühls für meinen Körper beraubt, sackte in eine neblige Tiefe, langsam, wie an einem Fallschirm. Ich sah alles breiig, ohne Konturen. Die Personen um mich herum verschwammen.

Da war er wieder und lauerte, mein ständiger Begleiter, der Tod. Ich hatte ihn ignoriert, er war lange Zeit nicht mehr vorhanden. Nun meldete er sich zurück. Auftrumpfend, unüberhörbar. Als wolle er mich für meine Untreue bestrafen. Er kam mir näher als zuvor, er war jetzt auf Tuchfühlung, ich konnte ihn spüren.

Langsam tauchte ich aus meiner Agonie auf, Tränen flossen. Die Runde verließ den Raum, nur die Psychologin blieb. Ich beruhigte mich langsam, nach einer Stunde kamen die Ärztinnen wieder. Ich erfuhr von meinen beiden defekten Genen: BRCA1 und BRCA2. Banale Buchstaben für das hochexplosive Rumoren in mir.

Und ich erfuhr, dass meine Daten zweimal ausgewertet worden waren. Wegen des schwerwiegenden Befundes hätten sie ganz sicher sein wollen. Das sei der Grund für die zeitliche Verzögerung.

Die BRCA1-Mutation, erklärte mir Frau Dr. Wummig, sei das mütterliche Erbteil, das BRCA2 die Hinterlassenschaft meiner väterlichen Familie. Auch meine Kinder hätten mit hoher Wahrscheinlichkeit mindestens einen Gen-Defekt geerbt, sie sollten ab 18 Jahren regelmäßig zur Vorsorge gehen.

Das Ärztinnenteam erläuterte mir, was medizinisch nun zu tun sei. Prophylaktisch sollte ich mir die linke Brust entfernen lassen. Das Risiko sei groß, dass auch sie von Krebs befallen würde. Die rechte Brust, Herd des Krebsgeschehens, sollte ebenfalls amputiert werden. Danach müsste ich mich mit dem Gedanken an eine Totaloperation vertraut machen. Magen, Darm und Bauchspeicheldrüse sollten in kurzen Abständen kontrolliert werden.

Nur weg von hier, ich brauchte Ablenkung. Mein in einer Auster von Krebsgedanken verkapseltes Hirn suchte Bilder, Bilder zum Verdrängen; Bilder, die meine innere Leinwand für jede Art von Horrorgemälden blockierte.

Mit wackeligen Beinen, angstvoll und gedankenschwer, ging ich die Stufen zum Hafen hinunter. Da lag ein französisches Containerschiff, so groß wie eine Kathedrale. Möwen zankten sich um einen Bissen, hackten sich auf die Köpfe: kreischend, fächerschlagend. Links von mir eine Wiese mit alten Eichen und Kastanien. Studenten und Touristen lümmelten sich dort, schwatzten, lachten, tranken, aßen. Die meisten Pärchen, manche umschlungen, hatten sich abgesondert.

Sie lebten, ich würde bald tot sein. Das ist ungerecht, schrie es in mir. Ab heute begann mein Sterben. Leben war für mich nur noch eine beobachtende Erfahrung, aktiv nahm ich nun nicht mehr daran teil. Ich stand ab sofort außerhalb, war nur noch ein abgelegtes Ich. Wie lange hatte ich noch? Monate? Vielleicht auch nur noch Wochen oder wenige Tage, an Fingern abzählbar.

So klar wie bei einem Blick nach draußen in die vom Regen gewaschene Luft sah ich, dass ich eine Fiktion gelebt hatte. Mitten in meinen besten Jahren hatte ich es in mir behaglich eingerichtet wie in einem herrlichen Haus mit teuren Majolikafliesen und einem parkähnlichen Garten. Und dann diese Reise zur Uniklinik und zu diesen Ärztinnen und deren Diagnose, die wie eine abgeworfene Bombe in Sekunden alles von mir in Asche legte.

Meine bisherige Existenz – Jahre, Jahrzehnte: zerronnen. Wie ein Außenstehender suchte ich nach mir, kramte nach meinem Leben – ich hätte es in diesem Moment nicht einmal unter einem Elektronenmikroskop finden können. Ich wusste nicht, was mich mehr schreckte: die Ankündigung meines Todes oder die plötzliche Erkenntnis meiner Nichtigkeit. Ich fühlte mich viel zu klein für den Tod, der in mir wucherte und mir das Leben abschnürte. Bald hatte ich keinen Raum mehr in mir für Gedanken, für Gefühle, für meine Sinne. Eine seelenlose Materie würde mich langsam erdrosseln.

Ich erreichte die Mole, öliges, schwarzbraunes Brackwasser klatschte an die Betonmauer, übelriechende Blähungen stiegen auf. An der Straße ein paar Kneipen mit Tischen draußen, auf der Mole Kinder mit Rollern. Der Wind schepperte einen Pappbecher auf mich zu, er blieb für einige Sekunden liegen, hetzte dann weiter über den Asphalt. Ein streunender Hund in der Farbe eines Straßenbesens schnupperte an meinen Hosenbeinen, dann trollte er sich.

Gegenüber ein Bistro, ich bestellte einen Milchkaffee. Ich

versuchte, mich in einen Gleichmut hineinzureden, glaubte auch, es gelänge. Tatsächlich aber wütete in mir ein Tornado wirrer Gedanken, alle darauf gerichtet, diese medizinische Wahrheit in ihrer Absolutheit zu erschüttern.

Die Rückfahrt wie im Rausch. Straßenführung, Schilder, die vielen Autos links, rechts, vor mir, hinter mir – eine mechanische Wahrnehmung, die Sinne wurden kaum beansprucht. Als säße ein programmierter Roboter am Volant. Hin und wieder klingelte das Handy: trostreiche, aufmunternde Worte von Bernd und meiner Freundin Sabine. Sie sorgten sich, ich könnte am Steuer einschlafen.

Dafür war mein Hirn viel zu beschäftigt. Es war von einer großen Leinwand blockiert. Ich blickte auf die Straße, sah tatsächlich aber nur die Ärztinnenrunde, hörte immer wieder ihre schreckliche Botschaft, sah in ihre mitleidvollen Gesichter – unschuldige und besorgte Todesbotinnen. Die Szene war nicht auszulöschen. Zwischendurch blickte ich durch meine Tränenschleier wie durch ein Aquarium.

Mein Körper – demnächst ein Übungsfeld für medizinische Trancheure. Sie würden mich aufschneiden, äußerlich weiter verstümmeln und zunähen. Und dann wieder aufschneiden, meine mich zur Frau machenden Organe entfernen und zunähen. Mich mit den Produkten der Pharmaindustrie vollpumpen und aufschwemmen; Mediziner würden mich für ihre langwierigen und oft fragwürdigen Therapieversuche in Geiselhaft nehmen und Psychologen sich hingebungsvoll meiner seelischen Abstürze widmen. Ich schwankte: kämpfen oder resignieren? Zwischendurch auch mal Phasen von Gleichmut: wohltuend, entkrampfend.

Bernd erwartete mich, betont ruhig, beinahe gelassen. Er zog mich in seine Arme, seine Wärme und sein Trost durchströmten mich. Ich gab die Sätze wieder, die mir aus der Ärztinnenrunde geblieben waren. Und das waren viele. Das Erzählen lenkte mich ab. In den nächsten Tagen war ich sehr beschäftigt. Malte wurde eingeschult, Thore kam aufs Gymnasium. Und ich bereitete mich auf meine erste Kur vor.

Überall hin begleiteten mich komatöse Gedanken. Wie in Hypnose hatte ich seit der Genbotschaft die Tage durchlebt, von Bleigewichten beschwert. Ich fühlte mich matt, angstvoll, übellaunig. Wachen und Traum waren eins. Ich dümpelte in einer Dämmerwelt mechanischen Tätigseins, weit außerhalb der Wahrnehmung meines Bewusstseins. Einem Schwebeteilchen gleich erreichte ich weder den Boden noch die Oberfläche. Wie von einem üblen Omen gelenkt, entdeckte ich überall Anzeichen von Sterblichkeit: einen toten Vogel, eine verfallene Scheune, einen mir unbekannten Verstorbenen im Nachbarort.

Erst allmählich fand ich zurück in die Gezeiten normaler und gewohnter Abläufe, Gedanken und Empfindungen. Meine Blicke suchten wieder die Ferne. Die Szenen von der Offenbarung meiner beiden Gendefekte hatte ich wie einen Film gespeichert, der gelegentlich noch in kurzen Sequenzen durch meine Erinnerungen lief.

Irgendwann fiel mir auch wieder dieser unheimliche Satz ein. Ich hatte ihn vergessen, ihn vergessen wollen. Er stammte von einer dieser Hiobsärztinnen aus der Verkündigungsrunde. Den Satz zu begreifen oder gar zu analysieren, dazu war ich in meinem damaligen Zustand der Schockstarre nicht in der Lage. Nun drang mir diese Aussage, Wort für Wort, wieder ins Gedächtnis.

»Frau Ostmann«, hatte die Ärztin erklärt, »diese beiden Gendefekte, die wir bei Ihnen herausgefunden haben, sind so selten wie ein Sechser im Lotto.« – Ein Sechser im Lotto? Hatte ich mich verhört? Dann aber hatte ich verwundert gefragt: »Wie ein Sechser im Lotto?« – »Ja, Frau Ostmann, das ist so selten wie ein Sechser im Lotto.«

Eine verbale Dummheit, eine gefühllose Tollpatschigkeit, damit hatte ich die Bemerkung abgetan, verdrängt und schließlich vergessen. Warum sollte ich mich mit dieser stupiden Entgleisung befassen. Nun sah ich die Ärztin wieder vor mir sitzen: bedeutungsvoll mein Unheil verkündend.

Als sie jene erstaunlichen Sätze von sich gab, hatte sie sehr gelöst auf ihrem Stuhl gesessen, in aufgeblätterter Zufriedenheit. Erst jetzt begriff ich, dass der Vergleich mit dem Sechser im Lotto für die Medizinerinnen zutreffend war. Die Runde hatte vor sich das seltene Exemplar einer Frau mit einem doppelten Gendefekt. Mein Unglück war ihr wissenschaftliches Glück. Die Ärztin hatte es in ihrer Einfalt ausgesprochen.

Mir wurde in diesem Moment bewusst: Die Medizinerdamen hatten an mir als Patientin und an meinem Schicksal nicht das geringste Interesse. Ich war nur ein Objekt ihrer Forscherbegierde, zudem ein äußerst seltenes Objekt. Ich war wie der Rhesusaffe mit den zwei Köpfen. Und dieses deutsche Unikat war ausgerechnet zu ihnen gekommen.

Ein Sechser im Lotto.

Ein Gedanke, ein Gefühl

Mittwoch, 20. September 2000.

Mein erster Tag in der Winkelwaldklinik in Nordrach, Schwarzwald, 30 Kilometer östlich von Offenburg, gelegen auf einer Anhöhe, von Wald umgeben und mit Fernblick in das Rheintal. Unter den Krebspatienten der onkologischen Rehaklinik war ich mit 36 Jahren die jüngste.

Als ich mein Zimmer betrat, der unverhoffte Wandel: der Trübsinn der letzten Wochen fiel vom mir ab. Das sonnendurchflutete Zimmer empfing mich wie die Verheißung freundlicherer Träume.

Eine weitere Zuversicht: Heidi Becker*, Psychologin der Klinik, dunkelblond, sportlich-drahtig, einige Jahre älter als ich. Ein erster Kontakt mit ihren grünen Augen – in ihnen las ich eine große Verständnistiefe. Ich hoffte, ich würde mit ihrer Hilfe die markverzehrende Angst verlieren, die nachts wie ein hochtouriger Motor durch meine Wachträume jaulte.

Ihr Büro – eine Einladung zu großen Gefühlen mit einem Stapel Taschentücher auf einem runden Tisch, in der Mitte eine Vase mit Wiesenblumen, zwei Stühle. Die Gespräche mit ihr wirkten auf mein Seelengewölk wie eine frische Brise. Anders als der Klinikarzt mit seiner Sowohl-als-auch-Meinung brachte sie mich stringent in die Richtung, die ich, ohne es mir bewusst zu machen, schon eingeschlagen hatte. Das habe ich irgendwann aus dem Dialogstrom mit ihr herausgefiltert.

Ich würde alle notwendigen Operationen über mich ergehen lassen und auch die damit verbundenen Demontagen an mir.

»Frau Ostmann«, schrieb die Psychologin später in ihren Bericht, »hat sehr große Angst vor einer Überforderungssituation durch zwei schwere bevorstehende Operationen im November 2000 und im März 2001. Sie befürchtet, den Anforderungen in Beruf, Haushalt, Kindererziehung und in der Paarbeziehung nicht mehr gerecht werden zu können. Sie zeigte während der Rehamaßnahmen eine Spannung und Unsicherheit über die psychische und körperliche Bewältigung der künftigen Eingriffe.« Sie empfahl mir, für die Dauer von zwei Jahren eine Zeitrente zu beantragen, die ich dann auch in Anspruch nahm.

In der zweiten Woche besuchte mich Freundin Sabine, sie blieb drei Tage. Wir machten Ausflüge: Bodensee mit Insel Mainau, die Nordschweiz. Sie ist einen Kopf kleiner, gedrungen-rundlich, was vermuten lässt, dass sich ihr Leben darin erschöpft, es sich immer und überall bequem zu machen. Ein falscher erster Augenschein.

Sabine ist ein Unrast mit dem Arbeitspensum eines Bandarbeiters. Sie und ihr Mann Friedel betreiben die Fresa Möbelwerkstätten, eine Ausstattungsfirma für Hotels, Arztpraxen, Großküchen und Privathäuser. Arbeit, Freundschaft, Gefälligkeit, Anteilnahme – Sabine ist zuverlässig wie ein Chronometer, sie erfüllt alles, aber alles mit Besessenheit.

Sabine lebte in der emotionslosen Benommenheit gleichförmig-stressiger Tagesabläufe. Das atemlose Beschäftigtsein für die Firma hatte sinnliche Versäumnisse angehäuft. Sie plagte ein permanent schlechtes Gewissen, für ihren Sohn nie genügend Zeit zu haben. Das trieb sie in eine übersteigerte

Fürsorglichkeit mit einer extremen Form des Behütens. Umso mehr litt Sabine später unter der pubertären Exzentrik ihres Sohnes, der sich zu allem und jedem in Widerspruch setzte. Gefangen im Prozess des Werdens, der halbgaren Phase zwischen Kind- und Erwachsensein, sorgte Fred mit seiner Sprunghaftigkeit für manche Verstörung im Elternhaus. Doch das ist Jahre her, Fred ist heute 21.

Sabine ist besitzergreifend, emotional fordernd, aber auch treu in ihren Bindungen. Die Freundschaft mit ihr war für mich in den vielen Tumorjahren wie ein Stützkorsett. Wer mit mir befreundet ist, muss Stress aushalten können. Es ist keine Freundschaft für die Sofakissen. Meine direkte Art liegt ihr. Unsere Gespräche, oft stundenlang, ermüden sie nicht. Ein Gedanke, ein Gefühl – für mich oft noch nicht klar umrissen, sie aber hat es schon erfasst. Sie versteht es, aus meinen Andeutungen komplexe Vorgänge herauszulesen.

Mich bedrückte etwas während der Kur, sie ahnte es. Um meine Kinder, sagte sie eines Abends, müsse ich mir keine Sorgen machen. Wenn Bernd etwas passieren sollte, würde sie sich um Thore und Malte kümmern.

Extreme Melange

Sabine spielte auf den August 1990 an. Wir waren gut ein Jahr verheiratet. Bernd stand nach dem Büro noch drei Stunden auf dem Tennisplatz. Schlapp und verschwitzt kam er nach Hause. Doch das war es nicht, was mich mit Sorgen erfüllte. Es war sein Gesicht: eisengrau, faltig, die Miene verzerrt, der Blick seltsam entrückt. Sein Zustand spiegelte die Angst vor einem unheimlichen körperlichen Geschehen. Das aber wurde mir erst viele Stunden später bewusst.

Bernd klagte über Muskelschmerzen und über ein Kribbeln im rechten Arm. Rechts – das Herz konnte es nicht sein. Die Symptome, was sagten sie mir? Nur ein Schwächeanfall, beruhigte ich mich.

Bernds Sinne waren seismografisch nach innen gerichtet

auf der Suche nach der Ursache für seine beunruhigende und diffuse Hinfälligkeit. Hätte er doch nur für die Dauer eines Atemzugs die Gabe der Fruherkennung besessen. Wie Vögel, die Erdbeben lange vorher erspüren. Ihm, uns wäre einiges erspart geblieben.

Die Schmerztabletten wirkten nicht. Nachts stand er auf und ging leise wie auf Moos ins Wohnzimmer. Morgens gegen sieben hatte er nach mir gerufen, erfuhr ich später. Ich hörte es nicht, konnte es nicht hören, es war nur ein Lallen, wie ich es auch hörte, als ich ihn fand, auf dem Boden liegend. Ein dumpfer Schlag hatte mich aus dem Schlaf gerissen. Bernd war mit dem Kopf gegen die Heizung geschlagen. Aus seinem Mund sinterte grünlicher Speichel. Die linke Gesichtshälfte maskenhaft erstarrt: ein eingefrorenes Erschrecken. Die rechte Gesichtshälfte war wie ein zähflüssiger Brei nach unten gerutscht. Er versuchte zu sprechen, die Sätze erstarben in einem gutturalen Blubbern.

Der für den Notdienst eingeteilte Arzt kam erst nach einer halben Stunde. Ein Kind habe einen akuten Asthmaanfall gehabt. Es klang nicht wie eine Entschuldigung. Bernd sollte pfeifen. Bernd sollte mit dem rechten Zeigefinger die Nasenspitze berühren. Bernd sollte die Augen schließen und mit dem linken Zeigefinger auf das linke und mit dem rechten auf das rechte Augenlid zeigen. Nichts gelang ihm.

Ihr Mann, sagte der Arzt, muss sofort ins Krankenhaus. Ich war entsetzt. Er sah es mir an. Er bemühte sich um eine Erklärung. Ihr Mann hat einen Schlaganfall oder einen Gehirntumor. Es könnte auch ein Blutgerinnsel im Gehirn sein. Er bestellte den Krankenwagen, sagte aber nichts von Eile, was mich sehr verwunderte. Die Sanitäter trafen erst nach einer Stunde ein.

Ich erinnere mich noch, dass mir damals durch den Kopf schoss: Jetzt beginnt der Wahn. Bernd war 33, ich Mitte zwanzig, Thore neun Monate alt. Unsere gemeinsame Zukunft, sie hatte gerade mal begonnen und war schon zu Ende. Ich dachte, vielleicht bleibt Bernd gelähmt. Was dann? Mein Mann ein Invalide. Und dann das kleine Kind. Wie und wovon sollten wir leben? Im Krankenhaus hatte ich viel Zeit, alle Varianten durchzuspielen.

Nach drei Stunden in der Notaufnahme wurde Bernd auf die Station verlegt. Ich saß bis zum frühen Nachmittag auf dem Flur. Die Ärzte und Schwestern erkannte ich mittlerweile schon am Gang. Sie rauschten an mir vorbei, sie nahmen mich überhaupt nicht wahr. Kein Wort zu mir, das mich beruhigt hätte. Erst als ich intervenierte, durfte ich zu ihm.

Er bekam die Augen nicht auf, so schwach war er. Seine rechte Seite war gelähmt. Ich sprach mit ihm. Er hörte, dass ich weinte. Du darfst nicht weinen, tröstete er mich, mehr gehaucht als gesprochen. Die Ärzte hätten ihm versichert, er werde bald wieder beschwerdefrei sein. Ich erinnere mich, dass ich daran glauben wollte. Obwohl alles dagegensprach.

Nach drei Tagen begann ein gymnastisches Aufbautraining. Nach vier Wochen durfte er die Klinik verlassen.

Mich beschäftigte eine bange Frage: Hatte der Schlaganfall Bernd verändert, wie hatte er sich verändert? Geheiratet hatte ich einen Mann von extremer Melange, der seine unterschiedlichen Identitäten in der Balance hielt. In manchen Momenten war er von einer anziehend-fröhlichen Schwerelosigkeit, unterhaltend, schlagfertig, auf Partys im richtigen Augenblick die Pointe setzend und ihre Wirkung genießend wie ein Politiker das Blitzlichtgewitter. Ein geborener Lebenskünstler, die Traurigen und die Melancholiker anlockend, als könnten sie von ihm lernen, luftiger durch die Tage zu schreiten.

Es gab auch den anderen Bernd, den schwermütigen, den lethargischen, den selbstquälerisch grübelnden. Als schien ihm alles sinnentleert. Ich rätselte lange Zeit über die krassen Gegensätze zwischen dem privaten und dem Party-Bernd.

Ich las einen Artikel über Clowns. Privat waren viele von ihnen ernst, melancholisch und alles andere als fröhlich. Offenbar bedingen die Extreme einander. Ich dachte an die Variante chinesischer Köche: süß-sauer, eine gelungene Mischung.

Und das war auch Bernd: verlässlich, fürsorgend, mitleidend, diszipliniert und extrem auf seine berufliche Sicherheit bedacht. Wie ein Mönch, der die sichere Existenz hinter Klostermauern sucht.

Der Schlaganfall hat ihn verändert. Er ist schreckhafter geworden, reizbarer, pessimistischer, phlegmatischer. In seinem Stammhirn entdeckten Ärzte der Uniklinik Hannover ein halbes Jahr später eine pflaumengroße Narbe. Eine Erklärung für seine Gangunsicherheit.

Wenn es mit mir zu Ende gehen sollte, was würde dann aus meinen Söhnen? Hatte Bernd die Kraft und die Zeit, sich um sie so zu kümmern, wie ich es gekonnt hätte? Und würde er die Versorgung und Betreuung unserer Restfamilie gesundheitlich durchhalten?

Sabine und ich sprachen in Nordrach diese Gedanken nicht aus. Mussten wir auch nicht, sie wusste, was mich belastete. »Deine Kinder sind meine Kinder«, sagte sie.

Das Gespräch hat mich später seltsam berührt. Ich hatte, ohne es in dem Moment zu realisieren, über meinen Nachlass gesprochen.

Nach der Kur war wie vor der Kur: Krebsalltag. Familie, Uniklinik, Städtische Klinik – meine Lebensmittelpunkte mit jeweils unterschiedlicher Verweildauer. Hinzu kamen die Stippvisiten bei diversen Ärzten. Ich war eine Touristin des Leidens, beklagte mich aber nicht.

Mit dem Leiden verhält es sich wie mit den Drogen, man verträgt mit der Zeit eine immer stärkere Dosis.

Eines Nachts träumte ich von meiner Beerdigung. Ich sah mich in einem Sarg liegen, stark geschminkt, um die Blässe zu übertünchen, aufgebahrt in der Friedhofskapelle, daneben auf einer Staffelei ein großes Foto von mir. Das Beerdigungsinstitut hatte mir das weiße Kleid übergestreift, das meine Freundin Susanne Palte, Musterschneiderin einer bekannten Konfektionsfirma, nach meinen Vorgaben angefertigt hatte. Es war schlicht, ohne Rüschen, ohne Stickereien, es ähnelte einem einfachen Hochzeitskleid.

Auf den Stühlen in der ersten Reihe der Kapelle saßen

Bernd, Thore und Malte, eingerahmt von Sabine und Friedel, jeder hielt einen weißen Luftballon. Danach schritten sie hinter dem Sarg her, jeder mit einer Ballonschnur in der Hand. Dahinter Freunde, Geschwister, Nachbarn, Verwandte. Die leicht birnenförmigen Ballone schwebten wie Fahnen hoch über den Köpfen des Trauerzuges, von der Bewegung und einer leichten Brise in wilde Pendelbewegungen versetzt.

Als der Sarg in der Grube versank, standen Bernd, die Kinder und Sabine und Friedel am Rand und blickten auf mich herab. Sabine zog Thore und Malte zu sich und legte ihre Arme um deren Schultern. Friedel verknotete die Bänder der Ballone miteinander, und Sabine sagte: »Jetzt lassen wir Mama los, sie muss nun ihren eigenen Weg gehen.« In diesem Moment ließ Friedel die Luftballone steigen. Ich schaute ihnen nach, bis sie in dem wässrig-blauen Himmel nur noch als Punkte und schließlich nicht mehr zu sehen waren.

Die Trauernden wirkten vergnügt, einige erzählten lustige Anekdoten. Es wurde viel gelacht. Keiner im Traum trauerte wirklich. Im Restaurant des Heimatmuseums versammelten sich alle an weiß gedeckten Tischen. Es gab Kuchen, Würstchen, Brötchen mit Schinken und Käse, Bier, Wein und Kaffee. Einige hatten auch ein Schnapsglas vor sich stehen. Ich sah viele aus meinem Trampolinverein. Jeder Stuhl war besetzt.

Dann sah ich plötzlich in die verweinten und ausgelaugten Leidensgesichter von Thore und Malte. Ich versuchte, sie zu trösten. Sie hörten mich aber nicht, ich wachte auf. Ich erinnerte mich sofort an jede Einzelheit meines Traums, jedes Detail blieb erhalten, nichts verschwand im Vergessen. Ich erzählte Bernd den Traum, er fand ihn traurig. Ich sah, dass er Tränen in den Augen hatte.

Kopf oder Zahl?

Wenige Tage vor meiner Kur hatte ich Dr. Zeitler aufgesucht und mit ihm die Empfehlungen der Uniklinik besprochen. Die linke Brust, meinte er, müsse nicht amputiert werden. Er rate zu einer subkutanen Mastektomie – Entfernung der Drüsen und Aufbau der Brust mit einem Silikonkissen. Wie auf der rechten Seite. Ich wagte den Einwand, die Experten der Uniklinik hätten mir aber die Entfernung beider Brüste empfohlen. Das schien ihn nicht zu irritieren. »Wenn ich jetzt die Brust wegschneide«, argumentierte er, »reduziert sich das Krebsrisiko um 95 Prozent, bei einer subkutanen Mastektomie um 90 Prozent.« Und das sei eine ganze Menge. »Frau Ostmann, Sie sind jung, das muss nicht sein, das macht man heute nicht mehr.«

Wem sollte ich denn nur glauben, den Ärzten in der Uniklinik oder meinem Operateur? Was für eine Zumutung. Es ging um meinen Körper, meine Gesundheit. Und ich als unwissende Patientin sollte zwischen hochkomplexen medizinischen Behandlungsmethoden entscheiden. Es war für mich eine Wahl nach der Methode Kopf oder Zahl. Mein Gefühl gab schließlich den Ausschlag – für die Erhaltung der Brüste und damit für Dr. Zeitler.

Eine falsche Wahl, wie sich später herausstellen sollte.

Mittwoch, 1. November 2000.

Eine Woche vor der geplanten OP fuhr ich in die Uniklinik. Wie zuvor die Genetik-Expertinnen riet mir auch Frau Dr. Blier wegen des erhöhten Krebsrisikos zur Entfernung der linken Brust. Ich erwähnte Dr. Zeitlers Vorschlag einer subkutanen Mastektomie auch auf der linken Seite. Überzeugende Argumente gegen dessen Behandlungskonzept hätten mich noch anders entscheiden lassen. Von Frau Dr. Blier war aber dazu nichts mehr zu hören, sie wollte einen Kollegenstreit vermeiden und lenkte ab. »Dann sehen wir uns doch mal Ihre rechte Brust an«, sagte sie, nahm den Schallkopf in die Hand und verstummte dann. Ich ahnte sofort: ein neuer Tiefschlag.

»Sie haben dort einen Lymphknoten«, sagte sie schließlich, »der ist 1,9 × 0,8 Zentimeter groß.« Wenn Dr. Zeitler die linke Brust operiere, solle er den Knoten rechts gleich mit entfernen. Ihre strenge, bedeutungsschwere Miene glättete sich ein wenig: Sie hatte eine Bitte. Sie wollte eine Ärztin und einen Arzt im Praktikum zur Sonografie hinzuziehen. »Sie sollen sehen, wie ein malignitätsverdächtiger Lymphknoten in der Sonografie aussieht.« Ich hatte keine Einwände.

Die Ärztin fuhr erneut über meine Achselpartien; langsam, in Kreiselbewegungen glitschte der Schallkopf über die Haut an der Stelle des Knotens. Sie kommentierte die Bildschirmschau in einem belehrenden und ihr Behagen am Dozieren deutlich zeigenden Ton. Sie begründete ihren Verdacht von der Bösartigkeit des Lymphknotens mit der Größe und den gezackten Rändern. Dann drückte sie mir zwei Bilder von der Sonografie in die Hand. Den schriftlichen Befund, sagte sie, werde sie direkt an die Städtische Klinik faxen.

Ich bekam in diesem Moment eine Ahnung davon, wie fatal es sein kann, Ärzten und ihren Handgriffen blind zu vertrauen. Erst vor sechs Wochen hatte ich mich bei Dr. Zeitler per Ultraschall untersuchen lassen. Er hatte damals auf meinem Krankenblatt notiert: »Keine Auffälligkeiten.«

Frau Dr. Blier schickte mich dann in die Abteilung für Diagnostische Radiologie zur MRT-Untersuchung. Auch über dieses Ergebnis sollten die Gynäkologie in der Städtischen Klinik und meine Frauenärztin noch vor der OP am 8. November informiert werden.

Doch keiner der beiden Berichte traf rechtzeitig ein. Ich bat Dr. Zeitler, sich die Befunde doch per Fax schicken zu lassen. Er ging darauf nicht ein, er schien kein Interesse an den Berichten der Kollegen zu haben.

Offensichtlich waren meine mentalen Membranen von den Wirrnissen dieser Tage so blockiert, dass ich die maßlose Arroganz des Operateurs nicht mehr wahrnahm. Was scherten ihn die Erkenntnisse von Kollegen, das konnte er doch genauso gut, wenn nicht besser.

Am Tag vor der OP überreichte ich Dr. Zeitler die Bilder vom Ultraschall in der Uniklinik. Auch die zählten für ihn nicht. Er wies seinen Oberarzt Dr. Demmer an, eine eigene Untersuchung vorzunehmen. Der nahm sich viel Zeit. Er konnte den Knoten erst nicht finden, ich zeigte mit dem Finger auf die Stelle. Dann sein Erstaunen: »Frau Ostmann, ich glaube, da sitzen rechts sogar zwei Lymphknoten.« Er bestätigte damit die Diagnose der Uniklinik.

Ich durfte mich nicht bewegen. Dr. Demmer holte einen Zettel, zeichnete die momentane Lage meines rechten Arms auf, den ich nach oben gestreckt hatte, und markierte die Stelle, wo er die Knoten gesehen hatte. Er hatte Übung darin, die Zeichnung verriet eine gewisse Fertigkeit. »Die Knoten müssen auf jeden Fall raus«, sagte er, »die sitzen fast an der Stelle des Ursprungtumors.«

Mittwoch, 8. November 2000.

Die vereinbarte OP in der Städtischen Klinik. Nun schnippelten sie zu viert an mir herum. Dr. Demmer und sein Kollege Dr. Schmied* entfernten die linke Brustdrüse und setzten ein Prothesenkissen ein. Dann stellten sie eine Asymmetrie fest, das Kissen der rechten Brust war größer. Notgedrungen musste Dr. Zeitler, unterstützt von einer Assistenzärztin, auch das Silikonkissen auf der rechten Seite austauschen.

Ein seltener Moment des Glücks: Überraschend entdeckte der Chefarzt darunter eine gerötete Stelle. Ein Zufallsfund, ein Fund, der aber kein Zufall hätte sein müssen, wie ich einige Tage später erfuhr.

Als ich aufwachte, saß Bernd an meinem Bett. Meine durchlittenen Torturen waren stets von seinem zerfurchten, blassen Gesicht abzulesen. »Sie haben das toll gemacht«, sagte ich zu Dr. Zeitler, als er ins Zimmer trat. »Ich spüre nichts davon, dass Sie die Lymphknoten entfernt haben.«

»Was war denn mit den Lymphknoten, kennen Sie schon das Ergebnis?«, wollte Bernd wissen.

»Es ist alles in Ordnung«, sagte der Chirurg, ohne auf Details einzugehen. »Die OP ist gut gelaufen, es ist alles in bester Ordnung.« Auf die Frage nach dem Lymphknoten bekamen wir jedoch keine klare Antwort.

Erst am nächsten Morgen berichtete mir Dr. Zeitler von der geröteten Stelle, er habe sie großzügig weggeschnitten. Drei Tage später lag der histologische Befund vor. »Es war richtig«, erklärte er mir dann, »dass ich die Stelle entfernt habe. Es waren doch wieder Krebszellen.«

Ein Anflug von Misstrauen. »Sie hatten mir doch gesagt, dass sich unter dem Kissen keine Krebszellen mehr bilden könnten.« Damit habe er auch nicht gerechnet, antwortete er kleinlaut. Das Rezidiv sei kaum zu sehen gewesen. »Nur zwei bis drei Millimeter groß.«

Der Arzt suchte nach einem halbwegs gesichtswahrenden Abgang. »Frau Ostmann«, sagte er mit einem Ton, der zeigte, dass er sich wieder gefangen hatte, »Ihnen kann da jetzt nichts mehr passieren. Ich habe alles großzügig entfernt, da ist jetzt wirklich alles weg.«

Post aus der Uniklinik, der MRT-Befund war eingetroffen, drei Tage nach der Operation. Er trug das Datum 6. November 2000 und war zunächst an das »Mammazentrum z. Hd. Dr. Blier« geschickt worden.

Mit jeder Zeile wuchs meine Anspannung. Die Radiologen hatten im MRT ein »abklärungsbedürftiges, suspektes Areal im Bereich der rechten Pektoralis-Faszie auf Mamillen-Höhe« entdeckt. »Aufgrund der KM-(Kontrastmittel)-Dynamik besteht der Verdacht eines Rezidivs der Grundkrankheit«, hieß es in dem Befund. Mit anderen Worten, unter dem Silikonkissen der rechten Brust hatte sich ein neuer Tumor gebildet.

Gefühle von Erleichterung. Das Schicksal hatte es gnädig mit mir gemeint. Dann stieg Wut in mir hoch. Warum hatte sich der eingebildete Chefarzt diesen Befund nicht faxen lassen? Wenn der Zufallsfund nicht gewesen wäre, hätte ich Tage nach dem Eintreffen des MRT-Ergebnisses erneut unter das Messer gemusst. Ich sagte mir in diesem Moment, dass nichts, weder Patienten noch irgendwelche Institutionen, einen so selbstgerechten Arzt von seinem Podest holen können.

Bei einer späteren Untersuchung Mitte 2002 erfuhr ich in der Uniklinik von dem dortigen Chefarzt der Onkologie, welche Gefahr von dem Rezidiv unter dem Prothesenkissen ausgegangen war. Weil dort kaum noch Brustdrüsengewebe vorhanden war, wäre der Tumor sehr schnell bis zur Lunge gewuchert. Das hätte ich nicht lange überlebt.

Einige Tage nach meiner Entlassung aus der Städtischen Klinik fiel mir ein, dass ich den Befund von der Sonografie der Uniklinik noch nicht gesehen hatte. Warum hatte mir Frau Dr. Blier den Bericht nicht zugeschickt?

Ein unbehagliches, nicht näher definierbares Gefühl drängte mich, den Inhalt zu kennen. Meine bisherigen Erfahrungen mit dem Medizinbetrieb empfand ich als eine stetige Mahnung, über alle mich betreffenden Vorgänge genauestens informiert zu sein. Und es machte mich misstrauisch, dass ich von dem schriftlichen Befund nichts sah und hörte.

Ich rief meine Frauenärztin an, die wie ich bislang jeden Befund der Uniklinik, auch den der letzten MRT-Untersuchung, erhalten hatte: Der Blier-Bericht war nicht eingegangen. Nur in der Städtischen Klinik lag die schriftliche Diagnose von Frau Dr. Blier vor. Sie trug das Datum vom 6. November. Ich bestand auf einer Kopie.

Mit großem Erstaunen las ich die Zeilen: »Rechts im axillären Ausläufer zeigt sich eine echoarme, ca. 1,8 × 0,9 cm messende, relativ glatt begrenzte Struktur, die nicht malignitätsverdächtig imponiert, jedoch unklar ist.«

Eine »glatt begrenzte Struktur« und »nicht malignitätsverdächtig«? Was sollte ich davon halten? In dem Gespräch mit Frau Dr. Blier hatte es noch anders geklungen. Sie hatte damals keine Zweifel an der Malignität des Lymphknotens geäußert. Im Gegenteil. Sie hatte den beiden jungen Medizinern am Beispiel der sonografischen Bilder zeigen wollen, woran ein bösartiger Lymphknoten zu erkennen sei. So eindeutig schien ihr der Befund. Und hatte sie nicht von den »gezackten« Rändern gesprochen?

Ihr schriftlicher Rückzieher – ich konnte mir zunächst keinen Vers darauf machen. Hatte sich die Ärztin, was ich so oft unter den Medizinern erlebt hatte, vor der Verantwortung einer klaren Diagnose drücken wollen?

Frau Dr. Blier hatte zugesagt, ihren Befund rechzeitig vor

dem 8. November an die Städtische Klinik zu faxen. Ich war davon überzeugt, dass sie vorher auch über den gravierenden MRT-Fund informiert worden war. Warum hatte sie dann nicht veranlasst, dass beide Befunde vor dem OP-Termin an Dr. Zeitler gefaxt wurden?

Mein in Jahren geschärftes Misstrauen brachte mich auf einen Verdacht. Sollte der Begriff »nicht malignitätsverdächtig« sie vor dem Vorwurf schützen, den Operateur trotz Zusage nicht rechtzeitig informiert zu haben und damit für eventuelle Versäumnisse mitverantwortlich zu sein?

Meine Erfahrungen dieser Tage ließen mich nachdenklich werden. Gefühle von Hilflosigkeit und Ohnmacht ergriffen mich. Ich erinnere mich, dass ich damals Wechselbäder meiner Gefühle erlebte, die zwischen grenzenloser Wut und tiefer Resignation schwankten. Dieser haarsträubende Umgang mit lebensbedrohlich erkrankten Menschen traf mich schwer. Ich bekam nach und nach eine Vorstellung davon, wie oft in dem medizinischen System Patienten ein Opfer werden von Ignoranz, Zufall, Schlamperei und Verantwortungslosigkeit.

Viele meiner Ärzte hatte ohne Rücksicht auf andere Erkenntnisse nur ihr Programm abgespult, mehr nicht. Ihre Verantwortung beschränkte sich auf die eigenen Handgriffe und die eigenen Diagnosen. Pannen, Fehldiagnosen, ungeeignete Therapievorschläge von Kollegen wurden, wenn sie auffielen, häufig kommentarlos hingenommen. Was hatten sie schon damit zu tun?

Eine irrationale Wut beherrschte mich, eine hilflose Wut. Ich gewann die Überzeugung, dass in jeder halbwegs funktionierenden Fabrik die einzelnen Abläufe und Handgriffe besser aufeinander abgestimmt sind als in der Medizin. In der Fabrik ging es um Produkte, in den Krankenhäusern aber um nicht weniger als um Leben und Tod. Häufig jedenfalls.

Ein beschämender Zustand.

Nur noch ein Vorgarten

Frühjahr 2001.

Die defekten Gene gaben keine Ruhe. Meine Frauenärztin stellte beim Abstrich Zellveränderungen an der Gebärmutter fest. Das Schnipseln in und an mir ging weiter. Am Donnerstag, 1. März 2001, legte ich mich wieder bei Dr. Zeitler auf den OP-Tisch, er entfernte Gebärmutter und Eierstöcke.

Tamoxifen, Novaldex, Fareston, Faslodex, Arimidex, Femara, Aromasin – die unaussprechlichen Produkte aus den Pharmaküchen konnte ich nun entsorgen. Schachtelweise hatte ich sie geschluckt – hormonbremsende Medikamente, die mich künstlich in die Wechseljahre versetzt hatten. Jetzt wurden vollendete Tatsachen geschaffen.

Ein ziemlich verstörender Eingriff. In meinem Kopf hämmerte es: Du bist keine Frau mehr. Mein Unterleib schien das zu bestätigen. Meine sexuellen Bedürfnisse waren für eine Weile nahezu versiegt. Ich fühlte mich omahaft, verdörrt, ein weiteres Mal in meinem Lebensgefühl beschnitten.

Dieser Eingriff machte mich verschämt; Stück für Stück schnitt man mir von meiner Fraulichkeit ab. Nach jedem Klinikaufenthalt kam ich reduzierter nach Hause. Bernd hatte mich zur Zeit meiner allerbesten körperlichen Verfassung geheiratet. Meine Krankheit hatte seiner Sinnlichkeit jedoch immer mehr Zugeständnisse abgenötigt. Es schien ihm nichts auszumachen. Bernd wirkte sorgenvoll glücklich mit mir.

Mittwoch, 20. Februar 2002.

Start zu meiner ersten Kur in St. Peter-Ording. 40 Kilometer vor dem Ziel Endstation. Der Bahnhof, ein Ziegelgebäude, schmutzig rot, davor ein betonsteriler Bahnsteig, an der Breitseite des Gebäudes das Ortsschild: Heide – wie die Ankündigung einer Eintönigkeit.

Weit vorn stieg ich aus, mit Koffer und Tasche, ohne Schirm. Eine dicht schraffierte Regenfront schlug mir entgegen. Prustend, mit dem Gesicht nach unten, schleppte ich mich auf den Bahnhofsvorplatz zum Klinikbus.

Eine kleine rundliche Frau stieg vor mir ein, ich reichte ihr die Koffer. Wir sahen aus wie aus dem Wasser gezogen. Wir musterten uns und lachten. Unsere Haare klebten am Kopf wie Duschhauben. Ehe wir uns nebeneinander platzierten, sah ich, wie mühsam sie sich den Mantel auszog; steif, umständlich, mit dem linken Arm den rechten Ärmel abstreifend, der rechte Arm hing schlaff herab. Während der knapp einstündigen Fahrt freundeten wir uns an.

Elke war Anfang der 90er-Jahre an einem Tumor der Schilddrüse operiert worden. Sie war damals 38 Jahre alt. Mehrfach wurden ihr Metastasen im Hals entfernt, Chemos und Radio-Jod-Bestrahlungen folgten.

Eines Tages glaubte ein Arzt Knochenmetastasen am Schlüsselbein entdeckt zu haben. Er entfernte Teile des Schlüsselbeins und eine Rippe. Der histologische Befund: Die Metastasen waren keine Metastasen. Es handelte sich um Veränderungen am Knochengewebe, die nach Bestrahlungen auftreten können.

Elke verklagte den Arzt, ein Gericht in ihrem fränkischen Heimatort sprach ihr Ende der 90er-Jahre ein Schmerzensgeld zu: 40000 Mark. Ein läppischer Betrag im Verhältnis zu ihrer schweren Behinderung. Wir sind uns einig: Mediziner können Verheerungen anrichten. In Serie, als Wiederholungstäter. Und ihre Kollegen schauen schweigend zu.

Elke sagt: Manche Ärzte führen sich auf wie Wahrheitsbesitzer. Aus ihrem Munde klingt das nicht vermessen. Ein bedrückendes Resümee aus eigener Anschauung. Sie hat schon einige Dutzend der Krankheitsbehandler erlebt.

Elke und ich haben einen ähnlichen Begriff von Zeit, von Dauer, von Lebensdauer, von der Weile, die uns verbleibt. Unsere Zukunft liegt nicht in der Ferne. Unser beider Welt ist zu einem Vorgarten geschrumpft. Ein paar Stufen, dann haben wir das Territorium unserer Endlichkeit betreten.

Manchmal suche ich das Delirium der Sinne, bin süchtig nach dem berauschenden melancholischen Gesang, den der Wind über das Meer trägt und der über Hörzellen und Nervenbahnen in alle Verästelungen von Hirn und Seele dringt.

Ich erzählte Elke, dass ich in St. Peter-Ording anders empfinde, anders wahrnehme. Nirgendwo ist mir meine nahe Endlichkeit so gegenwärtig, an keinem anderen Platz wird mir mein mikroskopisch winziges Ich so bewusst wie hier an der Nordsee, im unmittelbaren Kontrast zu der Unendlichkeit der Natur und der Verdampfung der Elemente.

Ich redete mit Elke über Spontanheilungen, wir haben beide darüber gelesen, andere darüber erzählen hören. Dieses rätselhafte Glück, wir werden es nicht haben. Wir sind uns da einig. Irrational erhoffe ich es manchmal – heimlich, darüber schweigend. Es ist wie mit dem Glauben. Über ihn reden heißt, ihn zu zerstören.

Ich frage mich, ob Elke immer schon so anspruchslos war oder als Folge ihrer Krankheit so geworden ist. Sie ist Angestellte in einer Behörde, hat weit über ihre Funktion hinausgehende Vollmachten und erledigt zur Freude ihrer männlichen Kollegen ein größeres Pensum, als sie eigentlich müsste. Neigung ist eine ihrer starken Antriebsfedern. Das ließ sie auch in den Jahren, als sie gesundheitlich arg litt und Schonung gebraucht hätte, immer wieder an ihrem Arbeitsplatz erscheinen. Ihr Mann Andreas ist Beamter im Städtischen Ordnungsamt, Tochter Hiltrud und Sohn Manfred studieren noch.

Im Wasserbecken der Rehaklinik sehe ich, wie sehr Elke durch die Schlüsselbein-OP behindert ist. Die rechte Schulterpartie ist stark verkrümmt und hängt nach unten, den rechten Arm kann sie kaum bewegen, sie presst ihn eng an den Körper. Ihr dürrer Hals, um den sie meistens ein Tuch trägt oder den sie hinter einem Rollkragen versteckt, ist vernarbt und eingefallen.

Elke bringt mit ihren skurrilen Redewendungen oft Leute zum Lachen. Manche ihrer Sarkasmen lassen ahnen, dass der 16 Jahre währende Krankheitsdruck sie verbittert hat. Sie ist gegenüber vielen in der Kur um Distanz bemüht, sie sind ihr lästig. Sie mag nur wenige um sich haben.

Medizinisch betreut werden wir in der Reha von Dr. Mehner*. Ein Ausnahmearzt – verständnisvoll, mitfühlend, geduldig, fragend, keine Spur von Arroganz. Meine Tumorvita versetzt ihn immer wieder in Erstaunen. Weil ich mich nicht unterkriegen lasse, sagt er. In der Klinik erlebe er meistens das Gegenteil.

Sie habe an mir nicht eine Spur von Kleinmut entdecken können, sagt mir Elke. Ich habe darüber nachgedacht. Meine mir eigene Identität kennt offenbar kein Verzagen, was viele anspricht. Ich rede freimütig über mich, verberge nichts, spreche auch, wenn jemand fragt, offen über jedes Detail meiner Krankheit. Meine Art hilft Betroffenen, sich hinter ihrer Barriere ängstlicher Verstocktheit hervorzutrauen.

Ich habe in der Reha zwei weitere Freundinnen gefunden: Ute Friehlich und Marlies Stiemke, beide in meinem Alter, beide ebenfalls an Brustkrebs erkrankt. Nach wenigen Stunden kannte ich ihre Leidensgeschichte. Ute, Sozialpädagogin aus Oldenburg, war 34, als ihr Krebs diagnostiziert wurde. Ihr war die linke Brust entfernt worden, sie hatte bereits Metastasen in der Leber.

Ute war gezeichnet von der Krankheit. Sie war auffallend blass, ihre glanzlosen Augen hatten die gelbliche Hepatitisfärbung. Sie war körperlich noch gut in Form, joggte mit mir jeden Tag eine knappe Stunde und hielt auch mein Tempo mit. Ihr Mann war Informatiker und besaß eine Computerfirma. Er war sehr besorgt um sie, kam fast an jedem Wochenende mit dem zehnjährigen Sohn nach St. Peter-Ording.

Die vier Jahre ältere Tochter verkraftete die Krankheit ihrer Mutter nicht, wurde renitent, hatte oft Wein- und Schreikrämpfe, die Leistungen in der Schule hatten stark nachgelassen. Ute brachte ihre Tochter schließlich zu ihrer Patentante, dort lebte sie bereits seit einigen Wochen. Nachdem sie nicht mehr jeden Tag mit Krebs und Metastasen konfrontiert wird, hat sie ihr Gleichgewicht wiedergefunden. Und Ute hat mehr Zeit, sich auf ihren Kampf gegen den Tumor zu konzentrieren.

Die blonde Marlies gab mir Rätsel auf. Sie hatte Krebs, nahm ihn aber nicht zur Kenntnis, er war für sie nicht existent. Den Krebs könne man auch herbeireden, meinte sie in einem unserer ersten Gespräche. Wenn sie ihn ignoriere, werde er sie auch ignorieren, sagte sie mit einer Bastastimme.

Fragen zu ihrer Erkrankung schnitt sie brutal ab. Ungebetene Ratschläge oder Anflüge gefühlvoller Solidarität lösten in ihr sofort den Reflex aus, sich zu verschanzen. Blitzschnell wie ein Fallbeil ließ sie dann ihre innere Schranke niedersausen.

Sie war voller Widersprüche. Sie sei nicht als Patientin in St. Peter-Ording, sagte sie kurz nach ihrer Ankunft, sie sei hier als Erholungsuchende. Eine Klarstellung, eine Ermahnung. Ihr Tumor, erfuhr ich später, war ein schnell wachsender. Ob sie es vielleicht wusste und nur nicht darüber reden wollte?

Marlies hatte die Sorge, sie könnte in der Rehaklinik, wo der Krebs die Sinne dominierte und die Seelen drangsalierte, durchsichtig werden für ungebetene Fragen, klatschspaltige Medizinratschläge, gelackte Tröstungen und mitleidvolles Psychogerede. Sie war offenbar mit der beklemmenden Vorstellung angereist, ihre Kurwochen an den Krebsstammtischen der Klinik verbringen zu müssen, an denen nur über Zellwachstum, Chemotherapien und Hinfälligkeiten geredet würde. Und alle würden vor ihr das eigene Leid auskübeln.

Aus eigenem Erleben wusste ich, dass diese Befürchtung so unverständlich nicht war. Krebs zu haben mobilisierte Heerscharen von Therapieverkündern, die einen fortan ungefragt mit Litaneien absurder Heilungsempfehlungen nervten. Viele von ihnen, die ich in den Kliniken, den Arztpraxen und in der Kur getroffen hatte, traktierte der Krebs in immer kürzeren Intervallen und ließ sie Bitterkeit anhäufen. Sie blühten häufig wieder richtig auf, wenn sie sich zu Tumorexperten aufspielen konnten mit Ratschlägen an andere Betroffene.

Selbst in der entspannten Atmosphäre von St. Peter-Ording, die so ganz anders war, als Marlies es befürchtet hatte, und in der wir oft so ausgelassen waren wie Teenager, Anekdoten erzählten, skurrile Begebenheiten in der Klinik hämisch kommentierten und die Marotten von Kurgästen belachten, blieb sie ernst und reagierte schroff, wenn von Krebs die Rede war. »Ich bin nicht zur Kur gefahren, um mir dauernd etwas über Krankheiten anzuhören«, sagte sie eines Abends.

»Wir können aber auch nicht so tun, als ob wir nichts hätten«, entgegnete ihr Elke. Sie wollte darauf nicht antworten, stand auf und ging. Ein anderes Mal gähnte sie sich durch unsere Gespräche. Marlies suchte die Distanz, saß oder stand meistens abseits, als hätten unsere Tumore ansteckende Ausdünstungen.

Was hatte ich damit zu tun, mit ihrer Art von Verdrängung? Ich sah keinen Anlass, die unverbrüchliche Gewissheit meiner Krankheit, die mich wie mein Schatten überallhin begleitete und ebenso wenig wie dieser abzuschütteln war, in Marlies' Gegenwart auszusparen.

Sie hatte mehrfach eine Amputation ihrer Brüste abgelehnt. »Mein Busen«, sagte sie mir mit der ihr eigenen Bestimmtheit, »der bleibt dran. Da wird nichts abgeschnitten.« War das ihre Eitelkeit oder Rücksicht auf die Eitelkeit ihres Mannes? Ich vermochte das nicht zu ergründen, wollte es auch nicht.

Mit der Zeit stellte ich fest, dass Marlies eine brodelnde Angst in sich trug, die sie mit großem innerem Kraftaufwand so verstöpselt hatte wie den bösen Geist in der Flasche. Sie hatte für das Verleugnen viel Energie verbraucht, wahrscheinlich mehr, als wenn sie ihrem Schicksal offen begegnet wäre. Nun hatte sie, die wenig älter war als ich, keine Kraft mehr für ihren Beruf als Bankangestellte, den sie aufgeben wollte.

Während eines Spaziergangs am Strand sagte sie mir, sie habe keine Lust, ständig den Krebsdramen zu lauschen und sie womöglich auch noch verständnisvoll mittragen zu müssen. Bei fast allen Tumorpatienten der Rehaklinik habe sie die Angst vor Krebs, Metastasen, den Chemos, dem Tod herausgehört, bei mir aber nicht. Das sei für sie sehr ungewöhnlich.

Manchmal verspürte ich nach bestimmten Kraftübungen im Fitnessraum der Klinik einen stechenden Schmerz in der rechten Achsel. Zudem fühlte ich unter dem Prothesenkissen rechts ein leichtes Brennen. Fing nun alles wieder von vorne an? Wieder Operationen und wochenlange Krankenhausaufenthalte? Und wieder einmal ein Ende aller Zuversicht? Meine innere Stimme gab keine Ruhe. Nach der Kur suchte ich Mitte März Dr. Zeitler auf. Er fand nichts.

Neue Wahrheiten

23. Mai 2002.

Erleichtert fuhr ich zur Nachsorge in die Uniklinik. Ich bat Frau Dr. Rudolf*, eine junge Assistenzärztin, bei der Sonografie eingehend die rechten Achselpartien zu kontrollieren. Sie nahm sich viel Zeit, starrte gebannt auf den Monitor. Ich sah ihr aus den Augenwinkeln zu und bemerkte ihre plötzliche Anspannung.

»Gucken Sie mal«, sagte sie, Verblüffung in der Stimme, »da sitzt ein ganz großer Lymphknoten.« Ich blieb gelassen: »Das kann nicht sein. Mir ist dort im November 2000 ein großer Lymphknoten entfernt worden.«

Ob die junge Frau das alles so richtig sah? Ich erwähnte die Ultraschallbilder von damals, auf denen ein Knoten eindeutig zu identifizieren war. Der sei danach entfernt worden. Sie fand die Bilder in der Akte, ein Blick zum Monitor, dann wieder ein Blick auf die Bilder. »Da stimmt etwas nicht«, sagte sie und holte Frau Dr. Blier.

Die Leiterin des Mammazentrums setzte sich vor den Monitor, nahm den Schallkopf und fuhr damit über die Stelle. »Frau Ostmann, ich habe gedacht, Herr Dr. Zeitler hätte den Knoten entfernt.« Die Ärztin wiederholte den Vorgang, verglich das Bild auf dem Monitor mit den alten Bildern und war sich sicher: »Hundertprozentig, das ist der Lymphknoten von November 2000.«

Die Kehle schnürte sich mir zu. Ich keuchte, mir wurde schwindlig, meine tanzenden Augen suchten nach einem Halt. Ich fasste mich wieder. Ein neuer Akt in meinem Krebsdrama.

»Im November 2000«, sagte Frau Dr. Blier. »hatte der Knoten einen Durchmesser von 1,8 Zentimetern, er ist jetzt auf 3,3 Zentimeter gewachsen.« Sie schickte mich zur MRT-Untersuchung und erteilte telefonisch Anweisungen: »Fahren Sie das mit einer anderen Spule, damit wir die Knoten supraklavikulär und infraklavikulär erfassen.« Bestätigung im MRT: ein 3,3 Zentimeter großer Knoten.

»Die Patientin«, teilte Frau Dr. Blier meiner Frauenärztin und Dr. Zeitler mit, »war davon ausgegangen, dass der Lymphknoten in der nachfolgenden OP entfernt wurde.«

Was für eine Schlamperei, dieser Dr. Zeitler hatte offenbar den Lymphknoten nicht entfernt. Ich forschte in meiner Erinnerung: Der Chefarzt der Gynäkologie und sein Team hatten am 8. November 2000 zunächst das Drüsengewebe der linken Brust weggeschnitten, dann ein Silikonkissen eingesetzt und danach das Kissen in der rechten Brust ausgewechselt. Dr. Zeitler hatte dabei die gerötete Stelle entdeckt und entfernt. Sollte er den Lymphknoten, den sein Oberarzt Demmer am Tag vor der Operation bei der Sonografie ausgemacht und dessen Lage er auf einem Blatt Papier eingezeichnet hatte, tatsächlich vergessen haben?

Ich rekonstruierte das Gespräch mit dem Chefarzt nach der OP. Bernd hatte nach dem Lymphknoten gefragt. Und Dr. Zeitler war dieser Frage ausgewichen. Seinem Verhalten war deutlich zu entnehmen, dass ihm spätestens durch die Frage sein Versäumnis bewusst geworden sein musste. Sonst hätte er nicht so ausweichend geantwortet.

Ich war geladen, es war aber ein müdes Wütendsein. Zorn entsteht auf einem Feuer, das von einer inneren kraftvollen Glut entfacht wird. Zu einem solchen Feuer reichte es bei mir nicht mehr. Am Tag darauf stellte ich Dr. Zeitler zur Rede. Die Funde in der Uniklinik, der vergessene Knoten – keine Spur von Zerknirschtheit oder Bedauern. Er hantierte an den Geräten herum, warf gelegentlich einen Raubtierblick zu mir rüber. Gedacht als Drohung, ich sollte ihn nur nicht mit unangenehmen Fragen behelligen.

»Das sehen wir uns doch mal in Ruhe im Ultraschall an«, sagte er betont gelassen. Er starrte auf den Monitor, fuhr mit dem Schallkopf kleine Kreise, seine Spannung stieg, dann Erstaunen: »Da ist nicht ein Lymphknoten, da sind zwei oder drei, das ist ein ganzes Lymphknotenpaket.« Kein Wort des Bedauerns, kein Anzeichen von Betroffenheit.

Eineinhalb Jahre lang hatte dieser Krebsknoten wachsen und sich metastasierend ausbreiten können. Womöglich war das längst geschehen, aber nur noch nicht aufgefallen.

Warum war der Mann nicht in der Lage, seinen Fehler einzuräumen, gleich am Tag nach der Operation, als Bernd nach dem Befund des Lymphknotens gefragt hatte? Warum hat er nicht den Knoten in einer sofortigen Nachoperation entfernt?

Dann hätte er ein Versäumnis einräumen müssen. Diesem selbstgefälligen Arzt wäre das wie ein Akt der Selbstverstümmelung vorgekommen. Die Erkenntnis drückte schwer: Dr. Zeitler hatte seine Eitelkeit über meine Gesundheit gestellt. Seine Eitelkeit war nicht irgendeine Eitelkeit, es war die maßlos übersteigerte Eitelkeit eines Mediziners, eines Chefarztes.

Ich rang mit meiner Selbstachtung. Durfte ich mich bei Dr. Zeitler noch einmal unter das Messer begeben?

Bernd redete mir zu. Zeitler sei ohne Zweifel ein guter Operateur, die von ihm gesetzten Schnitte hätten kaum sichtbare Operationsnarben hinterlassen. Er würde jetzt nach diesem Fauxpas besonders sorgfältig sein. Zu Zeitler fiele ihm im weiten Umkreis keine Alternative ein. Ich erinnere mich, dass ich dachte, was Bernd sagt, ist vernünftig.

Ich sollte vernünftig sein gegenüber einem Mann, der mir dieses möglicherweise schicksalhafte Versagen angetan hatte?

Ich musste mich entscheiden, die Zeit drängte. Doch das Chaos in meinem Kopf vernebelte das Denken, meine Gedanken stapelten sich in einem wüsten Durcheinander.

Am 29. Mai 2002 legte ich mich zum letzten Mal bei Dr. Zeitler auf den OP-Tisch. Er schnitt durch die alte Narbe, vorbei am Prothesenkissen und entfernte die vergessenen Knoten. Der Befund der Schnelldiagnostik: bösartig.

Mir war auf meiner Werteskala einiges durcheinandergeraten. Sonst hätte ich mir die Selbstkränkung wohl nicht angetan. Lange Zeit noch drückten mich düstere Gefühle der eigenen Erniedrigung.

Dr. Zeitler ging mir nach der OP wie alle Ärzte und Schwestern aus dem Weg. Als ich Tage später mit meiner Zimmernachbarin Susanne Schneider in die Cafeteria ging, trafen wir in der Halle Oberarzt Dr. Demmer. Warum er sich nicht sehen lasse, wollte ich von ihm wissen. Und ob ihm verboten worden sei, mit mir zu reden. Seine Augen wichen mir aus. Zu dem Lymphknoten könne er nichts sagen. Eine Chemo, fügte er dann schnell hinzu, als wolle er mich damit besänftigen, sei aus seiner Sicht auch jetzt noch nicht erforderlich.

Mein Kopf war vollgepfropft mit einem mysteriösen Gewaber von Ahnungen, Reflexionen, sinnlichen Wahrnehmungen, schwankenden Identitäten und ätherischen Gefühlsströmen; in diesem Gebrodel entglitt mir der Sinn meines Lebens, als hätte ich mich von sämtlichen Vertäuungen losgerissen.

Meine inneren Gleichungen waren völlig durcheinandergeraten. Ich jonglierte zwischen galliger Wut und bernhardinerhaftem Gleichmut, zwischen leidvoller Selbstaufgabe und archaischen Rachegelüsten, zwischen raubeinigem Mut und quälender Verzweiflung. Manchmal verspürte ich eine absolute Stille in mir, eine trügerische Stille, vergleichbar der Stille in der Mitte eines Atoms. Eine Stille vor der Detonation.

Ich erinnere mich, dass ich damals die Assoziation hatte, diese noch friedlichen, aber hochgefährlichen Atome befänden sich in mir, explosive Tumore, die von unfähigen und verantwortungslosen Medizinern durch ihr ignorantes, inkompetentes, schuldhaftes Herumhantieren an mir zur Kettenreaktion gebracht würden. Ich dachte, wer gibt diesen anmaßenden angeblichen Helfern eigentlich das Recht, sich als Bleigießer meines Schicksals zu betätigen.

Rasch, gebieterisch und ohne Ankündigung zuckte mir plötzlich ein böser Gedanke durch den Kopf und drückte wie ein rasender Poltergeist alle andere Überlegungen in die Randzonen meines Hirns. Eine fürchterliche Vorstellung erfasste mich, ausgelöst durch zwei Fragen.

Was wäre mir passiert, wenn der Chefarzt der Städtischen Klinik die gerötete Stelle nicht entdeckt hätte? Und was wäre mir passiert, wenn der MRT-Befund aus der Uniklinik verspätet bei ihm eingetroffen wäre? Und nur bei ihm, ohne Kopie an die Frauenärztin oder an mich?

Die Antwort darauf – eine Mutmaßung, genährt aus meinen neuesten Erfahrungen mit Dr. Zeitler. Ich sagte mir, der Gynäkologe hätte dann einen Fehler einräumen müssen. Den Fehler, den MRT-Bericht mit dem Hinweis auf das »suspekte Areal« vor der Operation nicht angefordert zu haben.

Ich sagte mir auch, dass der Mann, der nicht die Größe und die Verantwortung aufgebracht hatte, nach der OP das Malheur von dem vergessenen Lymphknoten einzuräumen, vermutlich den MRT-Befund in den Akten hätte vergilben lassen.

Mit einem Rezidiv unter dem Silikon-Kissen hätte ich nicht lange überlebt. Vermutlich wäre dann mein Leben schon einige Jahre vorher zu Ende gewesen.

Kurz darauf hatte ich ein neues Problem: überall am Körper Ausschlag, die Haut krebsrot, quälender Juckreiz. »Wurde mir vielleicht ein Penicillinpräparat gegeben?«, fragte ich die Assistenzärztin. »Nein, da können Sie ganz beruhigt sein.«

Laut Vertretungsplan hatte Dr. Zeitler am Samstag Dienst. Ich bat um ein Gespräch, gegen 14 Uhr holte er mich in sein Besprechungszimmer. Mir gegenüber saß ein etwas zerknirschter Zeitler. »Frau Ostmann«, sagte er, »Ihre Erkrankung war 1996 schon fortgeschrittener, als ich gedacht hatte.«

Mein Ärger kochte hoch: »Warum weichen Sie mir eigentlich seit Tagen aus. Und sehen Sie mich an, Sie haben mir Penicillin gegeben. Ich reagiere allergisch darauf. Das ist auf meinem Krankenblatt ausdrücklich vermerkt. Ich habe schon mal mit einem Allergieschock im Krankenhaus gelegen.«

Dr. Zeitler fand nicht den Mut, das einzuräumen: »Sie reagieren vielleicht auf die Bettwäsche, die jetzt woanders gewaschen und gestärkt wird.«

Der Lymphknoten, was er denn dazu sage, wollte ich wissen. Dr. Zeitler, wie ich ihn noch nicht erlebt habe: kleinlaut, schuldbewusst, mitteilsam. »Frau Ostmann, es tut mir so leid. Wenn ich es doch nur rückgängig machen könnte. Es ist leider passiert. Als ich die gerötete Stelle unter dem Kissen sah, war ich sehr geschockt, da habe ich den Lymphknoten leider vergessen. Ich hatte Ihnen doch gesagt, unter dem Kissen könnte nichts mehr entstehen. Das hat mich sehr getroffen.«

Das Bekenntnis hatte lange in ihm genagt. Jetzt, da er es los war, bekam die Stimme die gewohnte Bestimmtheit zurück. Er klang wieder so unbeirrbar wie immer. Trotz allem gehe er weiterhin von einem lokalen Geschehen aus. Die Lymphknoten seien immer nur in der Nähe des Haupttumors aufgetreten. Die Brüste nicht abzuschneiden sei eine richtige Entscheidung gewesen. Er halte auch weiterhin eine Chemotherapie für überflüssig. Sollte dennoch etwas auftreten, würde es in der Uniklinik rechtzeitig entdeckt.

»Es ist richtig«, räumte Dr. Zeitler Wochen später gegenüber der Gutachterkommission bei einer Ärztekammer ein, »dass die beiden vergrößerten Lymphknoten« während der Operation am 8. November 2000 »nicht entfernt wurden, sondern erst eineinhalb Jahre später. Damit bestehen die Vorwürfe der Patientin zu Recht.« Aber auch bei rechtzeitiger Entfernung der Lymphknoten wäre der weitere Verlauf der Erkrankung mit Metastasierung sicherlich nicht zu verhindern gewesen, fügte er rechtfertigend hinzu.

Ein weiterer Gegner

Bislang war meine Ausgangslage überschaubar: Ich gegen meinen Krebs. Ein auch nach vielen Jahren immer noch ausgeglichener Kampf. Der Feind in mir attackierte mit Heimtücke. Nie wusste ich, wann und wo er wieder angreifen würde. Ich war gewappnet. Meine Sensoren wachten über das Krebsmagma in mir. Beim nächsten Ausbruch meldete sich mein Frühwarnsystem – der Tumor konnte bislang noch jedes Mal erfolgreich zurückgedrängt werden.

Meine Lage hatte sich nun dramatisch verändert. Lange Zeit hatte ich die behandelnden Ärzte als einzige Quelle zuverlässiger Mitteilungen über meinen Zustand angesehen. Dieser Trugschluss machte mir zu schaffen. Auf meinem Tumorschlachtfeld war ein weiterer Gegner aufgetaucht, unberechenbar auch er – der vergessliche, gegenüber Kollegenratschlägen resistente, selbstherrlich agierende Operateur.

Meine Frauenärztin und die Ärztinnen der Uniklinik hatten Dr. Zeitler immer wieder auf meine zwei Gendefekte hingewiesen und eine Ablatio empfohlen – die Amputation beider Brüste. Mein Operateur hatte sich dadurch in seinem Handeln nicht beirren lassen. Ein meinungsautarker Arzt. Und keiner hatte mich vor den Folgen gewarnt. Meine Frauenärztin nicht, meine Onkologin nicht, mein Hausarzt nicht, die Ärzte in der Uniklinik nicht.

Unter vier Augen hatten sie alle schon mal Zweifel geäußert. »Ein Besserwisser«, urteilte Frau Dr. Wollmer über ihn. Das war einige Tage nach meiner zweiten Brust-OP im April 1999. Und dann sagte sie noch: »Jetzt muss er doch endlich handeln.« Erst später erfuhr ich von ihr, dass sie damit eine Chemotherapie gemeint hatte.

Warum hat sie ihm das nie direkt gesagt? War es Feigheit oder das unter Ärzten verbreitete, an den Komment mittelalterlicher Stände erinnernde Verhalten, sich nicht in die Behandlungsmethoden des Kollegen einzumischen, auch wenn dabei die Bedürfnisse der Patienten auf der Strecke bleiben?

Im entscheidenden Moment konnten sich Zeitler & Co. auf die Komplizentreue vieler Kollegen verlassen. Und die reichte bis zur Selbstverleugnung. Wie bei Frau Dr. Blier. In ihrem Befund von Mai 2002 hatte sie noch auf den vergessenen Lymphknoten hingewiesen. Rund drei Jahre später nahm sie diese Aussage zurück. Es gebe keinen Beweis dafür, teilte sie schriftlich auf Anfrage mit, dass der im November 2000 entdeckte Lymphknoten mit dem im Jahre 2002 entfernten identisch gewesen sei.

In meinem Kopf brummte in diesen Tagen ein Kreisel, der meine Synapsen zum Glühen brachte. Warum hatte ich dem Chefarzt so lange in allem vertraut, warum hatte meine ansonsten ausgeprägte Skepsis bei ihm versagt? Mein inneres Warnsystem, das so zuverlässig wachte – warum schlug es nicht Alarm, als der Chirurg eigensinnig, von keinen Zweifeln bedrängt und unerreichbar für die Meinungen von Kollegen, jahrelang seine bedenklichen Schnitte gesetzt hatte?

Der Vorgang nahm mir meine Zuversicht, die sich für eine Weile wieder eingestellt hatte. Mir wurde bewusst, in welcher Abhängigkeit ich lebte. Abhängig von der Wachstumsgeschwindigkeit meiner Tumorzellen. Abhängig vom Interesse und den Fähigkeiten der mich behandelnden Mediziner. Abhängig vom Mobilisierungsgrad meiner Widerstandskräfte, die nach dem Vorgang mit Zeitler stark nachgelassen hatten. Abhängig vom Rückhalt meiner Familie und wenigen Freunden.

Meine Frauenärztin wirkte ratlos, als sie mich sah – mit Flecken und Quaddeln wie bei Nesselsucht, rötlich und schuppig; ein höllischer Juckreiz plagte mich. Cortison hätte geholfen, lehnte ich aber ab. Cortison schwächt das Immunsystem, das durch meine vielen OPs nicht sonderlich stabil war.

Was tun? Ich rief von der Praxis meiner Frauenärztin in den Städtischen Kliniken an und verlangte die Sekretärin des Anästhesisten. Ich hätte eine starke Medikamentenallergie, sagte ich ihr, und müsste wissen, welches Medikament mir ihr Chef damals verabreicht hätte. Unbekümmert faxte sie das Anästhesieprotokoll direkt zu meiner Frauenärztin. Die entdeckte sofort den Übeltäter: Unacid, ein Penicillin.

Meine Ärztin verschrieb mir kühlende Salben, daheim stand ich mehrmals täglich unter der kalten Dusche und kühlte meinen mit Ausschlägen übersäten Körper mit Quarkwickeln – langsam trat Besserung ein.

Mein Ärger suchte ein Ventil, ich meldete mich bei dem Anästhesisten. Warum er mir das Unacid verabreicht habe, wollte ich wissen. Er war sofort auf dem Rückzug. Dr. Zeitler habe ihn dazu angewiesen. Doch der schob es auf seinen Anästhesisten.

Feige waren sie auch noch. Erst später räumte Dr. Zeitler gegenüber der Gutachterkommission die Panne mit dem Penicillinpräparat ein. Das sei der Fehler seines Anästhesisten gewesen, schrieb er.

Zwölf Leerrohre

In meinem inneren emotionalen Gehege herrschte ein wüstes Durcheinander. Wie sollte es weitergehen – mit meinem Krebs, meinem Leben?

Es war beängstigend, zu erleben, dass sich die Rangfolge meiner Gewissheiten verschoben hatte. Mein Todgeweihtsein rangierte nun an erster Stelle, alle mir mutmachenden Eigenschaften, die ich meinem Krebs entgegengestellt hatte, schienen mich verlassen zu haben. Meine Widerstandskräfte waren nahezu versiegt. Stillstand auch bei meinen Sensoren, sie meldeten sich schon eine ganze Weile nicht mehr. Waren sie vielleicht für immer verstummt?

Fatalismus kannte ich bis dahin nicht. Nun durchströmte er mich mit dem lethargischen Signal: Alles sinnlos, gib auf.

Bernd hatte mich so noch nicht erlebt, mein Zustand alarmierte ihn. Er rief in der Uniklinik an und verlangte den Chefarzt der Tumorsprechstunde, kam aber nur bis ins Vorzimmer. Ob meine Frau denn Privatpatientin sei, fragte die bärbeißige Sekretärin. Nein? Dann sollten wir uns doch eine Etage tiefer bei Frau Dr. Blier melden. Bernd blieb hartnäckig. Er bestehe auf einem Termin mit ihrem Chef. Die Sekretärin wimmelte ab. Sie werde ihm den Terminwunsch vortragen.

Tage später Bernd rief erneut an. Der Zerberus blockte wieder ab, ihr Chef sei für Kassenpatienten nicht zu sprechen. Bernd wurde heftig. Seine Frau habe schließlich an einem weltweiten Forschungsprojekt teilgenommen, das von dem Chefarzt verantwortet worden sei. Davon habe doch auch die Klinik profitiert. Da könne er doch erwarten, dass er seiner Frau einen Termin einräume. Der Chef hörte zufällig mit. Dann sagte er knapp, aber laut genug, dass Bernd es hören konnte: »Machen Sie einen Termin.«

11. Juni 2002.

Bernd und ich fuhren in die Uniklinik. Wieder die Bärbeißige im Vorzimmer des Chefarztes: zerfurchtes Gesicht, Eidechsenfalten unter dem Kinn. Und wieder der schnippische Ton. »Sie sind doch keine Privatpatienten, Sie müssen sich eine Etage tiefer melden.« Bernd gereizt: Ob sie denn nicht wisse, dass er mit dem Chefarzt einen Termin vereinbart habe. »Ach, Sie sind das«, gab sie nach.

Nach einer Stunde Wartezeit führte sie uns ins Sprechzimmer, nach einer weiteren halben Stunde erschien schließlich der Chefarzt. Ich erzählte meine Krebsgeschichte, erzählte von den diversen Operationen, von dem nach Ansicht von Dr. Zeitler »lokalen Geschehen«, von der bislang unterbliebenen Chemotherapie, von dem vergessenen Lymphknoten. Seine Klinik, sagte ich ihm, habe ebenfalls versagt. Dreimal sei ich bei Frau Dr. Blier im Mammazentrum zur Nachsorge gewesen. Aber erst beim vierten Besuch sei der vergessene Lymphknoten entdeckt worden.

Der Chefarzt hörte aufmerksam zu, blätterte unterdessen immer wieder in meinen Krankenakten. Ein Mann mit fast schon unheimlicher Auffassungsgabe. Am Ende meiner Schilderung hatte er alles Wesentliche aus meinen Akten gespeichert. Das ergab sich aus dem weiteren Gespräch. Ich musste meinen Oberkörper freimachen. Er untersuchte mich so gründlich wie kein Arzt vor ihm. Er tastete jeden Lymphknoten ab; beginnend hinter den Ohren, fuhr er mit seinen Händen die Lymphbahnen am Hals abwärts bis zur Achselhöhle und befühlte dann die Brust. Die mir peinlichen Momente überspielte er mit gezielten Fragen nach meinen sportlichen Aktivitäten. Er hatte nichts Auffälliges bemerkt.

»Frau Ostmann«, sagte er schließlich, »Sie haben vier Probleme. An zweien können wir nichts mehr ändern – dem vergessenen Lymphknoten und den zwei Gendefekten. Für die beiden anderen Probleme, das nun aufgetretene Rezidiv und die Gefahr einer Ausbreitung Ihres Tumors, mache ich Ihnen folgenden Vorschlag: Wir entfernen Ihnen die rechte Brust, danach führen wir eine Brachytherapie durch.«

Das sei eine Methode der punktuellen Bestrahlung, die hauptsächlich bei Gehirntumoren und Tumoren hinter dem Auge eingesetzt werde. »Ihre Brust ist schon 1996 bestrahlt worden«, erklärte er mir, »das können wir nicht noch einmal machen.« Das unter dem Silikonkissen entfernte Rezidiv sei ein großes Problem. Wenn an der Stelle eine neue Krebszelle entstünde, würde es ganz schnell kritisch. Dort sei kaum noch Gewebe vorhanden, der Tumor würde sich sofort über die Rippen bis auf die Lunge ausdehnen. Und das müsste auf jeden Fall verhindert werden.

Dann sagte der Arzt zu mir, was Bernd hoffnungsvoller stimmte als mich: »Vielleicht können wir Sie mit dieser Therapie noch heilen.«

Während er sprach, konnte ich meinen Blick nicht losreißen von seinem Gesicht mit der mächtigen, wulstig-runden Nase, die asymmetrisch in die linke Gesichtshälfte gebogen war. Was für ein Kontrast: das grobe Riechorgan und die geschliffene Rede und die intelligent-wachen Augen. Der Mann fesselte gleichermaßen meinen Blick und meine Ohren.

Ich wunderte mich, dass ich in der angespannten Situation nicht nur ängstlich gebannt den schicksalhaften Ausführungen des Chefarztes gelauscht, sondern auch noch zur Ruhe eines Betrachters gefunden hatte. Nie vorher und nachher habe ich gegenüber einem Arzt die Gewissheit einer derart außergewöhnlichen Kompetenz verspürt. Sie erlaubte mir entspannt beides: zu hören und zu betrachten.

Der Chefarzt ließ dann den Kollegen von der Strahlentherapie kommen, der die Details erklärte. Zunächst müsste die rechte Brust entfernt werden. Dann würden 12 Leerrohre unter die Haut geschoben, etwa vom Rippenbogen an aufwärts bis zu der Stelle der entfernten Lymphknoten. Diese Rohre seien so groß wie Kugelschreiberminen. Rund eine Woche würde die Behandlung dauern. Nach der Brachy sollte eine perkutane Therapie erfolgen: Bestrahlung aller Lymphabflusswege – sechs Wochen lang.

Später las ich in dem Buch »Psychoonkologische Therapie bei Brustkrebs« von Dorn, Wollenschein, Rohde: »Bei der Brachytherapie werden radioaktive Quellen direkt im Gewebe platziert. Es handelt sich um eine Bestrahlung aus kurzer Distanz, wobei kleinste radioaktive Strahlen mithilfe von Hohlnadeln direkt oder in der Nähe der Tumore implantiert werden. Das gesunde Gewebe und die umliegenden Organe werden geschont und der Tumor intensiv bestrahlt.«

Bernd war überrascht, mich nach dem Gespräch so niedergedrückt zu sehen. Gedankenschwer und wie benommen verließ ich das Chefarztzimmer. Irgendetwas verkorkte meine Denkströme. Der Onkologe hatte mir eine Bedenkzeit eingeräumt. Doch für Brachy und seine sonstigen Therapievorschläge hatte ich im Moment keine gedanklichen Kapazitäten frei. Ich war, anders als Bernd, ganz und gar nicht euphorisch.

Die Anreise wirkte noch nach. Ich hatte während der stundenlangen Fahrt zur Uniklinik mir die diversen Stadien meiner Krankheit, Detail für Detail, Datum für Datum, in Erinnerung gerufen. Ich erlebte noch einmal wie im Zeitraffer die Geschichte meines Krebses. Mir waren nahezu alle Gespräche präsent, die ich mit Dr. Zeitler, seinen Oberärzten Dr. Schmied und Dr. Demmer, mit meiner Frauenärztin und mit Frau Dr. Blier geführt hatte.

Ich blätterte gedanklich Seite für Seite durch meine Tumorakte und machte eine schreckliche Entdeckung. Bei meinem Behandlungsmarathon war es überhaupt nicht um mich gegangen, um Kerstin Ostmann. Ich kam zu der bitteren Erkenntnis, dass ich nur ein Krankenschein war, den der jeweilige Behandler abarbeitete: routiniert, ohne Engagement, fließbandhaft. Mein Schicksal interessierte nicht.

Keiner der mit meiner Tumortherapie befassten Fachärzte war auf die Idee gekommen, konsiliarisch eine Expertenmeinung einzuholen. Sie arbeiteten am Menschen wie an einer Maschine. Fragen waren ihnen lästig und wurden, wenn überhaupt, nur widerwillig beantwortet.

Ich hatte mich in die Obhut von Ärzten begeben in der Hoffnung, ihnen und ihrem Therapiekonzept vertrauen zu können. Immerhin ging es dabei um nicht weniger als um mein Leben. Wie aber gingen sie damit um.

Unentschlossen

Die Fragen standen Schlange in meinem Kopf.

Was hatte mir die Erkenntnis meiner beiden Gendefekte BRCA1 und BRCA2 gebracht? Ich hatte an einem Forschungsprogramm teilgenommen, mit dessen Ergebnissen die Uniklinik international renommierte. Hatte ich irgendeinen Vorteil davon? Hatte Frau Dr. Blier um mich zu einem einzigen Zeitpunkt gefightet? Hatte sie sich für die Hochrisikopatientin Ostmann ihr Hirn zermartert, um die für sie bestmögliche Therapie zu finden? Hatte sie mich auf die desaströse Behandlung ihres Kollegen Zeitler aufmerksam gemacht?

In der Nachsorge hatte die Ärztin regelmäßig nur meine Brust per Sonografie betrachtet, nicht aber die Lymphknoten am Hals, die mir später Schluckbeschwerden verursachten und danach bestrahlt werden mussten. Ich war ein Buchungsfaktor in der Abrechnung gegenüber der Krankenkasse – mehr nicht. Ich hatte diesen Ärzten mein Leben anvertraut und es verspielt.

Mein Kopf schwirrte. Ich fühlte mich wehrlos und mürbe. Mir war klar geworden, dass ich auf die Uniklinik angewiesen war. Eine schmerzhafte Einsicht: Ich hatte keine Alternative.

Oft hatte ich mir in den letzten Monaten die Frage gestellt, ob ich mich in die Obhut einer anderen Klinik begeben sollte – und den Gedanken wieder verworfen. Die Mediziner dort hätten sich lange in meine Krankengeschichte mit all ihren Besonderheiten einarbeiten müssen. Vermutlich hätte sich keiner von ihnen die Zeit dafür genommen.

Ich sagte mir, dass ich auch dort nicht vor Fehlern und Pfusch gefeit sein würde. Ich sagte mir zudem, dass ich in der Uniklinik viele kompetente Ärzte erlebt hätte, vielleicht ließe sich ja die Blier künftig vermeiden.

Vor wenigen Tagen las ich in einem Beitrag der »Frankfurter Allgemeinen Zeitung« vom 31. Januar 2007 zum Thema Brustkrebs: »Bei einer genetischen Veranlagung ist die Entfernung der Brüste die derzeit wirkungsvollste Vorbeugemaßnahme.«

Eine Erkenntnis, nach der viele Gynäkologen und Chirurgen handeln. Warum Dr. Zeitler nicht? Die Risiken einer genetischen Veranlagung sind schon seit Jahrzehnten bekannt. Unseren Freund Dr. Wiesner, meinen Hausarzt und meinen Internisten hatte verwundert, dass nach meiner Krebsoperation 1996 weder der Chefarzt noch meine Frauenärztin zu einer Chemo geraten hatten. Und mit einer Hormonbehandlung war erst drei Jahre nach meiner ersten Tumordiagnose begonnen worden.

Die Brachytherapie – ja oder nein? Ich fühlte eine tonnenschwere Müdigkeit in mir, die mein lethargisches Gefühl bestärkte, an mir keine wochenlangen Reparaturarbeiten mehr zu dulden. Vor zwei Wochen hatte ich meine letzte Operation, in wenigen Tagen sollte ich mich erneut auf den OP-Tisch legen.

Wieder würden die Skalpelle ihre unauslöschlichen Furchen durch mein Fleisch ziehen.

Wieder sollte ich viele Stunden in Narkose verbringen.

Wieder würden mich unerträgliche Schmerzen peinigen.

Wieder würde ich mich wochenlang über die ignorante und arrogante Behandlung der Ärzte ärgern müssen.

Irritiert hatte mich die Bemerkung des Chefarztes von einer möglichen Heilung durch seine Therapie. Seriös war das nicht. Ich wusste, dass es bei meiner systemischen Erkrankung keine Heilungschancen mehr gab. Die waren in den vergangenen Jahren leichtfertig verspielt worden. Während des Gesprächs mit ihm kullerten mir die Tränen. Vielleicht hatte ihn eine Anwandlung von Mitleid dazu verleitet, mir Hoffnungen einzuflößen, die sich nicht erfüllen konnten.

Bernd ahnte meine Stimmung. Er war sehr bemüht, meinen Trotz nicht durch unbedachte Äußerungen anzustacheln. Der Chefarzt habe auf ihn einen sehr kompetenten Eindruck gemacht, begann er vorsichtig. Noch nie habe ihn ein Arzt so überzeugt. Sein Therapievorschlag sei für ihn sehr plausibel. Bernds unausgesprochene Bitten hinter diesen Bemerkungen waren unüberhörbar.

Durfte ich mich aufgeben? Hatte ich meiner Familie gegenüber ein Recht dazu?

Ich erinnere mich, dass ich mit mir einen Kompromiss aushandelte und Bernd davon erzählte. Ich würde auf den Vorschlag eingehen. Es sollte aber das letzte Mal sein, dass ich an einem medizinischen Experiment teilnehmen würde.

Ich würde meinen Kopf nicht mehr von ärztlicher Salbaderei benebeln lassen. Über meine Lage machte ich mir nichts vor. Ich schwebte über den Höllenschlünden meiner Krankheit. Die Frage hämmerte in immer kürzeren Abständen durch mein Gehirn: Wann würde ich abstürzen?

Vor der Rückfahrt besuchten wir das Bistro an der Flaniermeile am Hafen. Ich erinnere mich, dass wir einen Tisch am Fenster wählten mit Blick auf die Promenade, auf die Menschen dort, auf das bleigraue Wasser, auf Dutzende von Segelbooten, auf die auslaufenden Fähren nach Oslo und Göteborg und auf die wuchtige Werft. – Das Sehen würde das Grübeln ausblenden.

Ich wunderte mich, dass ich nur wenige fröhliche Leute sah, aber viele traurige, gelangweilte Gesichter unter den Joggern, den Radfahrern, den Inlineskatern und den Fußgängern, meist Touristen; manche mit einem Reiseführer in der Hand, irritiert darin blätternd, sich umblickend, suchend, zunächst im nahen Umfeld, dann die Häuserzeilen bis zum Horizont abtastend. Sie fanden das Motiv aus dem Reiseführer nicht.

Ich erinnere mich, dass mir damals die Frage durch den

Kopf ging, ob diese Leute wohl irgendeiner Art von Lebensentwurf folgten mit ihrem unermüdlichen ziellosen und sinnentleerten Gewusel, das einzig dem Ziel zu dienen schien, der quälenden Selbstfindung zu entkommen. Ich suchte nicht wirklich nach einer Antwort, ich suchte lediglich Ablenkung.

Schon am Eingang des Bistros umhüllten mich die Gerüche und Geräusche wie ein Gehäuse. Ein träges Gebrabbel waberte durch den Raum. Gläser klirrten, an der Theke fauchten und gurgelten im Akkord Espressomaschine und Zapfhähne, aus denen das Bier in die Gläser schäumte und über die Ränder sabberte. Von den Tischen kräuselten Schlieren von Rauch nach oben und hingen, zu Schleiern verdichtet, wie milchige Rüschen im Raum.

Durch eine Tür neben der Theke wurden die Essen gereicht. Wenn sie schwungvoll aufgestoßen wurde, sah ich für einen Moment in die Küche; kräftige Männerarme hantierten am Herd, rüttelten mit Pfannen, schoben Töpfe hin und her und füllten Portionen auf Teller. Durch die Fenster drang der faulig-brackige Atem des Meerwassers und vermischte sich mit den Brat- und Fettgerüchen der Küche und den Fleisch- und Fischdünsten der vorbeigetragenen Gerichte.

Ein Kellner, schwarze Haare, schwarzes Hemd, schwarze Hose, schwarze Schürze, brachte uns einen Espresso: braunschwarz wie der Holzboden. Er verdeckte für einige Augenblicke die Sicht auf den Nachbartisch in der Mitte. Der Anblick dort fesselte mich, lenkte mich ab.

An dem Tisch saßen zwei Frauen und ein Mann, den mein durch die Krankenhausaufenthalte geschulter Instinkt mit großer Gewissheit als Arzt ausmachte. Bei den Frauen war ich mir zunächst nicht so sicher. Die hagere Blonde mit der schneewittchenhaften Blässe, dem zarten Knochengerüst eines Vogels und den Bleistiftfingern war eine Kollegin, wie ich einigen Wortfetzen entnahm. Ihre sommersprossigen Arme waren pausenlos in Bewegung. Als mochte sie ihrer Überzeugungskraft allein nicht trauen, legte sie in ihre Gesten etwas Bestimmendes, das ihren Worten mehr Nachdrücklichkeit verleihen sollte. Sie redete atemlos, gnadenlos.

Ihr Kollege hörte genervt zu, seine Augen entschädigten das malträtierte Gehör mit begehrlichen Blicken in das tiefe Dekolleté der Brünetten ihm gegenüber. Ihr schien das zu gefallen, ihre Augen glühten, ihre Stimme klang leicht erregt. Nach einer Weile verdüsterte sich ihre Miene. Sie ahnte, dass ihre Nachbarin mit ihrem Medizinstakkato sehr schnell seine Gehörnerven durchschmoren würde. Er drängte bald zum Aufbruch. Sie verschwanden in Richtung Uniklinik.

Ich erzählte Bernd, dass mich die zu erwartenden Torturen weniger ängstigten als die lange Abwesenheit von daheim. Zwei Monate würden es sicherlich sein. Dreizehnmal schon war ich zu Untersuchungen in der Uniklinik gewesen. Acht Operationen hatte ich hinter mir. Ich war darin geschult, den Schmerz und das Siechtum stoisch zu ertragen.

Mein Mann schlürfte den heißen Espresso. Er stierte in die Ferne, seine Augen waren so leblos wie die Augen einer Statue. Er sah nichts, er schmeckte nichts. Bernd war blockiert für das Geschehen ringsum. Ich dachte, er würde es vielleicht erholsam finden, dass meine Krankheit und ihre Umstände für eine Weile nicht täglich auf seine Alarmknöpfe drückten.

Wenn ich mir doch auch mal eine Verschnaufpause gönnen könnte. Das Leben ist eine verdammte Zumutung, schoss es mir durch den Kopf.

Eine neue Duldsamkeit

15. Juni 2002.

Die Sonne durchflutete unser Haus. Das gleißende Licht warf Schattengrimassen an die Wände. Durch das schräggestellte Fenster im Bad wehte Rosenduft von dem Busch unter dem Fenster. Auf dem First saßen wieder wilde Tauben. Ihr Gurren hatte etwas Beruhigendes. Ich betrachtete meine rechte Brust im Spiegel: todgeweihte Materie.

Wie oft hatte ich diese morbide Rundung meines Körpers beschimpft, verflucht, verachtet, gehasst, dann wieder gestreichelt, umschmeichelt – mit Blicken und Gedanken; unbeirrbar, unbeeinflussbar hatte dieser Teil meines weiblichen Ichs mir die Unentrinnbarkeit aus meiner fortlaufenden Zersetzung signalisiert.

Mein Unheil hatte mit diesem Teil meiner Fraulichkeit begonnen. Entsprach es nicht den Gesetzen der Logik, dass dieses entartete Stück von mir auch als erstes dran glauben musste. Es kam mir irgendwie gerecht vor. Ich schöpfte aus diesem Gedanken für den Moment so etwas wie Genugtuung.

Ich dachte über gehätschelte Kinder nach und fand einige Beispiele unter meinen Bekannten dafür, dass sie mir als besonders undankbar vorkamen. Ich fand Parallelen zu meinem Körper, den ich gepflegt, gestählt und auf dessen Signale ich mit seismografischer Empfindlichkeit reagiert hatte – mit Besorgnis, mit Behutsamkeit, mit medizinischer Hilfe. Mein Leib dankte es mir nicht. Es kam mir wie ein Verrat vor. Manchmal schlich sich mir auch die Hoffnung ins Bewusstsein, dass ich mit dem Verlust der rechten Brust meine Überlebenschancen deutlich verbessern könnte.

Von Natur aus bin ich so ausgestattet, dass ich Schrecken immer gut weggesteckt habe, keineswegs stoisch, was Abstumpfung bedeutet hätte. Äußerst selten war ich in einen Zustand von Panik oder Schock geraten, den ich aber nach wenigen Tagen überwunden hatte. Alles ertrug ich: die Narkose, die Schnitte in und an mir, die Schmerzen, die bedrückende Atmosphäre eines Krankenhauses, den schnoddrigen Ton mancher Mediziner, die mühsame Rekonvaleszenz. Bislang hatte ich mein Leiden dank eines genetisch bedingten hohen Maßes an Duldsamkeit überstanden.

Doch meine Duldungsfähigkeit hatte gelitten. Mein aus heutiger Sicht nicht mehr nachvollziehbares naives Grundvertrauen in die Gewissenhaftigkeit von Medizinern war erschüttert. Die schlimmen Erfahrungen mit Dr. Zeitler und seiner Kollegin Blier hatten in meinem Gehirn tiefe Furchen gezogen und Narben hinterlassen, unauslöschlich wie die Kratzer auf einer Glasplatte. Jede Operation löste seither ein inneres Bibbern aus.

Tage vorher durchströmte mich anfallartig ein Gefühl der Angst, das mich fiebrig durchglühte. Es war die aus der Erinnerung gespeiste Angst vor einer fehlerhaften Diagnose, vor einem Missgeschick des Operateurs, vor einem vergessenen Eingriff, wodurch sich womöglich meine Überlebenschancen deutlich verschlechtern würden. Nach meinen bisherigen Erfahrungen würde vermutlich der Mediziner darauf, wenn überhaupt, mit einem Achselzucken oder bestenfalls mit zwei, drei Sätzen des Bedauerns reagieren.

Ich sagte mir so kurz vor meiner neuen OP, Angst verstärkt die Resignation und provoziert das Fortlaufen. Ich sagte mir zum wiederholten Male, du musst wieder das Leid annehmen, du musst deine Krankheit selbst managen, dann bist du sicherer, als wenn du dich versteckst.

Ich sagte mir, du musst jeden Handgriff an dir genauestens hinterfragen und den fähigen und vertrauenswürdigen Arzt von den anderen besser unterscheiden lernen. Ich sagte mir, du darfst nicht wie ein Stallhase alles mit dir machen lassen, du musst dich wehren. Und ich sagte mir, du bist nicht die Frau, die so leicht aufgibt. So redete ich mich wieder in eine innere Stabilität, in eine neue Duldsamkeit, eine aufmüpfige. Meine Motivationsparolen sollten mich bis zur Brust-OP vor Abstürzen bewahren.

Silberhochzeit

Ich hielt mich länger im Bad auf als sonst; mir war auf einmal wehmütig zumute. Mir drängte sich plötzlich ins Bewusstsein, dass es eine Art Abschied war von meinem Körper in seiner jetzigen Form. In knapp einer Woche hätte ich keine rechte Brust mehr. Und ich fragte mich, ob ich mich danach anders wahrnehmen würde. Äußerlich gewiss. Würde es auch mein Denken, Fühlen und meine Wahrnehmungen verändern? Wie würde Bernd darauf reagieren?

»Du hast schönere Körperteile«, hatte er mir auf der Rückreise von dem Gespräch mit dem Chefarzt der Uniklinik gesagt. Das sollte tröstlich sein; er meinte es wirklich so. Noch wusste ich aber nicht, ob er tatsächlich auch so empfände, wenn er die Stelle berührte, wo er statt der Brust nur ein flaches Stück Haut mit einer breiten Narbe fühlen würde, unerotisch wie eine Spanplatte.

Die Gedanken erschreckten mich: Nur kein theatralisches Getue jetzt. Ich hatte mir die durchsichtige champagnerfarbene Chiffonbluse zurechtgelegt, ein letztes Mal vor meiner Brustamputation würde ich sie heute tragen. Und darunter einen Büstenhalter, der nach diesem Auftritt ebenfalls nur noch ein Requisit sein würde.

Wir fuhren zur Silberhochzeit von Sabine und Friedel, eine willkommene Ablenkung. Gefeiert wurde in einem alten Fachwerkhaus. In der früheren Tenne befand sich ein Restaurant mit geräumigen Galerien auf beiden Längsseiten. Auch dort gedeckte Tische. In den Nebengebäuden waren die Hotelzimmer untergebracht. Viele der 120 Gäste kannten wir: Verwandte von Sabine aus Bayern, gemeinsame Freunde und Friedels Eltern. Eingeladen waren auch einige gute Geschäftskunden mit ihren Frauen.

Der Begrüßungschampagner wurde im Garten serviert. Die Mais- und Weizenfelder ringsum lagen im ausebbenden Gleißen des späten Lichts. Der Mais mit seinen staubbepuderten Blättern stand so hoch, dass auf der Landstraße hinter dem Feld von den vorbeifahrenden Autos nur die Dächer zu sehen waren – rasende Baskenmützen.

Nach dem Vorstellungspalaver blickte ich in das Gesicht einer Frau. Sie sah mich mit einem Ausdruck von Verlegenheit und Verärgerung an. Musste ich sie kennen? Nachdem ich sie einige Male verstohlen von der Seite abgetastet hatte, forschend, mich fragend, kamen mir Teile ihres Gesichtes vertraut vor. Wie bei einem Puzzle versuchte ich, daraus ein Ganzes zu erkennen. Und dann war ich mir plötzlich sicher: Es war Frau Massert, Sabines Haushälterin und mit den Jahren wachsender Vertrautheit auch ihr Muttersatz.

Ich hatte sie immer nur im blauen Kittel gesehen und sie in ihrer festlichen Aufmachung nicht sofort erkannt. Die gebürtige Ostpreußin hatte sanfte Augen und weiche Züge. Sie war wie eine herzliche und pflichtversessene Mama, ein Arbeitspferdchen; niemals Klagen, nicht einmal ein Quengeln.

Dann sah ich Beate. Ihre Figur hatte in den letzten Jahren mächtig zugelegt. Ein Riesenweib, das mich an das grobe und noch unbehauene Modell eines Bildhauers erinnerte. Ihr rabenschwarzer Haarschopf war weithin als Perücke erkennbar. Sie hatte ausgeprägt depressive Züge – hängende Mundwinkel und teilnahmslos blickende traurige, nach innen gerichtete Augen.

Ich kannte sie nur in schmuddliger Kledasche: die äußere Demonstration ihrer inneren Verfassung. Für die Hochzeit hatte sie sich herausgeputzt; knöchellanges blaugelbes Kleid, weit wie ein Umhang, ihre Massen nur leicht kaschierend, rote Schuhe. Sabine hatte auf ihr Feinmachen bestanden. Sie kannten sich von Sabines gelegentlichen Besuchen in einer Apotheke am Ort, wo Beate zeitweilig gearbeitet hatte.

Beate war hochbegabt, spielte mehrere Instrumente, hatte das Studium der Pharmazie mit schwalbenhafter Leichtigkeit bewältigt. Doch der Beruf lag ihr nicht, sie schloss ein Studium der Sozialpädagogik an und arbeitete danach in einer Beratungsstelle für Suchtkranke. Dort inhalierte sie das Stöhnen und das Elend der Gestrandeten und konsumierte das triste Leben zerrütteter Familien. Das ätzte die Seele.

Damals schon wirkte sie kräftig, aber noch nicht so formlos und war auf eine gewisse Weise anziehend. Ihr schneller Verstand schreckte manche, Männer vor allem. Viele Jahre lebte sie in einem Vakuum des Alleinseins, dann erfüllte sich das starke Bedürfnis nach einem Mann. Sie hielt ihn fest wie mit Zwingen. Zu fest. Eines Tages blieb er weg, für immer.

Die so kräftig auf der Erde stehende Frau mit der dröhnend-herben Stimme, unerschütterlich wirkend wie ein Standbild, war innerlich so zerbrechlich wie eine Handvoll Rotkehlchen. Ganz plötzlich brach sie ein, als hätte ein Tornado alle ihre inneren Säulen, alles Stabilisierende in ihr zerstört: ihre Hoffnungen, ihre Balance, ihren Kopf, ihr Zutrauen zu sich.

Sie war gerade dreißig geworden, als das Drama einsetzte. Büschelweise fielen ihr die Haare aus. Eine Stoffwechsel- und Hormonstörung. Die vielen Therapien blieben ohne Wirkung, ihre Haare wuchsen nicht mehr nach. Beate redete sich ein, mit diesem Makel keinen Mann mehr zu finden. Sie sah fortan ihre Zukunft trister, als für sie erträglich war.

Beate kriselte sich immer tiefer in die Extreme hinein. Eben noch fröhlich, sackte sie kurz darauf in eine schwere Depression. Sie war richtungslos wie ein in einer Lampe kreisender Falter, wurde unzuverlässig, fehlte oft unentschuldigt, verlor den Job. Sie hatte sich aufgegeben. In ihrem Leben existierte keine Mitte. Ihr Gefühlsfeld glich einer Kriegsfront, an der es keine Gefechtspause gab. Beate konnte von einer Sekunde auf die andere völlig ausrasten, schrie ihre Umgebung an oder sprang plötzlich in einer Gesellschaft auf und verließ wort- und grußlos den Raum.

Oft fragte ich mich, ob dieses Desaster ihren Genen entstammte oder das Ergebnis ihrer frühkindlichen Erfahrungen war. Ihre ausgeprägte Fürsorglichkeit hatte sie schon als Kind oft bangen lassen um ihre Mutter, die nach wochenlangem Klinikaufenthalt ihrem Krebsleiden erlegen war. Ihr Vater war einige Jahre vorher bei einem Autounfall ums Leben gekommen. Die ältere Schwester der Mutter nahm Beate zu sich.

Eines Tages zeigte mir Sabine ein Paket von ihr, verschickt aus einer psychiatrischen Klinik, wo Beate seit Wochen behandelt wurde. Sie hatte dort für Sabine, die ihr stets großes Verständnis entgegenbrachte, ein Erinnerungsbuch gebastelt mit vergilbten Fotos aus ihrer Kindheit, viele in Schwarzweiß.

Beim Durchblättern entdeckte ich einige Seiten mit Zeichnungen von ihr, Landschaften, Köpfe. Manches war nur in zarten Linien angedeutet, rätselhaft zuweilen, die Phantasie fordernd. Ihre Porträts waren sehr detailgenau, in den Konturen des Gesichts die Persönlichkeit mitteilend. Von diesem Talent hatte ich bis dahin nichts gewusst.

Beate erzählte häufig von ihren Männergeschichten. Sie waren alle erfunden. Sie, die dauerhaft Abgewiesene, träumte sich in das Leben einer Femme fatale. Der Mangel setzte exzessiv Wünsche frei. Wie in einem Rausch jagten ihre Phantasien unerfüllbaren Illusionen hinterher. Ihr verbliebenes hoffnungsvolles Selbst trieb sie immer wieder in eine geträumte Flucht aus ihrer qualvollen Isolation.

Ich erlebte die Tragödie eines Menschen, der vor der Realität in eine imaginäre Welt geflohen war. Wenn sie morgens aufstand, hatte sie das Gefühl, nicht wirklich existent zu sein. Es war ihr, als sei der mechanische Vorgang des Aufstehens nur geträumt. Viele ihrer Tage verstrichen in einem fibrösen Zustand, das Geschehen um sie herum nahm sie wie benebelt wahr, als habe man sie leicht chloroformiert. Sie befand sich in einer ständigen Metamorphose.

Ihre Seele hing in Fetzen, und sie war sich dessen bewusst. Beate war dennoch aufreizend stolz in ihrer Verzweiflung, starrsinnig in ihrer Vereinsamung, couragiert anders, selbstmörderisch und auf eine beharrliche Weise ineffizient und stur. Eines Tages stellte sie für sich fest, dass ihr Leben zerstört war. Psychiater in Bataillonsstärke hätten sie nicht vom Gegenteil überzeugen können.

Manchmal entfloh sie ihrer Vereinsamung. Auf Festen war sie nicht wiederzuerkennen, drehte auf, amüsierte sich, war unterhaltend, lachte mit ihrem dröhnenden, die Aufmerksamkeit auf sich ziehenden Sound. Wenn sie zu uns kam, brachte sie oft ihre Gitarre mit und sang Lieder mit Malte und Thore. Die waren ganz vernarrt in sie. »Ist das schön bei euch«, sagte sie eines Nachmittags, »ich beneide dich um deine Kinder.«

Beate zu sehen löste in mir nie den Fluchtreflex aus, den ich bei anderen beobachtete, die ihre Distanzwahrung mit der oberflächlichen, sie selbst treffenden Einschätzung begründeten, die Frau sei hysterisch, ein Wrack, eine Ausgestoßene. Deren Scheu vor Beate deutete ich als unterschwellige Angst vor der erschütternden Erkenntnis, ihr in Wirklichkeit viel näher zu sein, als für sie erträglich gewesen wäre.

Rechtzeitig zur Hochzeit hatte Beate ihr streunendes Bewusstsein eingefangen, ich erlebte sie als präsent und entspannt. Auf eine für sie typisch derangierte Art. Der hintere

Saum der Perücke mit den störrischen Kunsthaaren stand von ihrem Nacken ab wie der Rand eines Helms. Mir fiel auch ihr starker Geruch auf. Aus ihrem Mund wehte mir eine unangenehme Wolke entgegen, säuerlich und gärend wie von Erbrochenem. Ihre Kleidung roch nach Ammoniak. Ich erinnere mich, dass ich damals die Assoziation hatte, die derben Gerüche seien eine Art Botenstoff ihrer Befindlichkeit.

Schon bald würde sie Umstände machen. Keiner aber wurde so verachtet wie jemand, der Umstände machte. Auch das verband mich mit ihr. Das Delirium der Niederlage hatte uns beide schon mehrfach fieberartig heimgesucht. Ich empfand es wie das ultimative Gebimmel auf einer Galoppbahn. Die letzte Runde wird eingeläutet und manche Hoffnung zertrampelt.

Abends saßen Bernd und ich auf der Galerie, gehäufte Teller vor uns, ein junges Ehepaar gegenüber. Sie, Verena, Anfang dreißig, strahlte mit ihrem marmorhaft-feinporigen Teint, den flauschig-weichen Zügen und ihrem weizenblonden Haar eine unerhört straffe Gesundheit aus. Sie war anziehend natürlich, von uneitler Intelligenz und ohne affektierte Gesten; ungewöhnlich, dass sie sich bei ihrer Karriere nicht in irgendwelche Suchscheinwerfer drängte.

Verena war die Chefberaterin eines großen Konzerns und brachte das nicht einmal andeutungsweise ins Gespräch. Ihr Mann, Techniker, war auf eine leise, kaum wahrnehmbare Art rivalitätslos stolz auf sie. Ein mir Schauer unter die Haut jagender Kontrast: die energiegeladene Erscheinung und mein sich auflösender Körper. Wir verstanden uns auf einer Gesprächsebene, auf der jeder den anderen als patent bezeichnet hätte. Ein schöner Abend – mal nichts als Gegenwart.

Als die dröhnende Kapelle die Gespräche erstickte und alle auf die Tanzfläche drängten, wo zwei Stunden später die Tanzenden ihren Kopf auf die Schulter des Partners fallen ließen und nur noch direkt ins Ohr geschriene Halbsätze möglich waren, verloren wir Verena und ihren Mann im Gedränge.

Unter den erwachsenen Gästen war ich die Einzige, die keinen Alkohol trank. Einige schütteten kräftig in sich hinein. Die Art ihres Trinkens verriet Übung. Viele der männlichen Gäste blubberten mit fortgeschrittener Uhrzeit unverständliche Sätze vor sich hin, sie blickten alkoholtrüb aus glasigen Fischaugen.

Wir schliefen im Hotel. Sabine und Friedel hatten Beate zu sich mitgenommen. Sie war dort unter Kontrolle der beiden, hatte aber die Nacht auf dem Balkon vergrübelt. Die drei erschienen am Morgen im Hotel zum Frühstück mit uns. Beate wirkte depressiv verkatert. Unter ihrer Perücke quollen kleine Schweißperlen hervor, die über ihr verstocktes Gesicht rollten. Sie verbreitete eine bleierne Stille um sich, hatte nur Augen für den Säugling, den seine Mutter neben ihr auf dem Arm hielt. Irgendwann brauste sie ab, zurück in die vertraute Isolation. Wir fuhren im Konvoi zu Friedel und Sabine.

Knöpfe auf der Haut

19. Juni 2002.

Frühmorgens brachte mich Bernd in die Uniklinik. Der Kofferraum war randvoll mit Gepäck, ausreichend für zwei Monate. Bis Mitte August sollte meine Behandlung dauern.

Am folgenden Mittag wurde ich operiert, danach schoben sie mich auf die Intensivstation. Am späten Nachmittag erwachte ich, meine Gedanken sackten zunächst immer wieder zurück ins Dunkel, aus dem ich in Schüben wieder auftauchte und mich an nichts erinnern konnte – an keine Farben, keine Menschen, keine Dialoge – und in dem es nichts anderes gab als ein emotionsloses Schweigen, nicht einmal ein Fühlen. Aus meinen verklebten Augen sah ich alles schwammig-trüb. Später wunderte ich mich, dass ich aus der diffusen, traumlosen Unterwelt immer wieder zurückkam und mich auch wieder einfand in das normale Leben.

Nach einer Weile erkannte ich ihn, Dr. Ostertag* stand an meinem Bett. Es täte ihm leid, sagte er, dass er meine rechte Brust habe abnehmen müssen. Mit schwerer Zunge, mehr gelallt als gesprochen, fragte ich ihn ängstlich nach neuen Krebszellen. Er schüttelte den Kopf, es seien keine gefunden worden. Dann fiel ich wieder in einen rauschähnlichen Schlaf.

Nach Stunden wachte ich auf, eine junge, redselige Nachtschwester saß an meinem Bett. Sie notierte den Blutdruck, meine Temperaturwerte und kontrollierte die Verbände. Sie sagte, Bernd habe schon einige Male angerufen. Sie wählte für mich, ich beruhigte Bernd, es sei alles gut gelaufen. Meine Zimmernachbarin war kurz vor mir operiert worden. Vor vier Monaten war ihr ein Knoten entfernt worden: Brustkrebs. Die Ärzte hegten den Verdacht auf ein Rezidiv und hatten das verdächtige Gewebe weggeschnitten – es war gutartig.

Manche Stellen meines Körpers hatten eine gewisse Ähnlichkeit mit einem menschlichen Generator. Aus 24 silberfarbenen Metallknöpfen mit einem Loch in der Mitte ragten bewegliche Rohre hervor. Die Knöpfe, etwas größer als die von Männerhemden, waren mir von den Operateuren auf die Haut genäht worden, alle im Abstand von knapp einem Zentimeter.

Das untere Dutzend befand sich unterhalb des Rippenbogens auf der rechten Seite in einer von der Körpermitte nach außen hin ansteigenden Linie. Die zweite Knopfreihe, 23 Zentimeter oberhalb der unteren und parallel zu ihr, verlief, von der Amputationsnarbe ansteigend, zur Achselhöhle bis hin zu der Stelle, an der mir der vergessene Lymphknoten entfernt worden war.

Durch die Knopflöcher hatten die Operateure zwölf dünne und flexible Rohre unter die Haut geschoben, sie hingen unten und oben rund 15 Zentimeter heraus. Oben reichten sie mir fast bis ans Kinn. Die Rohre wurden mit einem Klebeband zu einem Zopf zusammengeschnürt und ein wenig umgebogen. Ich sah mich im Spiegel, ein Helm noch und ich hätte als Statistin in »Raumschiff Enterprise« mitwirken können.

Eine ganze Woche lang, fünfmal am Tag, wurde ich nun bestrahlt. Eine Strahlentherapeutin schloss mich an ein Bestrahlungsgerät an, das automatisch von unten her, beginnend mit dem ersten Rohr, im Schneckentempo Drähte einschob, begleitet von einem ununterbrochenen tock, tock,

tock. Bis zum obersten Ende schob sich der Draht. Dann zog das Gerät den Draht langsam nach unten und führte ihn in das nächste Rohr ein. Die ganze Prozedur dauerte ungefähr 30 Minuten.

Mittags wurde ich von der Intensivstation auf die Station 11 geschoben, den gynäkologischen Bereich der Uniklinik. Meine Zimmernachbarin war in den Fünfzigern. Eine Biopsie hatte den Verdacht auf Brustkrebs bestätigt. Die Ärzte hatten ihr einen Lymphknoten, einen sogenannten Wächterknoten, entfernt. Warten nun auf den Befund. Davon hing es ab, ob weitere operative Eingriffe nötig wurden.

Frau Dr. Blier sei eine Freundin von ihr, sagte sie mehrfach, damit ich es ja nicht überhörte. Sie wohnte auf Usedom, direkt am Meer. Sie hatte erwartet, dass mich das beeindrucken würde, als hätte sie verkündet, sie wohne auf dem Eiffelturm.

Sie konnte es nicht ertragen, eine Frau Irgendjemand zu sein, und rackerte sich mächtig ab, mir ihre Wichtigkeit einzubläuen. Die unscheinbare Frau mit dem ungeschminkten eisgrauen Gesicht, der zerfurchten Stirn und einem Netz von Falten seitlich und unterhalb der Augen litt erkennbar darunter, dass sie in den Kliniklaken keine ihrer Bedeutung angemessene Pose einzunehmen vermochte. Sie besaß die armselige Dünkelhaftigkeit von Neureichen.

Weil sie danach gefragt hatte, erklärte ich ihr die Mechanik auf meinem Körper. Ich ließ auch die Vorgeschichte nicht aus. Dass ihre Freundin in mehreren sonografischen Untersuchungen einen Lymphknoten übersehen hatte, dass ihre Freundin mich nicht vor den fatalen Behandlungsfolgen des Dr. Zeitler gewarnt hatte, dass ihre Freundin mir keine Therapiealternativen aufgezeigt hatte, dass ihre Freundin nicht von sich aus auf die Brachytherapie gekommen war.

Am nächsten Vormittag hatte meine Nachbarin einen Termin bei Frau Dr. Blier. Sie kam deutlich verändert zurück, wortkarg, unterkühlt. Sie hatte zweifellos ihrer Freundin über das Gespräch mit mir berichtet. Deren Rechtfertigungen schienen die Frau überzeugt zu haben, wie ich ihrem versteinerten Gesicht entnahm. Es bekümmerte mich nicht. Die Sonne lockte mich am Nachmittag in den Innenhof. Ich saß kaum auf der Bank, da wurde ich auf die Station gebeten.

Der Stationsarzt, der mir mit seiner bärenhaften Erscheinung und seinen bedächtigen Erklärungen anfangs Vertrauen eingeflößt hatte, erwartete mich mit bräsiger Miene. Er verkündete mir die sofortige Verlegung auf Station 9. Mein Bett würde dringend gebraucht. Es sei reserviert für eine Frau, die morgen am Unterleib operiert würde. Außerdem kenne man sich auf Station 9 besser mit der Brachytherapie aus, sagte er frostig. Meine Einwände überhörte er.

Ein glatter Rausschmiss. Ich war von Frau Dr. Blier, die an mir so viel verbockt hatte, zur unerwünschten Person erklärt worden. Hätte mich ihr Bannstrahl doch schon Jahre vorher getroffen, mir wäre einiges erspart geblieben.

Mühsam und unter Schmerzen packte ich meine Sachen. Eine Schwester wollte mir helfen. Es war nicht mehr als eine Andeutung, sie schien froh, als ich ablehnte. Der Stationsarzt, die Schwestern – alle übten sich in feigem Gehorsam. Am meisten ärgerte mich, wie sie es taten. Mit übelnehmerischen Mienen, als hätte ich auch sie beleidigt. Eine Schwester von der 9 half mir schließlich beim Schleppen.

Dr. Schemmel*, mein neuer Stationsarzt, war verwundert zu hören, ein Spezialist für die Brachytherapie zu sein. Das hätten sie dort noch nie gemacht. Ich erfuhr, die 9 sei hauptsächlich eine Station für Schmerzpatienten und onkologische Schwerstfälle. Viele Krebskranke lagen hier, einige hoffnungslose Fälle darunter.

Die Abschiebung ärgerte mich. Sie brachte mich ins Grübeln. War der Chefarzt, der mir die Brachy empfohlen hatte, daran beteiligt? Es konnte nicht anders sein. Sonst hätte gewiss die Station 9 aufgemuckt. Es musste also eine Entscheidung von oben sein. Eine, um die Kollegin Blier mit ihren Pannen zu decken. Nach wenigen Stunden schon war ich froh über die Verlegung. Ärzte und Schwestern gaben sich hier viel Mühe mit mir.

Abends rief Bernd an, er war überrascht, mich auf einer anderen Station zu finden. Ich erzählte ihm, dass mich Frau Dr. Blier verjagt hätte, verjagt wie ein Stück Vieh. Das habe mich sehr getroffen. Am nächsten Morgen telefonierte er mit Frau Dr. Alberts*, der neuen Psychologin der Tumorsprechstunde. Sie hatte mich während der Mitteilung über meine Gendefekte und auch danach einige Male betreut. Bernd bat sie, sich um mich zu kümmern.

Gegen Mittag klopfte es an die Tür. »Ich wollte Sie doch mal besuchen«, sagte die Psychologin. Wir gingen zusammen zum Essen. Ich hatte keinen Hunger, erzählte stattdessen. Die Empörung sprudelte aus mir heraus, hektisch wie ein Sturzbach. Sie hörte aufmerksam zu, schien betroffen. Fortan besuchte sie mich jeden Tag. Einmal lud sie mich zu einer Party zu sich nach Hause ein. Ich sagte ab, es war mir zu anstrengend.

Die Psychologin kannte schließlich meine Krankengeschichte en détail. Endlich mal eine Mitarbeiterin der Klinik, die zu abstrahieren mutig genug und keinem Sippendenken verhaftet war. Ihre Empörung über die vielen Diagnose- und Behandlungsfehler von Dr. Zeitler bis Dr. Blier waren ihr deutlich anzumerken. Ich sollte auf jeden Fall die Gutachterkommission der Ärztekammer einschalten. Sie sagte, ich müsse etwas unternehmen, sonst fände ich keine Ruhe. Das überzeugte mich.

»Nehmen Sie denn keine östrogenhemmenden Medikamente mehr?«, fragte mich eines Morgens der Strahlentherapeut. Mein fragender Blick veranlasste ihn zu einer Erklärung. Seine Freundin sei an Brustkrebs gestorben. Während ihrer Krankheit habe er sich intensiv um Kenntnisse auf dem Gebiet der onkologischen Therapien bei Brustkrebs bemüht. Er habe meinen Krankenblättern entnommen, dass meine Östrogenwerte trotz der Totaloperation zu hoch seien. Ich müsse da dringend etwas unternehmen.

Wegen des Rezidivs und des Lymphknotenbefalls empfehle er mir die Einnahme von Arimidex, einem Antiöstrogen. Dieses neue Medikament sei viel wirksamer als die bisherigen.

Schließlich sei bei mir ein östrogenabhängiger Tumor diagnostiziert worden. Ob mir der Chefarzt der Tumorsprechstunde das Medikament nicht verordnet habe? Ich sollte ihn deswegen noch einmal aufsuchen. Er halte das für wichtig.

Seine engagierte Fürsorge beeindruckte mich, das verlieh seinen Anmerkungen ein besonderes Gewicht. Zunächst rief ich meine Frauenärztin an. »Arimidex?«, fragte sie überrascht. Und nach einer kurzen Pause: »Das ist nicht verkehrt.« Ähnlich reagierte auch der Chefarzt: »Das ist durchaus eine Möglichkeit.« Das sollte ich doch tun. Ich fragte mich, warum keiner der Experten selbst darauf gekommen war.

Etwas Rache musste sein. Ich bedankte mich bei ihm für die Verlegung von der Station 11 auf die Station 9. Er sah mich verwundert an, die große, gebogene Nase zielte wie ein Torpedo knapp an meinem Gesicht vorbei. »Ich fühlte mich dort sehr wohl«, sagte ich, »die medizinische Betreuung ist sehr kompetent und der Umgang mit den Patienten sehr viel freundlicher als auf der 11.« Der Chefarzt ging darauf nicht ein. Er hätte dann seine Kollegin Blier verteidigen müssen, was er offensichtlich, wie mir schien, nicht wollte.

Eines Morgens wartete ich im Nachbargebäude auf den Fahrstuhl in den 5. Stock zur Radiologie, als ich ihn kommen hörte und die Lichtritze zwischen den beiden mechanischen Falttüren nach unten gleiten sah. Die Türen klappten nach innen, eine Person kam mir entgegen, ein Mädchen, ich schätzte sie auf siebzehn. Ich blickte ihr ins Gesicht, ein erschreckend entstelltes Gesicht. Aus dem geschlossenen linken Augenlid ragten mehrere dünne Stangen, sie standen weit hervor.

Das gesunde Auge sah mich an, ängstlich fragend. Wie würde ich ihren Anblick auffassen? Eine Frage, die sie zigmal am Tag beschäftigte. Ein paar Tage später traf ich sie auf dem Flur der Radiologie, wir mussten beide warten. Sie saß auf einer Bank, ich setzte mich zu ihr. Nachdem ich ihr meine Rohre gezeigt hatte, die oben aus meinem Pulli ragten, ihr auch einiges über meine Krankheit erzählt hatte, taute sie auf.

Sie erzählte mit leiser, trauriger Stimme. Ihr war das linke

Auge entfernt worden. Hinter dem Auge hatte sich ein bösartiger Tumor gebildet, der mit der hochdosierten Brachytherapie behandelt wurde. Die punktuelle Bestrahlung sollte verhindern, dass Teile des Gehirns geschädigt wurden.

Kurz darauf wurde sie zur Bestrahlung aufgerufen. Die Begegnung dauerte nur wenige Minuten. In der Erinnerung beschäftigte mich das Mädchen immer wieder, ich sah sie häufig vor mir, wie gefoltert wirkte sie auf mich. Wenn ich an die Uniklinik dachte, die Bestrahlungen, die Ärzte, die Psychologin, die Schwestern auf der Station und an den Radiologen, die ich alle über Wochen erlebt hatte, wurden die Szenen mit ihnen immer wieder verdrängt von den vis-à-vis-Minuten mit dem Mädchen, ihrem leeren Auge und den Stangen.

Er müsse mir nun die Knöpfe abschneiden, sagte mir Dr. Schemmel nach der letzten Brachy. Ohne Betäubung? Er nickte. Zunächst mussten die Rohre entfernt werden. Er hantierte an der oberen Knopfreihe herum. Ob es nicht unten einfacher sei, fragte ich ihn. Er stutzte, schließlich zog er die Rohre nach unten heraus. Dann nahm er eine Schere und schnitt Knopf für Knopf ab, wie man die Stängel an einem Blumenstrauß abschneidet.

Die Wunden schmerzten stark, kein Vergleich aber zu dem, was dann folgte. Ohne Vorwarnung sprühte er Alkohol zur Desinfektion auf Bauch und Brust. Ich schrie, krallte meine Finger wie Zangen in die Liege. Es waren Höllenschmerzen wie von einem glühenden Eisen. Erst nach einer Weile ließ das infernalische Brennen nach.

Schon nach dem ersten Tag Brachy war der rechte Arm unbeweglicher geworden. Ich hatte Muskelschmerzen und wurde zur Krankengymnastik geschickt. Eine Physiotherapeutin erklärte mir, die Bestrahlungen ließen Muskel und Haut schrumpfen. Dehnungsübungen brachten eine langsame Besserung.

Nach der Brachy begann eine sechswöchige Perkutanbestrahlung. Dr. Schemmel empfahl mir den Umzug in ein nahes Hotel. Einen weiteren stationären Aufenthalt werde die

Krankenkasse nicht bezahlen, es sei für diese Art der Bestrahlung auch nicht erforderlich.

Ich suchte das Hotel auf: eine schäbige Absteige. Schummriges Licht überall, kellerdunkle Flure, im gesamten Haus stank es nach Zigarettenrauch. Das Bad sollte ich mit zehn weiteren Gästen teilen. Frisch operiert, der Körper mit Wunden übersät – allein schon wegen der Infektionsgefahr keine Bleibe für mich. Wenige Schritte weiter war ein Fünf-Sterne-Hotel. Der Direktor sagte, viele Patienten der Uniklinik logierten bei ihm. Für sie mache er einen Sonderpreis. Ich feilschte mit ihm, dann schlug er mir einen Festpreis vor, der einschließlich Frühstück und einer warmen Mahlzeit deutlich unter dem offiziellen Preis lag. Meine Krankenkasse stimmte nach langem Geplänkel zu.

Die Summe hätte nicht einmal für zwei Wochen Uniklinik gereicht. Das Zimmer, fast eine Suite, mit Blick auf den weitläufigen Hof, lag im dritten Stock, hatte ein großes Bad und eine Schlafnische, die tagsüber hinter einem Vorhang verschwand.

Ich wurde täglich bestrahlt über eine Lampe an der Decke; ein Linearbeschleuniger, erklärte man mir. Die Strahlendosis war gering, um Verbrennungen der Haut zu vermeiden. Das erklärte auch die lange Dauer. Die Perkutanbestrahlung sollte etwaige Krebszellen in den Lymphbahnen bekämpfen.

In diesen Tagen kam mir mein Leben vor wie eine medizinische Robinsonade. Meine Insel war die Krankheit und ihre Behandlung meine Art von Überlebenskampf. In der Anonymität von Klinik und Hotel gedieh die Einsamkeit; es war ein vierschrötiges, um wesentliche Erfahrungen eines normalen Lebens verkürztes Alleinsein, konzentriert auf das Befinden einiger weniger Körperpartien.

Ich fühlte mich erschöpft. Den schwer gewordenen Kopf legte ich für eine Weile in meine aufgestützten Hände. Wie gern hätte ich auch meine müde Seele sich erholen lassen.

Es war ein Vegetieren durch eintönig und breiig-zäh verlaufende Tage – versunken in der Betrachtung von Verbänden und Wunden, behindert in der Bewegung und fixiert auf Blutwerte, Tumormarker und Strahlendosen. An meinem zweiten Tag im Hotel wurde mir mittags übel von einem Gestank, der aus meinem Unterhemd drang. Ein Gestank nach faulen Eiern. Ich zog mein Hemd aus, unter dem Sprühpflaster der über 20 Zentimeter langen OP-Narbe war alles vereitert. Ich suchte sofort die Station 9 auf.

»Ich darf Sie nicht behandeln, Sie liegen nicht mehr auf der Station«, sagte mir Dr. Schemmel. Ich müsse mich in der Ambulanz melden. Eine Schwester dort sagte mir: »Sie schaffen wir heute nicht mehr, wir sind rappelvoll. Sie müssen fünf Stunden warten oder in fünf Stunden wiederkommen.«

Was sollte ich machen? Mein Unterhemd war bereits vollgesabbert mit Eiter. Ich ging ins Hotel zurück, setzte mich aufs Bett, nahm ein Handtuch und knibbelte vorsichtig das Sprühpflaster ab. Der Eiter quoll stinkend aus der Wunde, unter dem Pflaster hatten sich überall Blasen gebildet. Die Wunde lag wieder offen.

In der Klinik hatte ich eine Betaisodona-Salbe und Puder zur Desinfektion der Knopfwunden erhalten. Ich schmierte die Salbe auf die OP-Wunde, darüber zog ich ein Unterhemd und panzerte mich mit dem Behinderten-BH. Es quietschte und quatschte unter dem Stoff – ein ekliges Gefühl. Die Wunde nässte weiterhin. Was sollte ich nur tun? Es war Freitagabend, die Ambulanz hatte geschlossen. Ich hatte keine Wahl, ich musste warten, bis Montag.

Am nächsten Morgen puderte ich die Narbe, zog mir ein T-Shirt an und nichts mehr darunter. In einem der vielen Hotelspiegel, in die zu blicken ich mir streng untersagt hatte, erhaschte ich zufällig das Bild meiner schiefen Erscheinung, das mich zum kurzen Innehalten zwang. Links mein normaler Vorbau, rechts ein radikales, ein drastisch auffälliges Nichts. Ich hastete sofort weiter, wollte daran nicht mehr denken.

Bernd hatte mir vor Tagen mein Fahrrad mitgebracht. Ich holte es aus der Hotelgarage im Keller und kurvte stundenlang an der Bucht entlang, kreuz und quer durch Altstadt und Parks. Kühlende Luft drang durch den Stoff. Ich spürte eine merkliche Linderung meiner Beschwerden. Abends stellte ich fest, dass die Wunde abgetrocknet war.

Am Montag suchte ich die Ambulanz auf. Und wieder keine Chance auf Behandlung. Mir fiel Schwester Renate von der Tumorsprechstunde ein. Ich hatte sie als kompetent, bemüht und hilfsbereit in Erinnerung. In der Klinik habe mir bislang keiner helfen wollen, sagte ich ihr. Sie besah sich die Wunde. »Das sieht ja gut aus«, sagte sie, »das haben Sie genau richtig gemacht.« Sie vermutete als Ursache meiner Probleme eine allergische Reaktion auf das Sprühpflaster.

Meinem äußeren Erscheinungsbild und den Reaktionen darauf, den verstohlenen, fragenden, mitfühlenden oder auch Befremden ausdrückenden Blicken, schenkte ich keine Aufmerksamkeit. Ich hatte meinen Anblick als asymmetrische Frau verdrängt und bewegte mich völlig unbeschwert in Cafés und Geschäften, in der Klinik und im Hotel, als sei meine Wahrnehmung durch die Einnahme von Psychopharmaka eingeschränkt.

In Wirklichkeit hatte ich für das ängstliche Erschnüffeln von Reaktionen auf meine fehlende Brust keine Sensoren frei. Meine Sinne waren nach innen gerichtet, gestresst und benebelt von den Tumulten in mir, von dem desperaten Eigenleben meines Körpers, der mir das Bewusstsein lähmte mit seiner den Willen brechenden Dominanz.

Dieser Peiniger, ausgestattet mit einem hochatomisierten Terrornetzwerk, den Nervenbahnen, einem Schmerzgedächtnis, das alles speichert, auf Jahre, auf Jahrzehnte, würde irgendwann sein Vernichtungswerk an mir vollbringen, in immer kürzeren Attacken meinen Ruin beschleunigen, bis er mich schließlich vollends zersetzt hätte.

Ich spürte das erdrückende Gewicht meines Schicksals. Ich musste es annehmen, wollte es aber zugleich überwinden. Ich fühlte mich orientierungslos, suchte in meinem inneren Labyrinth nach einem Ausgang.

»Du musst wieder in der Gegenwart ankommen«, hatte mich Bernd vor wenigen Tagen ermuntert.

Ich verstand seine Sorge. Wie aber sollte ich in der Gegenwart ankommen, wenn mich mein inneres Geschehen in der Vergangenheit festhielt.

Armeen von Gefühlen lieferten sich Gefechte um die Vorherrschaft über mich; sie agierten in völliger Unabhängigkeit, den Befehlen meines Verstandes entzogen. Mein optimistisches Zukunfts-Ich kämpfte mit rebellischem Trotz gegen das rückwärtsgewandte, von medizinischen Blessuren geprägte Körper-Ich, das mich dauerhaft an die Schmerzerinnerung ketten wollte. Und dazwischen mein im Stolz verletztes feminines Ich, das mir meine Verstümmelung am liebsten in einem Spiegelkabinett in zigfacher Vervielfältigung vor Augen geführt hätte – vorwurfsvoll und in dem Gefühl, geschändet worden zu sein. Als gäbe es auch noch ein dafür verantwortliches Schuld-Ich.

»Du musst wieder in der Gegenwart ankommen«, hörte ich mein inneres Echo.

»Du musst wieder in der Gegenwart ankommen.«

Wie angespornt von dem Echo, sortierte sich eines Tages mein Denken. Ich begriff den Wandel, der sich in mir vollzogen hatte, und empfand auf einmal eine große Erleichterung. Ich vernahm keine inneren Brandungsgeräusche mehr – eine himmlische Ruhe in mir. Mein Gemüt lag wie auf Samtkissen.

Die Realität, meine Realität, hatte mich wieder, ich ankerte nicht mehr in meiner Vergangenheit, hatte mich losgerissen von meinen Ketten; mich steuerte wieder das Bewusstsein. Meine Gedanken waren nach vorn gerichtet, nicht mehr nach rückwärts. Ich empfand das als Triumph über die ungeheure Macht der Vergangenheit, die mich in bestimmten Momenten zu verschlingen drohte. Befreit, trunken vor Erleichterung, erlebte ich meine Erneuerung wie die erlösende Gewissheit eines Sieges.

Es gab Augenblicke, in denen ich ziemlich zerknirscht von der Klinik ins Hotel kam und die freundliche Atmosphäre mich dort schnell wieder aufrichtete. Die Suite war für mich eine Heimstatt geworden. Alle Angestellten, vom Direktor bis zum

Portier, kannten bald meine Geschichte. Überall freundliche Mienen: an der Rezeption, wenn ich dort meine Schlüssel holte, im Frühstücksraum, wenn ich den Kaffee bestellte, im Restaurant, wenn mir das Abendessen serviert wurde. Es war wohltuend anders, als in die eisigen, mürrischen Gesichter der Angestellten in der Uniklinik zu sehen, die doch ebenfalls Dienstleister waren wie die im Hotel, ihre Klientel aber behandelten wie lästige Bittsteller.

Nach wenigen Tagen war ich kein anonymer Gast mehr wie die meisten hier, die nur zum Schlafen kamen, nach ein, zwei Tagen wieder abreisten und mit dem Personal nur geschäftlich kommunizierten – förmlich, wortkarg.

Gelegentlich, wenn sie abends Zeit dazu hatte, setzte sich Monika, eine Angestellte im Service, an meinen Tisch. Sie war sehr mitfühlend, fragte immer wieder vorsichtig nach Details meiner Krankengeschichte, die bald unter ihren Kollegen kursierte und mir eine besondere Fürsorge einbrachte.

Eines Tages während des Frühstücks fragte mich der Chefkoch, worauf ich denn Appetit hätte. Auf einen Eintopf, sagte ich ihm. Abends servierte er mir eine besonders delikate Linsensuppe mit frischer Blutwurst, geräucherten Wurststückchen, Speckwürfeln, einer Bockwurst und viel Suppengrün. An einem anderen Abend heizte er für mich auf der Terrasse den Grill an, legte Filets von Lamm und Kalb auf den Rost und servierte mir das Fleisch mit verschiedenen Salaten.

Der asketische Mann mit den schwarzen Haaren hätte beruflich alles sein können – auf Koch wäre ich nie gekommen. Nichts an ihm hatte Züge von Genuss: sein schmallippiges Gesicht nicht, seine knochendürre Gestalt nicht, auch seine dröge Art des Redens nicht. Mit der Zeit taute er auf, wurde gesprächig. Er hatte sechs Kinder, um die er sich sorgenvoll kümmerte. Er war zuverlässig, solide, keine Spur aber von der bei einem Koch zu vermutenden barocken Neigung.

In den folgenden Wochen lernte ich einige Patienten kennen, die hier logierten. Darunter war ein Schwede. Er hatte Kehlkopfkrebs. Ich traf ihn gelegentlich im Hotel oder in der Strahlentherapie. Morgens gegen 7.30 Uhr verspeiste ich mein erstes Frühstück. Nach meiner Bestrahlung und ehe gegen 10 Uhr der Raum geschlossen wurde, nahm ich dort mein zweites Frühstück ein. Das hielt bis abends vor.

Samstag, 14. Juli 2002.

Ich musste meine Familie sehen. Das Hotel buchte für mich einen Leihwagen zum Sondertarif. Mit einem kleinen VW Lupo fuhr ich zum Wochenende nach Hause. Am Donnerstag hatten die Sommerferien begonnen.

Während der Fahrt dachte ich plötzlich an meine Mutter. Ich wollte auf keinen Fall so sterben wie sie: langsam zu Tode geschunden und dann aus dem Leben gestoßen. Die schönsten Momente meiner Kindheit verband ich mit ihr, nichts anderes hatte eine vergleichbare Präsenz in meinen Erinnerungen. Damit erklärte ich mir, dass mich die Marter ihres künstlich verzögerten Ablebens nach vielen Jahren immer noch so aufwühlte. Als wäre es gestern geschehen.

Ich bekräftigte mir zum x-ten Mal, dass ich mein Ende so nicht erleben wollte. Ich würde alle die Zahl meiner qualvollen Tage verlängernden medizinischen Maßnahmen ablehnen. Ich wartete auf eine entschlossene Bekräftigung meiner inneren Stimme – sie kam nicht.

Meine innere Stimme scherte sich keinen Deut um die Abläufe in meinem Kopf. Sie hatte ihren eigenen Willen. Ich empfand, dass sich dieser Wille in letzter Zeit häufiger meinen gedanklichen Absichten widersetzt hatte. Kopf und Gefühl waren auf eine besonders störrische Weise aus dem Tritt, als befände sich ein Bein raumgreifend in der Vorwärtsbewegung, während der andere Fuß sich mit vorgestreckter Ferse bremsend gegen das Pflaster stemmte.

War in mir eine größere Leidensbereitschaft als in meiner gedanklichen Vorstellung? War ich innerlich doch bereit, ums Überleben zu kämpfen, um jeden Tag, um jede Stunde?

Mein innerer Wille – war er doch vorausahnender als mein oberflächliches, auf den Moment fixiertes Bewusstsein?

Hatte sich meine Mutter nicht auch an jede Stunde ihres Lebens geklammert mit der berserkerhaften Klebkraft von Efeu und der Leidensfähigkeit eines Menschen, der die monströse Wirklichkeit eines gepeinigten Lebens bereits überwunden hatte, schon leicht ins Jenseitige entrückt war, aber dem letzten diesseitigen Augenblick mit aller Kraft einen weiteren anhängen wollte? Und dann noch einen und noch einen …

Würde nicht auch ich im Krankenhaus oder im Hospiz die Tür ins Visier nehmen, ständig darauf hoffend, dass Bernd, meine Söhne, meine Freunde kämen? Und immer mit dem Gedanken: Vielleicht gibt es für mich noch einen weiteren Tag, an dem ich sie sehen würde? Ich vermutete, dass es die Sehnsucht nach meiner Familie war, die mir diese Gefühle und Gedanken diktierte.

Nur Bernd war daheim. Er freute sich mit einem für ihn unüblichen Maß an Überschwang. Seine meist traurig blickenden Augen weiteten sich: Sie lachten, alles an ihm lachte. Ich holte Malte und Thore bei Freunden ab – Überraschung, kindliche Freude, Tränen. Schön zu wissen: sie liebten mich, sie hatten mich vermisst.

Ich genoss, dass meine Kinder mich umkreisten, sich an mich kuschelten, mich unentwegt berührten, mich umarmten, mir nahe sein wollten; ich spürte die flauschig weiche Anlehnung ihrer in Besorgnis um mich vibrierenden Seelen. Aufgeputschte Gefühle durchströmten mich in einem beharrlichen kraftspendenden und wohligen Fließen, warm und pulsierend; ich fühlte mich in all meinen inneren Verästelungen wie gedopt und mit saturnischer Energie aufgeladen.

Bernd sah abgehärmt aus, als hätte ihn die Doppelbelastung in seiner Behörde und als Hausmann ununterbrochen auf Trab gehalten. Er musste, vor allem am Wochenende, die Kinder zum Sport bringen – Malte zu Tennisterminen, Thore zu seinem Radballtraining.

Bernd und meine Kinder wollten meine Wunden auf Brust und Bauch sehen und freuten sich, dass sie so gut verheilt waren. Wo die Knöpfe gesessen hatten, waren nur noch kreisrunde Hautflecken zu sehen – deutlich blasser als die übrige Haut; sie erinnerten an Pigmentstörungen.

Wenige Minuten vor meiner Abfahrt am nächsten Tag klammerte sich Malte weinend an mich. Er würde doch schon in einer Woche mit seinem Vater und Thore mich besuchen kommen, versuchte ich ihn zu trösten. Doch der Tränenfluss war nicht zu stoppen. Ich entschied, Malte mitzunehmen. Er quittierte das mit einem breiten Lachen seines tränennassen Gesichts.

Malte schlief bei mir im Hotelzimmer. Ich sollte nur für seine Mahlzeiten zahlen, sagte mir der Direktor. Später erließ er mir den Betrag. Monika vom Service fand Gefallen an Maltes vorwitziger Art zu reden. Mama habe so oft von dem leckeren Essen geschwärmt, er sei nun sehr gespannt, verkündete er abends; erwartungsvoll blickte er Monika an, darauf vertrauend, sie zu besonderen Anstrengungen animiert zu haben. Was er sich denn wünsche, fragte sie ihn. – »Kaiserschmarren, aber ohne Haselnüsse.« – »Warum ohne Nüsse?« – »Weil ich eine Nussallergie habe.« Monika gab die Bestellung an die Küche weiter. Die Portion hätte einen kanadischen Baumfäller gesättigt, Malte verputzte jeden Krümel.

Am nächsten Abend bestellte Malte wieder Kaiserschmarren. Stunden später im Bett: »Mama, meine Zunge wird ganz dick.« Die Zunge war stark geschwollen, schließlich konnte er kaum noch sprechen. Er brabbelte nur. Ich gab ihm ein Antiallergikum. Morgens erfuhren wir, dass ein anderer Koch, der nichts von der Allergie wusste, gemahlene Haselnüsse auf den Teig in der Pfanne gestreut hatte.

Die Stadt war im Fußballfieber: Weltmeisterschaft in Korea. Selbst wenn ich es gewollt hätte – den dröhnenden, hastigen Reporterstimmen und den bunten Akteuren, die rennend, rempelnd, springend, stürzend, schreiend und schweißtriefend auf Leinwänden agierten, wäre ich nicht entkommen. Keine Straße, kein Haus ohne Fußball. Auf mehreren Plätzen große Leinwände, in Kneipen und in Geschäften vor den Fernsehern ein dichtes Gedränge, alle mit hochgerecktem Kopf und spannungsverkrampften Gesichtern.

Eines Morgens fuhren wir mit den Rädern zum 13 Kilometer entfernten Strand. In einem Warenhaus in der Altstadt kaufte ich vorher Malte eine Badehose. Dann kamen wir an einem Stand mit Fußbällen vorbei. »Original WM-Ball, 30 Euro« stand auf einem Schild.

»Mama, sieh mal, der Original-WM-Fußball.« – »Aber du hast doch schon so viele Bälle zu Hause. Warum willst du jetzt noch einen weiteren Ball haben?« Ich zog Malte weiter – und bereute es später.

Der Ball wurde das beherrschende Thema des Tages. Er quengelte: »Mama, 30 Euro für einen solchen Ball, das ist nicht teuer.« »Ich will von dem Ball nichts mehr hören. Das Thema ist jetzt abgehakt«, sagte ich energisch. Der strenge Ton hatte schon nach wenigen Minuten seine Wirkung verloren. Am Strand rief ich Bernd an. »30 Euro«, sagte er, »das ist sehr günstig.«

Ich besänftigte meinen Sohn mit der Ankündigung, auf der Rückfahrt einen Ball zu kaufen. Als wir in Richtung Warenhaus auf einer leicht abschüssigen Straße durch die Altstadt radelten, machte ich Malte auf die extrem hohen Bordsteinkanten aufmerksam. »Pass auf, dass du mit dem Pedal nicht an die Bordsteinkante kommst.«

Kaum ausgesprochen, stieß sein nach unten durchgetretenes rechtes Pedal gegen den Bordstein, das Fahrrad schleuderte auf den Bürgersteig, Malte rutschte über das Pflaster, eine Fußgängerin eilte herbei, ließ ihre Tasche fallen und half ihm auf die Beine. Er hatte Schürfwunden an den Armen, an den Beinen, auf dem Bauch. Ich brachte ihn ins Hotel und versprach, sofort einen Ball zu holen.

Ein Angestellter des Warenhauses wollte gerade die Eingangstür schließen. Ein freundlicher Mann. Zu meiner Überraschung ließ er mich eintreten. »Heute morgen«, sagte er, »waren noch Bälle da.« Wir eilten zum Stand – das Fach war leer.

»Hab ich dir das nicht gesagt«, empfing mich Malte, »dass die schnell verkauft sein würden.« – Ich rief meine Freundin Petra an, sie arbeitete daheim in einem Sportgeschäft. Sie sagte, sie erwarte jeden Tag die Lieferung und werde mir einen Ball reservieren. Das beruhigte ihn.

Bernd sei ziemlich ausgelaugt, sagte mir Sabine eines Abends am Telefon. Sein Beruf, die Kinder, die Vorbereitungen auf die Schule, die Kurierdienste zu den Sportplätzen, seine Unbeholfenheit im Haushalt, seine Angst um mich – das hatte ihn strapaziert. Am Samstag wollte er Malte abholen, zwei Tage später würde Sabine mit Malte und Thore und Fred nach Österreich in ihre Ferienwohnung in Gmunden an den Traunsee fahren. Eine Woche Verschnaufpause für Bernd.

Am Ende dieser Woche beendete ich meinen Zwangsaufenthalt im Hotel und in der Stadt. Zähe Tage bis zur letzten Bestrahlung, sie wollten nicht enden. Vor der Abreise kam Wehmut auf. Ich hatte Freunde im Hotel gewonnen. Der Direktor, der Koch, Monika – sie umarmten mich beim Abschied. Sie sagten mir, sie würden mich vermissen. Ich würde sie wohl nicht mehr wiedersehen.

28. August 2002.

Post von Ute Friehlich, meiner Kurfreundin und Leidensgenossin von St. Peter-Ording. Ich hatte Monate nichts mehr von ihr gehört; ein melancholischer Brief, geschrieben in der Gewissheit der bevorstehenden medizinischen Niederlage. Die unausgesprochene, aber durchscheinende Botschaft stimmte mich traurig; es waren Zeilen des Abschieds:

»Liebe Kerstin,

ich sitze unterm Sonnenschirm in meinem Garten, freue mich über die Hitze, endlich mal Sommer, und über die natürliche Pracht all der Blumen um mich herum. Ich verspüre eine Freude an dem, was gerade ist – eine Freude über die Wolkenbilder am Himmel oder über den Vogel, der in diesem Moment ein Bad im Gartenteich nimmt. Das lässt mich glücklich sein, trotz der Probleme mit meiner Gesundheit.

Nach der Kur kamen die Nachsorge-Vorsorge-Untersuchungen (und was sonst alles) und damit eine schlechte

Nachricht nach der anderen. Dir scheint es nicht viel anders gegangen zu sein.

Ich habe jetzt auch noch Knochenmetastasen und wieder Wasser in der Lunge. Und zudem hatte ich noch zwei Tumore in der linken Brust. Jetzt habe ich keine Brust mehr, die linke wurde mir ebenfalls entfernt. Nachdem die Narbe gut verheilt war, hatte ich plötzlich eine Wundrose am Oberkörper, dazu auch noch Fieber. Das hat mich ganz schön zermürbt. Inzwischen bin ich wieder einigermaßen fit, bereite mich mental auf die nächste Chemo vor und auf die zu erwartenden Nebenwirkungen, die damit einhergehen. Noch habe ich schöne blonde Haare, vor Kurzem gefärbt, sieht »klasse« aus. Die Freude daran wird aber nur von kurzer Dauer sein.

Ohne Brust lebt es sich auch ganz gut. Ich habe jetzt welche, die ich anklebe: auch nicht schlecht. Und wie fühlst Du Dich? Was steht für Dich in nächster Zukunft an?

Ich wünsche Dir viel Kraft und viel Mut, damit Du weiterhin voll am Leben teilnehmen und mit Deiner Krankheit gut umgehen kannst.

Liebe Grüße von Ute

Ich konnte die Stimmung fühlen, in der sie den Brief geschrieben hatte – in einem Moment, in dem man die Stille zu hören glaubt und die Zeit vorüberziehen sieht, als wäre man der Beobachter des eigenen Abschiednehmens von einem Leben, das seine Zufälle verbraucht hat und nur noch Gewissheiten parat hält. Ich konnte sie nachempfinden, die Stille eines angstfreien Augenblicks, geprägt von der Schönheit des sonnendurchfluteten und betäubenden Nachmittags.

Ich sah sie vor mir in ihrem Garten, hingegeben den Empfindungen des lichten Moments, der dennoch frei ist von trügerischen Illusionen und in dem das Bewusstsein des eigenen Zerfalls, dem sie mit ihrem rasselnden Atem nicht mehr zu entkommen vermochte, immerzu präsent ist. Ich sah ihr entspanntes, leicht eingefallenes Gesicht, umrahmt von blonden Haaren, die ihr gut stehen mussten.

Die Stimmungen des Briefes, pendelnd zwischen Glück und Trauer, durchströmten mich, als hätte mir Ute ihre Empfindungen eingeflößt. Sie war für mich eine Vorhut beim Abschiednehmen; ich war mir sicher, ich würde ihr folgen – in einem nicht mehr fernen Zeitraum.

*Edgar Koller**

Anfang Oktober 2002.

Ich will keine medizinische Baustelle mehr sein.

Ich hatte die Nase voll von den angeblich unumgänglichen Vor- und Nachuntersuchungen, den unaufschiebbaren Eingriffen, die weitere medizinische Notwendigkeiten nach sich zogen; von der Suche in Kernspinröhren nach letzten Gewissheiten, die dann keine waren; von der Absolutheit ärztlicher Diagnosen und Therapiekonzepte, die endgültige Klarheiten bringen sollten, aber schon vom nächsten Arzt verworfen wurden, der mir dann seine eigenen Erkenntnisse als letzte medizinische Weisheit präsentierte.

Im Augenblick wusste ich nicht, wem ich mich mit meiner Krankheit noch anvertrauen sollte. Sicher war ich mir, dass ich für eine Weile keine weißen Kittel mehr sehen wollte. Mit Ausnahme meines Hausarztes.

Ich würde künftig den Medizinbetrieb meiden. Ich hatte meine Zuversicht in den Arztpraxen und in den Krankenhäusern zurückgelassen.

Sabine schlug mir eines Tages vor, zu einem ihr empfohlenen Heilpraktiker zu gehen.

Edgar Koller war klein, untersetzt, graue Stoppeln umkränzten seinen gebräunten glänzenden Schädel, ein graumelierter Vollbart umrahmte sein Gesicht, aus dem haselnussbraune Knopfaugen verschmitzt blinzelten. Er sprach mit samtig weicher Stimme und so leise, dass sein Gegenüber konzentriert zuhören musste, um ihn zu verstehen. Er wirkte auf eine sympathische Weise zurückgenommen, seinem Gegenüber immer Platz zur Entfaltung lassend. Koller war Heilpraktiker.

Er öffnete die Tür – bedächtig, fast schläfrig, wirkte ruhig, hörte gelassen zu. Er unterbrach mich hin und wieder mit einer Frage, die mir zeigte, dass er besonnen auf meine Schilderungen reagierte. Mir fiel auf, dass er nicht ständig auf die Uhr sah, wie ich es im Praxis- und im Klinikbetrieb so oft erlebt hatte. Und ich wurde auch nicht gleich taxiert, um dann in einer Schublade zu landen – als hypochondrisch, schwierig oder duldsam-naiv.

Der Heilpraktiker wirkte bemüht – ein wohltuender Kontrast zu manchen Ärzten mit ihrer Gleichgültigkeit gegenüber Patienten. Ich hatte das so oft erlebt. Häufig hatte mich der behandelnde Arzt nicht einmal angesehen und bewusst oder unbewusst den Augenkontakt mit mir vermieden. Wenn ich ihm gegenüber vor seinem Schreibtisch saß und ihm von meinen Beschwerden erzählte, blätterte er in Papieren oder machte sich Notizen, sagte, seine Augen auf den Schreibtisch geheftet, selten aufschauend, mich dann aber auch nur mit flüchtigen Blicken streifend, ich möge schon mal ins Nebenzimmer gehen, Brust und Bauch frei machen, er werde mich untersuchen.

Nach wenigen Minuten erschien er, tastete mich ab, stellte währenddessen Fragen und gab eine kurze medizinische Erklärung ab. »Sie können sich jetzt wieder anziehen«, sagte er beim Hinausgehen, »das Rezept bekommen sie am Empfang.« Das war's dann. Ich fragte mich, wie Ärzte Kranken helfen wollen, denen sie nicht einmal in die Augen sehen.

Der Heilpraktiker sagte mir, mein Immunsystem sei durch die Bestrahlungen stark geschwächt, es müsse langsam wieder aufgebaut werden. Er werde meine allergischen Reaktionen und meine häufigen Hitzewallungen therapieren. Er sagte mir das mit einer Sicherheit, die mich zunächst irritierte. Warum war er davon überzeugt, etwas zu können, was etlichen Medizinern bisher nicht gelungen war. Doch dann fiel mir ein, dass keiner der Ärzte es ernsthaft versucht hatte.

Koller hatte sich ein umfassendes Wissen über Augendiagnostik angeeignet, beherrschte die seltene Methode der

Augenakupunktur und kannte sich aus in der traditionellen chinesischen, indischen und japanischen Medizin. Er plante zusammen mit einem Freund die Herausgabe eines naturheilkundlichen Lexikons, um die therapeutischen Ansätze in der ganzheitlichen Medizin zu erleichtern.

Bis tief in die Nacht saß er an seinem Computer und entwickelte eine Software für Heilpraktiker. Als er sie auf den Markt brachte, trug sie ihm nichts ein. Er hatte versäumt, sich die Software rechtlich schützen zu lassen.

Zunächst unterzog mich Koller einer umfangreichen Anamnese. Er untersuchte meine Hautbefindlichkeit, machte eine Augendiagnose und brauchte danach einige Tage, um für mich ein Behandlungsprogramm auszuarbeiten. Schließlich stellte er mir eine homöopathische Mischung zusammen. Zwischendurch behandelte er mich mit einer Ozontherapie.

Meine Asthmatikerpumpe, mit der ich mir bei akuten Anfällen von Atemnot einen Aerosolnebel in die Lungen gepustet hatte, packte ich in den Keller. Ich fühlte mich so stabil, dass ich meine sportlichen Aktivitäten wieder aufnehmen konnte. Ich spielte Tennis und joggte täglich rund eine Stunde.

Warum behandelten Ärzte ihre Patienten so von oben herab, so allwissend, so gönnerhaft?

Schwerkranke können zum Erbarmen hilflos sein, manche stehen bereits mit dem Tod auf Tuchfühlung; sie sind extrem abhängig von den Ärzten. Ich sagte mir, dass wir Patienten mit unserer Hilfsbedürftigkeit zwangsläufig bei den Ärzten deren Bewusstsein von Überlegenheit stärkten.

Wie oft habe ich Patienten erlebt, alte Leute vor allem, die ihrem Arzt für eine läppische Routineuntersuchung auf eine hündisch-servile Weise Dankbarkeit bezeugten. Fast hätten sie sich wie in einer Andacht vor ihm auf die Knie geworfen. Das muss natürlich auf den dafür empfänglichen Arzt wie ein Dopingmittel zur Steigerung des Dünkels wirken. Durch meine häufigen Begegnungen mit Ärzten wusste ich, dass so mancher Vertreter dieses Berufsstandes dafür anfällig ist.

Koller war kein Arzt, vielleicht war er deshalb so anders. Und er wusste über Krankheiten mehr als mancher Mediziner.

Die Gutachterkommission

November 2002.

Zunächst war es nur ein Gedanke. Schnell wie ein Eichhörnchen huschte er mir durch den Kopf.

Tage später beschäftigte er mich wieder, es wurde eine Idee daraus, dann ein Plan. Er begann mich zu fesseln. Ich hatte mich entschieden, gegen Dr. Zeitler juristisch vorzugehen.

Als brauchte ich noch ein Echo, einen letzten Ansporn, wollte ich darüber mit meiner Frauenärztin und meiner Radiologin sprechen.

Sie würden mir das ausreden, da war ich mir sicher.

Sie würden mir sagen, dass es reine Zeitverschwendung sei, dass nichts dabei herauskäme, dass es viel Geld kosten und meine gesamte Energie aufzehren würde. Dass ich meine Kraft besser für meine Krankheit einsetzen sollte. Ich hatte das in diesen Tagen mehrfach gehört, wortgleich, von meiner Familie, von Freunden, von Geschwistern.

Ärzte wiegeln häufig Fehler von Kollegen ab, selbst schwerwiegende, oder gehen darauf nicht ein. Das wusste ich von anderen, das hatte ich selbst erlebt. Warum sollten die beiden Ärztinnen anders reagieren, was erwartete ich von ihnen?

Auf keinen Fall die Reaktionen, die ich dann erhielt.

Frau Dr. Wollmer hörte mir interessiert zu. Als ich meine juristischen Überlegungen offenbarte, fiel sie mir sofort ins Wort: »Frau Ostmann, dafür habe ich volles Verständnis. Ich würde genauso handeln. Lassen Sie sich nicht davon abbringen.« Sie empfahl mir, die Gutachterkommission der Ärztekammer einzuschalten.

Als Frau Dr. Uhlich, meine Radiologin, den Namen Zeitler hörte, versteinerte ihr Gesicht, ihre Stimme bekam einen verbitterten Ton. Sie sagte, der Mann führe sich auf wie der liebe Gott. Es sei höchste Zeit, dass er mal einen Dämpfer bekäme.

Einen als auffällig diagnostizierten Lymphknoten nicht zu entfernen sei für sie ein schwerwiegender ärztlicher Behandlungsfehler. Ich müsste unbedingt dagegen vorgehen.

Heilpraktiker Koller riet mir, einen Anwalt zu nehmen, einen, der sich im Medizinschadensrecht auskenne. Sonst würde ich möglicherweise einen weiteren Reinfall erleben.

Ich betrat nun eine weitere Kampfstätte. Reichte meine Energie dafür noch? Ich verwarf meine Bedenken, es gab kein Zurück mehr.

Meine Krankenkasse schickte mir ein Merkblatt über ärztliche Behandlungsfehler. Darin die Empfehlung, zuerst ein Gedächtnisprotokoll über den Behandlungsverlauf anzufertigen und dann die Schlichtungsstelle der Ärztekammer einzuschalten. Die Ärztekammer würde dann meine Krankenunterlagen anfordern.

Ich las: Die Bearbeitungszeit werde durchschnittlich 12 bis 18 Monate dauern. Die Patientenunterlagen müssten erst zusammengetragen werden, das sei sehr zeitaufwendig.

Sollte ich das verstehen, gar akzeptieren: eineinhalb Jahre für die Beschaffung von Unterlagen?

Ich dachte in diesem Moment, dass mancher Patient diese menschenverachtende bürokratische Bearbeitungszeit nicht mehr erleben würde.

Ich ließ mich nicht beirren. Tagelang wühlte ich mich durch meine Krankenakten, kramte in meinen Erinnerungen und stellte fest, dass sich über mein erlebtes medizinisches Desaster nicht der Hauch einer milderen Betrachtung gelegt hatte. Mein Zorn war nicht gealtert und keineswegs abgeflaut. Meine Trauer war so aufwühlend wie eh, und noch immer spürte ich einen glühenden Kampfgeist in mir.

Am 14. November 2002 schrieb ich an die Gutachterkommission, schilderte knapp die einzelnen Stadien meiner Krankheit und die Vorgänge um den vergessenen Lymphknoten.

Oft beschäftigte mich die Frage: Hätten Zeitler und seine Kollegin Blier sich nicht vergewissern müssen, dass der Knoten entfernt worden war?

Warum wohl hatte die Medizin die Nachsorge eingeführt?

Der Vorfall wirkte lange in mir nach; mein gebeuteltes Sein, dieses Gemisch aus Ängsten, Hoffnungen, Schmerzen, Verstümmelungen, Zufällen und Marotten, hatte eine weitere Niederlage erlitten. Ich wusste nicht, was mich mehr verletzte – der ignorante Umgang der beiden Mediziner mit meiner lebensbedrohlichen Erkrankung oder die dabei gewonnene Erkenntnis, dass mein schleichender Niedergang nichts Erhabenes an sich hatte.

Im Medizinbetrieb hatte ich meine Individualität verloren. Ich war nur ein Fall, der durchgeschleust wurde, emotionslos und im Eiltempo. Ich war das Opfer einer Serie von Flüchtigkeiten, medizinischen Pannen, im Grunde eigentlich von Beliebigkeiten geworden, die meinem Krebs eine zusätzlich zermürbende Dimension gaben.

Mein Krebs bedurfte einer individuell auf mich abgestellten Therapie. Doch keiner meiner Behandler hatte sich die Mühe gemacht, meiner Krankheit mehr als den nach dem Therapiestandard vorgeschriebenen Augenmerk zu widmen. Und häufig noch nicht einmal den. Die meisten wären mit mehr medizinischer Akribie allerdings auch wissensmäßig überfordert gewesen. Wer aus dem Therapieschema F fällt, hat eben Pech gehabt. Nach meinen bisherigen Erfahrungen hatte ich die Zuversicht verloren, noch einen Arzt zu finden, der nicht nur bemüht und kompetent war, sondern sich auch noch die Zeit nahm, meiner Krankheit mehr als nur den Minutenblick zu widmen. Ich erschrak in diesem Moment über meinen Defätismus. Entsprach er nicht eher der abgeklärten und illusionslosen Gedankenwelt einer Siebzigjährigen?

Mein kindliches Vertrauen in medizinische Institutionen war endgültig verloren gegangen. Ich hatte in einer Uniklinik immer höchste medizinische Standards vorausgesetzt, jedoch die Erfahrung gemacht, dass alles Wissen und die modernste Technik nicht viel nutzen, wenn das Personal schludert.

Nachsorge – der Begriff insinuiert Sorgfalt. Ärzte sollen nach einer Krebsbehandlung darüber wachen, ob sich neue bösartige Zellen gebildet haben. Den Ergebnissen dieser Kontrollen hatte ich vertraut. Ich fühlte mich arg getäuscht, sie hatten mit meinen Hoffnungen ein böses Spiel getrieben.

Nach jedem negativen Bescheid hatte ich einen Auftrieb verspürt, als würde ich von Schwingen getragen. Nach den vielen befundfreien Untersuchungen keimte langsam die Hoffnung in mir, mein Krebs könnte sich zurückgebildet haben.

So leicht hatten sie mich in Trugschlüsse gelockt.

17. Dezember 2002.

Heute traf eine Karte von Ute Friehlich ein.

»Liebe Kerstin,

ich hoffe, es geht Dir gut und Du hast alle Maßnahmen gut überstanden. Ich würde es Dir sehr wünschen. Ich bin froh, dass dieses fürchterliche Jahr bald zu Ende ist. Seit dem Sommer geht es mir eigentlich durchgehend ziemlich schlecht. Zusätzlich zur Chemo hatte ich noch eine Strahlentherapie bekommen.

Das hat mich alles ziemlich ausgeknockt. Ich konnte lange nicht sprechen, nicht schlucken; überhaupt habe ich mich gefühlt wie das besagte Häufchen Elend. Diese Torturen machen mich einfach fertig. Meine letzte Chemo steht kurz bevor, danach will ich von alldem nichts mehr wissen.

Du weißt ja, die Hoffnung stirbt zuletzt. Und so will ich denn fest daran glauben, dass es im nächsten Jahr wieder aufwärtsgeht. So soll es sein, so muss es sein. Ich werde demnächst einen Antrag auf eine Reha stellen, vielleicht sehen wir uns dann wieder. Es würde mich sehr freuen.

Ich wünsche Dir und Deiner Familie ein schönes Weihnachtsfest und einen guten Rutsch ins neue Jahr, das hoffentlich für uns beide besser wird als das abgelaufene.

Alles Liebe, Deine Ute.

Nach ihrem Brief von Ende August hatte ich Ute in voreilig pessimistischer Sicht nicht mehr viel Zeit eingeräumt. In einem Moment tiefer Betroffenheit, als wäre ihr Krankheitsverlauf zwillingshaft mit meinem verbunden. Und nun diese auftrumpfenden, trotzigen, mutvollen, willensstarken Zeilen. Ihr Körper hatte sich gegen das Todgeweihtsein noch einmal aufgebäumt und etwas Zeit herausgeschunden. Das freute mich für sie und für mich.

Jede positiv deutbare Nachricht über den Zustand meiner Krebsschwestern registrierte meine Hoffnung wie ein Empfehlungsschreiben an meine Zukunft. Als hätten wir parallele Krankheitsverläufe und als wäre Ute, deren Krebs weit fortgeschrittener war, noch längst nicht an den letzten Stationen ihres Kreuzweges angelangt, dessen malträtierende Stadien mir mithin noch lange erspart bleiben würden.

Als ein wachsendes Verhängnis empfand ich, dass der Krebs zunehmend meine sinnlichen Wahrnehmungen vernebelte und das logische Denken blockierte. Ich wusste es und sagte es mir immer wieder: Der Tod ist die größte Gewissheit im Leben, sein Zeitpunkt aber eine der größten Ungewissheiten. Warum nur suchte ich trotzdem so häufig nach Hinweisen für die mir noch verbleibende Zeit?

Wie oft hatte ich im Wartezimmer neben Patienten gesessen, die nach den Aussagen mancher medizinischer Propheten schon längst hätten tot sein müssen. Machen Sie sich noch ein paar schöne Tage, hatten die Ärzte ihnen gesagt. Medizinisch sei ihnen nicht mehr zu helfen. Und so hatten die Patienten, meist Krebskranke, auf den Tod gewartet – mit großer Verzagtheit, manche in Verzweiflung, andere in stoischer Erwartung. Aber alle ohne Hoffnung. Ich hörte den Erzählungen der Totgesagten mit großer Anspannung zu, als hoffte ich, eines Tages zu diesem Kreis der Längerlebenden zu gehören.

Und dennoch hasste ich diese Schnüffelphasen, in denen ich aus den Erzählungen und den Gesichtern krebskranker Patientinnen, die ich bei meiner Onkologin oder in der Klinik traf, die Stadien ihrer Erkrankung herauszulesen versuchte, sie in Verhältnis zu meinem Zustand setzte, um mir dann in absurder Arithmetik daraus meine Restlaufzeit zu errechnen.

Meine fiebrig erregte Phantasie war in solchen Momenten nicht zu bremsen; in einem flirrenden Umherirren versuchte sie, sich die letzte Lebensphase auszumalen; mich durchschauerte dann schon mal das bebende Gefühl von dem langsam zerbröselnden Selbst, als würde ich es gerade durchleben.

Der Krebs hatte sich zu einem Diktator über mein Leben aufgeschwungen. Er bestimmte mehr und mehr mein Denken, mein Sehen, mein Fühlen, inszenierte meine Träume, steuerte meine Phantasie, diktierte meine Aktivitäten, dominierte meinen Tagesablauf und beherrschte mein Familienleben.

Mein Leben ist eine einzige Beleidigung, kam mir hin und wieder in den Sinn. Als besonders niederträchtig an meinem Schicksal empfand ich meine Abhängigkeit von den Zufällen der Medizin und ihren Vertretern. Ich hoffte sehr, mein Körper würde mir mal für eine Weile eine Gefechtspause gönnen. Gab es nicht in jedem Krieg Momente, in denen die Kanonen schwiegen und die Generäle die Verluste zählen ließen.

Ich hatte diesen Gedanken kaum zu Ende gedacht, da fiel mir auf, dass dieser Vergleich unpassend war. Ich war ja nicht Teilnehmer einer offenen Feldschlacht. Mein Gegner war ein besonders heimtückischer, der oft auf eine hinterhältige Weise zuschlug, wenn man am allerwenigsten damit rechnete.

In manchen Augenblicken stellte ich fest, dass Bernd und meine Kinder sich von meinem Unglück losrissen, weil es nicht ihr Unglück ist und weil ihr Leben nicht symbiotisch an meines gekettet ist. Sie würden leben, wenn ich schon lange tot war, sie würden egoistisch ihre eigenen Vorteile und Freuden suchen, ihre eigenen Ängste zu bewältigen haben, ohne sich meine auch noch aufladen zu müssen. Ich verstand das und ermunterte sie häufig, sich meinetwegen nur kein schlechtes Gewissen zu machen.

Einige Wochen nach meiner OP in der Uniklinik gestand mir Thore, dass ihn zunächst die Sorge ergriffen hätte, seinen

Freunden könnte es auffallen, dass ich rechts keine Brust mehr habe. Der Gedanke, eine verstümmelte Mutter zu haben und womöglich danach gefragt zu werden, schien mir in einer Gesellschaft, die Wert auf den schönen Schein legt, eine verständliche Sorge. Umso mehr, als ich damit völlig ungeniert umging und nichts versteckte. Sollten sie es doch alle wissen.

Als Thore mir das mit großer Verlegenheit erzählte, weil ihm seine Gedanken peinlich waren und sie ihm wie ein Verrat an mir vorkamen, fiel mir ein, dass er sich vor einigen Wochen wahrscheinlich in Grund und Boden geschämt hätte, als meine Kunstbrust in einem Supermarkt zwischen den Regalwänden mit Backpulver, Knäckebrot, Nudeln und Hundefutter verrutschte und eine Slapstickeinlage lieferte, die später immer wieder für Gelächter sorgte, in dem Moment aber überaus peinlich war, weniger mir und dem mich begleitenden Malte als vielmehr den anderen Kundinnen, die zunächst neugierig guckten, sich dann wegdrehten, verlegen in den Regalen nach irgendwelchen Verpackungen griffen und sie ausgiebig betrachteten, als handelte es sich um erlesene Kostbarkeiten.

Wegen der Hitze trug ich damals nur ein ärmelloses T-Shirt ohne BH und darunter meine nackten Brüste, links das mit dem Silikonkissen aufgepeppte Original, rechts die Prothese, die sich plötzlich von dem Schweiß darunter löste, auf den Bauch rutschte und sich dort so festsaugte, als wäre sie einbetoniert. Unter dem engen Stoff und durch meine Bewegungen waberte das gummiartige Kissen wie ein Pudding auf dem Bauch, und die künstliche Brustwarze, die frech und keck wie ein Klingelknopf aussah, tanzte unter dem T-Shirt auf und ab. Ich musste lachen. Malte, der sah, dass ich die Situation entspannt aufnahm, lachte ebenfalls. Wir ernteten indignierte Blicke von Frauen, die ihre Einkaufswagen in unsere Richtung schoben und mein Malheur nicht begriffen und durch unser Lachen peinlich berührt schienen.

Ich fasste mit der linken Hand unter das T-Shirt, doch die Prothese ließ sich nicht verrücken. Ich suchte die Toilette auf und presste den glibberigen Kunstbusen zusammen, bis sich darunter Luft bildete und sich die Saugnäpfe lösten. Hätte ich sie, wie vorgesehen, mit einem BH getragen, wäre mir das nicht passiert.

Den wabbligen gummiartigen Silikonersatz hatte ich mir nach einer Modenschau im örtlichen Sanitätshaus aufschwatzen lassen, wo eine großbusige Endvierzigerin, der die linke Brust entfernt worden war, nunmehr mit ihrer echten und einem mächtigen Brustsuspensorium vor rund dreißig Krebspatientinnen in diversen BHs posierte, von den Haftqualitäten ihrer Attrappe schwärmte, sie auch demonstrierte und sich, vermutlich für eine kleine Gage, zu der Äußerung verstieg, dass ihr üppiges Kunststoffteil jetzt zu ihr gehöre wie ihre echte Brust. Und selbst der Ehemann habe sich sehr gut daran gewöhnt, sagte sie, als wollte sie uns auch noch von der erotischen Ausstrahlung ihres Anklebebusens überzeugen.

Ich erinnere mich, dass mich damals beeindruckt hatte, wie sicher und wie fest sich die Vorführdame den Ersatz anzukleben wusste. Als sie verschiedene BH-Formen präsentierte, war nicht der geringste Unterschied zwischen unecht und echt zu erkennen.

Eine junge Angestellte hatte die verkaufsgünstige Stimmung geschickt genutzt und wollte auch mich zu einem Silikonteil überreden. Sie redete eine Weile auf mich ein, schließlich entschloss ich mich zum Kauf. Ich hätte die Prothese immer mit einem BH tragen müssen, was mir jedoch häufig lästig war, weil die kleinen Saugbläschen sich auf der Haut so festlutschten, dass selbst am anderen Morgen noch die kreisrunden Hautflächen feuerrot leuchteten.

Die Pflege war sehr umständlich, ständig musste der quallige Kunststoff mit einer besonderen Flüssigkeit gereinigt werden, ebenso die Haut, die ich zudem mit besonderen Cremes massieren musste: eine aufwendige Prozedur und auch noch teuer. Irgendwann landete das Gummiteil in einer Schublade meines Kleiderschranks.

»Schämen Sie sich nicht?«

Januar 2003.

Ich hatte mir damals in dem Sanitätshaus nach der Vorführung auch einen Badeanzug mit eingenähter Prothese zugelegt. Ihn trug ich, wenn ich, oft zusammen mit Malte, das städtische Hallenbad aufsuchte. Nichts deutete auf die fehlende Brust hin.

Ich hätte meine sportlichen Aktivitäten lieber auf Tennis konzentriert. Für die Brachytherapie war mir aber in der Uniklinik eine Daumenbreite vom Pektoralismuskel auf der rechten Seite entfernt worden. Für Tennis hatte ich im Moment nicht genügend Kraft in meiner rechten Schulter, Schwimmen war die einzige sportliche Alternative.

An das Chlor im Wasser, das die Schleimhäute verätzte, die Augen rötete, die Geruchssinne betäubte, zeitweilig Brechreiz hervorrief und noch Stunden später jeden Bissen Brot, Gemüse oder Obst nach der beißenden Chemikalie schmecken ließ, habe ich mich nie gewöhnen können.

Malte wollte es mir beweisen, er wagte sich immer häufiger ins Schwimmerbecken. Ich spürte seine Angst, wenn er mit seinen Armen hektisch paddelte und mit seinen Beinen strampelte wie ein ins Wasser geworfener Hund. Ich schwamm dicht neben ihm, um schnell zugreifen zu können. Mir war immer wohler, wenn ich ihn überredet hatte, ins seichte Wasser des deutlich wärmeren und verpinkelten Kinderbeckens zu wechseln, wo wir Volleyball miteinander spielten.

Eines Tages, als ich mit Malte nach dem Schwimmen in der Gemeinschaftsdusche für Frauen und Kinder eine der gekachelten Zellen aufsuchte, sah ich durch den dichten Duschregen eine ältere Frau die Kabine gegenüber betreten. Sie drehte den Hahn auf, stellte sich darunter und erblickte mich, als ich, den Körper voller Seife, mich gerade zu ihr umdrehte. Sie machte einen Schritt nach vorn vor den Duschkegel, streifte mit einer Wischbewegung ihrer Hände die nassen Haare aus dem Gesicht und zischte mich an: »Schämen Sie sich nicht, sich so zu zeigen?«

Ich war irritiert.

»Wegen meiner fehlenden Brust? Das stört mich nicht«, sagte ich leicht verwirrt.

»Aber mich«, schimpfte sie mit verzerrtem Gesicht und grimmig funkelnden Augen, »Sie können doch mal daran denken, wie andere das sehen. Merken Sie denn nicht, dass Sie anderen Angst machen?«

Ich blieb stumm, mir fiel keine Antwort mehr ein. Ich war mir nicht mehr sicher, ob ich mit meiner unbekümmerten Art anderen nicht doch zu viel zumutete. Bis dahin hatte ich keinen Grund gesehen, meine Behinderung zu verstecken. Ich fühlte mich für einen Moment mit der Situation überfordert und beeilte mich, aus dem Gesichtskreis der Frau zu kommen.

Auf der Fahrt nach Hause kroch langsam Wut in mir hoch. Wer eigentlich bestimmte, wo und wie ich mich blicken lassen durfte. Welche Kriterien waren dafür maßgebend? Durfte ich mich in der begrenzt einsehbaren Kabine einer Gemeinschaftsdusche nicht nackt waschen, hatten nur Frauen mit beiden Brüsten das Recht dazu?

Wenn mein Körper eine Zumutung war, wie war es dann mit den Körpern vieler älterer Menschen? Oder mit Conterganopfern? Durch ihren Anblick, da war ich mir sicher, würde sich der eine oder andere ebenfalls gestört fühlen.

Ich beschloss, mich mit der verschrobenen Sicht dieser Frau nicht länger zu befassen und weiterhin zu meiner Behinderung zu stehen. Der Krebs hatte mir reichlich viele Heimsuchungen zugemutet. Und nun sollte ich mich auch noch verstecken, weil mein Anblick verstörend wirkte? Der Krebs war Bestandteil meines Lebens geworden, ich hatte ihn zu akzeptieren, notgedrungen andere auch. Ich war mir sicher, dass ich mich auch künftig nicht verstecken würde.

17. Februar 2003.

Die Nachsorge war überfällig: Sonografie in der Uniklinik, mich untersuchte Frau Dr. Feiler*, Fachärztin für radiologische Diagnostik. Sie war gründlich, freundlich, nahm sich Zeit; sie fuhr mit dem Schallkopf mehrfach über Brust, Schulter und Hals – langsam und mit kreisenden Bewegungen. Dann stutzte sie. »Frau Ostmann, da ist etwas«, sagte sie, zog die Stirn kraus und blickte gebannt auf den Monitor.

Ein Aufschrei in mir. Nicht schon wieder, hoffentlich kein neuer Lymphknoten.

Frau Dr. Feiler bewegte den Schallkopf auf dem schmierigen Glibber über eine handtellergroße Fläche in Nähe der rechten Axilla. »Ich glaube, da ist ein altes Ödem, das stammt noch von ihrer Operation«, sagte sie und glitschte dabei weiter über die kleine Hautstelle. »Da ist Flüssigkeit drin. Das muss punktiert werden.« Dann entdeckte sie in der OP-Narbe noch eine winzige Ölzyste; die sei aber harmlos, meinte sie.

Mittlerweile war es 16.30 Uhr geworden. Dreieinhalb Stunden hatte ich trotz eines festen Termins auf die Behandlung warten müssen. Ich befürchtete, dass es mit der Punktion heute nichts mehr werden würde.

Die Ärztin sagte, als hätte sie meine Gedanken erraten: »Sie haben ja noch eine vierstündige Fahrt vor sich. Was machen wir da jetzt?« – »Dann muss ich mir wohl ein Zimmer nehmen«, antwortete ich, Unbehagen im Ton. Sie zeigte Verständnis: »Keine Sorge, das kriegen wir schon hin.«

Sie holte Frau Dr. Blier. Ihre Chefin nahm den Schallkopf, schaute bei ihren Bewegungen auf den Monitor und bestätigte: »Das muss punktiert werden.« Dafür aber habe sie keine Zeit, sagte sie schnippisch, »ich habe noch ein Seminar, das kann ich nicht verschieben. Dann müssen Sie sich eben mal ein Zimmer nehmen oder in der Klinik schlafen.«

Ich hatte die Reaktion erwartet.

Frau Dr. Feiler schwieg, sie suchte nach einer Lösung. »Ich werde eine Schwester suchen, dann mache ich es selbst«, sagte sie mit weicher Taftstimme, als wolle sie die ruppige Art ihrer Chefin abmildern. Die Schwester fokussierte mit dem Schallkopf die angepeilte Einstichstelle auf dem Monitor, die Ärztin stieß dann mit einer Nadel unter die Haut und zog ein Röhrchen mit rötlich-gelber Flüssigkeit ab.

»Das haben wir ja gut hingekriegt«, sagte sie erleichtert mit einem Ausdruck von Dank an die Schwester.

Tage später teilte sie mir telefonisch mit, dass sich in dem Punktat keine bösartigen Zellen befunden hätten.

14. Mai 2003.

Post von der Ärztekammer: eine unerwartet schnelle Reaktion. Die Vorwürfe gegen Dr. Zeitler wegen eines ärztlichen Fehlverhaltens seien gerechtfertigt, schrieb der Vorsitzende der Schlichtungsstelle. Ich sei vom Antragsgegner Dr. Zeitler und den Ärzten seiner Frauenklinik nicht genügend sorgfältig und sachgerecht behandelt worden. Dr. Zeitler habe »unstreitig unterlassen«, den verdächtigen Lymphknoten zu entfernen. Zwei Gutachter hätten »die Unterlassung der mit gutem Grund vorgesehenen Exstirpation als ein dem Antragsgegner zuzurechnendes Fehlverhalten gewertet.« Die Kommission müsse somit den Vorwurf der Antragstellerin bestätigen.

Einer der Gutachter, Chefarzt einer Frauenklinik, wunderte sich, dass Dr. Zeitler den vergessenen Lymphknoten nicht gut drei Monate später, gleichzeitig mit der Totaloperation im Februar 2001, entfernt hatte. »Einen Einfluss auf den weiteren Krankheitsverlauf – insbesondere auf das langfristige Überleben – hat dieses Versäumnis meiner Meinung nach aber nicht«, schrieb er dann. Denn bereits 1999, weit vor der Entdeckung des Lymphknotens, sei histologisch eine Lymphangiosis cacinomatosa als gesichert festgestellt worden. Es seien folglich schon damals meine Lymphbahnen befallen gewesen.

Zu ähnlichen Ergebnissen kam auch der zweite Gutachter, leitender Gynäkologe eines Städtischen Krankenhauses. Den Vorgang um den vergessenen Lymphknoten stufte er als Fehlverhalten ein. Die nachfolgenden Schäden, Operationen und Eingriffe seien aber nicht Folgen des Versäumnisses gewesen, sondern die »Folge der schrecklichen bösartigen Systemerkrankung bei Gendefekt«. Als eindeutigen Behandlungsfehler wertete er die Verabreichung des Penicillinpräparats. Die Kommission: »In diesem – vergleichsweise wenig bedeutsamen Punkt des Verfahrens – besteht deshalb eine Grundlage für Schadenersatzansprüche.«

Die beiliegende Stellungnahme von Dr. Zeitler an die Kommission nötigte mir Respekt ab. Er hatte darin seinen Fehler mit dem vergessenen Knoten freimütig eingeräumt und nichts beschönigt. Seine Kollegen kamen in dem Bericht nicht vor, er als Chef nahm die Verantwortung auf sich.

Warum aber hatten die beiden Oberärzte Dr. Demmer und Dr. Schmied sowie die Assistenzärztin während der Operation geschwiegen? Hätte nicht wenigstens Dr. Demmer, der am Tage davor den Lymphknoten entdeckt hatte (»Frau Ostmann, da ist ja sogar ein Lymphknotenpaket«), seinen Chef noch während der Operation auf das Versäumnis aufmerksam machen müssen?

Mein Bewusstsein sagte mir, dass nichts mehr eindeutig war für mich, alles verwandelte sich in Zwiespältigkeiten.

Ich hatte ihn adoptiert, den Sowohl-als-auch-Zustand, das Dazwischen, das Leben in der Schwebe. Ich wurde zur Siegerin ausgerufen und gleichzeitig disqualifiziert. Auf einer Seite wurde ich gestreichelt, auf der anderen geschlagen.

Das Versäumnis des Dr. Zeitler – eine Gewissheit. Die Folgerung daraus – eine Ungewissheit. Das »Fehlverhalten« hatte keinen Einfluss auf meinen Krankheitsverlauf. Das sagten die Gutachter – mit Gewissheit.

Medizinergewissheiten – sie waren mir häufig deklamatorisch wie unumstößliche Wahrheiten mitgeteilt worden. Gegenüber ihrer Rhetorik war ich mit der Zeit hellhörig geworden. Im Zentrum meiner Wahrnehmungen sprangen alle Alarmknöpfe an, sobald ein Arzt mir seine medizinische Erklärung als wissenschaftliche Erkenntnis nahebringen wollte. Das machte mich jedes Mal stutzig. Wie oft hatte ich erlebt, dass Patienten mit ihren lästigen Fragen auf diese Weise zum Verstummen gebracht wurden. Tatsächlich aber versteckten die so argumentierenden Ärzte dahinter nur ihre medizinische Unwissenheit oder Unsicherheit.

Oft wurde ich nach meiner Meinung über Dr. Zeitler gefragt, häufig in der Erwartung, einen unbeherrschten Ausbruch mit Schimpfkanonaden zu erleben. Meine Antwort dürfte viele der Frager, die auf eine solche Reaktion spekuliert hatten, enttäuscht haben. Denn ich hege keinen Hass gegen ihn, bis heute nicht.

Mein juristisches Vorgehen galt nicht der Person, sondern dem medizinischen Vorkommnis. Und dagegen wollte ich mich wehren, unabhängig von dem Bescheid der Kommission. Meine juristischen Möglichkeiten würde ich auf jeden Fall ausschöpfen. Ich hatte meine eigene Wahrnehmung über das, was an mir vermurkst worden war. Und über diese Wahrnehmung wollte ich nicht diskutieren.

Wer aufgibt, hat den Kampf gegen den Krebs schon verloren, hatte mir ein Radiologe in der Uniklinik gesagt.

Das hatte ich mir gemerkt. Die Richtigkeit dieser Aussage wurde mir im Laufe meiner vielen Krankenhausaufenthalte bewusst. Wie oft hatte ich Krebspatientinnen erlebt, die ihren Lebenswillen verloren hatten, sich aufgaben und den Tod herbeiwünschten, der dann nicht lange auf sich warten ließ.

Aufgeben kam mir nicht in den Sinn. Auch nicht bei der Wahrnehmung meiner Rechte. Ich war mir zudem sicher, dass eine nachgiebige Haltung in der juristischen Auseinandersetzung mich insgesamt mit dem Virus des Sichhängenlassens und des Aufgebens infiziert hätte – auch gegenüber meiner Krankheit.

Meine rechtlichen Schritte gegen Zeitler waren mir schwergefallen. Nach meinen Erfahrungen halte ich zwar seine onkologischen Kenntnisse für begrenzt, auch seine selbstherrliche Art und seine Selbstüberschätzung als Arzt, die ihn daran hinderte, selbst in heiklen medizinischen Fällen den Rat von Spezialisten zu suchen, haben mich immer befremdet, an seiner Befähigung als Operateur aber hatte ich nie Zweifel.

Ohne ihn würde Malte vermutlich nicht leben, er wäre als Fötus von einem holländischen Assistenzarzt abgetrieben worden. Es war Mitte Mai 1993, sechs Wochen nach dem Tod meiner Mutter, der ich in ihren letzten Tagen von meinem Wunsch nach einem zweiten Kind erzählt hatte und der Angst von Bernd, nach seinem Schlaganfall körperlich damit überfordert zu sein, als ich eines Nachts, in meiner achten

Schwangerschaftswoche, von einem unangenehmen Gefühl von Nässe und Wärme geweckt wurde. In den Bettlaken und zwischen meinen Beinen überall Blut.

Bernd wollte mich sofort ins Krankenhaus bringen. Ich beruhigte ihn, rief gegen 6.30 Uhr meine Frauenärztin an, die gerade auf dem Sprung in ihre Praxis war. Ich fuhr sofort zu ihr, eine halbe Stunde später lag ich bei ihr auf der Liege zum Ultraschall. »Das Kind lebt«, sagte sie, »ich sehe deutlich den Herzschlag.« Die Ursachen für die Blutungen könne sie nicht feststellen, das sei nur im Krankenhaus möglich.

In der Städtischen Klinik eine weitere Sonografie durch einen holländischen Assistenzarzt. Und dann der Schock. »Ihr Kind ist tot«, sagte er ohne Umschweife und im Ton unumstößlicher Gewissheit. »Wir müssen gleich eine Ausschabung machen, denn sonst könnte sich ihr Körper noch vergiften.« Er setzte den Termin für 12 Uhr Mittag an.

Auf meinem Zimmer lag eine Frau, der die Gebärmutter entfernt werden sollte. Mein Tränenstrom weckte ihr Mitleid. Ich erzählte ihr unter Schluchzen meine Geschichte.

»Ach, der Holländer«, sagte sie in einem Ton, der Zweifel an seiner Kompetenz weckte und eine beruhigende Wirkung auf mich ausübte, »der versteht doch nichts. Ich würde an Ihrer Stelle auf jeden Fall den Chefarzt einschalten.«

Als sollte wie verabredet mein Misstrauen geschürt werden, erschien in diesem Moment der Assistenzarzt, schritt an das Bett meiner Nachbarin, wollte ihre Brust untersuchen, nestelte an ihrem Nachthemd herum und klärte sie dabei über ihre bevorstehende Brust-OP auf. Die Stimme der Frau überschlug sich, wurde dann schneidend, ihre Augen weiteten sich und funkelten vor Zorn: »Mann, Sie sind wohl wahnsinnig. Ich werde am Unterleib operiert und nicht an der Brust. Und auf keinen Fall von Ihnen. Darauf können Sie sich verlassen.«

In der demonstrativen Pose eines eitlen Mannes, der eigene Irrtümer einzuräumen als Niederlage empfunden hätte, verließ er mit beleidigter Miene das Zimmer. Ich war der Frau für die Szene dankbar, diesen Mann würde ich nicht an meinen Körper lassen.

Erst jetzt, da sich der Schrecken der letzten Stunden für mich relativiert hatte, fiel mir auf, dass die Blutungen schon vor einer Weile aufgehört hatten. Ich verlangte nun den Chefarzt zu sprechen.

Dr. Zeitler bestellte mich zum Ultraschall. Er schaute auf den Monitor, nach ein paar Minuten drehte er seinen Kopf zu mir. »Frau Ostmann«, sagte er dann, »das Kind lebt. Machen Sie sich keine Sorgen.« Dann rief er nach seinem holländischen Kollegen. »Was haben Sie eigentlich gesehen?«, fauchte er den Assistenzarzt an. »Wir sprechen uns später noch.«

Bernd war verunsichert wegen meiner Blutungen. »Vielleicht ist das Kind ja behindert«, warf er mit seiner geübten Besorgtheitsstimme ein. Die Natur, meinte Dr. Zeitler, helfe sich schon selbst. Wenn ein Kind behindert sei, käme es häufig zu einem Abort.

Die Blutungen traten nicht mehr auf, Malte wog bei der Geburt 4500 Gramm. Die Gynäkologin sagte mir damals: »Frau Ostmann, da haben Sie aber Glück gehabt. Im Mutterkuchen habe ich einen Riss gefunden. Das war der Grund für die Blutungen. Das hätte auch schiefgehen können.«

Als hätten wir es verabredet, hatte meine jüngste Schwester Carmen nur vier Stunden nach mir entbunden. Ihr erstes Kind, ein Sohn, Tim, war vier Wochen zu früh gekommen. Auf der Station wurden wir auf ein Zimmer gelegt. Tim wog nur 2500 Gramm, ist aber heute kraftiger als Malte. Lange Zeit waren Malte und Tim unzertrennlich wie Zwillinge, in den letzten Jahren hat der Kontakt nachgelassen. Schon der Entfernung wegen. Carmen wohnt in dem 20 Kilometer entfernten Vorort einer Kreisstadt.

September 2003.

Eines Tages beschäftigte mich die Frage nach Marlies Stiemke, nach ihrem gegenwärtigen Zustand.

Als wäre es Gedankenübertragung, rief sie abends an. Ihre Stimme vibrierte vor Angst. Ihr Zustand war alarmierend: Metastasen in der Brust, an den Hüftknochen, im Oberschenkel, in der Lunge, in der Leber. Ich war mir sicher, dass gegen ihre rasant wuchernden Krebszellen selbst scharfe zytostatische Geschosse nichts mehr bewirken würden.

Marlies erinnerte mich daran, dass ich ihr in St. Peter-Ording von der Ganzkörperhyperthermie erzählt hatte. Einige Kliniken, darunter die Charité in Berlin, hatten mit dieser Methode bei Gehirntumoren und bei Leberkrebs beachtliche Heilerfolge erzielt. Der Körper wird kurzzeitig auf über 42 Grad erhitzt. Das tötet die Zellen bestimmter Krebsarten ab. Ich hatte diese Therapie für mich in Erwägung gezogen und viele Informationen darüber gesammelt.

Die Hyperthermie war Marlies' letzte Hoffnung. Als ihr Brustkrebs Ende 2001 entdeckt worden war, hatte sie bereits Metastasen an den Hüftknochen, die bestrahlt wurden. Der Tumor war fünf Zentimeter groß, einen Brustaufbau lehnte sie ab. »Ich lasse doch nicht an mir herumflicken«, sagte sie. Marlies wollte auch keine Chemotherapie; die ihr eindringlich empfohlene Ablatio hatte sie ebenfalls abgelehnt. »An meine Brust kommt kein Skalpell mehr«, sagte sie mir in der Kur.

Ich fragte mich in diesem Moment, warum Marlies ihren Krebs weitgehend ignoriert, damit gestärkt und schließlich zu einem Absolutum hatte werden lassen. Während unseres Telefonats erinnerte ich mich an ihren Mann, der vermutlich zuhörte. Ich fragte mich auch, welche Rolle er bei Marlies' sonderbarem Umgang mit ihrer Krankheit, der nichts als eine Verleugnung war, gespielt hatte. Und mir fiel ein, dass ich ihn gesehen hatte, an einem Samstag in St. Peter-Ording, als er Marlies besuchte.

Ich sah ihn wieder vor mir: marmorharte Gesichtszüge, im Gespräch kühl, abweisend, unnahbar und desinteressiert an Kontakten. Ich hatte beide in der Cafeteria der Klinik beobachtet, sie saßen sich gegenüber und hatten sich nichts zu sagen. Manchmal bewegten sich ihre Lippen, ihre Mienen blieben maskenhaft starr, sie wirkten so emotionslos wie Puppen.

In meinem Brief an Marlies, mit dem ich ihr die Hyperthermie-Unterlagen schickte, drückte ich viel Zuversicht aus. Als ich ihn noch einmal las, kamen mir die Zeilen ziemlich verlogen vor. Krankheiten und der Tod beflügeln die Heuchelei. Das musste wohl so sein, ich fand nichts dabei.

3. Oktober 2003.

Heute war ein Trauerbrief in der Post. Ute ist tot, gestorben vor zwei Tagen. Ein schlichter Text: »Wir trauern in Liebe und Dankbarkeit um Ute.« Darunter: »Max, Anne-Pia, Gregor, Gerda und Rudolf« – kein Nachname. Darüber drei Zeilen des amerikanischen Schriftstellers Thornton Wilder: »Da ist ein Land der Lebenden und ein Land der Toten, und die Brücke zwischen ihnen ist die Liebe – das einzig Bleibende, der einzige Sinn.«

Unten am Rand des Briefes in graubräunlichen Pastelltönen Umrisse von Bäumen, die ein Flussufer säumen, sich im Wasser spiegeln; zart angedeutet, schemenhaft. Am oberen Rand Wolken, zu erahnen nur, darunter der Umriss einer fliegenden Möwe, die Schwingen von einem dicken schwarzen Punkt, dem Körper, abgespreizt in einem großen, leicht gebogenen V. Ute hatte das Aquarell in St. Peter-Ording gemalt.

Auf unseren Spaziergängen am Strand hatten wir häufig über unsere Beerdigungen gesprochen, ohne emotionale Pendelschläge. Wir sprachen darüber so sachlich, so unbewegt, als ginge es um die Organisation einer Feier in einem Sportklub. Ute hatte damals auch von ihrem Trauerbrief gesprochen, dass auf ihm nur Vornamen zu lesen sein würden, dass auch Motive von ihrem Aquarell verwendet werden sollten, aber nur als angedeuteter Hintergrund, keinesfalls aufdringlich. Sie hatte alles minutiös festgelegt.

Fünf Tage vor ihrem Tod hatte mich Elke über Utes Verfassung informiert. Ihr gesamter Körper war voller Metastasen. Sie konnte nicht mehr gehen, saß im Rollstuhl, Sauerstoffschläuche in der Nase erleichterten ihr das Atmen. Ute sei extrem kurzatmig gewesen, habe zwischendurch immer Pausen einlegen müssen, habe häufig geröchelt. Ute habe ihr gesagt, sie spüre, dass ihre Kraft nicht mehr lange reiche, sie würde von Stunde zu Stunde schwächer. Jedes Gespräch sei für Ute eine gewaltige Belastung. Elke riet mir von einem Anruf ab, weil Ute das wohl nicht mehr verkraften werde.

Ich machte mir Vorwürfe, dass ich Elkes Empfehlung gefolgt war.

November 2003.

Von Marlies hatte ich nach meinem Brief nichts mehr gehört. Ich verspürte den Drang, mich bei ihr zu melden. An einem Sonntagnachmittag rief ich an. Am Telefon ihr Mann. Ich fragte nach Marlies. Die Leitung blieb für einen Moment stumm. Schließlich sagte er: »Marlies kann nicht mehr ans Telefon kommen. Sie ist vorgestern gestorben.« Er sagte das gefasst, beinahe neutral.

Meine Kehle schnürte sich zu, ich war für einen Moment stumm. Tränen liefen mir über das Gesicht. »So plötzlich, so unerwartet plötzlich?«, fragte ich schließlich. Meine Fassungslosigkeit war nicht zu überhören.

»Es ging nicht mehr, ihr konnte nicht mehr geholfen werden«, sagte der Mann. Er sprach ohne eine hörbare Regung, sachlich und distanziert, wie ein Nachrichtensprecher.

»Sie war doch noch zur Hyperthermie entschlossen, ist es dazu nicht mehr gekommen?«, fragte ich.

Er zögerte ein wenig mit der Antwort: »Eine einzige Hyperthermie wurde noch gemacht. Die Ärzte hatten mir aber gesagt, dass es nichts mehr bringen würde.«

Die Pausen zwischen seinen Sätzen wurden immer länger; er wollte nicht mit mir reden. Ich beendete kurz darauf das Gespräch. – Ein Trauerbrief traf auch in den folgenden Tagen nicht ein. Ich sagte mir, dass Marlies das wohl nicht mehr habe regeln können. An ihn hatte ich keine Erwartungen.

»Meine Beine, meine Beine!«

27. März 2004.

Zehn Minuten nach zwei Uhr nachmittags. Autobahn 1, Hamburg-Stillhorn. Stau: acht Kilometer. Als wir den Verkehrsfunk hörten, befanden wir uns bereits mittendrin, eingehüllt in einen ekelhaften Dieselgestank. Alle paar Minuten schob sich der Blechwurm einige Meter vorwärts. Beim Aufbrausen der Lkw-Motoren bliesen die armdicken Auspuffrohre schwarzgraue Rußwolken von der rechten Spur in unsere Richtung. Ich fand es unerträglich. Ein Schild: Raststätte. Ich brauchte eine Pause.

Hinter der Ausfahrt eine lang gezogene Gerade, die nach einigen hundert Metern wieder auf die Autobahn führte. Rechts die schräg in Richtung Weiterfahrt angeordneten Parkplätze für Pkws, dahinter die Tankstelle, dahinter die Lkw-Plätze. Auf einem Hügel, fast schon an der Ausfahrt, die Raststätte.

Sabine parkte ihren Volvo-Kombi in einer zweiten Reihe in Richtung Ausfahrt. In einem schrägen Feld vor uns stand ein metallicsilberner Jaguar. Und links daneben, in unserer Höhe, ein Geländewagen, der einen Hänger mit einem festen Aufbau zog, in dem, wie ich später sah, Hausrat wie Schränke, Spiegel, Kisten und mannshohe Pflanzen für einen Umzug transportiert wurden.

Sabine wollte am Spätnachmittag auf Rügen sein; drei Tage hatte sie eingeplant, wollte Renovierungsarbeiten an ihren zwei Ferienwohnungen vergeben, ihre Ausstellungsräume mit Musterküchen, Bädern und Wohnaccessoires umdekorieren. Ich würde am Jasmunder Bodden wandern, durch Binz und Hiddensee: ein paar Tage mal keine Ärzte, keine Blutwerte, keine Tumormarker, nichts von Schule und Zensuren, keine Einkäufe, keine Kocherei. Tage ohne Zwänge.

Sabine holte sich am Kiosk eine Zeitschrift, Lisa und ich suchten die Toilette auf. Lisa, eine Nachbarin von mir, hatte unbedingt Rügen sehen wollen. Als wir wieder am Auto waren, setzte sich der Geländewagen mitsamt Hänger in Bewegung. Sabine saß bereits hinter dem Steuer und nippte an einer Tasse mit ihrem Thermoskaffee. Sie wirkte ungeduldig, drängte zur Weiterfahrt.

Ich hatte gerade die Beifahrertür zugeschlagen, da hörte ich einen scheppernden Krach. Kurz danach sah ich im Augenwinkel kleine Schatten auf uns zufliegen. Ich erinnere mich, dass mir damals durch den Kopf schoss, jetzt siehst du schon Gespenster. Sekunden später schlugen die Schatten auf den Volvo und die Autos ringsum ein: Schrauben, Glassplitter, Zierleisten, Kugellager, Radbolzen.

»In Deckung, in Deckung«, schrie ich, steckte meinen Kopf zwischen die Beine, die Arme schützend darüber. Ich war in diesem Moment völlig orientierungslos. Ich hatte nicht die geringsten Vorstellungen über die Ursachen des Metallgewitters. Ich hatte keine Zeit, darüber nachzudenken.

Ich erinnere mich, dass mich Sabine mit ihrer stoischen Ruhe verwundert hatte. Sie saß immer noch ungerührt am Steuer, die Tasse in der Hand, als ginge sie das alles nichts an. »Da kann nichts passieren«, sagte sie, »die Frontscheibe hält das aus. Du kannst ruhig wieder hochkommen.«

Ich hörte es erneut krachen: Aufprallgeräusch von Blech gegen Blech. Dann Schreie. Der Knall hallte nach, bedrohlich und prophetisch. Ich erinnere mich, dass ich damals die Ahnung von einer bevorstehenden Tragödie hatte. Den Verursacher sah ich Sekunden später – eine grüne Volvo-Limousine, die mit hoher Geschwindigkeit in die Raststätteneinfahrt gerast, ins Schleudern geraten war, dann das Wohnmobil eines älteren Ehepaars aus Schweden gestreift und an der Vorderseite stark eingedrückt hatte. Gasflaschen rollten polternd über das Pflaster, Teile des Wohnmobils und des tollwütigen Volvo kamen wie Geschosse auf unseren Kombi und andere Wagen zugeflogen.

Sekunden später eine Szene wie aus einem überdrehten Hollywooddrama – der Volvo kam, einem Ufo gleich, direkt auf uns zugeflogen. Der Kühlergrill hatte uns voll im Visier. Das Monster wird uns vernichten, schoss es mir durch den Kopf. Ich begriff die Unausweichlichkeit des in wenigen Sekunden einsetzenden Infernos. Dann erneut ein Krach. Und ich sah, dass die Limousine den hinteren Teil des Geländewagenhängers gestreift hatte, dadurch die Flugbahn veränderte und nun in Richtung Jaguar zielte.

Der Fahrer des Jaguar, ein hagerer Anfangvierziger mit knochigem Gesicht, hatte, während seine Frau auf dem Beifahrersitz Platz nahm, seine beiden kleinen Kinder hinten angeschnallt und gerade die Fahrertür geöffnet, als er von dem fliegenden Volvo erfasst und mitsamt der Tür durch die Luft geschleudert wurde. Der Mann landete nach einem Salto bäuchlings vor uns auf dem Pflaster.

Der Volvo flog knapp an unserer Motorhaube vorbei, so hoch, dass wir die Unterseite sehen konnten, rammte weitere Autos und raste dann in eine von der Raststätte kommende Gruppe von Fußgängern. Einige konnten nicht mehr ausweichen und wurden verletzt, teilweise schwer. Kurz vor der Raststätte wurde die Geisterfahrt jäh gestoppt, der Volvo stürzte mit der Schnauze voran aufs Pflaster und blieb zertrümmert liegen.

Der Jaguar-Fahrer sprang auf, machte ein paar schlaksige Schritte auf seinen Wagen zu, drehte in diesem Moment den Kopf zu mir, seine Augen, schreckgeweitet, fassungslos, sahen mich hilfesuchend an. Dann brach er zusammen. Er schrie auf: »Meine Beine, meine Beine.«

Ich wollte ihm helfen, öffnete die Tür, Sabine hielt mich zurück. »Bist du verrückt, bleib in Deckung.« Sie hielt immer noch die Tasse in der Hand. Der Mann robbte mit beiden Armen über das Pflaster in Richtung Jaguar, die schlaffen Beine hinter sich herschleifend. Seine Frau war vor mir bei ihm. »Ich habe keine Beine mehr«, stöhnte er mit verzerrter Schmerzstimme, »ich habe keine Beine mehr.«

Seine Beine waren völlig verdreht, die Zehen standen nach hinten. An den zerfleischten Oberschenkeln waren die Knochen zu sehen, alles war voller Blut. Ich fragte mich damals, wie der Mann mit seinen zerquetschten Beinen, die so leblos und so gummiartig wirkten wie die einer Theaterpuppe, noch hatte laufen können.

Seine Frau schrie: »Das Schwein ist abgehauen, das Schwein ist abgehauen.« Ich versuchte sie zu beruhigen. »Sabine«, rief ich, »bring eine Decke und ruf die Polizei an. Wir brauchen mehrere Krankenwagen.«

Gedränge um uns herum, eine Frau reichte uns eine Decke. Bis zum Eintreffen der Krankenwagen wollte ich mich um die beiden Kinder kümmern; zwei Jungen, vier und sechs Jahre alt. Ich sagte Sabine, dass ich mit den Kindern auf den Spielplatz neben der Raststätte gehen würde. Sie telefonierte gerade mit der Polizei. »Welche Raststätte das hier ist? Welche Seite?«, wiederholte sie die Frage eines Polizisten. Sie schien einen Moment irritiert. »Wir sind auf der Fahrt nach Rügen. Also Richtung Rostock«, sagte sie. Ihr war so schnell kein nahes Ziel eingefallen. Nicht einmal Lübeck.

Sabine half nun der Frau des Jaguar-Fahrers, ich nahm beide Kinder an die Hand. »Was ist mit meinem Papa?«, fragte weinend der Kleine. Ich beruhigte ihn, sagte, dass bald ein Arzt seinen Papa behandeln würde, dass es nicht schlimm sei und dass er in wenigen Tagen wieder zu Hause sein werde.

»Wo bleibt denn der Krankenwagen?«, rief verzweifelt die Frau. Die Augen ihres Mannes waren seltsam nach oben verdreht, sie blickten glasig, sein ausgemergeltes Gesicht war zu einer schmerzverzerrten Maske erstarrt. Die Frau hatte ihrem Mann eine Hand auf die Stirn gelegt und seinen Kopf auf eine weiche Unterlage gebettet. Sein Körper lag jetzt unter einer Decke, den Blicken Neugieriger entzogen.

Der erste Krankenwagen traf erst nach zwanzig Minuten ein. Ich hatte ihn vom Spielplatz aus nicht sehen können. Von Sabine erfuhr ich, dass ein junger Sanitäter ausgestiegen war und beim Anblick der Trümmer und der Verletzten einen hilflosen Eindruck gemacht habe. Kurz darauf landete ein Rettungshubschrauber mit einem Notarzt. Danach trafen weitere Krankenwagen und mehrere Streifenwagen ein.

Die Polizei riegelte Ein- und Ausfahrt ab. Die Ärzte kümmerten sich um die Verletzten, die Polizisten suchten nach Zeugen. In der Raststätte wurde ein Raum für die Leichtverletzten eingerichtet. In einem Polizeibus wurden die Zeugen vernommen. Von einem Polizisten erfuhr ich, dass der Fahrer des grünen Volvo eingeklemmt war und mit Schweißbrennern befreit werden musste.

Ein Sanitäter prüfte bei allen Unfallzeugen den Blutdruck. Wenn noch jemand unter Schock stand, wäre seine Weiterfahrt zu einem Risiko geworden. Meine Werte waren noch immer hoch: 180 zu 120. Nur Sabine hatte einen völlig normalen Blutdruck, als hätte sie während der letzten Stunden entspannt auf einer Bank gesessen. »Du bist ganz schön abgebrüht«, sagte ich.

Sie hörte daraus den Vorwurf, gefühlskalt zu sein, und wollte sich rechtfertigen. Sabine erinnerte mich an gemeinsam erlebte dramatische Situationen, auf die ich nervös, mitunter hektisch reagiert hatte, während sie sehr ruhig wirkte, fast stoisch, überlegen handelte und dabei stets die Übersicht behielt. Als hätte sie sich das in Jahren mühevoll antrainiert. Es war ihre Natur, sie hatte eine angeborene Distanz zu Ereignissen, von denen sie meinte, dass sie nichts damit zu tun hätte.

Bereits mitten in einem Geschehen, dem sie sich nicht mehr entziehen konnte, weigerte sie sich konstant, sich davon vereinnahmen zu lassen. Als hätte sie eine Wahlmöglichkeit. Sie verfiel in eine Starre des Abwartens. In Stillhorn hatte es ihr viel Aufregung erspart.

Im Internet las ich irgendwann, dass der Kopf des Volvo-Fahrers schon auf der Autobahn zur Seite gefallen war. Mehrere Zeugen hatten das der Polizei gemeldet. Offensichtlich hatte er mit letzter Kraft versucht, die Raststätte zu erreichen, war aber vorher besinnungslos geworden.

Das »Hamburger Abendblatt« erwähnte am folgenden Tag, dass der 68-jährige Schwede Fritz Holmberg einen Schock erlitten hatte. Seine gleichaltrige Frau Britta hatte, als der Volvo ihr Wohnmobil rammte, unter der Dusche gestanden und war unverletzt geblieben. Die Schweden hatten auf der Rückfahrt von einem Spanienurlaub auf dem Rastplatz das Ende des Staus abwarten wollen.

In der Zeitung las ich auch, dass der Volvo-Fahrer strafrechtlich nicht zur Rechenschaft gezogen werden könne. Ihn treffe keine Schuld.

Sabines Kombi, erst wenige Wochen alt, sah aus wie nach einem Hagelschlag: Dellen ringsum. Tage später noch fanden wir Glassplitter in den Lüftungsschlitzen.

Erst nach vier Stunden hob die Polizei die Blockade auf. Ich plädierte für Umkehr, Sabine aber drängte auf Weiterfahrt.

Rügen war für sie unaufschiebbar. Während der Fahrt nur ein Thema: das Geschehen von Stillhorn; es beherrschte auch in den nächsten Tagen unsere Gespräche und diktierte unsere Träume. Sabine hatte das Drama vom Rastplatz in vielen Facetten anders wahrgenommen als ich, emotionsloser, nüchterner, weniger angstvoll.

Das Bild von der mit entfesselter Urgewalt schicksalspielenden Blechbombe wurde ich tagelang nicht los. Immer wieder kam mir die Absurdität des Augenblicks in den Sinn. Seit Jahren kämpfte ich mit Berserkerkräften gegen meinen Krebs und um mein Leben, das der tollwütige Wagen beinahe in Sekunden ausgelöscht hätte.

Eine verstörende Nachricht

29. April 2004.

Phasen von Schlaf und Wachsein wechselten sich ab, zwischendurch träumte ich von St. Peter-Ording. Als ich morgens meine Lider öffnete, benommen und durchgerüttelt von den flüchtigen Traumerlebnissen, blieben meine Gedanken in dem flimmernden Augenblick des Erwachens noch an den nächtlichen Bilderfetzen haften, vor deren Verlöschen mein Gedächtnis möglichst viel zu speichern suchte. Meine Gedanken hatten Mühe, dem Sehen zu folgen, sie brauchten eine Weile, sich in der Wirklichkeit zurechtzufinden.

Meine schnöde, nur auf Gegenwart und Gegenständlichkeit fixierten Augen hatten dagegen bereits das Zimmer abgetastet. Vom Bett aus fiel der Blick auf den Eichensekretär in meinem Schlafzimmer, auf dem die Papiere lagen, für die Kur – vier Wochen St. Peter-Ording.

Ein Jahr lang hatte ich die Mitarbeiter der Klinik nicht mehr gesehen, in meiner nächtlichen Innenschau hatte ich sie wieder vor mir; einige, die mir wichtigen, hatte mein bildhaftes Gedächtnis so wirklichkeitsgetreu gespeichert, als wäre ich ihnen erst gestern begegnet.

Im Traum war ich meiner tatsächlichen Ankunft um einen

halben Tag voraus. Ich träumte, dass ich beim Betreten der Kurklinik im Foyer Assistenzarzt Dr. Mehner traf, den ich in Wirklichkeit dort noch nie gesehen hatte, er saß auf einer blauen Couch: weiße Hose, weiße Latschen, weißer Kittel, darunter ein kariertes Freizeithemd. Er lächelte verlegen, wodurch sich die Narbe unterhalb des rechten Nasenflügels auffällig dehnte. Sie hatte wie ein auffälliges Muttermal bereits früher meine Blicke gefesselt. Die Narbe verlieh dem Gesicht etwas Trotziges, das widerborstige Dennoch eines Mannes, der nur knapp dem Tod entronnen war.

Lymphdrüsenkrebs, eine Diagnose von Mitte 2002, er hatte die als Hodgkin bekannte Tumorvariante per Zufall entdeckt. Eines Morgens vor dem Spiegel im Bad war ihm plötzlich aufgefallen, dass sein silbernes Kettchen mit dem Medaillon sich nicht mehr in dem gewohnten gleichmäßigen, leicht ellipsenförmigen Bogen um seinen Hals schmiegte, sondern rechts eine leichte Auswölbung zeigte. Er befühlte die kleine Beule, sie war hart wie Holz.

Blankes Entsetzen schoss ihm wie Fieberschübe durch den Körper, die Brust schnürte sich zu wie unter einer Zwinge, die Angst trieb ihm Perlen auf die Stirn. Er suchte einen Kollegen auf, zeigte ihm die Stelle am Hals, ein Weinkrampf schüttelte ihn. In der CT die Bestätigung: Lymphdrüsenkrebs.

Sein Vater war an Lungenkrebs gestorben, in seiner Erinnerung auf qualvolle Weise, es war ein erbärmliches Verrecken. Diese Bilder, wenn sie ihm mal wieder ins Gedächtnis huschten, schnitten ihm in die Eingeweide, auch heute noch. Hodgkin – er verspürte etwas Erleichterung. Er wusste, dass die Überlebenschancen bei diesem Krebs weitaus besser waren als bei einem Lungenkarzinom.

Danach quälte ihn immer wieder die Frage, warum ihm als Arzt das nicht eher aufgefallen war. Er sagte sich entschuldigend, dass die tägliche Gewohnheit die Wahrnehmung entschärft. Bei jedem seiner Patienten hätte er die Beule sofort entdeckt.

Die Chemotherapie erlebte er nach der vierten Gabe als Marter, als Methode, ihn langsam zu vernichten. Unser beider

Krebsgeschichte dominierte während der Kur meine Gespräche mit dem Arzt: das Unbehagen über das geschäftige Gären der Krankheit, das gemeinsame Wissen um die vagen Überlebenschancen, der allmächtige Wunsch, die Welt im Ich fortzusetzen, das plötzliche Aufwallen von Hoffnungen im Wechsel mit Anfällen von Verzweiflung.

Das Drama hatte er Mitte 2003 überwunden – vorläufig. Er gestand mir, dass er damals oft den Wunsch verspürt habe, es möge mit ihm schnell zu Ende gehen. Ein zweites Mal würde er eine solche Marter nicht mehr über sich ergehen lassen. Wie man das in solchen Augenblicken leichthin sagt. Dennoch bestärkte er mich mit seiner Aussage in meiner ablehnenden Haltung gegenüber Chemotherapien.

Seine Erzählungen ließen böse Ahnungen in mir hochsteigen. Ich erinnerte mich in diesem Moment an das mir von anderen Krebspatienten im finalen Stadium geschilderte Martyrium, das mich so mitgenommen hatte, als sei ich bereits selbst durch diese Hölle gegangen.

Ich erinnerte mich bei Mehners Schilderungen daran, dass ich selbst oft über das sinnlose Erdulden von Pein nachgedacht hatte, vor allem nach meinen diversen Krankenhausaufenthalten, als ich junge Patientinnen erlebt hatte, deren schmerzhaftes Siechtum ich stets mit der Sinnfrage verband.

Ich hatte erlebt, wie sie sich verzweifelt an das kleine erbärmliche Stückchen Restleben klammerten, nach einem letzten Halt suchten, um die Trostlosigkeit ihres Daseins um einige Stunden zu verlängern, den Halt aber nicht fanden.

Warum mussten bereits junge Menschen so leiden, so früh sterben. Ich konnte in der Anhäufung dieser Fälle kein sinnhaftes Konzept der sogenannten Schöpfung entdecken.

Nach einer Woche Post von einer Nachbarin. Eine verstörende Nachricht von einer sengenden Schmerzhaftigkeit. Meine Kehle schnürte sich zu, Gefühle von Luftnot, verbunden mit einer krampfartigen inneren Anspannung. Tränen flossen, danach ein totales Erschlaffen.

Ein dramatischer Unfall. Ich las den Artikel ein zweites, ein drittes, ein viertes Mal. Und wieder und wieder die unsinnige, die überflüssige, dem Leid entwachsene Frage: Warum Brigitte? Warum ausgerechnet Brigitte? Brigitte Rolfs. Als hätte eine andere betroffene Person mehr Sinn gemacht.

Nach den spontanen Empfindungen von Schmerz und Trauer die Phase des Begreifens. Dann die bange Frage: Würde sie, die sportliche, zierliche, fröhliche zwei Jahre ältere Brigitte, die mit ihrem Mann und ihrem Sohn in unserer Nachbarschaft wohnt, das Unglück überleben?

Ich las von schweren Kopfverletzungen, sie war von einem Rettungshubschrauber in eine Spezialklinik geflogen worden.

Mehrere tausend Mal hatte ich die Unfallstelle auf der zweispurigen Bundesstraße passiert, das Geschehen spulte sich in meinem Kopf in so plastischen Bildern ab, als hätte ich das Drama selbst miterlebt.

Die Geradeausspur führt in die Innenstadt, die für Linksabbieger in unseren drei Kilometer entfernten Stadtteil. Brigitte schob gerade ihr Fahrrad bei Grün über den Zebrastreifen, als sie ein 43-jähriger Junkie mit seinem silbergrauen Honda in Kniehöhe erfasste, auf die Kühlerhaube schleuderte, rund 100 Meter mitriss, bis sie auf die Fahrbahn stürzte und dort leblos liegen blieb.

Der Honda war bei Rotlicht von der Linksabbiegerspur auf die rechte Fahrbahn gewechselt, vorbei an einem haltenden Sattelschlepper, war nach dem Aufprall weitergerast, wenig später aber von der Polizei gestellt worden. Der Fahrer besaß keinen Führerschein, war polizeibekannt wegen diverser Verkehrsverstöße und Drogendelikten.

Brigitte rang wochenlang mit dem Tod. Sie hatte schwere Blutungen im Gehirn, dreimal musste sie operiert werden. Danach lief das Hirnwasser nicht mehr ab. Die Ärzte öffneten erneut ihren Schädel und legten eine Drainage. Sie wurde in ein künstliches Koma versetzt, acht Wochen lang.

Ich steigerte mich in eine Angst vor der ersten Begegnung, Angst vor dem denkbaren Erschrecken und meinem nicht kontrollierbaren Gesichtsausdruck.

Dann sah ich sie, knapp ein halbes Jahr später. Große Befangenheit zwischen uns; Brigitte trug die Sorge in sich, ich könnte sie als entstellt wahrnehmen, ich die Sorge, verkrampft zu erscheinen. Ich fühlte mich ziemlich hölzern. Mein Erschrecken aber ließ sich zügeln.

Ihr Gesicht war leicht entstellt, das linke Lid verschattete zur Hälfte ihr Auge, es ließ sich nicht weiter öffnen. Eine vorübergehende Behinderung. Ihr war später nichts mehr anzusehen. Eine Meisterleistung der plastischen Chirurgie.

Depressionen verdüsterten ihr Gesicht. Wenn ich sie zum Wandern abholte, sah ich sie schon von Weitem am Fenster sitzen, sie wartete, nicht ungeduldig, aber in einer gewissen Anspannung. Sie blickte mir entgegen. Die Gespräche mit ihr waren mühsam. Ihr Langzeitgedächtnis hatte gelitten. Es fehlte die frühere emotionale Nähe, sie ließ sich nicht mehr herstellen. Dafür hätten wir in unsere Erinnerungen eintauchen müssen; sie hatte aber kaum noch etwas abzurufen.

Das machte sie unsicher, schürte ihre Angst vor Begegnungen und den befürchteten Reaktionen bis hin zur Abwendung. Brigitte zog sich zurück. In ihrem Beruf als Zahnarzthelferin konnte sie nicht mehr arbeiten und schulte zur Gärtnerin um. In den folgenden Jahren kam die Erinnerung zurück. Ihr depressives Lebensgefühl blieb.

Ein zerstörtes Leben. Dafür reichten Sekunden. Ein Zufall mit den Folgen eines Dramas. Der Zufall stößt an die Grenze des Begreifens, eine Irrationalität wird zu einer das Dasein verändernden Realität. An die Macht des Schicksals, dem die spirituelle Vorbestimmung anhaftet, mochte ich in diesem Moment nicht glauben. Ich erinnere mich, dass mir damals der Begriff der Beliebigkeit einfiel. Sollte der Zufall oder die Beliebigkeit eine das Leben verändernde Größe sein? Und würde dann dem Leben nicht der Sinn entzogen?

Der Gedanke, dass ich knapp zwei Wochen vorher mit Brigitte über das Sterben gesprochen hatte, mein langsames Sterben, traf mich nun wie ein Peitschenhieb. Nur Tage später und für die Dauer von einigen Sekunden war sie dem Tod näher gewesen als ich in den vergangenen Jahren.

Ich hatte mit ihr an einem Tisch gesessen in einem Saal mit rund 70 Gästen. Ich hatte zu meinem Vierzigsten eingeladen und zur Begrüßung gesagt, dass ich vor einigen Monaten nicht mehr geglaubt hatte, diesen Tag noch zu erleben. Tränen unterbrachen mich. Auch viele Gäste weinten.

Als hätte ich mit meinem emotionalen Ausbruch über mein Noch-Leben eine Glocke von Melancholie über den Saal gestülpt, wurde an diesem Abend viel über Krankheiten, Sterben und Tod gesprochen. Meine krebskranke Freundin Elke hatte eine Weile an meinem Tisch gesessen, plötzlich war sie verschwunden. Nach etwa einer Stunde sah ich sie den Saal betreten, ihre Lider wie von einer Infektion gerötet. Sie hatte in ihrem Auto gesessen, Springfluten von Gefühlen ausgesetzt.

Sie hatte meine Tränen geweint und ihre eigenen, ihr Krebs und mein Krebs hatten uns symbiotisch verbunden. Elke und ich sind Zwillinge in einem verstörenden Leben, wir haben den Tod unmittelbar in uns.

25. Oktober 2004.

Nachsorge in der Uniklinik, Sonografie und MRT. Die Radiologen hatten in der linken Brust »eine Signalanreicherung im äußeren Quadranten in einer Tiefe von einem Zentimeter mit einer Größe von 0,5 Zentimetern« entdeckt und eine sonografische Abklärung empfohlen. Sie ergab laut Frau Dr. Blier »keinen auffälligen Befund«.

Tage später wurde ich heiser, schließlich krächzte ich nur noch. Mein Internist untersuchte meine rechte Halsseite; wenn bislang neues Ungemach aufgetreten war, dann immer rechts. Ein Lymphknoten? Im Ultraschall war nichts zu sehen. Erleichtert schwenkte ich meine Beine von der Liege. Der Arzt hielt mich zurück. »He, junge Dame, Sie haben doch auch noch eine linke Seite.«

Wieder das Glitschen auf der Haut. Nach einigen Minuten ein lang gezogenes »Oooh«. »Frau Ostmann«, sagte Dr. Nehler*, »das ist nicht so schön. Sie haben links einen größeren Lymphknoten und einige kleinere. Die müssen schleunigst raus.«

Lähmendes Entsetzen flog mich an. Sie hatte neues Terrain erobert, die heimtückische Bestie. Widerwärtige Empfindungen wallten auf, Böen von Ängsten, Ahnungen, Beklemmungen tobten sich in mir aus. Aber nur für einen kurzen Moment, etwa die Dauer des Errötens eines Kindes. Ich hatte schon zu viele dieser medizinischen Bulletins über das Wuchern meiner aggressiven Materie gehört.

Dann spürte ich Verärgerung in mir hochsteigen. Ich machte mir die Schlamperei der Fachärzte in der Uniklinik bewusst, die trotz mehrfacher sonografischer Untersuchungen in den letzten Monaten die Knoten nicht gefunden hatten.

Ich versuchte mich zu erinnern, meistens fielen mir auch sehr viel später noch Details meiner Untersuchungen ein. Mein Gedächtnis hatte aber nichts gespeichert, woraus ich schloss, dass die Ärzte meine Halspartien nicht in ihre sonografische Betrachtung einbezogen hatten; das passte nicht in ihr Routineprogramm.

Eine stinknormale radiologische Praxis in der Kleinstadt war gründlicher. Ihr Befund: »Sonographisch Lymphknoten supraclavikulär links. In topogr. Darstellung vereinbar mit Lymphknoten. Diese besitzen eine Größe von gut einem Zentimeter. Ein größerer ovalärer Lymphknoten ventral misst knapp zwei Zentimeter im Längsdurchmesser.«

Überweisung an den Mund- und Kieferchirurgen Dr. Weizelmann*. In dieser Praxis sollte ich unter das Messer? Die Einrichtung stammte aus den 50er-Jahren, der Chirurg stand kurz vor der Pensionierung.

Umkehren?

Dann fiel mir mein Internist ein, der den Kollegen als exzellenten Chirurgen gepriesen hatte. Und mir fiel auch ein, welche trüben Erfahrungen ich mit renommierten Ärzten und ihrer hochmodernen Apparatemedizin gemacht hatte. Was sagte die Praxisausstattung schon über die Befähigung des Arztes.

Ich blieb.

Dr. Weizelmann, mit Augenbrauen wie eine Bürste, distanziert, längere Dialoge meidend, hatte mich ambulant operieren wollen. Er tastete den Hals ab, und ich fragte mich, ob denn das in diesen Räumen überhaupt denkbar sei. In diesem Moment sagte der Arzt, dass ihm der Eingriff wegen der tief im Halsgewebe angesiedelten Lymphknoten in der Praxis zu riskant sei und er eine OP in der Klinik vorziehen werde.

Anfang Dezember wurden die Knoten entfernt: bösartig. Der Befund des Pathologen: »Fettgewebe mit knotigen Infiltrationen eines soliden, schlecht differenzierten Karzinoms. Die morphologischen Befunde passen zur Metastase des bekannten Mamma-Karzinoms.«

17. Januar 2005.

Die Narbe am Hals war gut verheilt, Beginn der Strahlentherapie in der Radiologie des Kreiskrankenhauses, täglich. Eine Behandlung am Linearbeschleuniger. Die Dosis von 50,4 Gray hatten die Radiologen der Uniklinik berechnet.

Nach drei Wochen war der Hals krebsrot, Tage später stechende Schmerzen; Verbrennungen. Die Bestrahlung musste am 18. Februar abgebrochen werden. Eine Lotion wirkte erst nach Tagen, nur langsam beruhigte sich die Haut. Am 1. März wurde die Therapie fortgesetzt, zwei Bestrahlungen noch. »Die Patientin,« schrieb der Chef der Radiologie an meinen Hausarzt, »hat die Strahlentherapie nur mit Mühe ertragen.«

30. März 2005.

Beginn meiner Kur in St. Peter-Ording. Während der Fahrt ein mulmiges Gefühl; die neuen Lymphknoten, waren sie die Vorboten eines Generalangriffs meiner bösartigen Zellen?

Unter der Oberfläche meiner täglichen Beklemmungen, meiner sentimentalen Empfindungen, meiner düsteren Ahnungen und meines energischen Aufbäumens herrschte, tief in meinen unteren Schichten, ein Gefühl des Überdrusses und eine latente Wut auf mein Leben, auf das Leben allgemein, auf alles und jeden und auf diese verdammte Sanduhr, deren Rest ich unaufhörlich nach unten rieseln hörte.

Nur selten drang ich in diese tiefen Verästelungen vor, meistens nach neuen positiven Befunden, wenn mein Krebs wieder gewuchert war. Was hätte ich ändern können? Ich strengte mich an, ich kämpfte, ich erduldete; kein Gedanke an Aufgabe. Mir war dennoch bewusst, dass ich als Beute nicht die geringste Chance auf Entkommen hatte.

Ich fieberte nach einem Trost und erinnerte mich an ein Gespräch mit meiner Onkologin im Frühjahr 2004. Das Blatt mit meinen Blutwerten in der Hand, hatte mir Frau Dr. Schäfer gesagt: »Frau Ostmann, Sie können mit Ihrem Zustand noch ganz zufrieden sein. Die Frau dort drüben hat bereits Metastasen in der Leber. Das dauert nicht mehr lange.« Sie neigte richtungweisend den Kopf zur Seite, rollte gleichzeitig die Augen nach links. Ausgestreckt auf einer Liege lag die Frau, Ende 40, krauses dunkelbraunes Haar mit hellen Strähnen, sie bekam gerade eine Chemo.

Ich erinnere mich, dass mich die Aussage damals und auch jetzt beruhigte. Mir blieb noch eine Frist. Über ihre Dauer hatte ich keine Vorstellung, nicht einmal eine Ahnung. Hauptsache eine Frist. Irgendwann würde meine Onkologin auf mich deuten, um einer anderen Patientin Mut zu machen; im Moment war mir das nicht wichtig.

Hoffnungspicken

Ich fragte mich, warum mich gerade jetzt der Trübsinn überfiel, so kurz vor der Ankunft in St. Peter-Ording, wo ich so unbeschwert sein konnte wie nirgendwo sonst. Krebs zu haben ist hier eine Gewissheit, keine Offenbarung. Alle Patienten der Reha haben ihn, keiner muss ihn verbergen. Keiner muss Stärke heucheln. Das ist sehr befreiend.

Ich spreche daheim seit Langem nicht mehr über meine Befindlichkeiten, selbst höflichen Erkundigungen weiche ich aus. Ich habe erfahren, dass mein Krebs nervt.

Freunde, Nachbarn – wie oft vermeiden sie bewusst die banale Floskelfrage, wie es denn gehe, als ginge von meiner Antwort eine Ansteckungsgefahr aus. Ich habe erlebt, wie sich die Atmosphäre versteifte, wenn in einem größeren Kreis mal das

Wort Krebs fiel, weil irgendjemand ein paar Straßen weiter davon befallen war, vom Hörensagen. Und für einen Moment spürte ich eine schmallippige Verstocktheit im Raum. Unausgesprochene, aber lesbare Gedanken: hoffentlich redet sie jetzt nicht von ihrer Krankheit.

Meine Wahrheit war die ausgrenzende Wahrheit von der baldigen Rückgabe meines geliehenen Lebens, was viele meiner Bekannten in ihrem flapsigen Leben voll hohler Wünsche wie einen Angriff auf ihre schön lackierte Zukunft empfinden mussten, als hätten meine entarteten Zellen auch eine zerstörerische Wirkung auf sie. Mir ist sehr viel wohler unter den Patienten von St. Peter-Ording in der Atmosphäre schonungsloser Realität. Auch hier ist keiner ohne Illusionen.

Die meisten in der Klinik, nahezu alle, sind wahre Genies in der Suche nach Hoffnungen, jene hauptsächlich, die den Tumor schon lange in sich haben, der ihnen zum zweiten Ich geworden ist, eigentlich zum Erst-Ich, zum alles versklavenden Herrscher-Ich, das die Emotionen und die Gedanken dominiert, mit Gruselträumen foltert und systematisch die Verbindungen zur normalen Welt kappt.

Von manchen Patienten vermutete ich, dass ihr finales Stadium nahe sein musste. Ich spürte ihre flirrenden Ängste, wusste von den Demütigungen ihrer malträtierten Körper, sah in ihre sorgenzerfurchten Gesichter, ahnte ihre nächtlichen Heimsuchungen: fiebrige Strombotschaften bis in die Muskeln und die Nerven hinein. Aber nichts konnte sie davon abbringen, wie besessen nach Zuversicht zu suchen. Jede kleine Portion Hoffnung wirkte wie ein Stimmungsaufheller.

Mir wurde bewusst, dass es mir auf meiner letzten Rückzugsetappe aus dem Leben wohl nicht anders ergehen würde. Das Krebsleiden, schoss es mir durch den Kopf, ist eine der schlimmsten Erniedrigungen.

Während der Fahrt fiel mir der Begriff Hoffnungspicken ein. Eine Wortschöpfung von Rainer Bast, der mich zeitweilig mehr nervte als ein Schwarm Moskitos.

St. Peter-Ording im April 2004. Bast, Rentner, Anfang 60, war ebenfalls Patient. Er hatte Blutkrebs, die Spuren mehrerer Chemos hatten sich ihm eingegraben. Er hatte vor Kurzem ein kleines Unternehmen verkauft. Ich dachte, ihn los zu sein, als ich an einem Nachmittag mit meinem Lupo zum drei Kilometer entfernten Strand fuhr; kurz darauf ein Keuchen.

Ich hatte keine Lust auf ein Gespräch und sagte ihm das. Er wurde verlegen, blickte zur Seite, betrachtete einige Möwen, die mit schräg gestelltem Kopf im Schlick pickten. Dann fiel ihm der Begriff ein. Ich sei für viele Patienten eine Hoffnung, sie bewunderten meine Unbeschwertheit, meine Energie und meine Kraft für eine Stunde Jogging oder ausgedehnte Spaziergänge. Viele brauchten meine Gegenwart zum Auftanken: Hoffnungspicken.

Seine Aussage empfand ich als ehrlich, es war keine plumpe Schmeichelei. Warum hatte ich ihn nur so schroff behandelt? Bast stärkte meine Zuversicht. Hatte mir meine Onkologin nicht auch zu verstehen gegeben, dass mich mein Krebs so schnell nicht unterkriegen würde? Und war ich nicht in erster Linie hier, um meinen Alltagspflichten zu entfliehen?

Von meiner körperlichen Verfassung her hatte ich keine Kur nötig. Ich erinnere mich, dass ich nach dieser Begegnung meinen Zustand seit Langem mal wieder mit dem anderer verglich. War ich denn wirklich so viel besser drauf? Bislang hatte ich darüber noch nicht nachgedacht. Ich versuchte, mich aus der Bast-Perspektive zu sehen, und kam zu dem Schluss, dass ich im Moment in guter Kondition war.

Ich fühlte mich energiegeladen und fast so durchtrainiert wie zu meinen Wettkampfzeiten. Das Trampolinspringen hatte ich zwar aufgegeben, spielte aber immer noch Tennis, nahm an Turnieren teil. Seit fast acht Jahren hatte ich Krebs. Mein Umgang mit meiner Krankheit wirkte offenbar auf andere wie ein Mutmacher.

Erinnerungen aus dem Jahr 2004. Und nun? Während mein Lupo auf den Elbtunnel zurollte und mir die Bast-Szene wieder einfiel, dachte ich über meinen gegenwärtigen Zustand nach. Keine Anzeichen für eine Schwächung oder gar Hinfälligkeit. Aber die Lymphknoten am Hals, waren sie nicht ein deutliches Warnsignal?

Karin Rotbusch sah mich, als ich, mit zwei schweren Taschen bepackt, vom Parkplatz kam und mich mit den schaukelnden Schritten eines Dromedars der Eingangstür der Klinik näherte. Die Taschen pendelten hin und her, schlugen mir abwechselnd rechts und links in die Kniekehlen. Karin kam mir entgegen, großes Hallo, sie half mir beim Tragen.

Ich hatte nie das schlechte Gewissen gegenüber dem Personal in Kliniken und Arztpraxen, das Patienten so häufig plagt, weil sie schlecht drauf sind, weil sie Hilfe benötigen, weil sie Umstände machen. Ich hatte daher zu Karin und anderen Angestellten auch nie eine von Abhängigkeitsgefühlen geprägte gedankliche Kluft aufkommen lassen. Freundschaften entstanden. Und ich hörte Bekenntnisse, traurige mitunter.

Karin, vier Jahre jünger als ich, war im Frühjahr 2003 an einem Tumor der Zunge operiert worden, was nur auffiel, wenn sie müde war. Sie sprach dann etwas schleppend, als sei die Zunge für sie ein etwas mühsam in Bewegung zu bringender Wulst. Sie arbeitete als Krankenschwester auf einer Station, meldete sich freiwillig für Überstunden. Sie hatte drei kleine Kinder und brauchte jeden Cent. Ihr Mann hatte sich nach ihrer Operation aus dem Staub gemacht, war seither verschwunden, einen Berg Schulden hinterlassend.

Aus meinem Zimmer mit dem kleinen Balkon blickte ich auf eine Siedlung mit ziegelroten zweigeschossigen Häusern, davor Wiesen und Brachland. Direkt unter mir die Terrasse vor der Cafeteria mit dem zimmergroßen Schachbrett und den kniehohen Figuren, wo gerade ein grauhaariger tonsurierter Mann den schwarzen Turm mit beiden Händen drei Felder weiterschleppte und seinem einige Jahre jüngeren Partner mit struppiger Schopenhauer-Frisur triumphierend ein »Schach« entgegenblökte, um die paar Zuschauer auf seinen Triumph aufmerksam zu machen.

Auf meiner Begrüßungsrunde traf ich Brigitte Walter aus der Verwaltung. Große Freude. Knapper Austausch von

Neuigkeiten. Brigitte hatte sich von ihrem Mann getrennt. Nach langem Ehedrama, entsprechend war das Ende.

In der Kantine saß ich an einem Tisch mit Iris Thiede, 39, zierlich, fast schwarze Augen. Ihre Chemo lag einige Zeit zurück. Die krausen braunen Haare auf ihrem Kopf hatten wieder Streichholzlänge. Ihr neuer Freund Rolf, der sie jedes Wochenende besuchte, hatte vor einem Dreivierteljahr in ihrer Brust einen Knoten entdeckt.

Iris hatte zwei Kinder mit ihrem 25 Jahre älteren Ex-Mann. Seine dritte Ehe. Seine ersten beiden Frauen konnten ihm keine Kinder gebären; Scheidungsgründe für ihn. In seiner Ehe mit Iris interessierten ihn nur noch die Kinder. Sie fühlte sich zur Hausangestellten degradiert und trennte sich von ihm, er behielt die Kinder.

Den Ex-Mann sah ich in meiner zweiten Kurwoche. Er brachte die beiden Söhne, lieferte sie nur ab, keine zwei Sätze mit Iris. Seine wulstigen Lippen und seine tiefen Furchen um den Mund verliehen seinem Gesicht Züge eines dauerhaften Beleidigtseins. Das hielt andere auf Distanz. Nach drei Stunden nahm er die Kinder wieder mit, wortlos, grußlos.

Iris hatte gute Chancen im Kampf gegen ihren Krebs. Jedenfalls nach den wissenschaftlich erforschten Bewältigungsmustern (Coping) bei Krebserkrankungen. In der Abhandlung »Psychoonkologie« von Volker Tschuschke hatte ich gelesen, dass Patientinnen, die mit »aktiver Akzeptanz« auf ihren Brustkrebs reagieren, eine höhere Lebensqualität haben. Ich las ferner, dass Frauen mit kämpferischer innerer Haltung (Fighting Spirit) höhere Überlebenschancen haben als Frauen, die hoffnungs- und hilflos reagieren oder zu Verleugnung oder stoischer Akzeptanz neigen.

Iris war energiegeladen, von einem kräftezehrenden Unternehmungsgeist, freute sich auf die gemeinsame Zukunft mit Rolf, turtelte mit ihm wie ein Teenager. Beide waren ständig auf Kontaktsuche, mit Blicken, mit ihren suchenden Fingern, die wie Spinnentiere über die Handfläche des Partners krabbelten und mit langen Streichelbewegungen Liebkosungen verteilten. Nie nahm ich an ihr die geringsten Anzeichen einer

Schwermut wahr. Zeitweilig war sie unbeschwert wie ein Kind. Iris hatte nichts über Fighting Spirit und seine Wirkungen gelesen, doch sie trug ihn in sich.

Am zweiten Tag der Kur fiel mir mittags dieser Hüne auf, Figur wie ein Basketballspieler, hinfällig wie ein Greis. Er saß drei Tische weiter im Speisesaal vor einem Schnitzel mit Pommes frites und Salat. Klaus Rumberg hatte einen kahlen Chemokopf, ein stark ausgezehrtes Gesicht, nur Haut und Schädel, einen Totenschädel. Seine Augen blickten aus tiefen blauschwarzen Höhlen, meistens stierten sie vor sich hin, unbeteiligt, jeden Blickkontakt meidend, nichts aufnehmend. Er war kaum ansprechbar, sonderte sich ab, Fragen wich er aus.

Klaus hatte erst vor drei Monaten seine Diagnose erfahren: Hodenkrebs. Ein Hoden war entfernt worden, danach bekam er eine Chemotherapie schwersten Kalibers. Seine welke, graubläuliche Haut ließ die Torturen ahnen. Klaus, Ende dreißig, war bis kurz vor seiner Erkrankung noch ein aktiver Handballspieler. Ich konnte ihn mir gut als Kreisläufer vorstellen, mit einer brachialen Wucht die gegnerischen Linien durchbrechend. Und nun dieser Absturz. Und nun die massiven Potenzängste.

Dieser Bär von Mann war unfähig, sich aus seiner Starre zu lösen. Ich hatte schon einige erlebt, die einen solchen Eingriff hinter sich hatten. Sie alle fühlten sich eingeschnürt in einer Zwangsjacke von Ängsten, Potenzängsten, wie hypnotisch fixiert. Eine Psychologin hatte mir diese Zustände beschrieben.

Klaus litt unter schweren Depressionen. Seine Seele hatte sich verirrt und dümpelte tief unten im Trüben, ihn hatte jeder Lebensmut verlassen.

Eines Tages reisten seine Frau Wilma und seine neunjährige Tochter Lissi an. In Wilma kreiste die Angst wie ein Dynamo, man konnte sie förmlich hören. Wilma war fahrig und verzweifelt. Sie wollte reden, sie wollte Fragen stellen, sie wollte ihre Verwirrung mitteilen, sie wollte Antworten hören.

Ich bot mich an.

Wilma klammerte sich an mich mit insektenhafter Nähe. Klaus sei nicht ansprechbar, sagte sie in einem wehklagenden

Ton. Nicht einmal seine Tochter, die er so abgöttisch liebe, habe Freude auf sein Gesicht zaubern können. Klaus sei in seine Ängste so eingesponnen wie in einen Kokon.

Zwei Tage später sah ich den Haut- und Knochenschädel schon von Weitem, sonnenbeschienen, was Klaus noch bleicher und kränklicher aussehen ließ. Er saß auf der Terrasse. Ich setze mich dazu.

Wie sollte ich nur anfangen? Wie den Kokon durchdringen?

Ich redete zunächst von meinen diversen Krankheitsstadien, meinen Ängsten, meinem Leben mit Skalpell und Metastasen: neun bewegte Jahre mit meinem Krebs. Ich sagte ihm, dass es überwiegend gute Jahre waren.

Ich erinnerte mich an meine Todesängste. Nach jedem positiven Befund hätten sie mich mit der Kraft eines Schraubstocks zu erdrücken versucht. Ich erzählte von der teuflischen Allianz, der Verbindung von Krebs und Angst. Von dem infernalischen Gespann hätte ich mich nicht zermürben lassen. Ich sagte ihm, dass ich ohne diesen trotzigen Widerstand schon vor Jahren auf der Strecke geblieben wäre. Mein Leben sei voller Zuversicht, ich sei körperlich fit und sportlich aktiv.

Klaus hörte aufmerksam zu. Sein Interesse wuchs, er stellte Fragen. Das ermunterte mich, über ihn zu sprechen. Ich sagte, seine Tochter hätte ich einige Male bitterlich weinen sehen. Sie habe große Angst um ihn. Er könne doch seine Familie nicht hängen lassen. Er sei ihr schuldig, an seine Zukunft zu glauben. Dann würden sich seine Ängste schnell verflüchtigen.

In den folgenden Tagen führten wir viele Gespräche, häufig auf Spaziergängen. Schon bald schloss er sich unserer Gruppe an, ging mit uns abends in eine Kneipe oder ein Fischrestaurant, trank Bier.

Klaus fand sein Lachen wieder.

Ein Dreivierteljahr später rief mich Wilma an. Sie lud mich zum 40. Geburtstag von Klaus ein. Es sollte eine Überraschung werden. War es auch. Erst ein Stutzen, für ein paar Sekunden nur, dann großes Staunen. Mit breitem Lachen kam er auf mich zu und umarmte mich.

Rund 80 Gäste waren in einem kleinen Saal versammelt. Nach dem Stehempfang, als alle ihre Plätze eingenommen hatten, trat Wilma nach vorn, erzählte aus der Kindheit von Klaus, von ihrem Sichkennenlernen, von seiner schweren Erkrankung; dann stellte sie mich vor.

Die gesamte Familie habe mir viel zu verdanken, sagte Wilma. Ohne mich würden sie den heutigen Tag nicht so unbeschwert feiern können. Meine vielen Gespräche mit Klaus und mein Zuspruch hätten ihn wieder auf die Beine gestellt. »Kerstin hat uns alle von einer großen Verzweiflung befreit. Sie hat dafür gesorgt, dass Klaus nach kurzer Zeit wieder ins Leben zurückgefunden hat.« Dann schritt sie, von den Blicken aller begleitet, durch die engen Tischreihen, überreichte mir einen Blumenstrauß und umarmte mich.

Viele Belastungen fielen in der Reha von mir ab. Ich fühlte mich kräftig, tatendurstig, wollte mich sportlich verausgaben. Ich erinnere mich, dass mir das irgendwie verrückt machend vorkam, weil es kurz darauf schon wieder ganz anders sein konnte.

Die Veränderung meines körperlichen Befindens kündigte sich mir seit Jahren in einer verlässlichen Reihenfolge an. Zunächst stellten sich Ahnungen ein. Ahnungen über einen neuen Terraingewinn des Kannibalen in mir. Wenn ich dann in mich hineinhorchte, hörte ich nichts. Ich fühlte mich wie eine Wahrsagerin in eigener Sache. Leider lag ich meistens richtig.

Oft Tage danach verspürte ich eine körperliche Reaktion, selten eindeutig zu diagnostizieren, nicht einmal zu lokalisieren. Eine diffuse Mitteilung rebellierender Organe.

Diese Reihenfolge hielt ich auch in St. Peter-Ording ein. Am Ende der zweiten Rehawoche befielen mich erste Ahnungen. Tage später befiel mich ein Unwohlsein, ich verschluckte mich regelmäßig beim Trinken. Schließlich verspürte ich

Schmerzen im Oberbauch in Höhe der unteren Rippe links. Ich hatte durchgängig das Gefühl, dass meine Beine keinen Untergrund mehr fanden, als strampelte ich im Wasser.

Im Fischrestaurant Seekiste, einem Haus auf Stelzen, das auch bei Flut erreichbar ist, saß ich am 25. April abends inmitten meiner Gruppe. Ich war schlapp, abgelenkt, fahrig, meine Gedanken auf das unheimliche Geschehen in mir gerichtet; morgens noch hatte mir meine Familie zum Geburtstag gratuliert, abends hatte ich ihn vergessen. Später saß ich auf dem Balkon. Es fiel mir diesmal nicht auf, das vielstimmige Raunen in der Stille des Abends, dem ich hier so oft gelauscht hatte. Ich horchte nur nach innen.

Am 26. April Sonografie durch den Chefarzt, einem kleinen Mann mit einer Papageiennase. Er legte seine Stirn in Knautschfalten und erklärte mit sorgenvoller Miene, er habe einen »kontrollbedürftigen Bezirk im Pankreas« festgestellt. Metastasen in der Bauchspeicheldrüse?

Meine Adrenalinschleusen öffneten sich. Das Entsetzen blockierte mein Denken. Ich hörte den Chefarzt sagen: »Nun warten Sie erst einmal ab. Das heißt ja noch lange nicht, dass die Bauchspeicheldrüse befallen ist.«

Pankreaskrebs – eine schockierende Vorstellung.

Wenn sich das bewahrheiten sollte, hatte ich meine Zukunft bald hinter mir.

Die Abtrünnigkeit aller Dinge

Dienstag, 3. Mai 2005.

Untersuchung in einer radiologischen Praxis. Computertomografie und Knochenszintigrafie. Der Radiologe Dr. Wurzelbred, ein rundlicher Mann mit einem Dreitagebart, nur wenig längeren Stoppeln auf dem Kopf und einem Bauch, den die vergilbten Knöpfe an seinem weißen Kittel nur unter Mühen bändigen konnten, überließ mich seinen Helferinnen. Ich musste ein Kontrastmittel schlucken, dann schoben sie mich in die Röhre. Es dauerte eine Weile bis zur Entwicklung der Aufnahmen. Als ich ins Sprechzimmer gebeten wurde, klemmten sie bereits auf einem beleuchteten Schirm.

Dr. Wurzelbred fuhr zunächst mit der stumpfen Spitze seines Kugelschreibers über das Relief meiner Bauchspeicheldrüse. Er zeigte dann auf einen Schatten. Er sei ziemlich sicher, dass es keine bösartige Struktur sei, sagte er mit rauchiger Stimme. Auch in der Lunge habe er nichts entdecken können und fuhr mit seinem Stift in einer lapidaren Wischbewegung quer über die beiden Lungenflügel, als sei darüber nun jedes weitere Wort überflüssig.

Ich hatte es im Gefühl, die ersten guten Nachrichten sollten die schlechten abfedern. Es folgte ein wahres Bombardement: Knochenmetastasen wie Regentropfen – eine an der linken Schädelkalotte, weitere an der 5., der 9. und der 10. Rippe links, eine an der oberen Halswirbelsäule rechts lateral, eine an der Brustwirbelsäule, eine an der Lendenwirbelsäule und der »Hinweis« auf zwei kleine Metastasen im Wirbelkörper L1. Seine rechte Hand mit dem Stift tippte verwirrend häufig auf diverse Stellen meiner Innenansicht.

Seine Stimme kündigte eine weitere dramatische Offenbarung an. Sie war eine Oktav tiefer, als müsse er seine Tonlage der tragischen Enthüllung anpassen. »Frau Ostmann, im rechten Leberlappen befinden sich vier Metastasen.« Mit seinem Kugelschreiber umkreiste der Radiologe die vier Punkte. Und zeigte dann auf einen Schatten. Da könne möglicherweise eine fünfte sein, sagte er etwas zaghaft.

Mein erster Gedanke: Die Metastasen in der Leber werden mich umbringen. Mein zweiter Gedanke: Heute hat die Phase meines Sterbens begonnen. Keine Aussicht mehr auf ein Überleben. Ich dachte an meine Familie. Sie musste bald ohne mich auskommen.

Gleichzeitig ein Sturzbach von Tränen. Ich hatte ein Gefühl, als würde die Realität aus mir entweichen, wie Luft aus einem Ballon strömt, von dem danach nur noch eine verschrumpelte Hülle bleibt. Die Diagnose hatte blitzartig alle Hoffnungen in mir stranguliert.

In diesem Moment dachte ich an das Gespräch mit meiner

Onkologin. »Die Frau dort hat bereits Metastasen in der Leber, das dauert nicht mehr lange.« – Der Satz hatte sich mir eingebrannt.

Durfte ich meine Kinder einweihen, vollständig informieren? Wie würden sie es auffassen, wenn ich ihnen sagte, dass es für ihre Mutter keine Hoffnung mehr gab?

Der Arzt suchte nach einem Trost. Die Knochenmetastasen, sagte er, seien nicht sonderlich gefährlich. Auch die Metastase an der Schädelkalotte nicht. Es sei so gut wie ausgeschlossen, dass sie nach innen ins Gehirn wachsen würde. Außerdem seien Knochenmetastasen medizinisch gut zu behandeln.

Von der Leber war keine Rede mehr. An meiner Reaktion hatte er gespürt, dass er mir die Folgen der Diagnose nicht mehr zu erläutern brauchte. Meine Onkologin hatte sie mir vor einem Jahr auf drastische Weise eingebläut.

Ein paar Meter neben dem Praxiseingang setzte ich mich auf eine Bank. Meine Tränenströme wollten nicht versiegen. Die Leute sahen mich, ließen ihre Blicke nicht von mir, verdrehten im Vorbeigehen ihren Kopf fast bis auf den Rücken. Ich war tränenblind. Ich nahm sie nur in Umrissen war.

Nach einer Weile rief ich Bernd an. Ich wollte mich zusammenreißen, brach aber in ein heftiges Schluchzen aus. Bruchstückhaft berichtete ich von den Befunden, von den vielen Knochen- und den vier Lebermetastasen. Stille in der Leitung, eine bedenkliche Stille. Dann hörte ich ihn weinen, hörte einen Schluchzanfall.

Autofahren überforderte mich. Ich ließ mir Zeit. Ein erbärmliches Bibbern in mir, das wie ein Fieberschub den ganzen Körper erfasste. Ich spürte die Nässe von Schweißausbrüchen auf der Haut. Mein Kopf vibrierte. Was war überhaupt mit mir geschehen? Was sollte, was könnte ich noch tun?

Das Leben ändert sich in Sekunden.

Das gewöhnliche Sterben dauert eine Ewigkeit.

Wie lange würde meine Ewigkeit dauern?

Daheim erwarteten mich Bernd und meine beiden Söhne. Sie nahmen mich immer wieder in den Arm. Ich spürte ihre Tränen auf meinem Gesicht, auf meinem Hals, sie tropften mir in die Haare. Es war ein krampfartiges synchrones Weinen, dann auch immer wieder ein einzelnes Schluchzen, anfallartig. Bernd hatte Thore und Malte vollständig eingeweiht, nichts beschönigt. Meine Hoffnungslosigkeit hatte nun auch meine Familie erfasst.

Drei Tage später, als ich vom Einkaufen kam, fand ich den schriftlichen Befund im Briefkasten. Ich las den Bericht fünfmal, sechsmal. Ich fiel in eine Art Trance. Ich war unfähig, ihn vollständig aufzunehmen. Mein Gehirn speicherte die Details nicht, es war blockiert. Blockiert von der schockierenden Gewissheit: ein schriftliches Todesurteil. Wieder dieses Schlottern in mir.

Hatte ich es nicht geahnt, befürchtet, dass die Metastasen am Hals nur eine Vorhut waren? Die bösartigen Zellen hatten zum Generalangriff geblasen. Es sollte mein letztes Gefecht werden.

Eine Mischung aus Wut und Rache machte sich breit. Ich sagte mir, wenn ich sterbe, stirbt auch mein Krebs. Der Gedanke wirkte auf eine überraschende Weise besänftigend.

Während ich auf der Couch saß und immer wieder in dem Bericht blätterte, fiel mir dieser sonderbare Vergleich ein. Mir kam plötzlich der Gedanke, dass ich etwa so viele Metastasen in mir hatte wie eine Schrotpatrone Kugeln.

Wie war ich nur darauf gekommen? Vielleicht, weil von diesen kleinen Kugeln eine tödliche Wirkung ausgeht. Und war ich nicht vergleichbar einem Hasen, der von Kugeln zur Strecke gebracht wird wie ich demnächst von einer Ladung Metastasen?

Diese abwegigen Gedanken – war das normal? Warum dachte ich jetzt an Schrotkugeln? Ich kam mit dem Zustand der Vorläufigkeit nicht gut zurecht.

Tage später besprach ich mit meinem Hausarzt die Befunde. Er erlebte mich stark verändert. Er meinte nicht meine depressiven Reaktionen auf die Metastasen. Die hielt er für eine übliche Folge. Mein Bewusstsein habe sich verändert, war ihm während unseres Gesprächs aufgefallen. Er kannte mich seit vielen Jahren, er hatte es wahrgenommen. Ich war eine andere Kerstin Ostmann geworden. Mein Leben hatte eine Zäsur erfahren. Meine Familie stellte fest, dass ich seit dem ersten Pankreasverdacht und der Diagnose Lebermetastasen nicht nur grüblerischer geworden war, was nach einem solchen Befund als völlig normale Reaktion gilt. Meine Familie hatte bemerkt, dass ich mich in einem lebensverändernden Umbruch befand.

Ich ging auf Distanz zu Bekannten, Freunden, Nachbarn. Was mich früher weniger störte, empfand ich nun als belastend, sogar unerträglich. Ich mochte nicht mehr inmitten von Lebenslügen sitzen und mir zudem noch den Klatsch anhören über irgendwelche Promiskandälchen, einen nervigen Nachbarn oder einen dümmlichen Vorgesetzten. Ich wollte die mir verbleibende Zeit sinnvoll nutzen. Ich wollte diesen Leuten jetzt aus dem Weg gehen.

Ich suchte mehr Nachdenklichkeit in meinen Gesprächen. Ich wollte mich nur noch mit denen umgeben, auf die ich mich in meiner letzten Lebensphase verlassen konnte. Und die sich nicht mit mir überfordert fühlten.

Ich sagte meinem Hausarzt, dass für mich eine der schlimmsten Folgen von Krebs das Bewusstsein von der Abtrünnigkeit aller Dinge sei, alles um mich herum habe seine Festigkeit und seine Werthaltigkeit verloren, nahezu alle Gewissheiten seien mir weggebrochen. Selbst die alltäglichen Wünsche, Affekte, Sehnsüchte, Ängste, Skurrilitäten und Paradoxien seien meiner Bewertung entzogen. Meine Richtschnur der Zukunft sei die Ohnmacht. Allein das Wissen darum sei mehr an Grausamkeit, als mir zumutbar sei.

Ich sagte ihm auch, dass ich oft das Gefühl hätte, aus der realen Welt gefallen zu sein. Realität sei für mich keine fassbare oder nachvollziehbare Bewusstseinsform mehr. Meine Realität sei eine andere geworden und nicht mehr kompatibel mit der normalen Alltagsrealität oder dem, was viele dafür hielten. Das Leben anderer zöge an mir schattenhaft vorbei, undurchdringlich wie eine aschgraue Nebelwand.

Nach meinem Leberbefund fühlte ich mich ausgespien auf ein Fleckchen Niemandsland – eine kleine Parzelle zwischen Leben und Tod. In dieser Zeit war ich der Schrecken der Familie: launisch, aufbrausend, egozentrisch, lamentierend, zerstörerisch. Und ständig in Lauerstellung: ist da nicht ein neuer Schmerz, ein neuer Druck, ein neues Ziehen, ein neues Stechen. Warum rührte sich die Wahrsagerin in mir nicht? Als hätte der Krebs auch noch die Fähigkeiten eines Hypnotiseurs, war ich wie ferngesteuert nur zu mechanischen Handlungen fähig. Ich kochte das Mittagessen, trug irgendetwas auf den Tisch. Ich schmeckte nichts, ich wusste nicht, was ich aß. Meine Kinder vermutlich auch nicht. Keiner beschwerte sich. Jegliche Art von Engagement überforderte mich. Meine Familie zeigte Verständnis dafür.

Immer wieder blätterte ich in dem Bericht der Radiologie, manchmal mehrfach am Tag. Ich stellte fest, dass die wiederholte Lektüre wie eine Therapie wirkte: Der Schrecken nutzte sich schneller ab.

Ich erinnerte mich an die Tage in der Uniklinik, als mich nach der Ablatio meiner rechten Brust das Gewicht meines Schicksals fast erdrückt hatte. Und ich dachte an einen Gedanken, mit dem mich Bernd damals aufzurichten versucht hatte.

»Du musst wieder in der Gegenwart ankommen«, hatte er mir gesagt. Ich nahm den Gedanken wieder auf.

Du musst wieder in der Gegenwart ankommen.

Eines Tages suchte ich den Homöopathen Koller auf. Nach dem Klingeln hörte ich seine schlurfenden Schritte: ungemein beruhigend. Eine hörbare Gelassenheit, die mir abhandengekommen war. Alles an ihm wirkte plüschig-gemütlich: seine flauschige Stimme, sein pausbäckiges Gesicht, seine samtigen Augen, seine Einrichtung, seine Lebensart.

Er las den Bericht der Radiologie, Zeile für Zeile. Dann setzte er mit einer nachdenklichen Miene die Brille ab. Ich hörte Worte der Einschätzung, vernahm Anzeichen für eine Betroffenheit. So bedächtig vorgetragen, verloren sie an Wirkung. Ich fühlte mich um den erwarteten Trost betrogen, nach dem ich in diesen Tagen verlangte. Warum reagierte er auf die Diagnosen nicht anders, mit mehr Betroffenheit?

Er schien meine Gedanken zu erraten. Ich dürfe mich jetzt nicht dem Trübsinn hingeben, sagte er. Dafür gebe es keinen Grund. Gegen die Lebermetastasen seien wirkungsvolle Therapien einsetzbar. Alternative Therapien, keine Schulmedizin.

Ich erzählte ihm, dass mir meine Onkologin bereits eine Chemo in Tablettenform verschrieben habe: Xeloda. Koller schien davon nicht angetan. Er werde sich einen Überblick verschaffen, um den für mich überzeugendsten Therapieansatz herauszufinden.

Ich war mir sicher, Koller würde jetzt für mich eine Nachtschicht einlegen.

Zwei Tage später fuhr ich wieder zu ihm. Koller hatte sich schlaugemacht. Er hatte eine Alternative gefunden: IPT (Insulin Potenzierte Therapie). In Wien. Bei einem Dr. Thomas Thüler*.

Das Insulin ermöglicht den beschleunigten Transport einer Chemotherapie in die Krebszellen. Krebszellen haben an ihrer Oberfläche mehr Insulinrezeptoren ausgebildet als normale Zellen. Andockstellen für Insulin, las mir Koller vor.

Der Körper wird in eine Unterzuckerung gebracht. Weil die entarteten gierigen Zellen sofort die leichten Nährstoffe (Zucker) fressen, erreicht das zugeführte Insulin und die gleichzeitig damit infundierte Chemo unmittelbar die Krebszellen. Die Chemo ist auf 20 Prozent der ursprünglichen Dosierung herabgesetzt, wodurch auch die Nebenwirkungen entsprechend verringert werden.

Die Krankenkasse würde die Behandlung nicht bezahlen, wusste mein Homöopath. Weil es keine von der Wissenschaft anerkannte Krebstherapie sei. Dafür gebe es noch zu wenige Studien über die IPT.

Im Laufe der Woche belieferte mich Koller mit weiteren Details der Chemovariante. Er telefonierte mit Dr. Thüler, faxte ihm meine neuesten Befunde und meine Krankengeschichte. Der Arzt meinte, die IPT würde in meinem Fall mit hoher Wahrscheinlichkeit Wirkung zeigen.

Als ich meine Onkologin aufsuchte, erzählte ich ihr von der IPT. Sie blickte mich erstaunt mit großen Lemuren-Augen an. »Frau Ostmann, wir haben hier doch noch eine Menge einsetzbarer Chemotherapien«, sagte sie. »Die IPT ist doch äußerst umstritten.«

Frau Dr. Schäfer überreichte mir meine neuesten Tumormarker, warf dabei den Kopf in den Nacken, was ihrem Beleidigtsein einen Ausdruck von Hochnäsigkeit verlieh. Die Werte interessierten mich nicht. Ich sagte ihr, dass ich mich trotzdem für die IPT entschieden hätte und die Xeloda nun absetzen würde. Von der Schulmedizin wollte ich jetzt nichts wissen. Ich war auf Wien eingestimmt.

»Du hast wieder deine alte Power«, sagte mir Bernd abends. Ich hatte schon seit Tagen nicht mehr das Gefühl, ein schlaffer Wurm zu sein, der jeden Augenblick gefressen wird.

Die Verwüstungen der marodierenden Bestie in mir hatte ich verkraftet. Ich fand meine Coping-Linie wieder, war bereit zum Kampf gegen meine Metastasen. In Wien würde die Bestie eine volle Ladung kriegen, sagte ich mir. Ich glaubte fest daran, dass es so sein würde.

Ich sorgte mich mehr um meine Familie, hauptsächlich um meine Kinder. In unserem gemeinsamen Kalender, in den jeder wichtige Termin von jedem von uns eingetragen wurde, sorgten meine Arztbesuche lange vorher für Aufregung. Meine Kinder kannten diese Termine besser als ihre eigenen, hatten sie lange im Voraus gespeichert. Das schürte Ängste. Eine psychologische Beratung schien mir zwingend. Gerade nach meinem jüngsten Drama. Ich meldete uns zu einer Familientherapie an.

Die brünette Psychologin mit einer Lockenflut bis zu den Schultern und Ohrringen in Form einer Papageienschaukel bat mich, die Gründe für unser Hiersein zu schildern. Wir saßen ihr gegenüber in einem Halbkreis. Ich erzählte von den

Stadien meiner Krankheit bis zur Entdeckung der Knochen- und Lebermetastasen vor zwei Wochen. Jeder Arztbesuch sei vor allem für meine Familie eine große Belastung.

»Und wie belastet das Sie?«, fragte mich die Psychologin.

»Ich brauche keine psychologische Betreuung«, sagte ich ihr. Nach meiner langen Krebsgeschichte hätte ich mich an die vielen schlechten Nachrichten gewöhnt. Ich sagte ihr, dass ich gelernt hätte, mit meiner Krankheit umzugehen. Den neuesten Befund hätte ich verarbeitet und den Schock nun überwunden. Die Klinikpsychologin in St. Peter-Ording würde mich regelmäßig während meiner Kuraufenthalte betreuen.

Ich hatte ihr unbeabsichtigt eine Abfuhr erteilt. Ich hatte nur meine Empfindungen wiedergegeben. Ich hatte mich wieder so stabilisiert, dass ich keinen Bedarf an psychologischer Betreuung verspürte und keine Fragen nach meinem gegenwärtigen Befinden und nach meinen Ängsten hören mochte. Dann wurde mir bewusst, dass ich es Thore und Malte erschwert hatte, sich zu öffnen.

Bernd hatte das Bedürfnis, meine Antwort zu interpretieren. Er sprach von »Phasen«. »Nach jedem schrecklichen Befund«, sagte er, »ist Kerstin zunächst am Boden zerstört. Sie ist apathisch, reagiert kaum, weint häufig.« Die zweite Phase sei die ihres inneren Widerstandes. »Kerstin wird aggressiv und zänkisch und gerät bei jeder Kleinigkeit aus den Fugen. In der dritten Phase ist sie wieder unerschütterlich stabil und zum Kampf gegen den Krebs entschlossen.«

Thore konnte nicht mehr an sich halten, er bekam einen Weinkrampf. »Ich will nicht mehr die Angst haben, dass ich mittags zu Hause erfahre, Mama war bei einer Untersuchung und hat wieder etwas«, sagte er, von Schluchzern unterbrochen. Er fiel in sich zusammen, ließ sich nach vorn fallen, die Ellbogen auf die Oberschenkel gestützt, sein Kopf hing ihm bis auf die Knie. Er weinte unaufhörlich.

Die Psychologin fragte: »Sagst du denn auch deiner Mutter mal, dass du Angst um sie hast?« – »Ja, sehr oft. Und das ist ja auch so«, sagte er und blickte zu Boden. Ich spürte, er wollte nichts mehr sagen, sich nicht weiter öffnen.

Ich dachte in diesem Moment an unsere vielen Gespräche, traurige, aber auch aufmunternde. Ich machte mir Vorwürfe. Hätte ich Thore häufiger ansprechen müssen? Er äußerte sich selten über seine Gefühle. Was ihn bewegte, machte er mit sich aus, forderte keine Gespräche ein, entzog sich ihnen. Ich musste seine Bedürfnisse erahnen und auf ihn zugehen. Hatte ich das zu wenig getan?

Manchmal, wenn ich ihn in den Arm nahm oder er mich, spürte ich, dass ihn etwas bedrückte, er mit mir reden wollte, aber den Einstieg dazu nicht fand. Dann half ich ihm.

Ich hatte meiner Familie gegenüber nie etwas beschönigt. Sie wusste, dass ich nicht mehr lange zu leben hatte. Immer wieder suchte Thore nach Bestätigung für seine Hoffnung, dass von meiner Frist noch nicht viel verbraucht war. Wenn wir dann meinen Krebs ansprachen, seine Angst und das kleine Stückchen Zukunft, das mir noch blieb, war er dem Gespräch gewachsen.

Thore kannte meine körperliche Verfassung, wusste, dass ich von der endgültigen Niederlage noch weit entfernt war. Dennoch, er wollte es von mir hören. Das beruhigte ihn. Als traute er seiner eigenen Wahrnehmung nicht. Ich sagte mir, dass er vielleicht auch meinen Kampfgeist prüfen wollte. Um sich zu beruhigen.

Die Psychologin versuchte es nun mit Malte, der in das Weinen seines Bruders hinein nichts mehr sagen mochte. Er reagierte nur noch verstockt. Aus der Sitzung konnte nichts mehr werden. Wir gingen vorzeitig.

Am 27. Mai schrieb ich in den Familienkalender: letzte Einnahme der mir von Frau Dr. Schäfer bisher verordneten Chemotabletten Xeloda. Am 31. Mai flog ich nach Wien. Um drei Uhr morgens stand ich auf, eineinhalb Stunden bis zum Flughafen, kurz nach sechs Start der Maschine.

In Wien an der S-Bahn-Station in Innenstadtnähe wartete bereits Ursel Steinach, Sabines österreichische Freundin. Sabine besaß am Traunsee eine Ferienwohnung, war seit einigen Jahren Nachbarin von Ursel, die mich jetzt in die Praxis begleitete. Sie wollte sich einen Eindruck von dem Arzt verschaffen. Ich verstand die Fürsorge als Zeichen der Wertschätzung Sabines.

Der Arzt begrüßte mich mit einem festen Blick, der das Bewusstsein ausstrahlte, sich auf seinem Gebiet als Koryphäe zu fühlen. Zwischendurch fuhr er sich, das Kinn leicht himmelwärts gerichtet, mit der rechten Hand über seine glatt nach hinten gestriegelten Haare. Eine trotzige Art, anderen seine Selbstschätzung mitzuteilen.

Der Arzt erklärte mir den Ablauf der Behandlung, dann die Wirkungsweise seiner Therapie. Jeweils an den nächsten fünf Praxistagen würde ich eine IPT bekommen. Eine Helferin nahm mir Blut ab. Am nächsten Tag, es war der 2. Juni 2005, bekam ich über einen Port meine erste Infusion, eine Kombination von Insulin und den Chemosubstanzen Adriamycin, 5 FU und Cyclophosphamid.

Die Wirkung der IPT werde sich erst in einigen Tagen einstellen, sagte der Arzt.

Ich wohnte in dieser Zeit in Sabines Ferienwohnung – drei Bahnstunden von Wien entfernt. Häufig saß ich abends auf dem kleinen Balkon mit Blick auf den See oder bei Ursel auf der Terrasse. Manchmal überraschte ich sie und ihre Schwester Barbara mit einem Menü, das ich am späten Nachmittag zubereitet hatte. Wir freundeten uns an. Ursel bestätigte mir die Wahl Dr. Thülers als eine richtige. Er habe auf sie einen kompetenten Eindruck gemacht.

In diesen Tagen dachte ich oft über meinen Krebs als Geiselnehmer nach. Mein Mann, meine Kinder – sie befinden sich seit Jahren in einer Art Geiselhaft meiner Krankheit. Bernd litt sehr unter der Einengung. Darunter, dass er keine Urlaube mehr planen und immer häufiger Einladungen ausschlagen musste. Meine Abwesenheit befreite ihn von ein paar akuten Sorgen um mich. Sie dauerte aber nicht lange. Nach gut einer Woche verließ ich das Domizil am Traunsee, flog fortan nur noch einmal in der Woche zur Infusion nach Wien, sechs Uhr hin, 14 Uhr zurück.

Ich erinnere mich, dass mich in diesen Tagen ein Gefühl des

Entspanntseins durchströmte. Ich erinnere mich auch, dass sich mir damals ein Bild aufdrängte. Es war das Bild eines Hundes, der völlig entspannt vor dem Kamin liegt, alle viere von sich gestreckt, seine Umgebung nur noch blinzelnd wahrnimmt, von keinen Adrenalinschüben mehr gehetzt, und dessen Pfoten im Traum zucken.

Einige Wochen nach meiner ersten IPT rief ich Iris Thiede an. Ich wollte hören, wie es ihr geht, ihr sagen, wie es mir geht. Sie meldete sich mit dem winzigen Stimmchen eines Zeisigs. Anfangs konnte ich sie kaum verstehen, musste mehrfach nachfragen. Was war mit ihr passiert?

»Mir geht es nicht gut«, sagte sie. Ich hörte sie weinen. »Ich habe überall Metastasen, in der Leber, im Gehirn, im ganzen Körper. Ich habe eine Einweisung in die Uniklinik. Ich glaube nicht, dass ich dort noch lebend rauskommen werde.«

Ich erinnere mich, dass mich eine naive Ungläubigkeit befiel. Iris? Die so kämpferische, hoffnungsvolle Iris, die im März noch langfristige Pläne geschmiedet hatte für viele gemeinsame Jahre mit ihrem Lebensgefährten Rolf? Die Iris, mit der ich vor Kurzem in St. Peter-Ording weite Radtouren gemacht hatte?

»Iris, das glaube ich nicht«, entfuhr es mir spontan.

Gerade ausgesprochen, kam mir mein Einwand äußerst dumm vor. Wegen meines in ihm erkennbaren Erschreckens. Und wegen der versteckten Unterstellung, sie habe mir die Unwahrheit gesagt. Eine so schreckliche Dramatik mit dem Tod vor Augen als Lüge? Wie dumm nur.

Ich versuchte, sie mir vorzustellen: ihr eingefallenes Gesicht mit den hervorstehenden Wangenknochen und der sich darüber spannenden hepatitisgelben Haut. Ich stellte mir auch ihre Augen vor mit ihrer seelenvollen Tiefe, dunkelbraune, fast schwarze glänzende Augen. Sie würden jetzt nur noch das dumpfe Todesahnen in sich tragen.

Sollte ich sie trösten, Mitleid zeigen, Selbstmitleid schüren?

Ich wollte sie neue Hoffnung schöpfen lassen. Ich wollte ihr durch die Schilderung meines Zustandes, meiner Befunde und meiner Wiener Therapie eine Zuversicht geben. Ich wollte ihr deutlich machen, dass es Sinn macht, zu kämpfen. Und ich wollte sie nicht verlieren, weil mich sofort der Gedanke durchfuhr: Wenn ich sie verliere, verliere ich auch mich. Erst Ute, dann Marlies, in Kürze Iris. Dann ich.

Diese Reihenfolge entsprach für mich der Logik einer Zwangsläufigkeit.

Ich erzählte ihr von der IPT, ihrer Wirkungsweise und meinen Hoffnungen, die ich in sie gesetzt hatte. Und dass ich ein besonders gutes Gefühl mit dieser Therapie hätte. Sie fragte nach Details und strengte sich an, um verstanden zu werden. Das Gespräch belastete sie, ihre Stimme wurde schwächer, schließlich vernahm ich nur noch ein Flüstern. Bald verstand ich nichts mehr. Sie weinte wieder.

Dann hörte ich Rolfs Stimme, er hatte mitgehört. »Vielleicht ist das noch eine Chance für Iris«, sagte er und bat mich, Dr. Thüler danach zu fragen. Er werde die neuesten Befunde heute noch auf die Post bringen.

Ich hatte einen Strohhalm gereicht.

Im Hintergrund hörte ich Iris immer noch weinen.

Ich behielt den Wien-Rhythmus bei: einmal wöchentlich eine IPT. Als ich Dr. Thüler die Befunde von Iris vorlegte, warf er nur einen kurzen Blick darauf, sah mich an, schüttelte den Kopf. »Da kann ich nichts mehr machen«, sagte er, »das ist zu weit fortgeschritten. Sie wird in Kürze sterben.«

Ich hatte das befürchtet. Nun quälte mich der Gedanke, ihr eine falsche Hoffnung eingepflanzt zu haben.

Ich wollte meinem Homöopathen Koller für die Thüler-Empfehlung danken und mit ihm über Iris reden.

Ich erinnere mich, dass ich sehr entspannt war, als ich auf sein Haus zufuhr. Mit dieser Therapie hatte ich eine richtige Entscheidung getroffen. Mir gefiel es, dass es meine Entscheidung war und nicht die mir von einem Mediziner übergestülpte. Das hatte etwas Befreiendes.

Die Blätter des Ginkgos in seinem japanischen Garten glänzten silbrig in der Sonne. Von den Eingangstufen her sah ich Steine, nichts als Steine, kieselrund, manche so groß wie Kürbisse, aufgehäuft zu kleinen Hügeln, zwischen denen das Wasser in glatt fließenden Muskelsträngen strömte, an manchen Stellen kleine Wirbel bildend, um dann glucksend in einem Schacht zu verschwinden. Vor der Haustür standen zwei Bonsaibäume. Nichts davon hatte ich bei meinen letzten Besuchen wahrgenommen.

Endlich hatte ich wieder einen Blick für meine Umgebung. Lange genug hatten meine masochistischen Ahnungen und meine rotierenden Gedanken, von den nächtlichen Heimsuchungen mit ihren finalen Botschaften paralysiert, sich in einem spasmodischen Umherirren in meinem tiefen Inneren bewegt, fixiert auf das Ungeheuer in mir.

Die Krankheit dominierte mich nun nicht mehr. Ich war wieder aufgetaucht, wieder mit Deutungen und Wahrnehmungen meiner Umwelt befasst.

Ich hatte in die Wirklichkeit zurückgefunden. Ich fragte mich aber, ob ich mir noch die Mühe machen sollte, sie zu interpretieren.

Donnerstag, 8. Juli 2005.

Sommerferien. Gleich am ersten Tag fuhr ich mit Malte und zwei seiner Freunde zu einem Tennisturnier nach Norddeutschland. Ungefähr ein Dutzend Jugendliche aus unserem Klub war bereits eingetroffen. Malte war gut beschäftigt, vier Tage lang.

Ich wollte Iris besuchen. Am nächsten Morgen fuhr ich in die Uniklinik. Ich war ihr eine Antwort schuldig; ich würde mich aber um sie herumdrücken. Wie Thüler hatte auch Koller keine Hoffnungen mehr für Iris.

Unterwegs drängten sich mir Bilder auf, von meinem Aufenthalt auf der Station 11, der Verlegung auf die 9, von den Bestrahlungen, von den Röhren auf meinem Bauch, von der vereiterten Operationsnarbe, von dem Mädchen mit den Stangen im Auge, vom Hotelaufenthalt, dem mitfühlenden Koch und der freundlichen Bedienung.

Dann sah ich Frau Dr. Blier vor mir. Sie hatte mich einige

Male schnippisch-arrogant abfahren lassen. Vielleicht hatte mein wiederholter Anblick sie auf die ihr peinlichen Versäumnisse in meiner Nachsorge gestoßen, dachte ich. Warum wohl hatte sie mich damals von ihrer Station verbannt? Weil ihre Pannen nicht die Runde machen sollten? Oder mobilisierte mein Anblick ihr schlechtes Gewissen?

Sogleich verwarf ich den Gedanken. Sie passten nicht in mein Bild von ihr. Eine derart mitfühlende Reaktion traute ich ihr nicht zu. Ich wollte es ihr auch nicht zutrauen, weil es mir die Verarbeitung ihrer Schludrigkeiten erschwert hätte. Die Bilder von ihr hätte ich gerne verdrängt. Ausgerechnet sie dominierten meine Erinnerungen.

Ich hatte es schon vermutet. Iris lag auf der Station 9. Der Station für die hoffnungslosen Fälle. Als ich mich dem Zimmer näherte, fühlte ich plötzlich eine Schwäche in mir. Vor der Tür zögerte ich. Ich hatte mich nicht angekündigt, hätte also leicht umkehren können. Dann drückte ich entschlossen die Klinke nieder. Ein Dreibettzimmer.

Iris lag am Fenster. Sie schlief. Ihr von der Krankheit verzehrtes Gesicht hatte die von mir vermutete leichte Gelbfärbung, die Haut ihrer spitz gewordenen Nase spannte sich weißlich über dem Nasenbein. Die Jochbeine standen wie Höcker hervor, ihr Hals war stark geschrumpft.

Iris öffnete die Augen. Sie hatten wieder diese unergründliche rätselhafte Tiefe. Und sie glänzten. Sie hatte keinen Krebsstress mehr, sie hatte losgelassen.

Als sie mich sah, lachte sie. Es war mehr die Andeutung eines Lachens. Die Augen lachten, der Mund lachte, ohne dass sich dabei die Mundwinkel bewegten. Sie streckte mir mit einer kraftlosen Gebärde ihre dünnen Ärmchen entgegen. Ich nahm sie in den Arm.

Dann brach es aus mir heraus. Ich weinte, sie weinte. Ich spürte, wie sie ihr schmales Köpfchen an mich drückte, mich festhielt. Sie wollte nicht mehr über ihre Krankheit sprechen, sie wollte sich nur noch erinnern – an unsere gemeinsame Zeit in St. Peter-Ording, fragte nach Klaus und anderen. Nach einer halben Stunde war sie müde, ihr fielen die Augen zu. Ich nahm ihre rechte Hand, drückte sie. Ein schwacher Gegendruck nur.

Von Rolf hörte ich später, dass ihr Krebs eine besonders aggressive Variante war. Bereits vor ihrer Kur hatten die Ärzte in ihrem Gehirn Metastasen diagnostiziert. Sie hatten es ihr verschwiegen.

Ich hatte die 10. IPT hinter mir, als ich am 22. Juli 2005 meine Onkologin aufsuchte: Sonografie vom Bauch. Meine Anspannung wuchs ins Unermessliche. Ich fühlte mich wie ein Astronaut in einer Apollorakete Sekunden vor dem Start.

»Jetzt sehen wir uns zuerst die Leber an«, sagte Frau Dr. Schäfer. Ein Ausruf des Erstaunens: »Ich sehe ja gar keine Metastasen mehr.« Dann mattierte sie ihre Stimme. Ihr war nicht rechtzeitig genug eingefallen, dass dieses erfreuliche Ergebnis auf einer von ihr abgelehnten Behandlungsmethode basierte. Die Reaktion reizte mich zu einer Bemerkung. »Dann ist die IPT doch hilfreicher, als Sie gedacht haben«, sagte ich. Ihre Bewegungen wurden hektischer, sie täuschte eine angespannte Beschäftigung vor. Meine Onkologin wollte mich nun schnell loswerden. »Ich schreibe Ihnen die Überweisung für eine Computertomografie aus«, sagte sie und verließ den Raum.

Einige Tage später der schriftliche Befund: »Gegenüber der Untersuchung vom 5. Mai zeigt sich eine partielle Verbesserung. Von den vier noch abgrenzbaren Herdbefunden im rechten Leberlappen zeigen alle eine Abgrenzbarkeit und insbesondere eine Größenreduktion. Keine neu aufgetretenen metastasentypischen Herde anderer Lokalisation.«

Ein tiefes Durchatmen: keine Metastase an der Bauchspeicheldrüse.

Die Lebermetastasen waren noch zu sehen: weiße kleine Knötchen; sie waren aber deutlich geschrumpft. Vielleicht würden sie nach den nächsten IPT-Infusionen vollständig verschwunden sein.

Ich durfte wieder hoffen.

29. Juli 2005.

Iris ist tot. Rolf rief am Nachmittag des 30. Juli an. Sie war einige Tage vorher in ein Koma gefallen und am 29. Juli vormittags gestorben. Seine Stimme klang ruhig, sachlich fast. Seine Gewissheit von ihrem baldigen Ende und seine vorweggenommene Trauer ließen ihn so gefasst sein. Ich war trotz der von mir erwarteten Nachricht geschockt. Tränen liefen mir über das Gesicht. Ich spürte einen Würgereiz.

Rolf war nicht auf ein längeres Gespräch eingestellt. Wenn ich von Iris Abschied nehmen möchte, sagte er, werde er mir einen Totenbrief schicken mit Ort und Zeitpunkt der Beerdigung. Ich antwortete ihm, dass ich unbedingt kommen möchte. Er beendete das Gespräch, meine Traurigkeit blieb, eine ohnmächtige Traurigkeit.

Warum nur fiel es mir so schwer, ihren Tod zu akzeptieren. Immer wieder sah ich Bilder von ihr vor mir. Ich sah sie in ihrem Klinikbett am Fenster, wie begraben unter den Kissen, sah das ausgezehrte Gesicht, sah in ihre glänzenden Augen, die ich immer zu ergründen versucht hatte, als sei in ihnen, tief drinnen, etwas Geheimnisvolles verborgen. Ich erinnere mich, dass ich in der Klinik, als sie mich ansah, gedacht hatte, es sind Abschiedsaugen, Sie schienen mir so seltsam entrückt.

Ich erinnere mich, dass, kurz nachdem ihr die Augen zugefallen waren, ein matter Sonnenkeil ins Zimmer fiel und ihr Gesicht aufhellte. Sie hatte ein friedvolles Gesicht, aus dem alle Anspannung gewichen war. Es war ein ausgemergeltes Gesicht, ein in seinem seelenvollen Ausdruck schönes Gesicht.

Abends hörte ich Malte weinen, er lag in seinem Bett und hatte den Kopf zwischen den ausgestreckten Armen in die Kissen gedrückt. Er kannte Iris nur flüchtig, hatte sie bei einem Besuch in St. Peter-Ording an zwei Tagen gesehen.

Malte weinte nicht um Iris, er weinte um mich. Der Tod von Iris hatte seine zermürbenden Ahnungen um mich, die er für eine Zeit verdrängt hatte, wieder wachgerüttelt. Ich legte mich zu ihm ins Bett. Es dauerte eine Weile, bis ich ihn getröstet hatte. Und dann noch eine Weile, bis er eingeschlafen war.

Klaus und ich hatten zur Beerdigung fahren wollen. Zwei Tage vorher rief mich Rolf an und erzählte von Streitigkeiten mit dem Ex-Ehemann. Sie konnten sich nicht darauf verständigen, wer zur Beerdigung eingeladen werden sollte.

Waren wir, Klaus und ich, vielleicht der Grund für das Gezänk? Mit missbilligenden Blicken im Rücken mochte ich nicht am Grab stehen und von Iris Abschied nehmen.

Am 21. September flog ich zu meiner vorläufig letzten IPT. Drei Wochen später überwies mich meine Onkologin zur Computertomografie des Oberbauchs. Im Vergleich zur Voruntersuchung vom 26. Juli sei eine deutliche Verbesserung festzustellen, sagte mir der Radiologe. Seine Stimme klang so gleichförmig, als hätte er seine Sätze abgelesen.

In seinem schriftlichen Befund las ich: »Die Metastasen sind zum Teil nur noch als kleine diskrete hypodense Parenchymläsion abgrenzbar.« – Die Metastasen hatten sich demnach fast vollständig zurückgebildet. Ich las: »Wir haben Frau Ostmann jetzt zu einer Erhaltungstherapie mit dem Östrogenrezeptorantagonisten Faslodex geraten. Wir hoffen, dass es hierdurch gelingt, den Tumorprozess aufzuhalten.« Ich las ferner, dass die Oberbauchorgane »unauffällig« seien.

Keine Schrotkugeln mehr.

Im Oktober 2005.

Bernd fragte mich eines Abends nach meinen Arztterminen, die ich selten auswendig weiß, weil ich meistens morgens den Terminkalender befrage, welche Praxis ich heute ansteuern muss. Wie andere zur Arbeit fahre ich zu Ärzten oder in Krankenhäuser, nicht selten an mehreren Tagen in der Woche; manche Termine waren die meiner Kinder, die ich begleitete.

Mein Hausarzt, die Onkologin, der Internist, die Frauenärztin, der Radiologe, der Chirurg, der Orthopäde, der Kinderarzt – deren Praxen, dachte ich an diesem Abend, könnte ich mit geschlossenen Augen voneinander unterscheiden: an den Geräuschen, den Stimmen der Helferinnen, einige auch an ihren Gerüchen.

Ich dachte an das penetrant laute Klackern aufspringender und zuschnappender Praxistüren, das mich an das Geräusch einarmiger Banditen erinnerte, wenn der Hebel rechts nach unten gedrückt wird und die drei Räder mit den Zahlenkolonnen zu rotieren beginnen. Je nach Stimmung nervte mich der Türlärm schon mal mehr als die Untersuchung selbst und das Drum und Dran vorher und nachher, wenn mein Blut in die kleinen Röhrchen sprudelte, eine Helferin mir die letzten Blutwerte in die Hand drückte und der Arzt mir die Tumormarker und die Leberwerte interpretierte und ich auf das Rattern des Druckers wartete, der mein Rezept ausspuckte.

Wenn ich im Wartezimmer saß und die Geräusche mich umschwirrten, die knappen Anweisungen des Arztes, die hektischen Stimmen der Helferinnen und deren geschäftiges Hantieren, die besorgten Fragen von Patienten, das dauernde Telefongeklingel und das laute Geklapper von Ledersohlen auf dem Parkett, störte mich am meisten das Auf und Zu der Tür, dieser markig-dumpfe auftrumpfende Ton von Stahl auf Stahl, der mich bis ins Sprechzimmer am anderen Ende eines Flurs oder bis in den verdunkelten Raum der Sonografie verfolgte und der in seiner Aufdringlichkeit selbst in das Gespräch mit dem Arzt hineinplatzte.

Oft hörte ich nach einem Klackern der Tür die Stimme eines Patienten am Empfang, hörte das Schleifgeräusch der Krankenkassenkarte, die eine Helferin durch den Schlitz des Lesegeräts zog. Dann hörte ich den Patienten sagen, er habe einen Termin. Und ich dachte, dass ihm trotzdem das lange Warten nicht erspart bleiben würde.

Manchmal nahm ich mir vor, das Türgeräusch zu ignorieren. Doch dann hörte ich es umso lauter. An solchen Tagen klackerte es auch noch in meinem Kopf, nachdem ich längst die Praxis verlassen hatte.

Und dann diese Gerüche, die Ausdünstungen von Siechtum in einer onkologischen Praxis. Ich vermied es, dort auf die Toilette zu gehen, wo es nach Erbrochenem roch. Die Ausscheidungen, ein Gestank von Chemie, welker Haut, Urin und Ammoniak, setzten sich in meiner Nase fest.

Die Botenstoffe der Zersetzung klebten lange an mir, an den Händen, in der Kleidung, in den Haaren, in einzelnen Zimmern, im ganzen Haus. Der Gestank war nicht abzuwaschen, ich trug die Ausdünstungen in mir, in meinem Kopf.

Solche Überdruss- und Ekelphasen, sagte mir mein Hausarzt, seien eine normale Reaktion. Das sei der Aufschrei meiner geschundenen Seele gegen meine Lebensumstände.

Mir gelang es nicht, die mich marternden Gedanken zu zähmen. Eine lange Zeit nicht.

Sorgen um Malte. Vor Wochen hatte ich an seinem rechten Arm eine Zecke entfernte. Die Bissstelle war nicht gerötet. Eine Infektion sei dann nicht zu befürchten, hatte ich gelesen.

Malte begann nach einiger Zeit zu schwächeln, musste den Sport aufgeben, er klagte über Bauch- und Kopfschmerzen, dann traten krampfartige Anfälle auf; ein Kinderarzt stellte Borrelien im Blut fest und verordnete ein Antibiotikum. Die Kopf- und Bauchschmerzen blieben, ebenfalls seine Abgeschlagenheit. Er wurde immer trauriger und hinfälliger.

Wie konnte ich dem Kleinen helfen? Borrelien seien nicht mehr nachweisbar, sagte mir eines Tages der Kinderarzt. Er schien ratlos. Schließlich hegte er den Verdacht, es könne sich um eine Zöliakie handeln, eine Unverträglichkeit von Klebereiweiß (Gluten) im Weizen- und Roggenmehl. Eine Biopsie der Darmzotten bestätigte das.

Malte durfte keine Getreideprodukte mehr essen, keine Nudeln, kein Dessert, keine Saucen, keinen Kuchen, nur noch Produkte aus Reis-, Sojamehl und Maisstärke.

Ein starkes Gefühl von Erschöpfung.

Ich dachte, warum denn das auch noch.

Was sollte ich nun tun?

Mein Sohn war deprimiert, ich versprach, er würde bald wieder Tennis spielen können.

Ich stand kurz vor meiner Kur in St. Peter-Ording. Bernd wäre mit dem Problem überfordert. Ich rief in der Rehaklinik an, der Verwaltungschef sagte mir eine intensive Unterstützung zu. Ich sollte Malte mitbringen, er würde dort medizinisch betreut. Nach langen Verhandlungen stimmte die Krankenkasse zu. »Wegen ihrer besonderen Situation«, sagte mir ein Angestellter aus der Zentrale.

Am 2. November flog ich nach Wien zu meiner letzten IPT. Tags darauf fuhren mein Sohn und ich an die Nordsee. In der Kur führte ich lange Gespräche mit einer Ernährungsberaterin.

Langsam fühlte ich mich der Zöliakie gewachsen.

Der Prozess

Frühjahr 2006.

In meinen Krebsjahren war ich zum Glück keinen Anfällen von Demut ausgesetzt und der mit ihr einhergehenden dauerhaften seelischen Ermattung, die ich oft bei anderen erlebt hatte. In meinem Zustand hätte ich mir keine schlimmere Heimsuchung vorstellen können als die der knechtenden Demut, die mich in die Rolle einer lämmerhaft-ergebenen Beobachterin gedrängt hätte, die zusieht, wie langsam ihr Leben zerfällt. Vor dieser Agonie bewahrte mich mein Eigensinn – die in mir angelegte, jede Form der Ergebenheit schon im Ansatz bekämpfende Widerborstigkeit.

Eine Neigung zum Märtyrertum gehört nicht zur Ausstattung meiner Gene, dafür eine Abneigung gegen jede Form von Ungerechtigkeit; sie lässt jedes Mal meine Zündschnur erglimmen. Allerdings dauert es eine Weile, bis meine Lunte Funken sprüht.

Ich hatte lange mit rechtlichen Schritten gezögert und erst 2004 eine Klage auf Schadenersatz eingereicht. Gegen Chefarzt Dr. Zeitler, Oberarzt Schmied und Stationsarzt Demmer und den Betreiber des Krankenhauses.

Ich sah mich dazu gedrängt. Lange Zeit hatte ich auf Wiedergutmachung gehofft – vom Chefarzt, seinen Mitarbeitern, den Managern der Klinik. Das Geld war es nicht, es war die Geste; auf sie hatte ich gewartet, auf die Geste des Bedauerns.

Ich hatte darauf gewartet, dass mir einer der Beteiligten sagen würde: »Wir haben Fehler gemacht, dafür wollen wir einstehen und uns entschuldigen.«

Lange bewahrte ich in mir eine Bereitschaft zum Vergessen, doch die Geste blieb aus. Nach meinen Erfahrungen mit dem Medizinbetrieb hätte ich es wissen müssen. Mein Anwalt hatte mehrfach an die Versicherung geschrieben, aber nur hinhaltende Antworten bekommen.

Einige Wochen vor der Klage unternahmen Bernd und ich einen letzten Versuch zur Einigung. Wir verabredeten uns mit dem Geschäftsführer der Klinik und seinem Verwaltungschef. Der Geschäftsführer sagte, er werde den Klinikversicherer zu einem fairen außergerichtlichen Vergleich drängen.

Ich schöpfte wieder Hoffnungen. Aber nur für ein paar Tage, dann meldete sich der Anwalt der Versicherung, er bot mir einen Vergleich an: 1000 Euro.

Es dauerte einige Tage, bis ich meine Fassung wiedergefunden hatte.

Zeitweilig fand ich eine Genugtuung darin, nachmittags, abends, manchmal bis in die Nacht hinein am PC meinem Anwalt Zusammenhänge aufzuschreiben. Über die medizinischen Abläufe, die vielen Fehler und Versäumnisse meines Operateurs und das Versagen der Brustkrebsspezialisten in der Uniklinik.

Mein Ehrgeiz war angestachelt, die Versicherer mit ihrer Arroganz hatten meinen Stolz verletzt.

Ich wurde zur Kriminalistin, suchte nach Belegen, sammelte medizinische Erkenntnisse. Um mich herum Akten: Arztbriefe, Laborwerte, Sonografie-, Röntgen- und MRT-Befunde, medizinische Stellungnahmen. Ich forschte nach Daten, verglich Analysen, interpretierte Befunde, erinnerte mich an Behandlungsdetails, entdeckte neue Zusammenhänge und erlangte die absolute Gewissheit, dass ich ein Opfer von medizinischen Versäumnissen geworden war. Sie hinterlassen selten schriftliche Spuren, auch in meinem Fall nicht.

Das Stöbern machte es mir bewusst: Unterlassungen von Medizinern zählen zu den schlimmsten Behandlungsfehlern. Sie fallen kaum auf und lassen sich schwer nachweisen.

Ich steigerte mich in eine dauerhafte Entrüstung.

Gespräche mit mir über künftige Therapieschritte – eine Ausnahme. Selbst krasse Fehlbehandlungen ihrer Kolleginnen oder Kollegen veranlassten die mich gerade behandelnden Ärzte nicht, mich darauf hinzuweisen.

Einmal, im September 2000, hatte mir ein Ärztinnenteam der Uniklinik empfohlen, ich sollte mir prophylaktisch beide Brüste und die Gebärmutter entfernen lassen. Das war zum Zeitpunkt der Hiobsbotschaft von meinen beiden Gendefekten. Eine Onkologin sagte damals: »Wir hätten Sie hier anders behandelt.« Ich fragte erstaunt nach: Wie anders? Eine ausweichende Antwort, meine Nachfrage wurde überhört.

Ein weiteres Mal, im Juni 2002, hatte der Chefarzt des Krebszentrums der Uniklinik mir zur Brachytherapie geraten. Außer ihm machte sich keiner der Krebsspezialisten die Mühe, mit mir über Behandlungsschritte zu sprechen. Ich galt seit Jahren als Hochrisikopatientin, das wussten alle mich behandelnden Ärztinnen und Ärzte. Trotzdem hörte ich nie ein Wort über Chemotherapie. Keiner sprach mit mir über diese oder andere therapeutische Möglichkeiten.

Mein Anwalt hatte Fragen, eine Menge Fragen. Ich schickte ihm Stellungnahmen, kommentierte Arztberichte, Diagnosen, Laborergebnisse und schilderte ihm ausführlich die Pannen und Versäumnisse meines Operateurs und seines Teams.

Elke half mir bei meinen medizinischen Recherchen. Sie war eine Expertin im Googeln, sie fand alles im Internet, selbst die kompliziertesten medizinischen Zusammenhänge.

Eine Juristin aus der Zentrale meiner Krankenkasse empfahl mir den Kontakt zur Alexandra-Lang-Stiftung für Patientenrechte; sie hilft Opfern von Behandlungsfehlern. Ihre Gründerin Ilse Lang hatte im Jahr 2000 ihre Tochter verloren. Die damals 30-jährige Alexandra war nach einem Arztbesuch und einer Infusion mit Vitaminkomplexen und Spurenelementen zusammengebrochen, ein Notarzt ließ sie in ein

Krankenhaus bringen. Sie fiel ins Koma und starb an einem Multiorganversagen. Mehrere medizinische Gutachter vermuteten als Todesursache eine mit Bakterien kontaminierte Infusionslösung.

Die Mitarbeiter der Stiftung durchforschten meine Akten. Ihre Ärztin, Dr. Ulrike Zunker, wunderte sich, dass mir auch Jahre nach der Brust-OP keine Chemotherapie verabreicht worden war. Sie fragte erstaunt: »Mit welcher Begründung haben Sie keine Chemo bekommen?« – Ich sagte, der mich behandelnde Chefarzt sei über Jahre hinweg von einem lokal begrenzten Tumor ausgegangen.

Die Ärztin fassungslos: »Ihre Frauenärztin und die Ärzte in der Uniklinik haben Ihnen auch nicht dazu geraten?« – »Nein.« – »Hat Ihnen denn Ihr Chefarzt auch im Jahre 2002, als bereits die Lymphbahnen befallen waren, noch immer nicht zu einer Chemotherapie geraten?« – »Nein.« – »Ich halte das für unverantwortlich. Das ist ein schwerwiegendes Versäumnis, folgenschwerer als der vergessene Lymphknoten.« Bei meiner familiären Disposition sei eine Chemotherapie dringend indiziert gewesen.

Eine späte Erfahrung: Unkenntnis über die eigene Krankheit ist ein Verhängnis; sie ist eine Form der Selbstverstümmelung.

Meine Lebenszeit hatte sich verkürzt, und mein Unwissen hatte es ermöglicht.

Ich erkundigte mich bei einigen von der Stiftung vermittelten Ärzten nach der Wirkung einer rechzeitig eingesetzten Chemo. Übereinstimmende Antworten: Die Chemo hätte womöglich eine systemische Ausbreitung meines Krebses verhindern können. Ich erzählte meinem Anwalt davon, er nahm es reserviert auf, was nicht verwunderte. In der Klageschrift und in den von mir in Auftrag gegebenen medizinischen Gutachten hatte dieser Aspekt keine Erwähnung gefunden. Ich hatte auf einmal die Gewissheit, dass mir das so plötzlich bewusst gewordene gravierende Versäumnis der Schwerpunkt meiner Klage hätte sein müssen.

Ende März wies mein Anwalt in einem ergänzenden Schriftsatz darauf hin. Doch so lapidar und so spät vorgetragen, sollte es für die Richter nur die Bedeutung einer Fußnote haben. Das begriff ich aber erst in der mündlichen Verhandlung. Am 18. Juli 2006 sollte der vom Landgericht eingesetzte Sachverständige gehört werden – ein Gynäkologieprofessor und Chefarzt aus Süddeutschland.

Knapp zwei Stunden dauerte die Verhandlung. Im Mittelpunkt der vergessene Lymphknoten, der nun auf einmal kein vergessener mehr sein sollte.

Mein Erstaunen hat eine Vorgeschichte.

In dem sonografischen Befund von Frau Dr. Blier vom 24. Mai 2002 war zu lesen: »Im Bereich des axillären Ausläufers rechts findet sich interpectoral ein ca. 3,3 × 2,5 cm großer Herdbefund mit echoreichem Zentrum, verdächtig auf Lymphknoten. Dieser Lymphknoten war in unserer Untersuchung am 1. 11. 2000 erstmalig aufgefallen und hatte damals eine Größe von 1,9 × 0,9 cm.«

Im Jahr 2005 dann die Korrektur von Frau Dr. Blier, »Sachverständigenbeurteilung« stand oben auf dem Schreiben. »Es gibt keinen Beweis dafür«, teilte sie dem Gericht mit, »dass der am 1. November 2000 gesehene Herdbefund identisch war mit dem im Mai 2002 sichtbaren Lymphknoten.«

Die Aussage verblüffte mich. Fürchtete Frau Dr. Blier den Vorwurf, fast eineinhalb Jahre lang in den Nachsorgeuntersuchungen den Knoten übersehen zu haben?

Der Sachverständige, ein sonnengebräunter, schnauzbärtiger Mittfünfziger, beeindruckte mit seinen druckreifen Ausführungen. Er saß der Vorsitzenden gegenüber, sie hörte ihm so andächtig zu wie Kinder einem Vorleser. Der Mediziner sprach seine Antworten direkt in das Diktiergerät. Auf Nachfragen spulte er das Band zurück, bis er die zu überspielende Stelle gefunden hatte und ergänzte die Antwort um das erfragte Detail.

Die Angaben zur Fundstelle des im November 2000 entdeckten Lymphknotens seien ihm zu ungenau, sagte er. Er sprach von »unpräzisen« Beschreibungen der Uniklinik, danach habe sich der Knoten zwischen den Pectoralismuskeln im axillaren Ausläufer befunden, Dr. Zeitler hingegen habe laut seines OP-Befundes den Knoten zwischen Musculus pectoralis major und minor entfernt. Aus den Unterlagen lasse sich nicht konkret folgern, dass der zunächst entdeckte mit dem später entfernten Knoten identisch gewesen sei.

Der Gutachter sagte in diesem Moment, dass nach diesem Lymphknoten der durchführende Arzt in der Sonografie in besonderer Weise hätte suchen müssen. Er gehe davon aus, dass in der Uniklinik »qualifiziert sonografiert« worden sei, »ein solcher Herdbefund« dürfte daher bei den Nachsorgen im April und Dezember 2001 »nicht mehr vorhanden« gewesen sein. Andernfalls sei den Ärzten der Uniklinik ein Diagnosefehler vorzuwerfen.

Hören und verstehen waren für mich nicht kompatibel.

Sollte etwa ich, die Patientin, dem Chefarzt und den Krebsspezialisten der Uniklinik nachweisen müssen, dass die im OP-Befund angegebene nicht mit der tatsächlichen Schnittstelle übereinstimmte? Spielte denn das eindrucksvolle schriftliche Bekenntnis von Dr. Zeitler, in dem er wortreich die Begründung dafür lieferte, warum er den Knoten vergessen hatte, nun keine Rolle mehr?

Sollte ich auch beweisen müssen, dass in den diversen sonografischen Untersuchungen geschlampt worden war?

Für mich nun eine Tatsache: die deutsche Rechtsprechung ist medizinerfreundlich und patientenfeindlich.

Dann der Gedanke: das Pech folgt mir wie ein Schatten. Und ich dachte, dass die Schizo-Umstände meines Lebens, diese mit mir wie ein verhasster Wesenszug verbundene Zwangsläufigkeit des Scheiterns mir auch vor Gericht treu bleiben würde. Nach den vielen medizinischen Blessuren nun auch eine juristische. Ziemlich deprimiert hörte ich den Gutachter über die Wachstumsgeschwindigkeit von Tumoren sprechen.

Er sagte, bei einer Größenangabe von 3,3 × 2,5 Zentimetern und der Annahme einer »mittleren Verdoppelungszeit« von 150 Tagen hätte der Lymphknoten in den sonografischen

Nachuntersuchungen in der Uniklinik und im Städtischen Klinikum auffallen müssen. Das spreche eher dafür, folgerte der Gutachter, dass zumindest ein schuldhaft begangener Diagnose-Irrtum nicht festzustellen sei.

Zum Thema Chemotherapie mochte sich der Gutachter nicht äußern. Das sei nicht Gegenstand der Klage und auch nicht des Beweisbeschlusses. Unter diesem Aspekt habe er die Krankenunterlagen nicht durchgesehen.

Die Vorsitzende fand Worte des Mitgefühls für meinen tragischen Krankheitsverlauf. Es klang wie ein achselzuckendes Bedauern. Dann schlug sie einen Vergleich vor: 5000 Euro Schadenersatz, weil die Ärzte mir nach der OP im Mai 2002 trotz meiner dokumentierten Unverträglichkeit ein Penicillinpräparat verabreicht hatten.

Das Gericht räumte eine Bedenkzeit von sechs Wochen ein. Ich hätte sie nicht gebraucht. Den Vergleich würde ich nicht akzeptieren.

Betroffene Gesichter ringsum. Bernd, Thore, meine Schwestern Carmen und Agnes und meine Freundin Sabine ergründeten mein Befinden. Worte des Mitgefühls, ich musste ziemlich niedergeschlagen auf sie gewirkt haben. Sie folgerten daraus, dass für mich das Kapitel Gericht abgeschlossen sei.

Bernd und ich verabredeten uns mit Mitarbeitern der Alexandra-Lang-Stiftung in einem nahen Café. Auf dem Gerichtsflur hörte ich in meinem Innern die Ansage wie aus einem Lautsprecher: »Weitermachen.«

Meine Unermüdlichkeit, der noch stabilste Teil meines Ichs, trieb mich vorwärts. Ich wollte und durfte nicht aufgeben. Ich fühlte mich im Recht. Mir wurde in diesem Moment die verhängnisvolle Verkettung eines Klein-Beigebens bewusst. Würde ich damit nicht generell meinen Kampfgeist lähmen und auch meine Widerstandskräfte gegen den Krebs?

Ich verwarf den Gedanken an Kapitulation. Nach dem Gespräch mit den Stiftungsmitarbeitern wurde mir bewusst, dass ich eine andere Strategie verfolgen musste. Ich musste mir ein größeres Detailwissen aneignen, ein gerichtsverwertbares

Wissen. Vor allem durfte ich mich nicht mehr auf die Vorgaben anderer verlassen.

Einige Wochen später führte ich Gespräche mit zwei Onkologen. Auch von ihnen erhielt ich die Auskunft, dass bei einer antihormonellen Therapie gleich nach meiner ersten Brust-OP und zusätzlich einer Chemotherapie durchaus Chancen auf meine Heilung bestanden hätten.

Die Gespräche erfüllten mich mit einer geheimnisvollen Wehmut, schwer wie die See. Mich drückte die Gewissheit eines Verlustes, eines wahrscheinlich vermeidbaren Verlustes an Jahren, vielleicht sogar der Verlust eines halben Lebens. Es war das Schicksal eines verschenkten Lebens, auf meinem medizinischen Schlachtfeld achtlos dahingeworfen.

War das nicht auch meine Schuld? Hätte ich nicht schon vor Jahren wissen müssen, dass ein Patient ohne medizinische Kenntnisse über seine Krankheit leicht zum Opfer wird?

Ich sagte mir, dass die jahrelange Verengung auf das gedemütigte Ich meine Wahrnehmungen gestört hatte.

Windstärke 5

Tage der Erstarrung.

Suche nach Orientierung.

Nach der langen Phase der Konzentration hatten meine Gedanken den Zeitensprung in die Gegenwart noch nicht geschafft, das Heute erschien mir ferner als das Gestern mit dem bedrückenden Gefühl der Niederlage.

Der Krebs, nun das Verfahren – ein weiterer Kampfplatz. Wie ein verspätetes Echo drangen mir die vielen Ratschläge ins Bewusstsein, die ich nach dem Gerichtstermin gehört hatte; ich war zu blockiert, sie aufzunehmen; alle nahezu gleichlautend. Ich sollte mich fortan um meine Krankheit kümmern und meine Kräfte nicht vor Gericht verbrauchen.

Manchmal fragte ich mich, warum diese Ratschläge so wenig mit mir zu tun hatten. Die Ratgeber, Freunde, Geschwister, Bekannte, äußerten ihre Meinung aus der Distanz von

Nichtbetroffenen. Warum konnten sie sich so wenig in mich hineindenken? Sollte ich vielleicht alles vergessen, als wäre es nicht geschehen?

Ich verlangte nach einer Satisfaktion. Ich fand Zustimmung und Aufmerksamkeit bei Mitarbeitern der Stiftung. Mich drängte es nach Konsequenzen. Ich entzog meinem Anwalt das Mandat, die Stiftung hatte mir die Rechtsanwältin Astrid Maigatter-Carus aus Euskirchen empfohlen.

Tage später suchte ich sie auf. Während die Anwältin die Akten durchblätterte, erklärte ich ihr die dort abgehandelten Vorgänge. Sie machte sich Notizen auf gelben Zetteln, die sie auf Seiten klebte. Tage später ihre Fragen. Den komplexen Krankheitsverlauf und die medizinischen Versäumnisse und Fehler hatte sie auf Anhieb durchschaut, nun feilte sie an einer juristischen Strategie. Mir imponierte ihr umfangreiches medizinisches Wissen, sie hatte Erfahrungen aus einer Vielzahl von Arzthaftungsprozessen. Das hörte ich aus ihren Fragen. Sie wollte nun dem Landgericht mitteilen, dass ich den Vergleich ablehnte.

Meine Anwältin gab mir ein Gefühl von Zuversicht. Eine fragile Zuversicht – die einer Patientin, die ihren Arzt verklagt.

Ein Journalist, Richard Rickelmann, Vorstandsmitglied und Mitbegründer der Stiftung, sprach mit mir über meine Krankengeschichte, er hatte meine gesamten Akten gelesen. Ich spürte seine Betroffenheit. Er sagte, mein Umgang mit dem Krebs habe ihn sehr beeindruckt. Sein Interesse war wohltuend. Ob ich ein Tagebuch angelegt hätte, wollte er wissen. – Ein Tagebuch? Über meine Krankheit? Nein. – Er fragte, ob er mich dafür gewinnen könne, meine Krankengeschichte aufzuschreiben. Meine Haltung könnte vielen Betroffenen Mut machen und ihnen wichtige Anregungen geben für die Bewältigung ihrer eigenen Erkrankung.

Dann sein Vorschlag. Er wollte meine Krebsgeschichte zu einem Buch verarbeiten. Das sei eine aufwendige Arbeit. Viele Gespräche mit mir seien nötig, ich müsste bereit sein, über meine Empfindungen zu sprechen: über Ängste, innere Verwerfungen, verbliebene Hoffnungen, Bewusstseinsveränderungen, Träume. Und ich müsste meine Erlebnisse in Kliniken und mit Ärzten schildern. Auch meine Familie und meine Freunde sollten eingebunden werden.

Ich musste nicht lange überlegen. Die Idee gefiel mir, von ihr ging eine Kraft aus, die mich durchströmte wie ein Aufputschmittel. Ich hatte ein neues Ziel. Mir kam der Gedanke, dass ein solches Buch ein Vermächtnis für meine Kinder sein könnte, es würde ihre Erinnerungen an mich lebendig halten. Ich sagte mir auch, dass die Arbeit an dem Buch ein Kraftquell sein könnte gegen die mich langsam erstickende Lebensatmosphäre, ein trotziges Dennoch, eine Motivation, dem Krebs einen unverminderten Widerstand entgegenzusetzen.

Ich begann mit meinen Aufzeichnungen in St. Peter-Ording, wo ich am 9. September 2006 zu einer vierwöchigen Kur eingetroffen war. Stapel von Unterlagen im Gepäck: OP-Berichte, Arztbriefe, Krankenhausdaten, Pathologiebefunde, beginnend mit meiner ersten Brust-OP Mitte 1996.

Während ich Eindrücke und Erlebnisse aufschrieb, wurde ich abgelenkt von neuen Ahnungen. Die Wahrsagerin in mir meldete sich wieder, nicht dröhnend, wie früher gelegentlich, aber doch mit einer deutlich vernehmbaren Stimme. Monatelang hatte ich Ruhe, nun die neuen Blutwerte: der Tumormarker CA 15–3 war auf 46,2 angestiegen, er hatte sich nach rund einem Jahr fast verdoppelt.

Schreibend versuchte ich mich abzulenken, studierte Befunde, las Fachbücher über Brustkrebs und Gendefekte, füllte zwei Schulhefte mit Notizen. Ich hatte ein neues Ziel – das Buch. Mindestens einmal am Tag telefonierte ich mit dem Journalisten, manchmal schickte ich ihm eine Mail: Antworten auf Fragen. Ich war in meinen Erinnerungen versunken, zunächst jedenfalls, dann in immer kürzeren Intervallen.

Mich hatte die Angst eingeholt, die ihr innewohnende Kraft hatte sie zersetzend in mein Gehirn gepflanzt. Wie das Pendel eines Metronoms war ich hin- und hergeworfen zwischen Erinnerungen und Angst, krampfhaft bemüht, die neuen bedrohlichen Anzeichen zu ignorieren. Doch die Angst hatte sich längst in mein Bewusstsein gefressen.

Mein Bett hatte eine neue Matratze. Die Ursache für meine Schlafstörungen und Rückenschmerzen, redete ich mir ein. Ich wollte daran glauben, insgeheim aber ahnend, dass mir die Stiche etwas anderes signalisierten: neue Knochenmetastasen. Und meine Leber, war sie vielleicht auch wieder befallen?

Eines Morgens Einladung zu einem Katamarantörn. Axel Lube, ein Bahnmanager, und sein Tischnachbar, ein evangelischer Jugendpfarrer, hatten das Boot samt Skipper gemietet. Beide waren bereits drei Wochen hier, Hodenkrebs-Patienten.

Ein Katamaran ist nicht leicht zu segeln und äußerst anstrengend für die Crew, hatte ich gehört. Meine Freundin Elke, zeitgleich mit mir in der Kur, und die Gynäkologin Eva, die ich hier kennengelernt hatte, rieten mir zu. Das würde mich von meinen neuen Befürchtungen ablenken.

Der Skipper, Mitte dreißig, ein drahtiger Mann mit dunkelblondem Backenbart, hatte Bedenken. Er blickte eine Weile aufs Meer, auf die Wellenkämme, die sich überschlugen, grollend und brausend in Täler stürzten, kleine Buckel aufbauten und sich wieder überschlugen. Wir standen vor dem Boot. Die Leinen schlugen in einem nervösen Vibrieren blechern gegen den Mast. »Wir haben Windstärke fünf«, sagte der Skipper. »Mit Anfängern ist das schon hart an der Grenze.«

Der Pfarrer sagte: »Was soll schon passieren, schlimmstenfalls fallen wir ins Wasser.« – »Da kann schon mehr passieren. Sie könnten bei einer Halse vom Mast am Kopf getroffen werden«, sagte der Skipper.

Schließlich hatten wir ihn überredet. Wir folgten ihm zum Bootsschuppen, wo die Segel gestapelt waren, schlüpften in Neoprenanzüge, zogen eine Schwimmweste darüber und legten einen Bauchgurt an, ähnlich dem von Gewichthebern, allerdings mit der Breitseite nach vorn und einem Haken zur Befestigung des Trapezseils.

Der Skipper machte das Boot startklar und wies uns ein. Es war ein Hobie Cat mit zwanzig Quadratmetern Segelfläche. Großsegel und Fock dreifarbig gestreift: sonnenblumengelb, orange- und mohnrot. Der blonde Pfarrer mit den Geheimratsecken und ich mussten zusammen mit dem Skipper, der das Boot über den Pinnenausleger steuerte, die Trapezarbeit übernehmen. Axel saß in der Nähe der Fock. Er sagte, er habe Angst vor Spritzwasser. Wegen seiner Kontaktlinsen.

Die Sonne hatte sich gesenkt, das Licht fiel schräg und verbrannte silbrig flimmernd in den Weiten der Nordsee. Der Skipper wies Axel an, die Fock zu entrollen. Das Boot nahm mächtig Fahrt auf. Der Wind machte sich schwerer, als ich erwartet hatte. Das geblähte Segel drückte den gegenüberliegenden Rumpf mit archaischer Kraft ins Wasser, das schäumend, rauschend, weiß gestriemt und mit blasigen Gischtfahnen an den Flanken des Katamarans entlangpeitschte und eine milchige Doppelspur hinterließ.

Ich hatte Mühe, in dem gewaltigen Sog der Luft zu atmen. Das Vibrieren der beiden Bootsrümpfe spürte ich wie züngelnden Strom bis ins Mark. Ich lehnte fast waagerecht außerhalb des zeitweilig in der Luft schwebenden Luvschwimmers, nur von der Trapezleine gehalten.

Der Mast ächzte, ich spürte es im Seil. Ich fühlte eine Anspannung aller Muskelfasern und gleichzeitig eine ätherische Leichtigkeit. Ein betörender Rausch. Die Anweisungen des Skippers wurden geschluckt vom dumpfen Brausen des Wassers, dem Fauchen des Windes und seinen scharfen Pfeiftönen in den Wanten. Schmerzblitze jagten mir durch den Rücken, keine Zeit für Gedanken an ihre Ursachen. Zerfetzte Salzwehen jagten über mich.

Vom Pfarrer auf dem Leerumpf sah ich nur den Kopf und seine Beine, sein Körper war unter Wasser getaucht. Nach einer Wende hing ich auf der Leeseite, noch unmittelbarer dem Aufruhr der brodelnden See ausgesetzt. Wasserstürze kübelten über mich, meine Hände hatte ich mit äußerster Kraft klauenartig um die Gurte verkrampft, sie schmerzten zeitweilig so, als steckten sie in Schraubstöcken.

Mein Körper furchte durch das aufgepeitschte Wasser oder tanzte mit dem Leeschwimmer und seinen verrückten Sprüngen auf den Wellenkämmen. Es waren so entfesselte, unberechenbare und bockige Bewegungen wie die eines durchgehenden Pferdes. Von einer Welle angehoben, neigte sich der Bug auf ihrem Rücken nach unten, tauchte tief in die nächste Welle ein, die mich unter Wasserbergen begrub.

Wir waren ungefähr eine Stunde auf See. Der Skipper nahm nun Wind aus den Segeln, sie flatterten, er änderte den Kurs Richtung Strand. Im seichten Wasser schoben wir einen Trailer unter das Boot und zogen es mühsam auf den Sand.

Ich fühlte mich ausgelaugt und dennoch leicht, leicht wie Herbstlaub. Alle meine Nervenbahnen waren in Schwingung versetzt. Es war das erlebte Gefühl von Schwerelosigkeit in einem Raum ohne Zeit und ohne Zwang, in dem sich mein Körper geweitet und alles Erdenschwere verdrängt hatte: den Schmerz, die Erbarmungslosigkeit, das Muss, die Zukunft, das Tröstliche und das Untröstliche. Die gesamte Welt war auf die Größe eines Stecknadelkopfes geschrumpft.

Irgendein Teil meiner Seele sträubte sich gegen die Rückkehr in mein Krebsbewusstsein. Es war jener Teil, der meine Suchschweinwerfer bediente, die alles ausleuchteten, was ein Gefühl von Traumverlorenheit in sich trug, ein beseeltes Gleichgewicht verhieß und als eine Zuversicht gedeutet werden konnte. Der Glutkern in mir, die Hoffnung, musste permanent angefacht werden.

Auf dem Boot hatte ich keine Zeit für Reflexionen oder bewusste Wahrnehmungen. Ich war zu beschäftigt damit, das kleine Abenteuer zu überstehen. Erst nach und nach gelang mir die gedankliche Zusammenfassung des Erlebten.

Mein klatschnasses Gesicht brannte, als hätte ich es mit einer Bürste bearbeitet, eine Weile noch lief das Wasser aus den Hosenbeinen des Taucheranzugs. Überall Spuren von Salz, in den Augen, in der Nase, im Mund. Ich fühlte mich erschöpft und zugleich euphorisch. Als hätte ich mich verausgabt und dabei Kraft getankt.

»Jetzt ist doch Wasser in meine Augen gespritzt«, sagte Axel. Der Törn schien es ihm wert. »Du siehst richtig zufrieden und entspannt aus«, las der Pfarrer von meinem Gesicht ab. Er deutete mein Befinden und meinte auch seins.

Ich fühlte mich verwandelt wie nach einer Erscheinung. Trübe Gedanken hatten mich noch am Abend vor dem Schlaf in eine schwere Ermattung abrutschen lassen. Nichts bedrückte mich mehr, als hätten die Erlebnisse auf See einen Filter zu dem Krebsgeschehen in mir gelegt. Ganz offensichtlich war meine körperliche Verfassung weit besser, als ich in den letzten Tagen befürchtet hatte.

Ich wollte diesen Eindruck konservieren, ihn in stets abrufbarer Erinnerung behalten, als Palisade gegen den Ansturm meiner Ahnungen. Mir war bewusst, dass es nur eine Verdrängung, eine Selbsttäuschung war. Aber eine nützliche, nützlich für einen Moment. Ich sagte mir auch, dass nichts so viel Kontinuität hat wie das Drama. Schon bald würde die Ahnung in die bittere Realität der Gewissheit münden.

Es beruhigte mich, zu wissen, dass sich meine immer mehr aus den Fugen geratene Realität ausblenden ließ. Und das häufig nach sportlichen Leistungen, in denen ich die Bestätigung dafür suchte, dass meine körperliche Verfallskurve noch immer nicht steil nach unten zeigte. Die Aktivitäten vertrieben zudem die zeitweilig in mir brütende Schwermut.

Ich musste wieder mehr Sport treiben. Ich kannte nun die Ursache für meine gelegentliche Erschöpfung. Es war nicht mangelnde Fitness, vielmehr hatten trübsinnige Gedanken mich in den letzten Tagen in eine wurstige körperliche Trägheit versetzt. Eine eingebildete Schlaffheit, sagte ich mir.

In mir pulsierte noch das Erlebnis in der salzgetränkten Luft. Ich wollte nicht wieder in mein mit Schrecknissen, Wutausbrüchen, Ängsten, falschen Hoffnungen und Masochismen gespicktes Leben zurückkehren. Vielleicht würden mir schon morgen meine Gedanken und irgendwelche Diagnosen erneut das Leben verhunzen.

Auch Axel und der Pfarrer hatten den Rausch der letzten

Stunde eingeatmet. Ich sah Euphorie auf ihren Gesichtern. Der Skipper nutzte die Gunst der Stunde und bot uns einen Segelkurs an. Meine beiden Begleiter reagierten wie Kinder in Erwartung ihres ersten Fahrrads. Die verbleibende Zeit sei dafür zu knapp. Aber in der nächsten Kur. Sie ließen sich Prospekte geben, notierten sich die Nummer vom Bootshaus. Sein neues Hobby, schwärmte der Pfarrer. Ich hielt mich zurück. Eine weitere Kur war für mich ungewiss, fraglich auch, ob ich dann noch die Kraft dafür haben würde.

Axel äußerte den Wunsch nach einem gemeinsamen Plausch in einem Café. Unangesprochen hatten wir die Erwartung, das in uns aufgestaute Hochgefühl schwelgerisch noch eine Weile bewahren zu können.

Ein anhaltendes Wohlbehagen hielt mich in Spannung. Mein ausgeprägter Bewegungsdrang und sein mitreißender Einfluss hatten meine Kräfte mobilisiert und die destruktiven Elemente in mir wie einen räudigen Hund verjagt.

Mit Eva sprach ich über ihren und meinen Krebs. Sie wollte meine Krankheitsgeschichte hören. Ihre vielen medizinischen Detailfragen ließen mich ausführlicher werden. Evas Unverständnis wuchs mit meinen Schilderungen.

»Hat dir denn der Chefarzt nicht sofort eine antihormonelle Therapie verordnet?« – »Nein.« – »Und deine Frauenärztin auch nicht?« – »Nein.« – »Hat der Chefarzt von deinen beiden Gendefekten gewusst?« – »Natürlich, er ist darüber eingehend informiert worden. Meine Frauenärztin auch.« – »Und haben beide nicht mit dir irgendwann über eine Chemotherapie gesprochen?« – »Nein, das war kein Thema. Der Chefarzt sprach immer nur von einem lokalen Geschehen. Sogar noch, als bereits meine Lymphbahnen befallen waren.« – »Warum hast du dich nicht dagegen gewehrt?« – »Woher sollte ich wissen, welche Therapie für mich erforderlich gewesen wäre. Inzwischen habe ich mir das Detailwissen angeeignet. Das hilft mir nur leider nicht mehr viel.«

Eva ermunterte mich, den Prozess gegen meinen Operateur weiterzuführen. »Solche selbstherrlichen Kollegen«, sagte sie mit Bitterkeit in der Stimme, »dürften eigentlich nicht mehr praktizieren.«

Unser Gespräch hatte ihre Ängste vor Missgeschicken in ihrer eigenen Krebstherapie wiederbelebt. »Ich bin auch als Ärztin nicht vor Fehlbehandlungen sicher«, sagte sie. Eva erzählte dann von ihrer Brust-OP und einigen chirurgischen Pannen, die aber ohne gravierende Folgen geblieben waren.

Eva hatte einige Tage gebraucht, ehe sie Kontakt zu mir aufnahm. Spontanität ist ihr fremd, sie braucht zunächst die beobachtende Distanz.

Eva sagte: »Ich war fest davon überzeugt, dass dein Krebs mit Erfolg behandelt worden ist. Du hast dich so unbekümmert gegeben, dass ich zu dieser Vermutung kommen musste. Du hast auch viel Zuversicht ausgestrahlt, das ist mir gleich am ersten Tag aufgefallen.« Und dann sagte sie: »Mir ist außerdem aufgefallen, dass viele deine Nähe und deinen Rat gesucht haben, sie wollten von dir Optimismus tanken.«

Evas Sätze taten mir gut, hatte ich doch überwiegend eine andere Wahrnehmung von mir.

Eva äußerte wiederholt Betroffenheit über meine Krebsgeschichte. »Eine derart kraftvolle, offensive und zugleich unbeschwerte Form der Krankheitsbewältigung habe ich unter meinen Krebspatientinnen äußert selten erlebt.« Sie sagte, mein ungebrochener Widerstandswille sei meine stärkste Waffe gegen den Krebs. Darum beneide sie mich.

Ich erzählte von meiner Befürchtung, neue Metastasen zu haben. Sie ermunterte mich, die IPT in Wien fortzusetzen. Sie sei doch sehr wirksam gewesen.

Sie nannte sich eine Verdrängerin, sie müsse den Krebs ausblenden. Sonst sei sie nicht mehr arbeitsfähig. Die größte Sorge habe sie um ihre Tochter, die sie nicht eingeweiht habe. »Ich nehme mir das immer vor, im letzten Moment verschiebe ich es. Das ist für mich ein hoher Berg geworden.«

Eva sagte, nach meinen Therapieerfahrungen sei sie froh darüber, dass sie sich unmittelbar nach der Diagnose die Brust habe abnehmen lassen.

Von St. Peter-Ording aus rief ich die Praxis Thüler an und vereinbarte einen Termin für den 11. Oktober, eine Woche nach meiner Rückkehr aus der Kur.

Tags zuvor ließ ich mich in die Röhre schieben. Das Ergebnis war schlimmer als erwartet. Der Radiologe zeigte mir auf den CT-Bildern die Metastasen in der Leber, sechs bis acht weiße Punkte, weitere milchige Flecken an den Brust- und Lendenwirbeln und zwei und drei Zentimeter große Flecken im Bauchraum. »Multiple Lymphome«, sagte der Arzt.

Gegen 11 Uhr traf ich am Tag darauf in der Praxis in Wien ein. Ich erzählte Dr. Thüler von dem CT-Befund. Der Arzt sagte, ich hätte die IPT nicht absetzen dürfen. Auch nicht, nachdem die Metastasen verschwunden waren. Die Dosis müsste erhöht und die IPT-Intervalle verkürzt werden, dreimal in der Woche. Er sagte: »Sie müssen sich mit dem Gedanken vertraut machen, für einige Zeit nach Wien zu ziehen.«

Während des Rückflugs verwarf ich den Gedanken an Thüler und Wien. Ich wollte nicht so lange von meiner Familie getrennt sein, nicht schon wieder. Malte hätte das umgeworfen. Ich hörte dann von einem IPT-Arzt im Ruhrgebiet. Eine Alternative vielleicht.

Zunächst zögerte ich. Dr. Friedrich*, war er firm genug? Ich rief Thüler an und fragte nach dem deutschen Kollegen.

Doch Thüler schätzte nur Thüler. Er ließ es mich wieder wissen. Am besten sei es für mich, die Therapie bei ihm fortzusetzen. Er habe nun einmal die größere Erfahrung mit der IPT. Ich wies ihn auf die Umstände hin: die Kosten, die lange Trennung von meiner Familie. Als er merkte, dass ich nicht umzustimmen war, schwand sein Interesse, der Redeschwall erlahmte. Zögernd willigte er ein, dem Kollegen bei Anfragen behilflich zu sein.

Am 25. Oktober fuhren Bernd und ich ins Ruhrgebiet. Meine Krankenkasse war nach langen Diskussionen bereit, die Therapie zu bezahlen. Die bei Dr. Friedrich. Wien nicht.

Mein neuer Arzt versuchte es mit einer Doppel-Therapie: IPT plus Hyperthermie, bei der meine Leber Temperaturen von über 40 Grad ausgesetzt sein würde. Das erhöhe die Wirkung der IPT, sagte er. Zweimal in der Woche fuhr ich zu ihm. Die Hyperthermie, eine schreckliche Erfahrung – brennende Schmerzen im kochenden Bauch, als wäre die Leber kurz vor dem Bersten. Der Arzt sagte, es sei ein völlig neues Gerät, als würde sein Einwand die Schmerzen erträglicher machen.

Meine Beklommenheit wuchs mit jedem Besuch, mein gefühlter Zustand und meine in die Therapie gesetzten Erwartungen strebten so auseinander wie die beiden Schneiden einer geöffneten Schere. Ich spürte, die Metastasen waren nicht geschrumpft, sie hatten vermutlich sogar Terraingewinn gemacht. Der Arzt sagte in der vierten Behandlungswoche Ende November, die Therapie schlage nicht an. Ich sollte mit meiner Onkologin die Umstellung auf eine andere Chemo besprechen, eine härtere.

Meine Onkologin verbreitete Hoffnung mit Herceptin, einem neuen Wirkstoff gegen eine bestimmte Form des Brustkrebses. Dafür musste mein Krebs neu bestimmt werden. In einer Klinik, über die Biopsie einer Metastase. Ich informierte mich im Internet. Wenn die Tumorzellen vermehrt HER2/Neu (Humaner Epidermaler Wachstumsfaktor Rezeptor) ausbilden, sei mit Herceptin noch eine Verringerung der Tumormasse zu erzielen.

Weihnachten 2006.

Tage trügerischer Ruhe. Mich beunruhigten die Gedanken an die Untätigkeit, ich trug in mir die Erfahrung aus vielen stillen Stunden, wenn sich in ihnen das innere Brodeln aufbaut, zu einem Strom sich verdichtet, fiebrig und zähflüssig, ein Strom seelischer Spasmen, in den sich alles ergießt, flirrende Ängste, dunkle Impulse, gallige Gewissheiten, nervöse Kleinmütigkeit und das aufgestaute Leid.

Ich würde dem entkommen, am zweiten Feiertag jedenfalls. Wir vier Ostmänner fuhren zum Geburtstag des Journalisten. Als wir am späten Vormittag vor die Garage fuhren, hörten wir bereits die Chow-Chow-Hündin Lün bellen, die an der Unruhe im Haus gespürt hatte, dass bald Fremde kommen mussten, und nun unsere Ankunft meldete. Den Rüden »Jofi«

brachten auch wir nicht aus der Ruhe, er ignorierte uns, als wären wir nicht anwesend.

Nachmittags nahmen Richard und ich uns zwei Stunden Zeit für das Buch und zogen uns in sein Arbeitszimmer zurück. Ich schilderte ihm meine Stimmungslagen aus den Zeiten meiner ersten Krankenhausaufenthalte, die nun schreibend aufgearbeitet wurden, jener Zeit, in der mein Glaube an eine Heilung trotz gelegentlicher Zweifel noch ziemlich gefestigt war und ich noch nicht so klar wie heute auf vorgezeichneten Schicksalswegen wandelte.

Ich saß, umrahmt von Büchern, in einem bequemen Ledersessel, dessen weit nach hinten geneigte Lehne mich tief einsinken ließ, die passende Ergänzung zur Behaglichkeit des Gesprächs, dachte ich, und erlebte sein waches und mitfühlendes Interesse an mir wie eine erlösende, bislang nicht erlebte Teilnahme an den kränkenden und schmerzhaften Zumutungen meines Lebens, die meine Erinnerungen dauerhaft verätzt hatten. Richard ist nur wenige Jahre jünger als mein Vater, weiß aber mittlerweile mehr von mir und kennt mich nach wenigen Zusammenkünften besser als er und meine Geschwister.

Als wir alle wieder beieinandersaßen, fragte Jutta nach meinen Geschwistern, und ich erzählte von meinen drei Brüdern und meinen drei Schwestern und ihrer mich kränkenden Art des Umgangs mit meinem Krebs, den sie verdrängten, als sei er nicht existent, hauptsächlich aus Angst vor ihrer eigenen genetischen Disposition, aber auch aus Gedankenlosigkeit und Verlegenheit, wie ich mir sagte, aus Verlegenheit, weil sie nicht damit umzugehen wussten, vor allem mein Vater nicht, der gelegentlich ein mitfühlendes Interesse erkennen ließ, sich bei meinen Geschwistern nach mir erkundigte und sich mit den Antworten, wie beiläufig sie auch waren, zufriedengab. Das kränkte. Nicht ein einziges Mal hatte er sich während meiner diversen Krankenhausaufenthalte dazu aufraffen können, sich telefonisch nach meinem Befinden zu erkundigen. Bis auf Carmen und Agnes hatte kein anderer aus der Familie mich im Krankenhaus besucht.

Das alles erzählte ich, und ich erzählte auch von meiner

wachsenden Distanz zu meinem Vater, der eigentlich ein Einzelgänger sei, ein Junggeselle mit Familie. Ich erzählte ferner von meiner Überzeugung, dass meine Geschwister sofort kämen, wenn ich sie darum bäte, was ich mir aber versagen würde, weil es ein freiwilliges Kommen sein müsste, aus Sorge um mich, aus Mitgefühl, aber nicht ein erbetteltes Kommen.

Die Verletzung saß tief in mir. Erinnerungen an die letzten Tage meiner Mutter im Krankenhaus kamen hoch, als sie immer wieder angestrengt in Richtung Tür gelauscht hatte, weil sie zum Schluss erblindet war, aber die Hoffnung nicht hatte aufgeben wollen, dass die Familie doch kommen würde, um sich von ihr zu verabschieden. Und sie wartete und wartete, und keiner kam. Und ich dachte, dass ich mir diese falsche Hoffnung ersparen wollte.

Meine Schilderungen hatten Jutta und Richard beeindruckt, sie schwiegen eine Weile. An ihren Reaktionen spürte ich ihre Betroffenheit. Und ich dachte, dass dieses Verständnis der beiden, wenn es denn bliebe, für mich in den Zeiten künftiger und an Vehemenz zunehmender Heimsuchungen eine Stütze sein könnte.

28. Dezember 2006.

Sonografische Untersuchung der Leber auf der onkologischen Station der nahen Großstadtklinik. Ich erschrak, ich sah mehr Metastasen als vor der IPT. Überall milchige Punkte auf dem Monitor. Der Arzt sagte, er werde zur Bestimmung des HER2/Neu-Status einen Lymphknoten im Bauchraum punktieren und den Eingriff per Ultraschall überwachen.

Vor der Biopsie am folgenden Morgen sah sich der Arzt den Kampfplatz in mir noch einmal auf dem Monitor an. Die Lymphknoten, sagte er, säßen gefährlich nahe an der Aorta. Er werde daher eine Lebermetastase punktieren.

Um meine Angst zu lindern, sagte er: »Die Leber ist schmerzunempfindlich.« Dann der Einstich. Mit brachialem Druck und unter körperlichem Einsatz, als müsse das Röhrchen eine dicke Lederschicht durchdringen. Ein brennender, durchdringender Schmerz. Ich zuckte zusammen, der Arzt hielt einen Moment inne. Ich krallte meine Hände um die wulstigen Ränder der Liege, lenkte mich ab, blickte auf den Monitor und sah, wie sich aus der unteren Öffnung des Stanzröhrchens ein kleiner Greifer schob, sich spreizte wie der Kiefer eines kleinen Raubtiers, seine Zähne in die Leber schlug und einen der milchigen Punkte aus dem Gewebe riss.

Der Einstichkanal brannte, als hätte der Arzt die Stahlzähne in eine schmiedeheiße Glut gehalten. »Es blutet nicht nach«, stellte er zufrieden fest. Ich erinnere mich, dass ich damals dachte, wenigstens kann mir diese Metastase nicht mehr schaden. Ich hatte das Gefühl einer Genugtuung. Es war nur ein mickriges Gefühl und nur eine winzige Genugtuung.

Am 8. Januar 2007 traf der Arztbrief aus der Klinik ein. Ich las von der »ca. 1,5 Zentimeter komplett weißlich aussehenden Gewebeprobe« und ihrem histologischen Befund: »HER2/Neu-Status negativ«.

Hoffnung – manchmal stirbt sie doch.

Die Rasur

Mittwoch, 11. Januar 2007.

Meine Onkologin verabreichte mir die erste Chemo. Taxotere, gewonnen aus der Rinde der pazifischen Eiche. Die Ärztin sagte, nach zwei Wochen würden mir die Haare ausfallen. Ich las über weitere Nebenwirkungen: Nervenschäden, Störungen des Blutbildes und Funktionsstörungen der Leber.

Eineinhalb Stunden tröpfelte das Elend in mich hinein: die Übelkeit, die Hinfälligkeit, die schlechten Leberwerte, die gelblich-fahle Haut, der Haarausfall. Neben mir lagen zwei Frauen mit kahlem Taxotere-Kopf. Über ihnen der Galgen mit dem Beutel, aus dem die klare Flüssigkeit in ihre Arme sickerte. Ihre blassen Gesichter hatten den Ausdruck des stoischen Ertragens. Zwei Tage später suchte ich den Friseur im Krankenhaus auf. Er hatte sich auf Perücken spezialisiert. Ich probierte einige an, verschiedene Haarfarben und Schnitte, und entschied mich für eine dunkelblonde mit Ponyschnitt.

Richard bat mich, noch rechtzeitig vor dem Haarausfall einen Fotografen aufzusuchen, weil er für das Buch ein zeitnahes Porträtfoto von mir mit meinen natürlichen Haaren brauche. Tage später lagen vermehrt Haare auf meinem Kopfkissen. Ich beeilte mich mit dem Foto.

Der Haarausfall wurde stärker, bald war ich es leid, überall Haare aufzusammeln. Eines Nachmittags stellte ich mich im Bad vor den Spiegel, nahm die Schere und schnitt mir die Haare ab. Es war keiner im Haus, das ersparte mir lange Erklärungen, vorsichtshalber hatte ich, um vor Überraschungen sicher zu sein, die Tür verschlossen. Mit der Schere kürzte ich die Haare auf Streichholzlänge, mit Bernds Rasierer nahm ich dann mit dem Bartscherkopf die Stoppeln in Angriff. Ich schaffte zwei Bahnen in Rasiererbreite, dann gab das Gerät qualmend und stinkend den Geist auf.

Als Bernd eintraf, sah ich in sein verdutztes Gesicht, und ich wusste nicht, was ihn mehr verblüffte, die Attacke auf meinen Haarschopf oder meine Ähnlichkeit mit einem Irokesen. Die linke Seite war fast kahl, rechts stand noch ein stachelhaariges Büschel. Bernd kaufte einen neuen Rasierer, mit ihm vollendete ich die Glatze. Sie war mit roten Flecken und Striemen übersät, deutlichen Spuren meiner rabiaten Eigenschur.

Vor dem Griff zur Schere hatte ich mich gefragt, wie mich die Glatze verändern könnte und ob ich sie als permanent sichtbares Sinnbild der nun beginnenden Phase meines Siechtums wahrnehmen würde.

Für weite Teile meiner Umgebung lebte mein Tumor bislang inkognito in mir, äußerlich nicht erkennbar. Nun aber hatte mein Krebs seinen öffentlichen, geradezu triumphalen Auftritt, als Schreckensverbreiter und Mitleiderheischer, selbst unter dem Kopftuch und der Perücke als mein Todbringer erkennbar. Viele der Passanten würden meine Kahlheit zu deuten wissen: dass es für mich nun ums Ganze ging. Manche würden ihre Beklommenheit vor mir kaum kaschieren können und sich mit der unverfänglichen Frage nach meinem gegenwärtigen Befinden von ihrer ihnen peinlichen Verlegenheit zu befreien versuchen.

Zufrieden stellte ich fest, dass die Glatze für mich nichts Schockierendes hatte. Ich hatte sie bewusst in Kauf genommen, und sie war nicht entstellend, wie ich zunächst befürchtet hatte. Ich akzeptierte sie als Notwendigkeit; darüber zu lamentieren oder zu sinnieren, sah ich als überflüssig und kräfteverzehrend an. Mein kahler Schädel war eine Tatsache.

Wie andere darauf reagierten, interessierte mich herzlich wenig. Zu lange lebte ich mit allen nur denkbaren Reaktionen auf meinen Krebs. Da erschütterte mich nichts mehr. Wichtig war mir nur noch das gedankliche und gefühlte Einvernehmen mit meiner Familie und einigen wenigen mir noch verbliebenen Freunden.

Ich bat Bernd, Fotos von mir zu machen – mit nacktem Kopf, mit Perücke, mit Kopftuch. Die Perücke war so luftdicht wie eine Gummikappe, mein schweißtriefender Kopf fühlte sich darunter an wie hermetisch versiegelt. Meistens trug ich das Kopftuch oder lief mit dem kahlen Schädel herum.

Die Glatze stünde mir, hörte ich in meiner Familie. Ähnlich äußerten sich auch Jutta und Richard, ihnen hatte ich noch am gleichen Abend alle Bilder gemailt. Ich hätte einen ebenmäßigen Kopf, ohne Dellen oder Beulen, meinte Jutta.

Malte musste alle übertreffen. »Du bist auch mit Glatze die schönste Frau, die ich kenne«, sagte er. Eine der typischen Aufmunterungen meines Sohnes, der eine panische Angst davor hatte, dass mir mein Kampfgeist abhandenkommen könnte, weil er bei einem Gespräch mal mitbekommen hatte, dass jemand, der sich aufgibt, eher stirbt.

Der 24. Februar war mein letzter Auftritt mit Perücke, die Thore nur den Fifi nannte. Es war der Vorabend zu Bernds fünfzigstem Geburtstag. Rund 80 Gäste in einem kleinen Saal; Gedränge, stickige Luft, Stimmengewirr, Tonbandmusik. Ich tanzte zwei-, dreimal, dann setzte ich mich auf eine Bank, ich japste, mir fehlte Luft. Das Kribbeln auf dem Kopf wurde immer heftiger, unter der Kunsthaarmütze juckte es unerträglich, der Schweiß war wie eine Rutschbahn. Nach einer heftigen Tanzbewegung glitschte die Perücke zur Seite und blieb zusammengeknautscht auf dem rechten Ohr hängen.

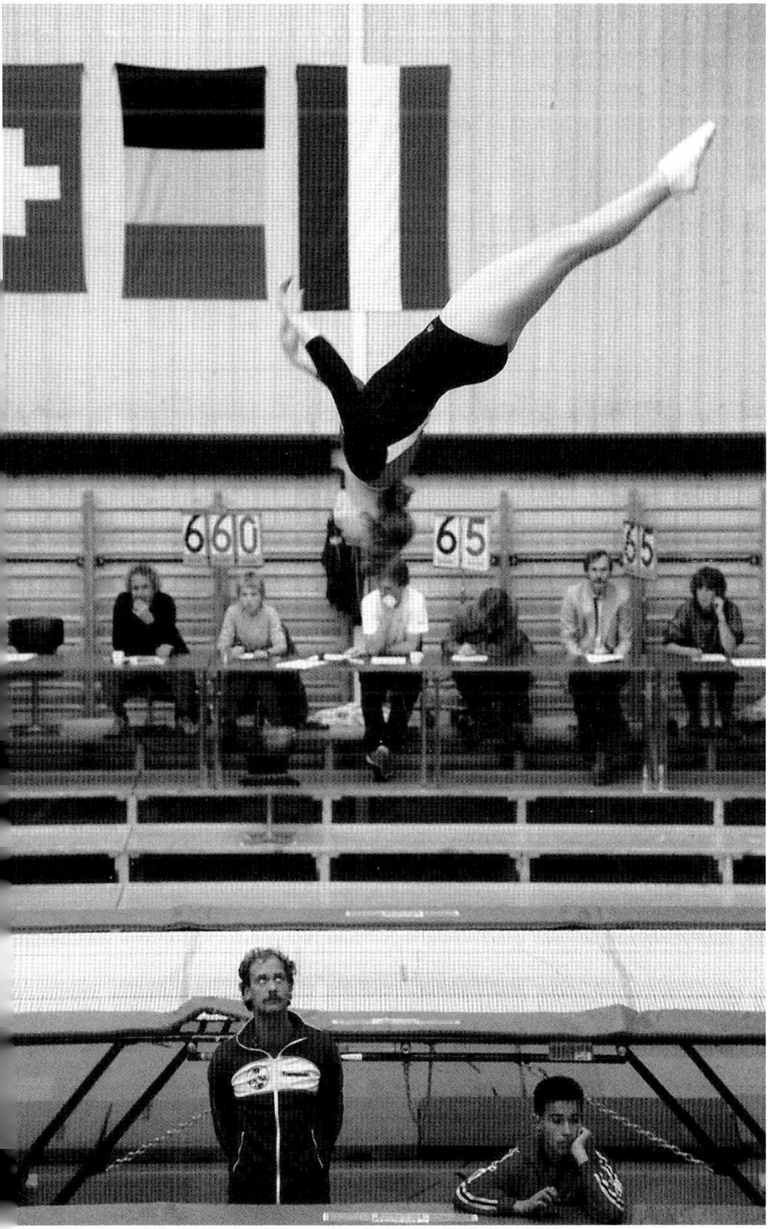

nternationales Trampolinturnier 1984 in Luzern: Kerstin während der Kür.

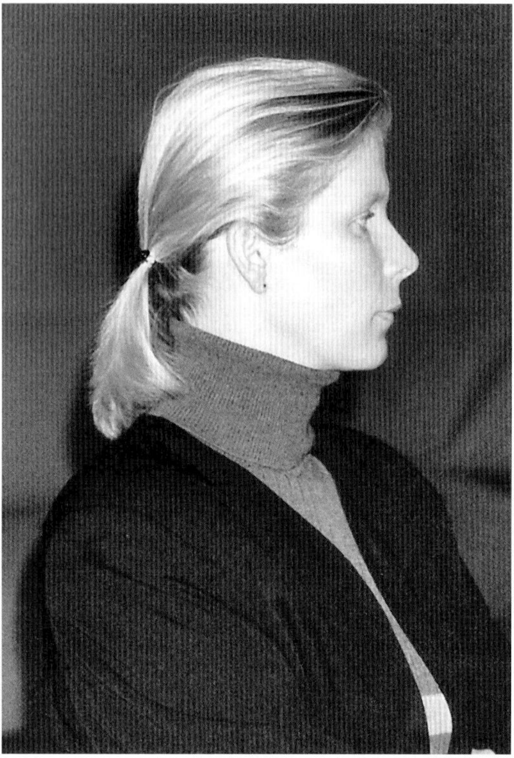

Nachdenklich. Kerstin im Jahre 1999.

Tunesien 1988. Drachenfliegen hinter einem Boot. Vorbereitungen zum Start.

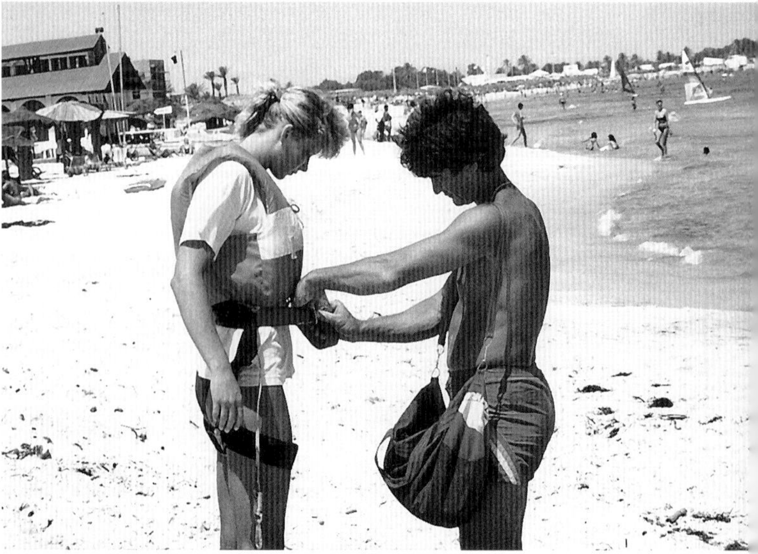

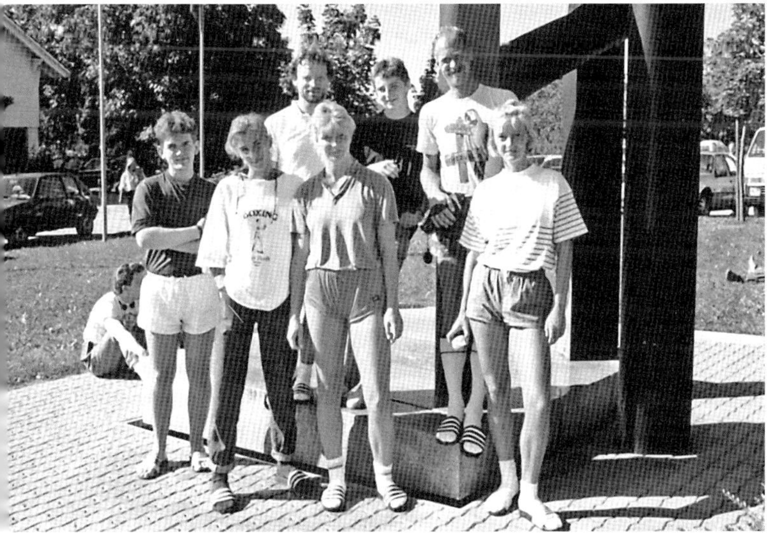

‹erstin (Mitte) und ihre erfolgreiche Trampolingruppe 1985.

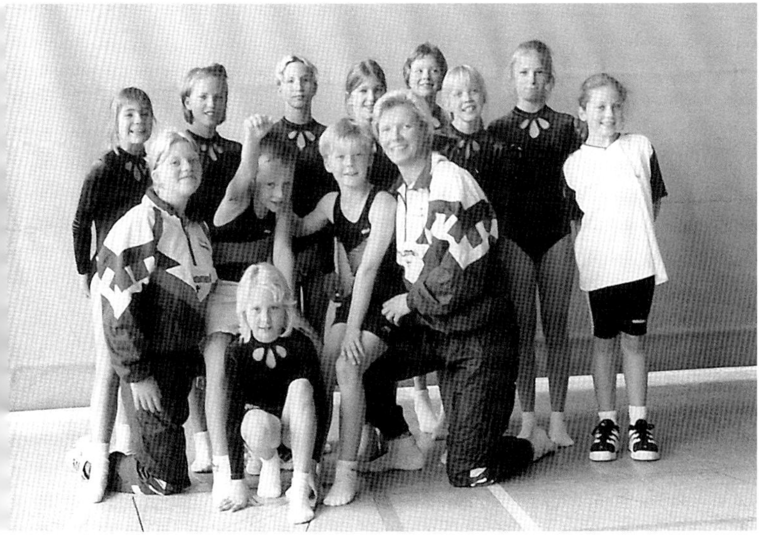

ach der ersten Brust-OP 1996 beendet Kerstin ihre aktive Laufbahn im
rampolinspringen und trainiert fortan Kinder und Jugendliche. Auf ihrem
nie der siebenjährige Thore.

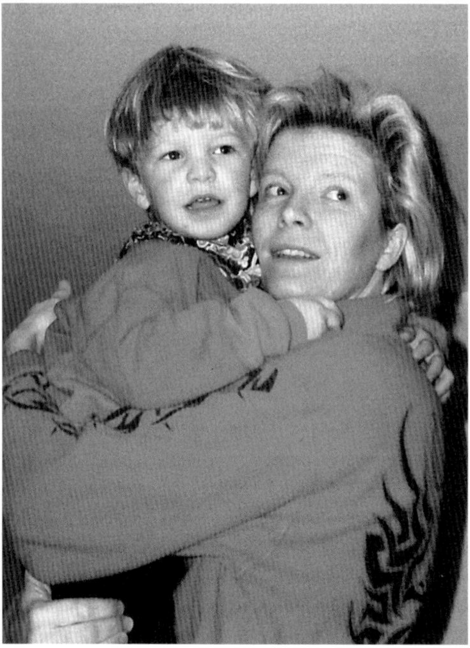

1996 mit dem zweijährigen Malte.

Maltes erster Schultag im Jahr 2000.

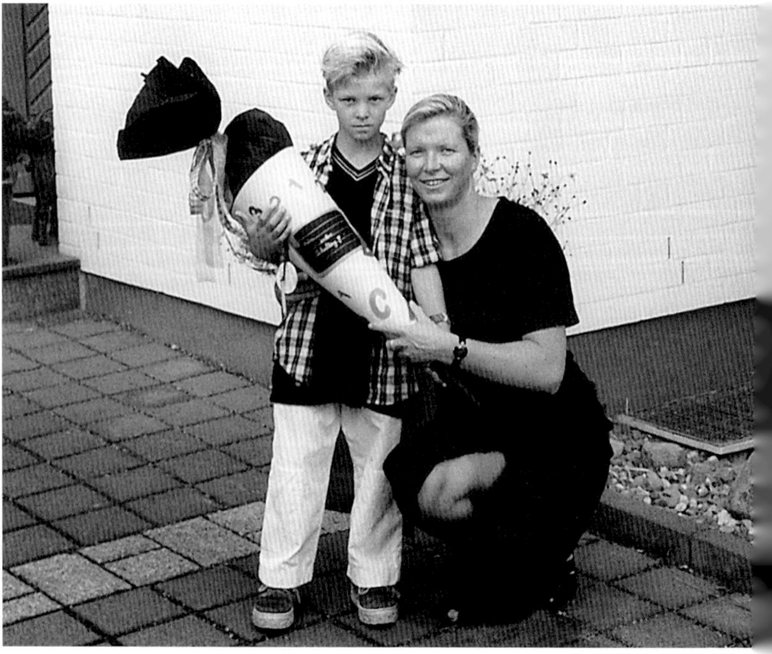

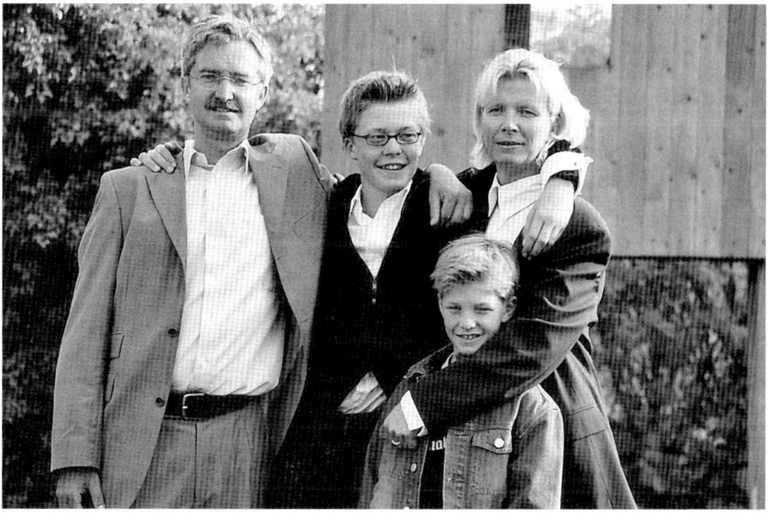

April 2003. Thore (Mitte) am Tag seiner Konfirmation mit Eltern und Bruder Malte.

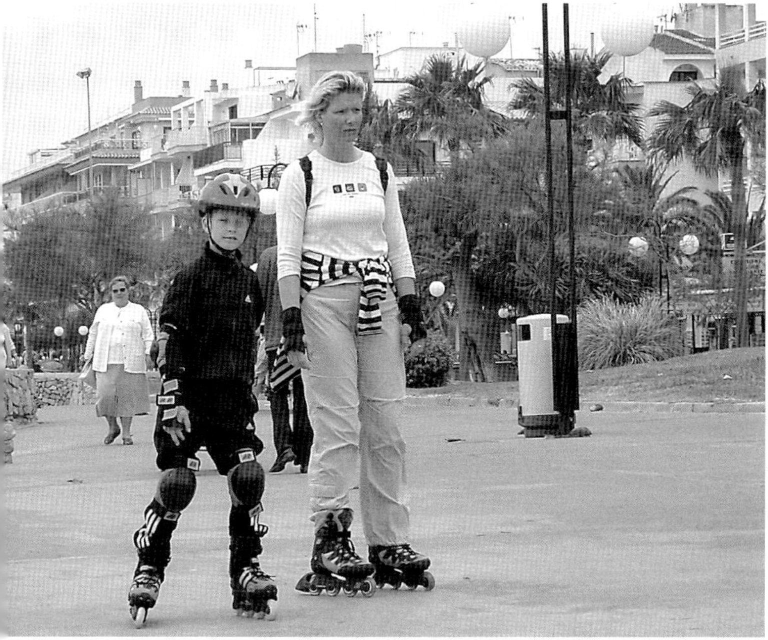

Kerstin und Malte beim Inlineskaten 2003 auf Mallorca.

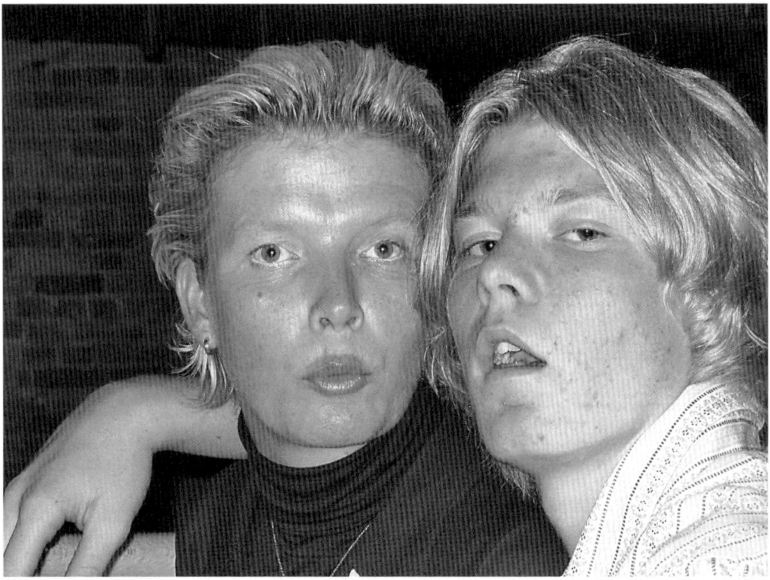

Kerstin mit Thore im Sommer 2004 auf einer Geburtstagsfeier.

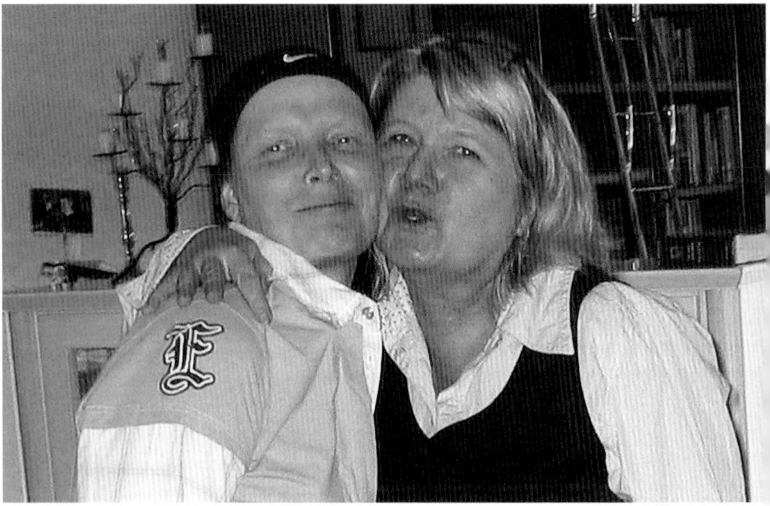

Sommer 2007. Kerstin verliert während der Chemotherapie ihre Haare, nicht aber ihre Lebensfreude. Hier beim Besuch der Freundin Sabine.

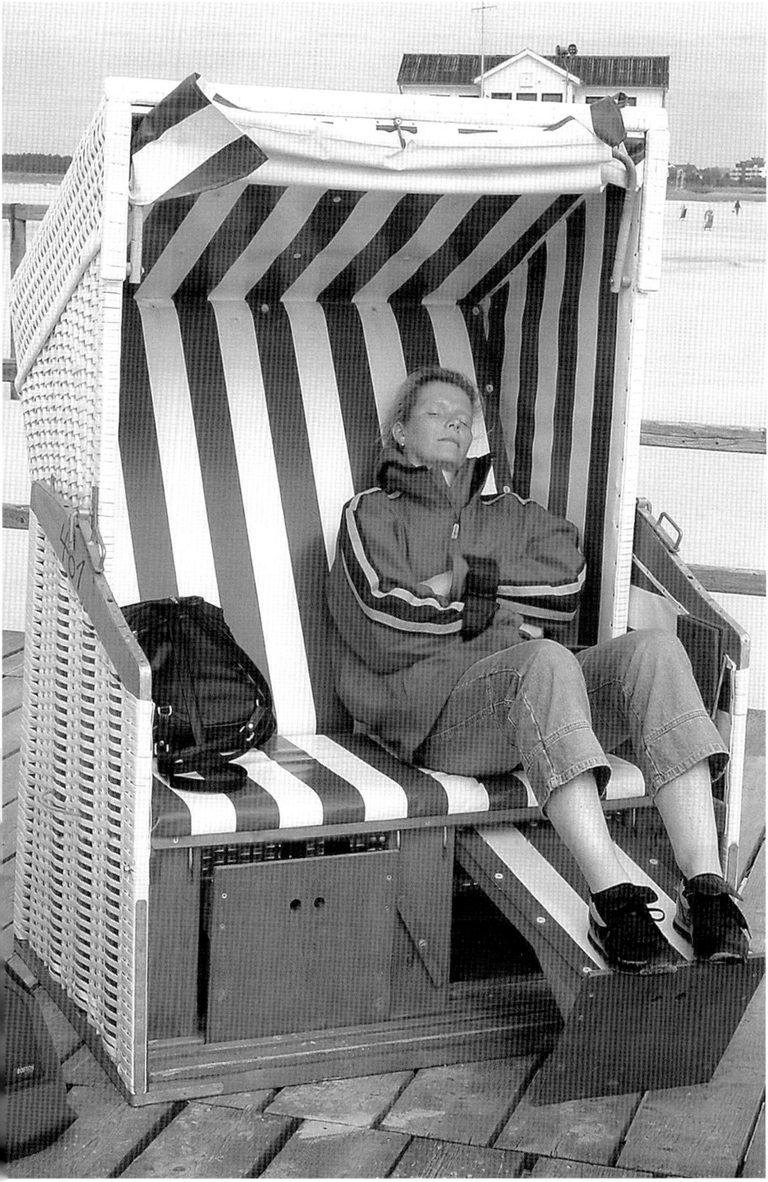

Mai 2004. Kerstin weilt zur Kur in St. Peter-Ording.

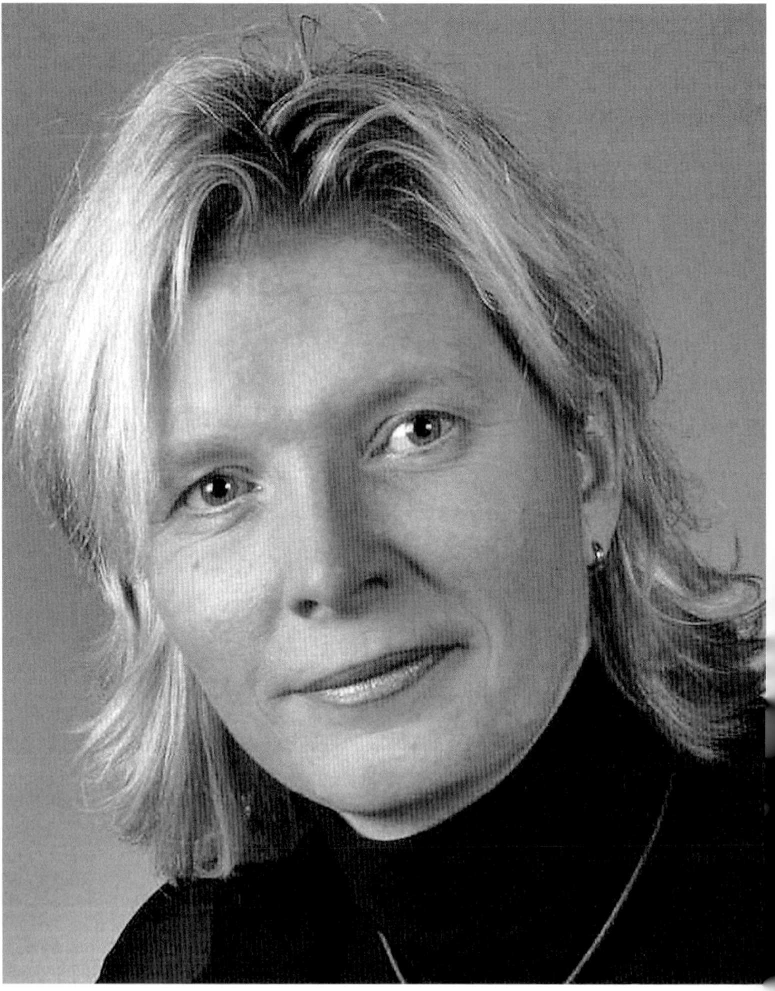

Nach der zweiten Chemo-Infusion lässt sich Kerstin im Februar 2007 vor dem Haarausfall in einem Fotostudio portraitieren.
(Foto: Flentge)

Kerstin im Februar 2005.

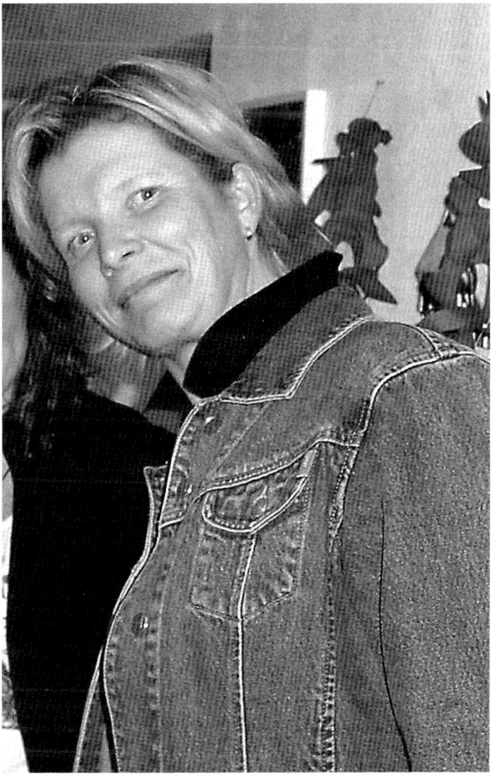

Als Kerstin die ersten Haarbüschel im Kamm findet, rasiert sie sich den Kopf.

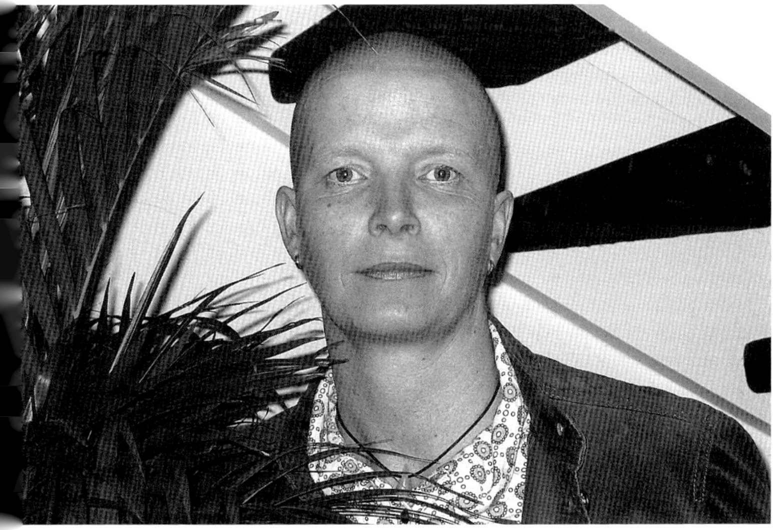

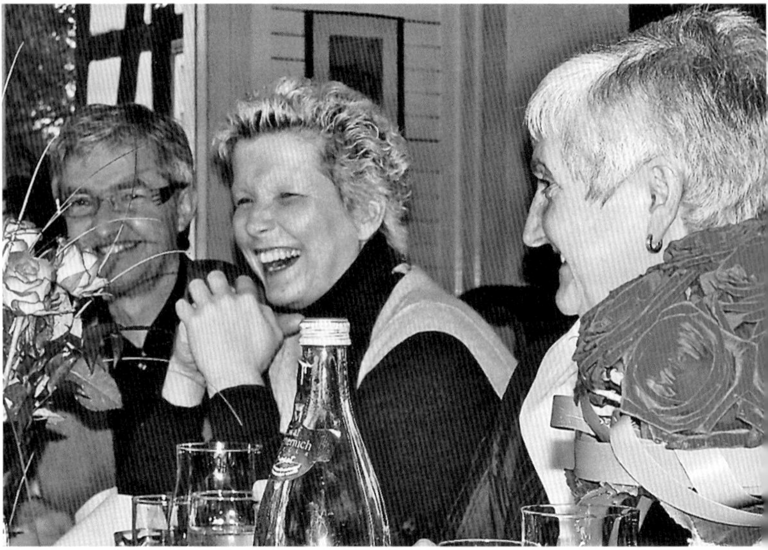

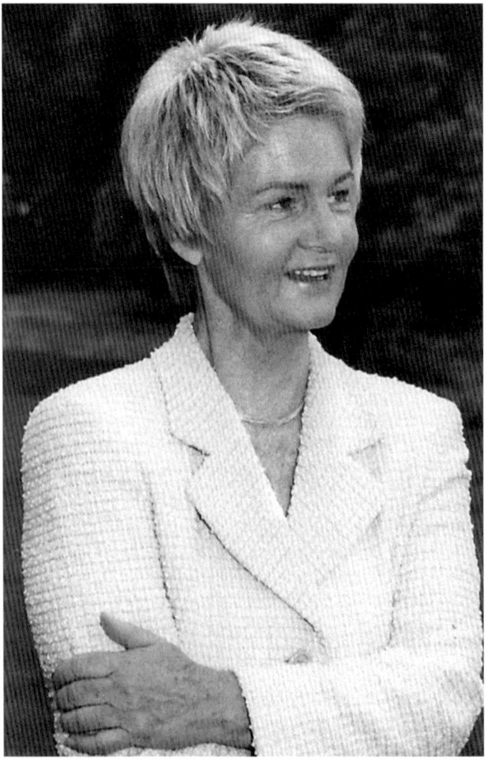

Dezember 2007. Auch im Bewusstsein ihres nahen Todes hat Kerstin das Lachen nicht verlernt. Sie amüsiert sich hier auf einer Feier nach der standesamtlichen Trauung ihrer Nichte Nina.

Ilse Lang, Gründerin der nach ihrer verstorbenen Tochter benannten Alexandra-Lang-Stiftung für Patientenrechte.

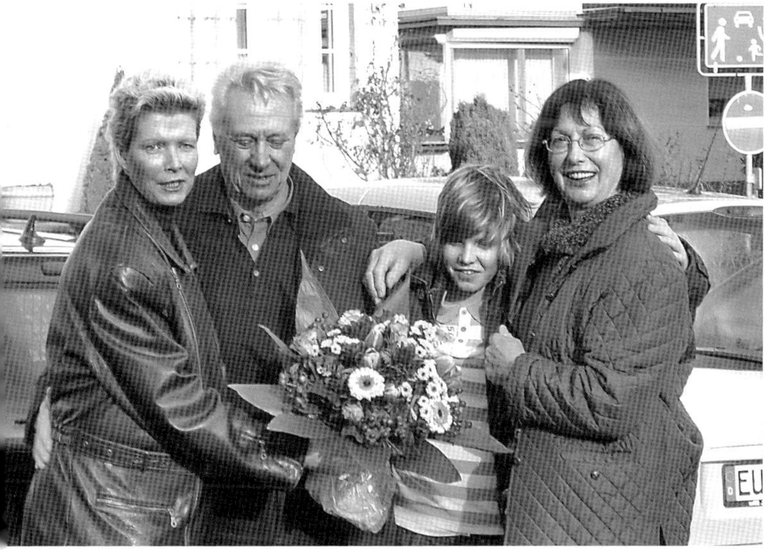

Kerstin mit ihren neuen Eltern und Malte am 22. Januar 2008 vor dem Amtsgericht Gemünd/Eifel nach der richterlichen Beurkundung der Adoption.

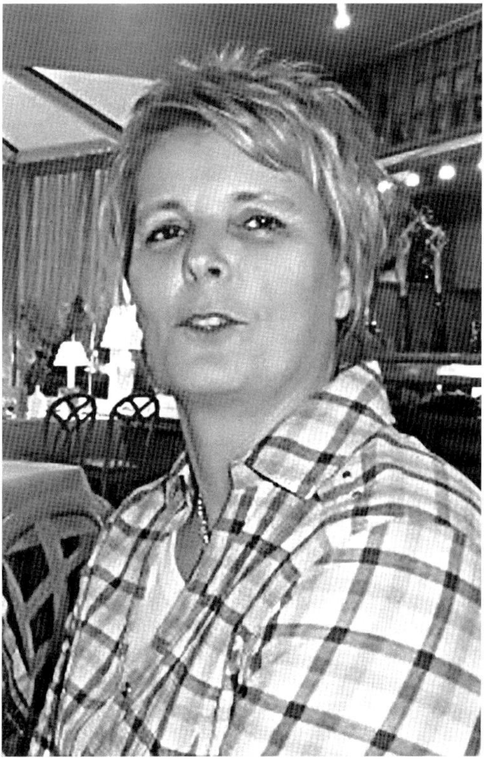

Kerstins ältere Schwester Agnes im Februar 2010.

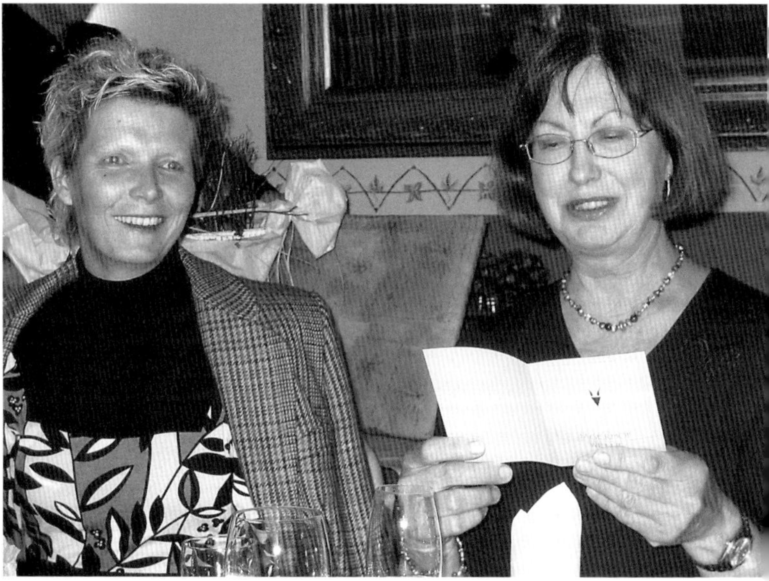

Kerstin mit Jutta und mit Freundin Elke und ihrem Mann Bernd (unten) au
der Adoptionsfeier am 16. Februar 2008. Ihr schmal gewordenes Gesich
trägt deutliche Züge ihrer fortgeschrittenen Krankheit.

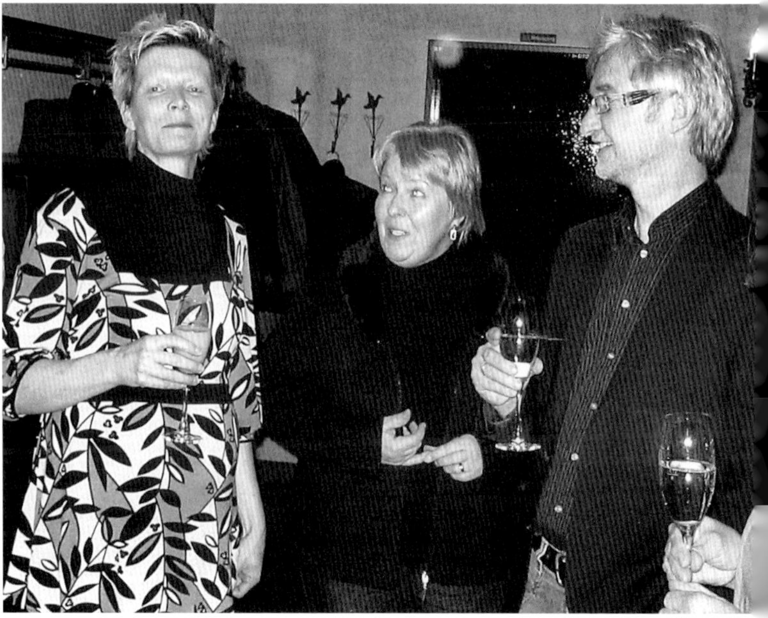

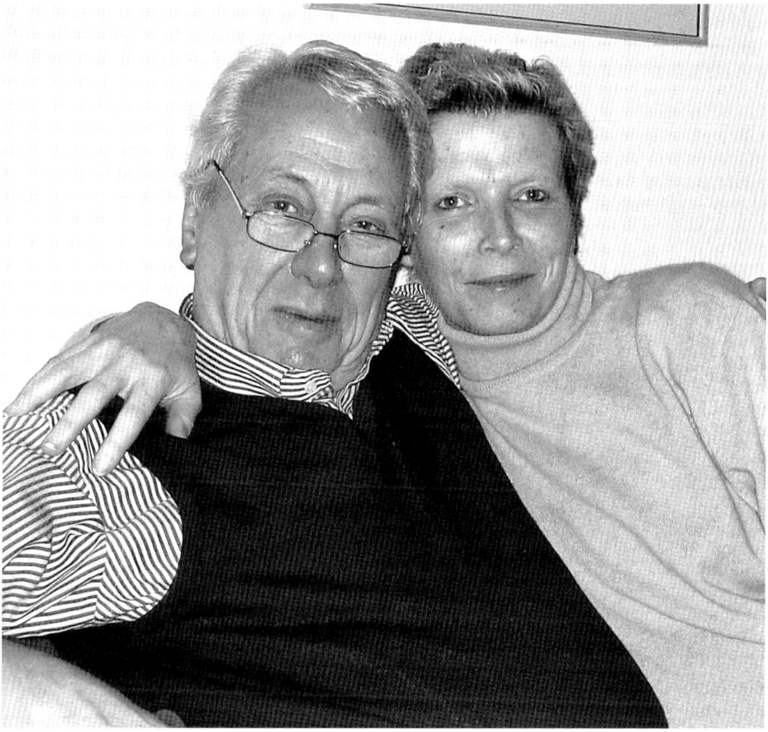

Kerstin im November 2007 mit ihrem »Daddy«.

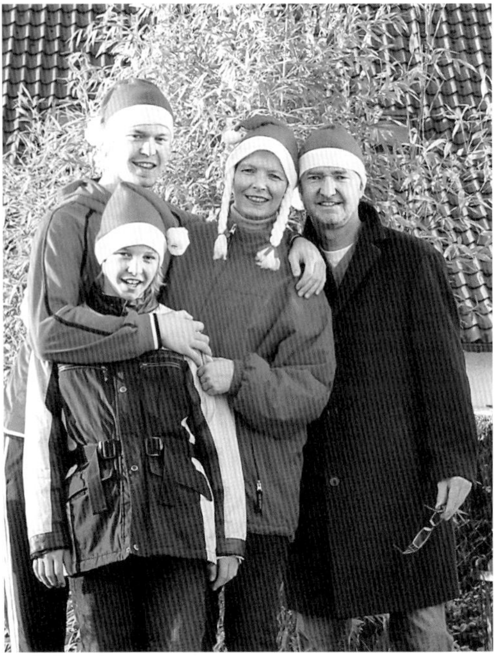

Phantasievolle Weihnachtsgrüße der vier Ostmänner im Dezember 2007.

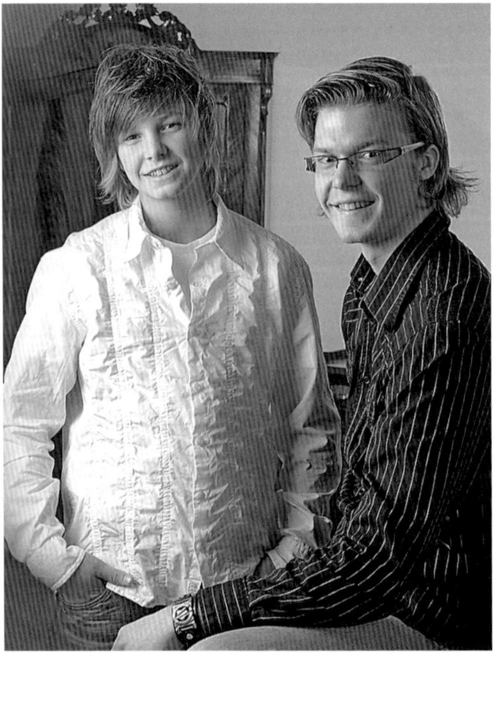

Malte und Thore im Herbst 2008.
(Foto: Flentge)

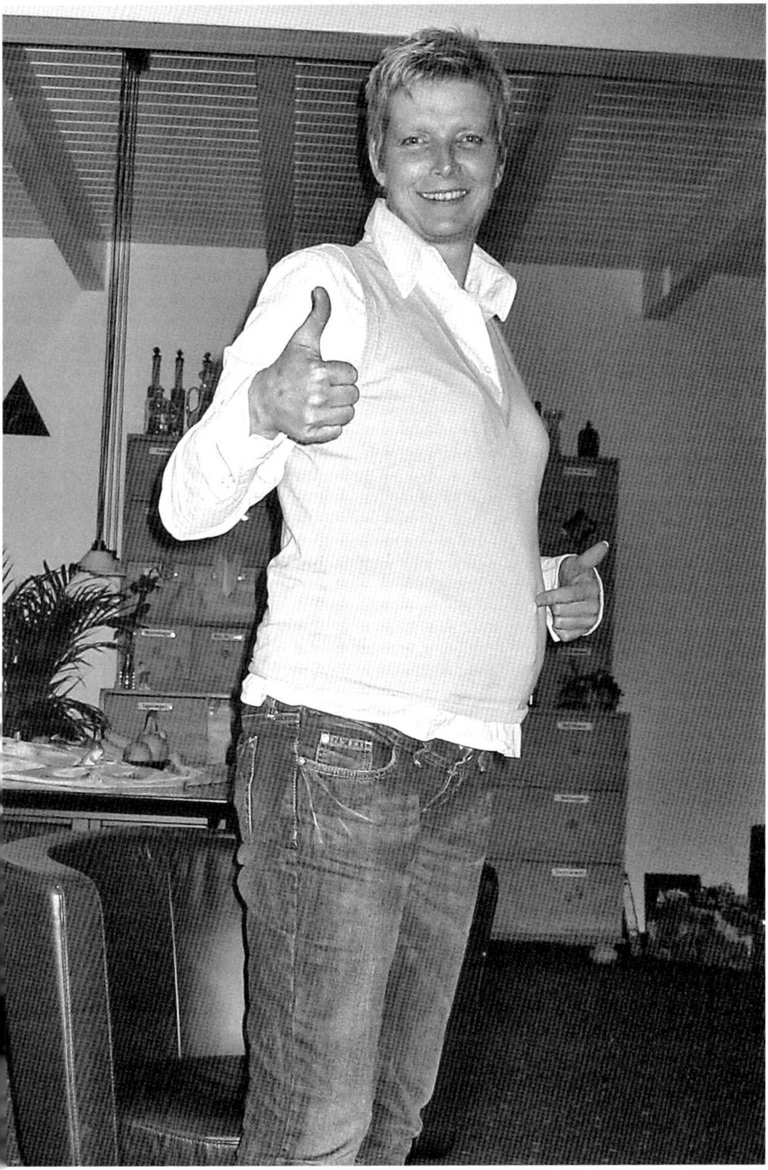

Nach der Diagnose Ascites (Bauchwassersucht) im Sommer 2007 erfährt Kerstin, dass sie nur noch wenige Monate zu leben hat. Sie mailt ihren neuen Eltern ein Bild mit ihrer Ascites-Silhouette. Motto: Ich lasse mich nicht unterkriegen.

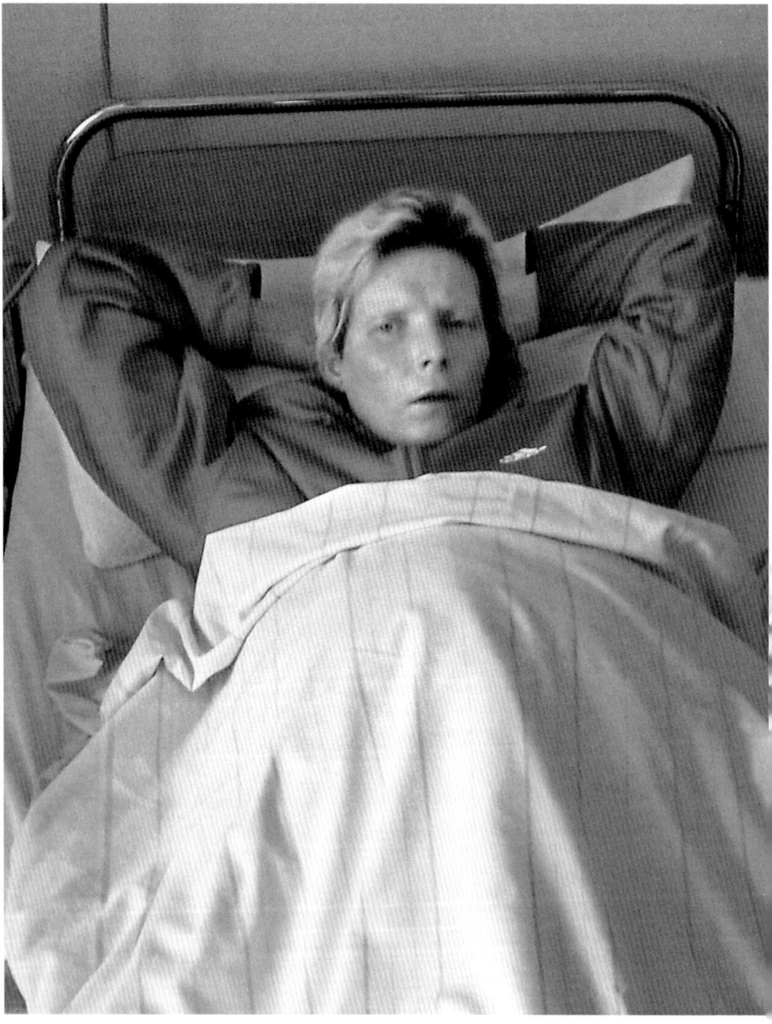

Kerstin Ende März 2008 in der Klinik, einige Tage nach dem Leber-Koma und drei Wochen vor ihrem Tod. Sie wurde gerade punktiert. Nach dem Abfluss des Bauchwassers hat sie Probleme mit ihrem Kreislauf. Weil sie friert, zieht sie sich eine dicke Jacke an.

Die Grenze zur Lästigkeit war nun endgültig überschritten, ich beendete ab sofort meine Perückenzeit.

Die sechsjährige Evelyn, Tochter von Freunden, stellte erstaunt fest: »Du hast ja eine Glatze. Warum hast du eine Glatze?« – »Weil ich krank bin.« – »Was hast du denn?« – »Ich habe Krebs.« – »Bekommt man von Krebs eine Glatze?« – »Das kommt von der Behandlung.« – »Wachsen deine Haare überhaupt nicht mehr?« – »Doch, wenn die Behandlung vorbei ist, dann wachsen sie wieder.« – »Wann ist denn das?« – »In einigen Wochen.« – Evelyn hatte das Bedürfnis, mich zu trösten: »Aber du gefällst mir auch mit Glatze.« – Dann wollte sie mir über den Kopf streichen. Viele fühlten sich an diesem Abend durch Evelyn zum Nachmachen animiert.

Ich nahm es als eine Geste der Verbundenheit.

In den Osterferien 2007 reisten Bernd und Malte nach Kroatien in ein Tenniscamp, Thore war mit Freunden unterwegs. Ich scheute das Risiko einer weiten Reise. Mir war mit jeder neuen Chemo eine weitere körperliche Schwächung in die Adern geträufelt worden, zudem musste ich wegen möglicher Nebenwirkungen auf eine jederzeit abrufbare medizinische Kompetenz bedacht sein, begrenzte daher meinen Reiseradius auf kurze Entfernungen und besuchte einige Tage Jutta und Richard, alle meine Krebsordner im Gepäck.

Wir arbeiteten intensiv an dem Buch, besprachen selbst die kleinsten Details meiner verschiedenen Krankheitsstadien; laufend Fragen, Fragen. Ich wurde immer freier in den Schilderungen meiner in den einzelnen Krebsphasen durchlebten Befindlichkeit. Das Vertrauen wuchs sprunghaft, war schon bald ein nahezu grenzenloses, und ich verspürte nicht mehr das geringste Bedürfnis, etwas auszusparen oder zu schönen.

Ich nahm mir Zeit für das Nachspüren meiner inneren Dialoge, für das Erinnern an die monströsen Phasen von Agonie, Verzweiflung, Leidenschaft, Hoffnung, Angst und Alpträumen, die mein brodelndes Inneres in den vielen Jahren meines Tumorlebens manchmal so eruptiv ausgespien hatte wie glühende Lava. Und mich erstaunte, wie viel ich präsent hatte von der zunehmenden pathologischen Unberechenbarkeit meines Daseins und meiner einzigen mir verbliebenen unbezweifelbaren Gewissheit, der von meiner drastisch verkürzten Lebenszeit. Vielleicht waren es noch einige Monate, in Jahren mochte ich nicht mehr rechnen.

Die vom Krebs beschleunigten Veränderungen meiner Persönlichkeit hatte ich auch in ihren unterschiedlichsten Ausprägungen meiner jeweiligen Lebensabschnitte gespeichert. Mein Leben war beständig in der Schwebe, manchmal kam ich mir vor wie auf einem schwankenden Seil, in den muskelverkrampften gekrümmten Fingern unter den durchscheinenden Handknochen die Balancierstange, deren Enden am Rande meines Blickfeldes kräftige Pendelbewegungen vollführten, die mich jederzeit in den Abgrund stürzen konnten.

Richards Reflexion meiner Schilderungen von den medizinischen Geschehnissen brachte meine Gedanken wieder ins Lot und bestätigte meine Wahrnehmungen von den in Serie an mir begangenen Fehlbehandlungen, von denen er zeitweilig sogar erschüttert wirkte. Mit der unverbrüchlichen Klarheit seiner Reaktionen, Kommentare und den telefonisch eingeholten Stellungnahmen ihm bekannter Fachärzte zu den mir verordneten Therapien und den an mir vollzogenen Eingriffen verscheuchte er alle meine Selbstzweifel, die ich nach dem Verfahren vor dem Landgericht angehäuft hatte in der kindlichen Anwandlung, den eigenen Feststellungen nicht mehr zu trauen, als seien sie Halluzinationen.

Richard hatte diese Bezirke meiner Unsicherheit erschüttert und erhellt, was für mich mehr als ein solidarisches Bekenntnis war. Es war die argumentativ überzeugende, logisch entwickelte Bestätigung meiner Überzeugung von den an mir begangenen medizinischen Irrtümern und Gleichgültigkeiten.

In dieser Deutlichkeit mir vorgetragen, sah ich meine Zuversicht gestärkt, als hätte sie Flügel bekommen.

Nach der gemeinsamen Arbeit spürte ich wieder diesen Glutkern in mir.

Samstag, 14. April 2007.

Sommerliche Temperaturen, eine Luft wie Seide. Thore begleitete mich durch die Einkaufspassage der Kreisstadt, mein Kopf war mit einem schwarz-weißen Tuch bedeckt. Ich schlenderte mit einem mächtigen Hochgefühl dahin, eine ausgeruhte Kraft hatte sämtliche Mattheiten in mir verscheucht. Ich hatte ein lange aufgestautes, von den Chemos und sonstigen Ereignissen unterdrücktes Verlangen nach Unbeschwertheit und atmete die Leichtigkeit des Tages.

Ich nahm Thore an die Hand, wir lachten, alberten. Ich freute mich, aus der Welt pharmazeutischer Abläufe hinausgefunden zu haben, als wäre ich aus einem Tunnel ins Licht getreten.

Im Spiegelbild eines Schaufensters sah ich meine Silhouette und die meines Sohnes, sah mein nach hinten verschobenes Kopftuch, sah in der Glasscheibe Thores breites Lachen. Er blickte auf ein im Spiegelbild erkennbares Pärchen, ich drehte mich um, sah die rundliche Frau, weite Hose, Hemdbluse, neben ihr ein hagerer Mann, grüne Flanellhose, graues Polohemd. Sie musterten uns, Unverständnis im Gesicht. Als wir sie anblickten, drehten sie schließlich ab.

Thore sagte: »Die beobachten uns schon eine Weile, die Frau hat mehrfach den Kopf geschüttelt.« – »Und warum?« – »Ich vermute, die halten uns für ein Liebespaar.« – »Wie kommst du denn darauf?« – Thore lachte immer noch. »Deren Reaktion war eindeutig. Die haben sich über uns mokiert, in erster Linie aber über dich, über deine Schamlosigkeit.« – »Über meine Schamlosigkeit?« – »Darüber, dass eine über zwanzig Jahre ältere und offensichtlich schwerkranke Frau mit einem so jungen Kerl anbändelt.«

Ich begriff nicht so recht, wollte nicht begreifen, wollte mich nicht mit absurden Gedanken befassen. »Die können von mir aus doch denken, was sie wollen«, sagte ich.

Das Wort »schamlos« ließ mich erinnern, meine Art scheint manche zu provozieren. Mir fiel die Frau ein, die mich vor ein paar Jahren, als ich mit Malte im Hallenbad war und gerade unter der Dusche stand, wie eine Furie angefaucht hatte:

»Schämen Sie sich eigentlich nicht. Sie machen den Leuten Angst.« – Ihre abwegige Reaktion darauf, dass ich mich ihr mit nur einer Brust und einer breiten Amputationsnarbe zeigte.

Eine ähnliche Situation rund ein Jahr später, ebenfalls im Hallenbad. Ich trocknete mich gerade in der Dusche ab, eine etwa 60-jährige Frau platschte über die Fliesen auf mich zu, ergriff meine beiden Hände, ihre Stimme überschlug sich. »Vor Ihnen kann man nur den Hut ziehen«, sagte sie. »Sie machen allen Frauen in ähnlichen Situationen Mut und nehmen vielen von uns ihre Ängste. Sie haben meine volle Bewunderung.« Und dann sagte sie: »Machen Sie weiter so. Ich wünsche Ihnen viel Glück.«

Die Erinnerung an diese Begegnung wirkte in mir wie ein trotziger Ruck. Ich merkte, dass mich nichts verdrießen konnte. Die Vorurteile des Paares von vorhin amüsierten mich eher. Sollten ruhig auch andere von ähnlichen Seelenkoliken geplagt werden. Was scherte mich das.

Hand in Hand schlenderten wir durch die Kolonnaden. War ich noch krank, sterbenskrank? Der Tag schmeckte nach Leben, kein Gedanke, kein Ereignis würde mir heute in die Eingeweide fahren. In mir war ein Gefühl des Aufgehobenseins.

Thore suchte eine neue Hose. In dem dreistöckigen Kaufhaus mussten wir nach ganz oben, der Fahrstuhl ließ sich Zeit. Die Treppen schaffte ich ohne Mühe. Ich kaufte ihm ein knittriges Hemd in der Struktur von zerknülltem und wieder glatt gestrichenem Papier, ein weißes T-Shirt, blau bedruckt: PATENT SUPPLY, und Jeans, die wie getragen aussahen.

Die Verkäuferin, eine junge Blondine mit Pagenschnitt, durch meinen Anblick verunsichert, vermied den Blickkontakt mit mir, war bemüht freundlich, mitleidsvoll freundlich. Ihr Gesicht war übersät mit Sommersprossen, sie wirkte scheu wie ein Zeisig. Sie hatte das zarte Knochengerüst eines Vogels und reichte mit ihren flinken Fingern Thore Hose um Hose seitlich des Vorhangs in das Umkleidekabuff. Die eine passte ihm nicht, die andere gefiel ihm nicht. Die abgetragene war es dann. Beim Einpacken blickte mich die Verkäuferin an, lachte freundlich, sah mir direkt in die Augen. Ich verstand es als eine Entschuldigung für ihre Verlegenheit von vorhin.

Thore wollte in das Hamburger-Restaurant schräg gegenüber, ich musste mich überwinden. Am Nachbartisch kämpfte ein Mann mit einem widerspenstigen Salatblatt zwischen den brötchenähnlichen Hälften, stopfte mit den Fingern nach.

Ehe unsere Burger kamen, spürte ich ein Kribbeln auf dem Kopf, ich kratzte durch das Tuch, dann juckte es woanders, als spazierte ein Floh über meine Glatze. Ich nahm das Tuch ab und trug meinen kahlen Schädel zu Markte, das weithin erkennbare Signum meiner Erkrankung.

Mit meinem Makel wollte ich nicht wie mit einem Makel umgehen, auch öffentlich nicht. Das taten schon die anderen. Thore wusste das, er sagte auch nichts.

Erste fragende Blicke trafen mich, aus manchen Augenwinkeln die scheele Suche nach der Bestätigung ihrer ersten Wahrnehmung. Schnelles Begreifen von einigen Gästen, von anderen ein verstörtes Spähen, auch mitleidsvolle Gesichter. Zwei Frauen, von einem der Begleiter mit einer Kopfbewegung auf uns aufmerksam gemacht, verrenkten ihren Oberkörper, um sich weit genug umdrehen zu können.

Ich hatte manche Gespräche verändert, an mir schnüffelte nun die Phantasie der Leute.

Ich atmete sie ein, die Existenz der Bedrückung, die im Raum lag, nachdem ich ihn betreten hatte, als durchtränkte ich die Luft mit meiner schnellen Vergänglichkeit, und mich wehte ihre hypochondrische Furcht an, die ich angefacht hatte, allein durch mein Erscheinen, durch meine fremde, monströse Wirklichkeit, die in sie eindrang wie ein übler Geruch, der ihre Sinne benebelte; ich ahnte, durch viele Begegnungen darin geschult, wie es in ihren Köpfen kreiste, sich ihre Gedanken einengten und ihre Gespräche schwer wurden.

Sie würden nun Erinnerungen einblenden an krebskranke Bekannte, Freunde, Verwandte, von deren Leiden erzählen und deren langsamem Sterben. Mit ihrem Reden darüber hatten sie die eigene Angst aus sich gequetscht wie den Kern aus einer Pflaume, hatten die Angst nach und nach in ihre Erzählungen gepackt und damit von sich weggedrängt, als hätten sie einen Gegenstand in Packpapier gewickelt und verschickt.

Ich hatte Unbehagen übertragen wie einen Bazillus. Es war befreiend, das Schwirren dumpfer Gedanken und beklemmender Gefühle mal nicht in mir zu spüren, sondern für einen kleinen Augenblick in anderen zu vermuten.

Eine Provokation, eine gewollte, eine sadistische, eine wohltuende. In mir war das kraftvolle, ruppige Gefühl, mir meinen Lebenswillen nicht strangulieren zu lassen.

Der Hamburger war sehr mächtig. Ich hatte auch mit einem Salatblatt zu kämpfen. Bald spürte ich die Reaktion meiner Leber auf das Fett. Mir war unbehaglich, ein Druckgefühl im Bauch, hart an der Grenze des Unwohlseins. So leichtmütig war mir heute, dass ich mich von der steinharten Partie unter den Rippen nicht eintrüben ließ. Ich kannte diese Beschwerden, ich musste nun mal damit leben.

In dem Gewühl der Gasse mit ihren Ausdünstungen von Schweiß, Grillfett, Parfüm und Zigarettenrauch entdeckte ich Volker Brand und seine Lebenspartnerin Irmgard. Beide nahmen mich in den Arm. Volker legte seine Hand auf mein Kopftuch, das ich wieder umgebunden hatte. »Dein Friseur war diesmal aber sehr rabiat«, sagte er lachend.

Vor dem Brauhaus draußen Tische und Stühle und ein letzter freier Tisch. Irmgard und ich tranken Apfelschorle, Thore und Volker Bier. An den Nebentischen einige bekannte Gesichter. Sie mieden den Blickkontakt mit mir, wenn sich unsere Blicke mal begegneten, sahen sie schnell in eine andere Richtung, taten so, als hätten sie mich nicht gesehen.

Es ist nicht lange her, da schmeckte ich die Bitterkeit der Isolation. Menschen fielen mir ein, die sich entfernt hatten, deren Verlust lange schmerzte. Das habe ich überwunden. Nun liegt mir nur noch an Menschen, die den Mut aufbringen, sich zu mir zu bekennen. Es sind wenige, Volker und Irmgard gehören dazu.

Volker, ein Arbeitskollege von Bernd, ist mir ein guter

Freund. Er ist verlässlich und mitfühlend. Häufig erkundigte er sich bei Bernd nach meinem Befinden, oft rief er mich an, gelegentlich trafen wir uns zu einem Kaffee. Ich plaudere gern mit ihm. Sein Interesse ist ein aufrichtiges Interesse. Volker wird in Kürze 59, seine erste Frau hatte er Mitte der 80er-Jahre an Leukämie verloren.

»Da sitzen Walter und Marlene«, sagte Volker plötzlich und blickte zu einem Tisch an der Hauswand. Bekannte aus einem der Tennisklubs.

»Die haben uns schon gesehen«, sagte ich. »Mir sind ihre Blicke aufgefallen. Das sind nicht die ersten, die mich heute ignorieren.« Mich belustigte das. Ich lachte. In meinem Lachen lag ein gewisser Trotz.

Volker sagte: »Die Leute sehen, dass du eine Chemotherapie bekommen hast. Und bist dabei noch so fröhlich, das geht für viele nicht zusammen, das irritiert sie. Sie wissen nicht, wie sie auf dich zugehen sollen, was sie sagen sollen.« Ich erzählte von meinen Beobachtungen in dem Burger-Restaurant. Volker und Irmgard lachten. Es lag an meiner Art der Schilderung. Alles, was ich sagte, bekam einen ironischen, karikierenden Erzählton. Es wirkte lustig. Mir war danach, alles ins Lächerliche zu ziehen.

»Von mir aus kannst du das Kopftuch ruhig abnehmen, mich stört das nicht«, sagte Irmgard.

»Lieber nicht«, sagte ich, »hier draußen kriege ich womöglich Zug. Mein Immunsystem ist momentan ziemlich platt. Ich will da nichts riskieren.«

»Was macht das Buch«, wollte Volker wissen. Ich erzählte von meinem Besuch bei dem Journalisten und von den Fortschritten am Text.

»Aus deinen Erfahrungen können viele andere Krebspatienten lernen«, sagte Irmgard. »Vor allem können sie erfahren, dass deine Art, damit umzugehen, das Leben leichter macht. Ich finde sehr gut, dass du das machst.«

Tage später traf ich mich mit meiner Schwester Agnes in einem Café. Drinnen setzte ich sofort das Kopftuch ab, in Räumen präsentierte ich nun meistens den kahlen Kopf. Hier kümmerte sich keiner darum. Bis auf eine Frau, sie kam auf mich zu, zögernd zunächst.

»Darf ich Sie mal ansprechen?«, fragte sie vorsichtig. »Ihren Zustand kenne ich, vor acht Monaten hatte ich auch einen kahlen Kopf. Ich habe seit anderthalb Jahren Brustkrebs.«

Sie hatte nun fingerlange Locken auf dem Kopf. Sie wollte wissen, seit wann ich an Krebs erkrankt sei. »Seit fast elf Jahren?«, wiederholte sie meine Antwort mit einem Ausruf des Erstaunens. Es war ein freudiges Erstaunen.

Ich hatte ihre Hoffnungen deutlich gestärkt.

Mich hatte es nun doch erwischt. Mitte April, einige Tage vor der nächsten Chemo: Stiche in der Lunge beim Atmen, knapp über 39 Grad Fieber. Meine Onkologin hörte sich meine Beschwerden an, das sei nicht so schlimm, meinte sie dann, deshalb müsse die Chemo nicht verschoben werden. Ich bekam meine vierte Taxotere.

Wenige Tage zunächst die Vermutung, kurz darauf die Gewissheit: Die Chemo verändert schleichend mein Leben, ich rutschte in ein sich stetig verschlimmerndes Zermürbtsein, das zunächst nur meine Glieder erfasste, dann wurde ich heiser, schließlich überfielen mich Fieberschübe, die mich in eine tiefe Erschlaffung fallen ließen; alles fühlte sich wattig an. Ich hatte hohes Fieber.

Bernd fuhr mich zum Hausarzt, der mich abhorchte und meine Temperatur kontrollierte: 40,6 Grad. »Sie haben eine Lungenentzündung«, sagte er. Er schien einen Moment fassungslos. »Die Onkologin hat Ihnen dennoch eine Chemo gegeben? Hat sie Ihre Lungen nicht abgehorcht?« – Sie hatte nicht. Er fragte noch einmal nach: »Haben Sie ihr denn alle Beschwerden geschildert?« – »Alle, die Luftprobleme und auch meine 39 Grad Fieber an dem Tag.« Er sagte nichts mehr; ein beredtes Schweigen.

Tage später in der Computertomografie die Bestätigung: »Bronchopneumonie« – Lungenentzündung. Mein Hausarzt unternahm alles, um mich wieder auf die Beine zu bringen. Mein Herz pumpte nur noch zähflüssige Lethargie durch meine Adern. Ich lebte wie im Dämmer, hatte nur noch eine verhuschte Wahrnehmung vom Verrinnen der Zeit. Die Tage warfen keine Schatten mehr, sie waren selbst der Schatten.

Einige Wochen später sagte mir meine Onkologin: »Da hätte ich Ihnen fast die Lunge weggeschossen.« – Keine Entschuldigung, nur diese Feststellung, mehr nicht.

Ich horchte lange dem Satz der Ärztin nach, es war nicht der leiseste Ton des Bedauerns in ihm.

Gewissheiten

Meine Onkologin sah mich nicht wieder. Mit Frau Dr. Blier hatte ich ebenfalls abgeschlossen. Wohin nun?

Meine Internetrecherchen ließen mich in Hannover fündig werden. An der Medizinischen Hochschule war 2001 ein Zentrum »Erblicher Brust- und Eierstockkrebs« eingerichtet worden. Mit der für mich zuständigen Ärztin Patricia Steiner am Institut für Zell- und Molekularpathologie vereinbarte ich einen Termin für den 14. Mai.

Die Ärztin am Telefon – ihres Timbres wegen schienen alle Buchstaben nach Umwandlung in Töne zu streben. Diese Stimme: von melodischer Klarheit, ohne Abbrüche in Höhen und Tiefen, von einem beruhigend wirkenden Dahinfließen, manchmal auch ungestüm sprudelnd. Ich hörte aus ihr eine unverstellte Offenheit, ein berufliches und ein mitfühlendes Interesse und eine spontane Betroffenheit, in die sich Töne eines teilnehmenden und ihr noch nicht abhandengekommenen Erstaunens mischten. Ich wollte ihr noch eine Weile lauschen und verlängerte das Gespräch durch Fragen.

Ihre Stimme war so ganz anders als jene, die mir aus dem Medizinbetrieb geläufig waren; sie hatte nichts Abwehrendes, nichts Verhaltenes, nichts Gequältes, auch nicht das schnippische Desinteresse oder die geschäftsmäßig kühle Distanz, die einen Anrufer schnell in die Rolle eines Bittstellers drängt.

Die Stimme ist ein großer Verräter. Sie offenbart so viel wie ein Gesicht. Sie lässt manches erkennen: Verstocktheit, Angst,

Trauer, Ignoranz, Beharrlichkeit, Wehmut, Ärger, Liebe, Mitgefühl, Hochmut. Unüberhörbar auch die Schmelztöne der Tücke, die Töne des Bezirzens oder die irritierenden Töne der Langeweile, die mich daran denken lassen, dass mein Gesprächspartner gerade Strichmännchen aufs Papier malt.

Der schöne Sopran der Ärztin hatte meine Phantasie beflügelt und meine Hoffnungen schon fast zur Gewissheit werden lassen, dass ich unter dem Zwang meiner letzten medizinischen Optionen wie durch einen gütigen Wink des Schicksals die Person gefunden hatte, deren Tun und Interesse meinem in ihre Stimme hineininterpretiertem Engagement entsprechen würden.

Montag, 14. Mai 2007.

Frühmorgens fuhr mich Bernd nach Hannover. Um neun Uhr saßen wir mit der Ärztin im Beratungszimmer. Auf ihrem blassen Gesicht ein Ausdruck von Beharrlichkeit und Nachdenklichkeit, der Blick ihrer marmorgrauen lebhaften Augen weckte mein Zutrauen, ein offener, wacher Blick. Sie hatte sofort alle meine Sympathien. Patricia Steiner hatte keine blonden Haare, wie ich es mir vorgestellt hatte; ihr dichtes kastanienfarbenes Haar war schulterlang, Ponyfransen bis zu den Augenbrauen verschatteten die Stirn, ihre Wangen waren mit winzigen Sommersprossen gesprenkelt.

Es dauerte einen Moment, bis ich die Stimme und die dazugehörige Person in Einklang gebracht und mein Phantasiegebilde von ihr ausgeblendet hatte. Eine Irritation, die ich häufig erlebte, wenn ich zum ersten Mal die Person sah, von der ich bislang nur die Stimme kannte, und nun feststellen musste, dass ich sie mir zu einem anderen Gesicht gedacht hatte.

Sie war zugewandt und interessiert, das half mir schnell über diesen Moment hinweg. Die Ärztin wollte meine gesamte Krankengeschichte hören. Sie sagte, das Kollegium in ihrem Zentrum, überwiegend Ärztinnen unter der Leitung von Frau Professor Brigitte Schlegelberger, würde alles versuchen, die für mich unter Berücksichtigung meiner Genmutation geeigneten Therapiemöglichkeiten herauszufinden.

Ihre Einrichtung, erfuhr ich, arbeitet mit dem Brustkrebszentrum der Uniklinik Köln zusammen, dem Leitzentrum für eine bundesweite Studie über genetisch bedingten Brust- und Eierstockkrebs. Frau Professor Rita Schmutzler, die Chefin, würde zu meinem Fall beratend hinzugezogen.

Meine Schilderungen, sagte sie, würden in eine vom Bundesministerium für Forschung und Wissenschaft geförderten Studie zu den langfristigen psychischen Belastungen der Gendiagnostik einfließen, die Hinweise darauf bringen soll, wie die Behandlung von Patientinnen mit erblich bedingtem Krebs verbessert werden kann. Aus Erfahrungen wisse man, dass es gerade in diesem Bereich große Defizite gebe.

Ein vordringliches Anliegen, wie ich aus eigener Anschauung wusste. »Meine Onkologin«, sagte ich, »hat mir zu keiner Zeit die Kompetenz bewiesen, die ich von ihr erwartet hatte. Mit mir als Patientin mit einem doppelten Gendefekt war sie völlig überfordert. Ich habe ihr immer wieder gesagt, dass mein Brustkrebs anders zu behandeln ist. Sie hat mich dann angesehen, als sei ich ein wenig spinnert.«

Ich berichtete von meinen jüngsten Erfahrungen mit der Onkologin. »Die letzten fünf Wochen«, sagte ich, »waren für mich während meines Krebsleidens die schlimmste Zeit, allein von der Dauer meines erbärmlichen Zustandes her. Mir auf eine Lungenentzündung eine Chemo zu verpassen, das hat mich so mürbe gemacht, wie ich es nach keiner meiner 14 Operationen war. Ich habe in diesen fünf Wochen gedacht: Das ist kein Leben mehr.«

Ich war entschlossen, mich nicht mehr so willkürlich, so desinteressiert, so beiläufig behandeln zu lassen. »Mehr als die Inkompetenz hat mich die Ignoranz gestört«, sagte ich. »Nicht ein einziges Wort der Entschuldigung. Das fand ich ziemlich erbärmlich.«

Weil es die Ärztin so wollte, erzählte ich ausführlich von den Krebsfällen in meiner Familie, vom Siechtum meiner Mutter, von ihrer stolzen Haltung bis zu ihrem Tod, von ihrem Lachen, das sie selbst in den Phasen der immer heftiger werdenden Anschläge ihres wuchernden Tumors nicht verloren hatte, und davon, dass ich selbst in den Tagen ihres Sterbens von ihr nie einen Jammerton vernommen hatte. Solange es ging, nahm sie an jeder Feier teil, gut gelaunt, mit großem Durchhaltevermögen und kahlem Kopf. Wegen der vielen Chemos waren ihr in den letzten zwei Jahren die Haare nicht mehr nachgewachsen.

»Ich habe in dieser Zeit viel von meiner Mutter gelernt«, sagte ich, während mir die Ärztin angespannt lauschte, häufig auch mit einem Ausdruck von Betroffenheit. »Sie war und ist mir immer noch ein Vorbild. Sie hat auch in den Zeiten, als es ihr schlecht ging, uns Kindern nie gezeigt, wie elend ihr war. Zum Sterben wollte sie unbedingt ins Krankenhaus. Sie habe das der Familie nicht zumuten wollen.«

Fragen über Fragen. Was hatte ich aus dem Sterben meiner Mutter gelernt? Wie waren mein Vater und meine Geschwister damit umgegangen? Wie hatten sie auf meine Krankheit reagiert?

»In den letzten Wochen meiner Mutter«, sagte ich, »habe ich mehr über ihre Persönlichkeit erfahren als in den Jahren davor. Von ihr habe ich gelernt, wie ich mit meiner Krankheit umzugehen habe. Sie ist mein großes Vorbild, ihr will ich nacheifern. Ich versuche es jedenfalls.«

Mein Vater und meine Geschwister? »Die haben das nicht an sich herangelassen«, sagte ich, »sie konnten mit meiner Krankheit nicht umgehen. Meine Geschwister haben auch lange nicht wissen wollen, ob auch sie selbst einen oder mehrere Gendefekte haben.«

Ich erzählte dann meine Krankheitsgeschichte, in die sie gleich einem Filmdrama mit wachsender Dauer immer tiefer hineingezogen wurde. Ich sah es an ihrer Anspannung im Gesicht, hörte es aus ihren Bemerkungen, sah es an ihrem betroffenen Blick. Meine mir widerfahrenen, bis ins Detail geschilderten medizinischen Missgriffe und Versäumnisse, auf die mich keiner der an mir im Laufe meiner Krebsjahre herumhantierenden Mediziner aufmerksam gemacht hatte, schienen sie nicht zu erschüttern. Ihrer Reaktion entnahm ich, dass sie häufiger davon zu hören bekam.

Die Ärztin fragte mehrfach nach, sie war sichtlich berührt, zeitweilig auch schockiert. Es war ihr deutlich anzusehen, und ich hörte es auch. Ihre Stimme hatte sich leicht verändert, sie hatte an Festigkeit verloren.

Während meiner Schilderungen fiel mir auf, dass ich die Geschichte einer dauerhaften medizinischen Kapitulation erzählt hatte. Und ich war deren Opfer.

Mich tröstete es ein wenig, dass die Ärztin es offensichtlich auch so sah.

Dienstag, 15. Mai 2007.

Drei Wochen St. Peter-Ording. Meine letzte Kur, eine weitere würde ich nicht mehr schaffen. Meine Vorfreude wurde eingetrübt von einem Gefühl der Zerbrechlichkeit. Die Demontage meines Körpers zeigte Wirkungen. Ich fühlte mich schlapp, japste bei kleinsten Anstrengungen nach Luft.

Ich spürte noch die Folgen der Lungenentzündung. Sie sei noch nicht abgeheilt, stellte Dr. Mehner bei der Aufnahme fest. Meine Blutwerte hatten sich gegenüber der Kur im Herbst 2006 dramatisch verschlechtert. Der Tumormarker CA 15–3 mit einem Normalwert unter 25.0 wurde am ersten Rehatag mit 332.4 gemessen.

Die Ärztin Steiner hatte sich mit ihren Kolleginnen beraten und mir zu einer platinhaltigen Chemo geraten: Cisplatin oder Carboplatin, weil es Hinweise darauf gebe, dass diese Substanzen vor allem bei BRCA-assoziiertem Brustkrebs wirkungsvoll seien. Carboplatin werde zudem über die Nieren abgebaut und schone die Leber.

Am 18. Mai tagte in der Rehaklinik das onkologische Konsil mit mehreren Ärzten und beriet über meine noch bestehenden chemotherapeutischen Möglichkeiten. Die Ärzte unterstützten die Empfehlung des Zentrums für erblichen Brust- und Eierstockkrebs in Hannover. Ich erfuhr, dass Platinderivate bei fortgeschrittenem Mammakarzinom gute Ansprechraten aufweisen.

Kein Gedanke mehr an körperliche Aktivitäten wie in den Jahren zuvor. Mein gemietetes Fahrrad benutzte ich selten, allenfalls für ein paar gemächliche Runden in Kliniknähe. Die meiste Zeit verbrachte ich in meinem Zimmer. Kein bekanntes Gesicht unter den Patienten hier.

Irgendwann fiel mir auf, dass ich in dieser Kur nicht den Kontakt zu anderen Krebspatienten suchte. Gespräche erfordern Ausdauer und Konzentration, beides fehlte mir. Ich mochte zudem nicht über mich und meine Krankheit reden. Gelegentlich traf ich mich mit einigen Mitarbeitern der Klinik.

An manchen Tagen fühlte ich mich so beduselt und ausgelaugt wie kurz nach dem Erwachen aus einer Narkose. Eine Treppe, bedächtig, Pausen einlegend, und ich war so erschöpft wie nach einer sportlichen Höchstleistung. Und meine Lunge pumpte wie die einer Asthmatikerin.

Früher war ich häufig die Kliniktreppen hochgesprintet. Ich erinnerte mich an die Katamaranfahrt im Oktober. Meine körperliche Verfassung damals und jetzt – mein Verfall hatte erschreckend an Rasanz zugelegt. Auch ohne ärztliche Untersuchungen war mir der von Tag zu Tag sich verschlechternde Zustand meiner Leber bewusst.

Am Anfang der Kur fühlte sich die Partie unterhalb des rechten Rippenbogens prall an, einige Teile aber auch noch elastisch. Nach drei Wochen spürte ich nur noch eine einzige feste, nicht mehr nachgebende Masse unter meinen Fingerkuppen, hart wie Stein. Ende der zweiten Woche erneut die Bestimmung des Tumormarkers CA 15–3, er hatte sich mehr als verdoppelt – auf einen Wert von 733.3.

Erbarmungslos wurde mir langsam das Leben abgeschnürt. Die Hoffnungen schwanden. Mir war nicht gegeben, wie gelähmt zu verharren in einem Gefühl des Verhängnisses und der absoluten Ausweglosigkeit. Ich sollte meine Hoffnungen stärken. Womit aber nur?

Ich musste meine Gedanken aus der schaurigen Gegenwart abziehen. Ich suchte nach Ablenkung. Ich telefonierte regelmäßig mit Richard, manchmal sogar mehrmals am Tag. Jutta und er machten Urlaub in Frankreich, irgendwo im Burgundischen in einem gemieteten Haus auf einem Hügel, umgeben von Wiesen und Feldern. Das Wetter war schlecht, Dauerregen. Er saß im Haus an einem Bauerntisch und arbeitete am Buch. Es war kühl und klamm, ohne den offenen Kamin kein Aushalten. Die Holzscheite qualmten, es stank. Unter diesen Umständen wäre er lieber zu Hause, sagte er.

Seine Fragen zu meiner jeweiligen Befindlichkeit und meinen Reaktionen auf einzelne medizinische Ereignisse, die er gerade beschrieb, bestätigten mir, dass ich für ihn schon sehr transparent geworden war. Ich freute mich auf die Telefonate, sie füllten meine Energie auf. Häufig las er mir aus dem Manuskript vor, stimmte mit mir Passagen ab, hörte von meinen Hoffnungen, Enttäuschungen, Träumen, Alpträumen, Schmerzen, Verzweiflungen. Das Buch nahm Konturen an. Abends mailte er mir den tagsüber geschriebenen Text. Die Erinnerungsarbeit und das Erleben der Umsetzung stärkten meinen Widerstand gegen die biologischen Prozesse in mir.

Gelegentlich telefonierte er von Frankreich aus mit niedergelassenen Ärzten und Spezialisten in Kliniken. Er hatte herausgefunden, dass 1996 das Tumorzentrum München Patientinnen, die im Alter von unter 35 Jahren an Brustkrebs erkrankt waren, als Fälle mit mittlerem Risiko eingestuft hatte. Ich war damals erst 32 Jahre alt. Nach den Münchner Kriterien hätte mir auf jeden Fall unmittelbar nach meiner ersten OP eine antihormonelle Therapie verordnet werden müssen. Richard hatte ferner recherchiert, dass Mitte der 90er-Jahre unter Fachärzten das Risiko einer familiären Disposition längst bekannt war. Seine Frage: »Kannte Dr. Zeitler die Krebsgeschichte deiner Familie?« – »Ja, er hat sie gekannt, er hat schließlich auch meine Mutter bis zu ihrem Tod behandelt.« – »Und er hat zu keiner Zeit mit dir über deinen hohen Gefährdungsgrad gesprochen?« – »Nein.«

Richard hatte viele meiner Krankenordner im Gepäck und ließ sich in seinen Telefonaten von Ärzten die ihm fragwürdigen Passagen der OP-Berichte interpretieren. Wenn das Ergebnis seiner Recherche auch meiner lange gehegten Vermutung entsprach, fühlte ich mich so gekräftigt wie seit vielen Monaten nicht mehr. Kein Tag ohne ein längeres Gespräch mit ihm. Wenn er sich am Tag nicht gemeldet hatte, rief ich ihn an. Ich brauchte diesen Kontakt, er gab mir Halt, stärkte meine Zuversicht. Uns verband eine tiefe Freundschaft. Ich hatte zu ihm ein so grenzenloses Vertrauen, dass ich manchmal glaubte, ihn schon seit Jahrzehnten zu kennen.

Am Samstag, 2. Juni 2007, besuchte mich meine Freundin Sabine in St. Peter-Ording. Ich hatte am Telefon sehr bedrückt geklungen, da musste sie sich sofort ins Auto setzen. Meine Kur war zu Ende, sie wollte mir helfen beim Packen und, wenn ich es nicht schaffte, mich nach Hause fahren. Abreise am Montag, vorzeitig. Die Kur brachte mir nichts. Ich musste dringend in eine Klinik, höchste Zeit für therapeutische Hilfe.

Als Sabine eintraf, lag ich auf dem Bett. Sie stand lachend in der Tür, dann verzerrte sich ihre Miene, ihr Gesicht versteinerte, in ihren Augen lag der Ausdruck des Erschreckens. Offensichtlich wirkte ich auch äußerlich so hinfällig, wie ich mich fühlte.

Mir kamen die Tränen, dann musste auch Sabine weinen. Ich wollte keinen Trost und schon gar kein Mitleid. Ich kannte die Wahrheit um mich. Nur keine Beschönigungen.

»Für mich ist nun die Schlussrunde eingeläutet«, sagte ich ihr. »Ich mache mir da nichts vor. Du weißt doch, dass ich mich seit einiger Zeit in der Phase des Sterbens befinde. Ich stehe noch am Anfang meines Siechtums und will keine Trauermienen um mich sehen. Wie soll ich denn dabei weiterleben und meine letzten Kräfte mobilisieren.«

Sabine schluckte, sie wusste, ich hatte meinen Zustand noch nie schöngeredet. Sie wusste auch, dass ich kein endzeitgestimmtes Betütern wollte. Das würde mich nach unten ziehen. Von ihr hörte ich auch kein Wort des Mitleids oder des Bedauerns mehr. Sie blickte aus dem Fenster, ihre Haltung verriet, dass sie weinte.

Ich kochte uns einen Tee, und sie fragte mich, ob ich mir viele Gedanken um Malte gemacht hätte. Sabine ahnte meistens, was in mir vorging. »Seit Wochen mache ich mir fortwährend Gedanken um ihn«, sagte ich. Eine meiner größten Sorgen: Was wird aus Malte, wenn ich nicht mehr lebte?

Malte, dreizehn erst, an mir klebend, als hinge er immer noch an meiner Nabelschnur, ständig um mich bibbernd, in vielem mir sehr ähnlich. Hätte Bernd die Geduld, die Malte brauchte, weil er sich sonst schnell verweigerte? Sabine fragte nach Thore. Um ihn hatte ich keine Angst, er würde bald sein Abitur machen und studieren.

In meinem Kopf rotierten die Gedanken um den Kleinen. Ich malte mir aus, was mit ihm passieren würde, wenn Bernd gesundheitliche Probleme bekommen sollte. Sabine sagte, sie werde sich auf jeden Fall um ihn kümmern. Da war ich mir sicher. Es war aber nur ein schwacher Trost. Sie kann mich bei Malte nicht ersetzen.

Meine Freundin logierte in einem Hotel mit Meerblick. Am Nachmittag holte ich sie ab. Sie sollte im Foyer auf mich warten, Sabine war nicht in Sicht. Keiner an der Rezeption, der sie hätte anrufen können. Verärgert quälte ich mich zu ihrem Zimmer, einen langen Flur entlang, dann durch eine Pendeltür in einen anderen Trakt: Schritt für Schritt, immer wieder Pausen einlegend, nach Luft schnappend.

Ich klopfte an die Zimmertür, keine Antwort. Unmut stieg in mir hoch. Sie wusste doch, wie elend mir war. Warum ließ sie mich durch die langen Flure wanken, kraftlos, hinfällig, schweißtriefend. Und dann wieder zurück. Da saß sie nun im Foyer und wartete. Sie hatte einen anderen Flur genommen. Ich ließ meinen Ärger raus, er reichte nur für drei Sätze, dann fehlte mir die Luft. Ich setzte mich in einen Sessel ihr gegenüber, meine rasselnde Lunge erzwang eine Pause.

Wir fuhren in ein Café. Eines dieser auf Alt gemachten Cafés, eingerichtet wie eine gute Stube der 60er-Jahre: kleine Butzenscheiben, niedrige Decken, alte Sofas mit Holzrahmen und Schneckenmustern an der Armlehnenfront, geschwungenen Rückenlehnen, leicht verschlissenen Plüschpolstern, blanke Holztische, vergilbte Familienfotos an der Wand, schwarz-weiß.

Sabines Miene drückte aus, dass ich leidend aussah. Ich fühlte mich auch so mies wie an keinem der Tage vorher. Zwei, drei Bissen Kuchen, dann reichte es mir. Sabine wollte mich ablenken, erzählte von einigen Bekannten. Mein Zustand war nicht auszublenden, ich redete von der platinhaltigen Chemo, zu der ich mich vielleicht durchringen würde, erzählte von der Klinik in Hannover, von den Ärztinnen des Instituts, die mir sehr kompetent erschienen.

Am Nebentisch saß eine Frau mit schwarzen Haaren, Pagenschnitt, braunen hervorstehenden Kugelaugen, die mich an die Murmeln meiner Kindheit erinnerten. Die Frau, Mitte vierzig, Mutter von vier Kindern, suchte Kontakt. Sie hatte einige Brocken aufgefangen und mich als Rehapatientin ausgemacht. Sie wollte von meiner Krankheit hören, ich mochte nichts erzählen, mir stand nicht der Sinn danach. Ich antwortete mit ein paar knappen Sätzen, ausreichend zum Verstehen. Zum Glück erzählte sie viel von sich. Mir war mehr nach Hören als Reden.

Die Frau war keine Urlauberin und keine Patientin, sie kam aus einem Nachbarort. Einmal in der Woche warf sie sich in Schale, ließ daheim alles liegen und machte sich einen freien Nachmittag. Hauptsache, raus aus der Familie. Sie brauche das zur Entspannung. Ohne diese Auszeit könne sie das Pensum zu Hause nicht durchhalten. Sie stöberte stundenlang in Geschäften, schob in Boutiquen Hunderte von Kleiderbügeln beiseite und kehrte dann immer wieder hier ein, wegen der Atmosphäre und der exzellenten Kuchen. Wie zur Bestätigung bestellte sie ein zweites Stück, eine Apfeltarte mit Sahne.

Ich brauchte Ruhe, Sabine brachte mich zurück und begleitete mich auf mein Zimmer, wegen der Pausen dauerte der Aufstieg länger. Den Fahrstuhl lehnte ich ab, ich wollte meiner Hinfälligkeit keine Opfer bringen. Abends holte mich Sabine ab, wir gingen ins Stelzenhaus, direkt am Strand: Fischplatte.

Sonntagmorgen musste ich mein Fahrrad beim Verleih abliefern, Sabine fuhr ihr Auto in die Nähe der Fahrradständer. Ich hatte den Schlüssel für das Fahrradschloss vergessen. Wieder die Treppen bis zu meinem Zimmer. Sabine hatte inzwischen mein Fahrrad im Kofferraum verstaut. Ich schimpfte mit ihr, war aber froh, dass sie mir das abgenommen hatte.

Wie durch Zauberkraft verschwand tagsüber alles Schlottern in mir, das Atmen fiel mir leichter. Dieser zeitweilige Schauder, der mich durchfuhr und mich etwas Wehrloses, Schockierendes, Erdrückendes spüren ließ – verschwunden.

Oberflächlich fühlte ich mich gestärkt. Sabine und ich fuhren zum Strand, eine Weile liefen wir über den nassen Sand. Abends dann wieder das Stelzenhaus.

Am Montag schleppten Sabine und ich morgens das Gepäck zu meinem Auto, ich hatte es zum Beladen direkt vor das Klinikportal gefahren. Zwischendurch wieder diese verdammte Luftnot. Wir sollten im Konvoi fahren, schlug sie vor. Wenn es dann nicht mehr ginge, könnte ich in ihren Wagen umsteigen.

Ich brauchte Zeit für meine Abschiedsrunde durch die Klinik, Zeit für das Ausleben meiner Wehmut. Ich wollte nicht unter Druck stehen. Ich überredete Sabine, sie fuhr voraus.

Ich traf einige bekannte Schwestern, Ärzte und Sozialhelfer. Auf jeden Fall musste ich Karin Rotbusch sehen, sie hielt sich am Empfang auf, und Brigitte Walter, sie saß am Schreibtisch in der Verwaltung. Beide standen mir seit Langem nahe. Sie umarmten mich, sie hatten Tränen in den Augen. Sie wussten, es gab kein Wiedersehen.

Zum Schluss traf ich Dr. Mehner, mein mich in den Kuren betreuender Arzt. Er nahm mich in den Arm. Ich sah, dass er gerührt war, als er mir die Hand drückte und mir viel Kraft wünschte. Unausgesprochen im Bewusstsein von ihm und mir: ein Abschied für immer.

Mich durchströmte in diesem Moment das Gefühl, mit der Abreise in einen neuen Lebensabschnitt zu gleiten, in meinen letzten, mit einer von Chemos und Krankenhäusern kranken Befindlichkeit. So ganz das Gegenteil meiner Aufenthalte hier.

St. Peter-Ording – meine Augen hatten Raum, meine Seele auf Anhieb ihre schwermütigen Schatten verloren. In den Kuren fand ich meine innere Balance wieder, stärkte ich meine seelischen Kampfkräfte. Mit jedem Atemzug in der nassen Seeluft hatte ich Leben in mich hineingepumpt. Dort hatte ich mich erholt von dem Gekuschtwerden durch lähmende medizinische Botschaften und chirurgische Eingriffe.

Auf dem Parkplatz, im Auto – ich atmete Leere, meine Leere. Tränen hinderten mich an der Abfahrt. In mir geriet etwas in Bewegung, eine Erregung, die mir in der Intensität dieses Augenblicks ins Bewusstsein gedrungen war, blitzartig wie eine Sinneswahrnehmung. Es war das Bewusstsein eines Verlustes, als sei etwas von mir zu Grabe getragen worden; Teile meines Lebensgefühls, jene Teile meines Ichs, die mir jahrelang Kraft und Zuversicht in die Adern gepumpt hatten; sie würde ich hier zurücklassen. Ohne St. Peter-Ording würde für mich alles endzeitlicher werden.

Auf der Rückfahrt beschäftigte mich die bange Frage, was ich künftig der Anästhesie meiner Lebensgeister entgegenzusetzen hatte.

Mittwoch, 7. Juni 2007.

Mein Leben entsprach einem kaum noch fühlbaren Pochen. Die hundsmiserablen Tumorwerte zwangen mich zur Vorverlegung des Kliniktermins in Hannover. Nach der Rückkehr aus ihrem Urlaub wollte mir eine Ärztin des Instituts für Zell- und Molekularpathologie, die in der Onkologie eines Krankenhauses in Hannover ein klinisches Jahr absolvierte, stationär die empfohlene Cisplatin verabreichen. Zwei Wochen noch bis zu ihrem Urlaubsende, so lange konnte ich nicht mehr warten.

Alles war ein bisschen klein geworden in mir und um mich herum – meine Erwartungen, meine Widerstandskräfte und meine Zukunft. Das tägliche Überleben war ein permanenter Akt der Erschöpfung. Mein Körper verfiel in einem alarmierenden Tempo. Manchmal fühlte er sich an wie eine leere Papierhülle, die nur noch von ein paar knittrigen Quer- und Längsfalten am völligen Zusammenfall gehindert wurde.

Am Montag kam ich spätabends von der Kur nach Hause. Eine qualvolle Reise mit häufigen Pausen. Mein neuer Termin war auf Mittwoch vorverlegt. Bernd fuhr mich. Gegen 9.30 Uhr Blutabnahme, dann langes Warten in der Ambulanz.

Mir war unwohl, zudem noch diese Hinfälligkeit. Es war heiß draußen und drinnen so stickig wie in einer Eckkneipe.

Nach anderthalb Stunden kümmerte sich endlich eine Assistenzärztin um mich. Sie blätterte sich hastig durch meine Befunde, stellte Fragen. Ich sprach von der Empfehlung einer platinhaltigen Chemo. Sie reagierte zunächst nicht. Dann sagte sie, meine Leber sei schon reichlich angegriffen und sie wisse nicht, ob die Chemo noch etwas bewirken könne.

»Wenn Sie an meiner Stelle wären«, fragte ich, »würden Sie sich dann noch für eine Chemo entscheiden? Packen Sie nichts in Watte, sagen Sie es mir schonungslos. Ich muss das wissen.« Sie zögerte, ich ermunterte sie erneut. Schließlich nahm sie mich beim Wort: »Wenn ich an Ihrer Stelle wäre, würde ich mich nicht mehr für die Chemo entscheiden.«

Ihre Antwort schockierte mich nicht. Ich hatte sie herausgefordert, sogar erhofft. Sie bestätigte mir meine Abneigung gegen Zytostatika. Ich schleppte dauerhaft die Erinnerung an den erbärmlichen Zustand meiner Mutter mit mir herum, die jahrelang mit hochdosierten Chemogeschossen übel zugerichtet worden war. Später sagte ich mir, dass meine Fragestellung an die Assistenzärztin etwas töricht war. Schließlich war sie nicht an meiner Stelle. Und wenn sie selbst schwer erkrankte, würde sie womöglich anders entscheiden als heute, im Bewusstsein strotzender Gesundheit.

Ich bedauerte in diesem Moment, dass mir an Stelle der Spezialistin aus dem Brustzentrum nun die Assistenzärztin gegenübersaß. »Bei meiner Terminabsprache ist mir ein Gespräch mit dem Chefarzt zugesichert worden«, sagte ich.

Die Ärztin zuckte mit den Schultern. Dann müsste ich warten, das sei erst am Nachmittag möglich. Erneut die Erfahrung der Fließbandabfertigung. Ein paar Fragen, ein paar Antworten: »Der Nächste bitte.« Unausgesprochen der Satz, den mir meine Onkologin vor langer Zeit schon einmal gesagt hatte: »Sie sind sterbend.« Unausgesprochen auch der Satz: »Nun finden Sie sich damit ab.«

Ich sagte der Ärztin, dass ich nicht warten wolle. Meine Stimme war dünn, klang zerbrechlich, in diesem Moment drang kein fester Ton durch meine anschwellende Kehle. Als hätten die trüben Gedanken nach diesem überflüssigen Termin meine Stimmbänder gelähmt. Benommenheit in den Gliedern und im Kopf; vorherrschend nur der Drang zu gehen, sofort, keine Verzögerungen mehr.

Da war es wieder, das Gefühl von Ärger, Enttäuschung und Hilflosigkeit, das mich häufig innerlich überschwemmte, wenn ich an diese Unverbindlichkeiten des Klinikpersonals dachte. Worauf sollte ich mich denn nun verlassen?

Die Spezialistinnen der Tumorgenetik hatten mir zu einer platinhaltigen Chemo geraten. Sie hatten das mit dem Brustzentrum in Köln abgesprochen. Und nun die Assistenzärztin mit ihrer konträren Meinung.

Wieder einmal diese verdammte Zwickmühle. Ich, die unwissende Patientin, sollte medizinische Fragen klären. Aber wie: für die Chemo, wie vom Institut empfohlen, oder dagegen, wie die Assistenzärztin geraten hatte? Meine Abneigung gegen Chemos ließ mir ihre nur auf flüchtigen Kenntnissen meiner Krebsgeschichte basierende Meinung gleichwertig erscheinen mit den Empfehlungen der Spezialistinnen, aber nur für einen Moment.

Dann sagte ich mir, dass in der Chemotherapie seit Anfang der 90er-Jahre gewaltige Fortschritte erzielt worden sind. Durfte ich meine Abneigung so konservieren? Das Desaster mit meiner Mutter war mit großer Wahrscheinlichkeit nicht die Folge der Chemo, sondern das ihrer Überdosierung.

Ich musste raus aus dem Gemäuer. Das Atmen fiel mir schwer, die Brust schnürte sich mir zu. Gespräche mit Klinikärzten stürzten mich häufig in Verwirrung, ganz selten mal schufen sie Klarheit in meinem Kopf. Zudem wuchs in mir das widerwärtige Unbehagen über meine fragile Existenz.

Eine sonderbare Veranstaltung. Erst Wochen später, nach Telefonaten mit dem Institut, wurde mir bewusst, dass für mich in der Klinik ausschließlich eine Behandlung durch die in der Tumorgenetik bewanderte Ärztin Sinn gemacht hätte. Sie und ihre Kolleginnen standen in ständigem Kontakt mit dem Zentrum für erblichen Brust- und Eierstockkrebs in Köln, das auf der Basis neuester wissenschaftlicher Erkenntnisse bei Genmutationen mit platinhaltigen Chemotherapien gute Erfolge erzielt hatte. Auch in meinem Fall hatten die Kölner zur Anwendung einer solchen Chemo geraten.

Über diese Hintergründe war ich zum Zeitpunkt meines Klinikbesuchs in Hannover noch nicht informiert. Mit meiner Behandlung war ich angewiesen auf die Kenntnisse einer Spezialistin der Tumorgenetik. In der Behandlung meines Tumors hatten die Mediziner der Klinik keine Erfahrung.

In kleinen Portionen

Ein vergeudeter Tag. Ich sagte mir, dass ich nicht mehr so verschwenderisch mit Tagen umgehen dürfe. Sie gab es für mich nur noch in überschaubarer Zahl, abgezählt nach wenigen Monaten, vielleicht nur Wochen.

Die neue destruktive Erfahrung hätte mich vor einiger Zeit noch taumeln lassen zwischen Verzweiflung, Wut, Hoffnung und Selbstaufgabe. Eruptionen dieser Art hatten sich verbraucht, die früheren wilden Pendelbewegungen meiner Emotionen sich spürbar verlangsamt. Selbst nach Vorgängen von heute verspüre ich nur noch schwache Ausschläge

Mein Verfallsdatum rückte näher, eine Erkenntnis, die mich nicht mehr schockte. Der Schock basiert auf einem Moment der Überraschung. Doch nichts an mir geschah plötzlich. Alles an meiner Krankheitsentwicklung war vorhersehbar. Auch die in St. Peter-Ording begonnene Phase meines Siechtums.

Leichte Stöße genügten nun, mich ins Jenseits zu befördern. Ein Schubs nur und eine Strömung würde mich mitreißen und fortschwemmen aus dem Leben. Wie ein Fetzen Papier auf einem fließenden Gewässer. Mehr würde von den meisten ohnehin nicht bleiben, wie sehr sich auch so mancher Todeskandidat um Bedeutung bemühte, um den großen Nachruf. Ein paar Trauerwochen – vergessen.

Das größte Drama meines Lebens ist das Sterben, hatte ich am Anfang meines Krebsleidens gedacht. Tagelang würde der Tod kraftvoll an mir reißen. Mein Sterben stellte ich mir als eine Tragödie in vielen Akten vor.

Heute weiß ich, dass nichts laut, nichts dramatisch sein wird. Das Sterben ist ein leiser Vorgang, ein sanftes Weggleiten aus dem Leben, ähnlich dem Übergang vom Wachsein in den Schlaf mit dem langsamen Abdriften des Bewusstseins.

Wann begann mein Sterben? Würden es die letzten paar Stunden in einem Bett sein, wo alles darauf wartet, dass es mit dir zu Ende geht und eine Schwester dann den Puls sucht, ihn nicht mehr fühlt und dir die Augen zudrückt? Oder hatte meine Phase des Sterbens bereits begonnen mit dem Zeitpunkt des Wissens darüber, dass nichts, ein Wunder ausgenommen, mich noch zu retten vermag?

Ich dachte in diesen Tagen häufiger an den Tod. Die Gedanken daran und auch meine Hinfälligkeit lähmten keineswegs meinen Kampfgeist. In mir schlich sich die Erwartung ein, dass irgendwo ein medizinisches Wissen vorhanden sein musste, das meinen Verfall für eine Weile aufhalten oder verlangsamen könnte. In dem Periskop der Hoffnungen glaubte meine Seele, irgendwann auf diese Entdeckung zu stoßen.

Abends telefonierte ich mit dem Journalisten. Mein Erlebnis in Hannover bewegte ihn; ich beklagte mich nicht über meinen Zustand, er kannte ihn, er ahnte auch die Verschlechterung. Er sagte, er werde gleich morgen Kontakt zu einigen Ärzten aufnehmen und Auswege aus meinem therapeutischen Dilemma erfragen. Seine Reaktion auf meine Schilderung hatte ich erhofft. Das Bitten fiel mir immer schwer. Ich wusste, dass er nun für mich rotieren würde.

Richard fand für mich eine geeignete Tumorklinik in Süddeutschland, er hatte bereits mit ihr Kontakt aufgenommen. Ein Freund, der Offenbacher Gastroenterologe Dr. Bernhard Winter, hatte eigenen Krebspatienten immer mal wieder die Klinik empfohlen, er war von ihrer Leistung überzeugt. Ich erfuhr, dass sie in wissenschaftliche Studien zur Erforschung neuer Krebsmittel und ihrer Wirkungen eingebunden ist und auch mit alternativen Methoden und Mitteln arbeitet.

Ich rief in der Klinik an. Ein Arzt sagte, dass mir erst nach diversen Untersuchungen und der Erhebung neuester Blutwerte ein Therapievorschlag unterbreitet werden könne. Ich war schließlich bereit, mich dort behandeln zu lassen, ich meldete mich an.

Montag, 11. Juni 2007.

Bernd und ich starteten in aller Frühe. Sechs Stunden Autobahn. Der Oberarzt sah sich meine Befunde an, eine Entscheidung über meine Therapie sollte am Dienstag fallen. Auf meinem Zimmer lag eine Frau, Endfünfzigerin, ihr Körper war bereits voller Metastasen. Sie war in Endzeitstimmung.

Der Arzt hatte gesagt, dass ich mich auf eine Woche stationärer Behandlung einstellen müsse. Ich hatte zu wenig Wäsche eingepackt. Am Dienstag fuhren Bernd und ich ins Zentrum, Suche nach einem Wäschegeschäft. Vor dem Parkhaus stieg ich aus, lehnte mich an eine Laterne und wartete. Eine Treppe hätte ich nicht geschafft. Mit letzter Kraft stützte ich mich ab. Die Beine drohten mir einzuknicken, ich hielt Ausschau nach einer Bank, da erschien Bernd.

Er wollte mir den berühmten Dom zeigen. Zunächst verstand er nicht, warum ich das ablehnte. Ich hatte keine Kraft mehr, bekam keine Luft, bewegte mich so langsam, dass ich einen Rollator hätte brauchen können.

Ich musste häufig stehen bleiben, ich fühlte mich bettlägerig, war nur fähig zu schlurfen, jammervoll tatterig. Mir kam der Verdacht, dass nur noch ein kleiner Teil meiner Lunge funktionstüchtig war. Hatte ich bereits Lungenmetastasen?

Schließlich bemerkte Bernd meinen erbärmlichen Zustand. Die Stadt hatte ihn abgelenkt, die Geschäfte, die historischen Gebäude. Ich wollte nichts davon sehen, ich hätte nichts aufnehmen können. Mein kleines Häuflein Ich war ausschließlich mit dem Überleben beschäftigt. Mich lähmte die Angst, dass meine letzten Kräfte versagen könnten.

Mein Schleichen machte mir bewusst, dass ich nur noch ein ausgewrungenes Leben führte. Machte es Sinn, diese erbärmliche Form des Daseins künstlich zu verlängern? Und um welchen Preis? Die gewaltige, dauerhafte Schwellung meiner Hoffnungen und meiner Energie, dieses bislang für mich tragfähige Lebenspolster, war so dünn geworden wie Zellophan.

Dann der Gedanke, nur über die nächsten Stunden zu kommen. Bernd schlief in der Klinik, in einem Zimmer für Angehörige. Die Nachbarin auf dem Zimmer bejammerte das Verhalten ihrer Familie, die sich selten sehen ließ. Der Tod stand bereits dicht neben ihr, in Atemnähe. Ihr Mann hatte mit ihr ein italienisches Restaurant aufgebaut, nun schob er Arbeit vor, um sie nicht besuchen zu müssen. Die Frau schlief mit offenem Mund, sie sah dann aus wie eine Sterbende.

Der Oberarzt sagte mir am Nachmittag, dass meine Leberwerte sehr schlecht seien. Meine LDH- und GOT-Werte hatten sich seit St. Peter-Ording mehr als verdoppelt. Vermutlich hätte ich auch Metastasen in der Lunge. Eine alternative Therapie würde nichts bringen. Er riet mir zu einer Chemotherapie, die mir auch das Institut in Hannover vorgeschlagen hatte: Cisplatin in Kombination mit Gemcitabine.

Gemcitabine sei ein neues Zytostatikum, erfuhr ich. Es sei gut verträglich, steigere die Wirksamkeit platinhaltiger Chemos und sei zudem ein bewährtes Kombinationsmittel, das erst in der menschlichen Zelle zu seiner eigentlichen Wirkform umgewandelt werde. Der Arzt sagte, damit könnte die Tumormasse noch zurückgedrängt werden. Das hoffe er jedenfalls, schränkte er dann ein. Portionsweise sollte mir die Chemo verabreicht werden. Wegen meines Zustands würde ich eine Einmalgabe nicht verkraften.

Sollte ich zustimmen oder verweigern? Bernd bedrängte mich. Er sprach von der Familie, die mich brauche, er, die Kinder, Malte vor allem. Richard redete ebenfalls auf mich ein. Ihn hatte das Institut in Hannover mit dem Vorschlag einer platinhaltigen Chemo überzeugt. Weil das Institut aber keine Patienten behandelt, hatte er bei mehreren Ärzte nachgefragt, alle hatten zu der Chemo und zu der Klinik in Süddeutschland geraten. Es dauerte eine Weile, bis ich den weiteren Schritt akzeptiert hatte.

Die nach meinem Körpervolumen bemessene Dosis, Cisplatin 40 mg d 1–5 und Gemcitabine 2000 mg d1, wurde auf fünf Tage verteilt. Höchste Zeit für die Chemo, wenn sie denn noch helfen sollte. Mein Bauch, so rund und prall wie im neunten Monat. Die Diagnose: beginnende Bauchwassersucht (Ascites). Meine ruinierte Leber konnte die Körperflüssigkeiten nur noch begrenzt verarbeiten; sie wurden in den Bauchraum gepresst. Bei fortschreitender Ascites musste ich punktiert oder alternativ mit Entwässerungspillen behandelt werden.

Am Mittwoch fuhr Bernd morgens zurück. Ich bekam die erste Infusion. Mir wurde übel, das Aufsuchen der Toilette: eine schweißtreibende Expedition. Danach fiel ich jedes Mal erschöpft ins Bett. Mir wurde abwechselnd heiß und kalt. Das Atmen tat mir weh, ich hörte das Rasseln der Lunge. Rund 40 Grad Fieber, las eine Schwester vom Thermometer ab. Das waren noch keine Auswirkungen der Chemo, mein Allgemeinzustand schnürte mir das Leben ab.

Was war mit meiner Lunge? Die Stationsärztin sprach von Tumorfieber. Mein Kopf glühte, darin Schwindel und Gedanken, die propellerhaft kreisten. Die lapidare Antwort reicht mir nicht, ich war aber zu mürbe, Fragen zu stellen. Meistens dämmerte ich mich durch die Stunden.

Ich trug ein Stigma, das Stigma der Hoffnungslosigkeit. Und das machte diesen herumlungernden, angstmachenden Widerling am Bett der Nachbarin ungeheuerlich mobil, ich fühlte seine Anwesenheit, ich glaubte, ihn zu sehen, ihn zu hören. Er stand manchmal neben mir, und ich spürte in meinen schlimmsten Momenten, dass mich schon sein Atem anwehte.

Nachmittags rief Richard an. Er verstand mich schlecht, ich schaffte nur ein angestrengtes Flüstern. Was denn nur passiert sei, fragte er besorgt. Ich erzählte von meinen Fieberwerten, von meiner Atemnot, von dem Verdacht auf Metastasen in der Lunge. Er wollte sofort kommen. »Das ist doch unbefriedigend. Ich will von den Ärzten wissen, was da passiert«, sagte er. Seine Anteilnahme rührte mich. Ich versuchte, ihm die Fahrt auszureden.

»Die paar Tage«, sagte ich, »werde ich auch noch überstehen.« Er könne hier doch nichts machen. Der Arzt habe mir gesagt, dass mein Zustand sich schon in Kürze verbessern würde, log ich. Ich musste ihm schließlich versprechen, sofort anzurufen, wenn ich Hilfe brauchte.

War es mir peinlich, mich ihm in einer solchen Verfassung zu zeigen, fragte ich mich später. Das war es eigentlich nicht. Ich hatte vielmehr im Sport gelernt, den inneren Schweinehund zu überwinden und zu kämpfen, auch wenn ich mir vorher einredete, es nicht zu schaffen. So auch kämpfte ich gegen meinen Krebs, allein und ohne Hilfe. Natürlich fiel es mir schwer, Hilfe anzunehmen. Ein abwegiges Gefühl hinderte mich daran, das unangenehme Gefühl von Abhängigkeit. Höchste Zeit, dachte ich, diese Eitelkeit abzulegen. Vielleicht sollte ich ihn doch bitten.

Mein Bauch war rund wie eine Tonne. Punktieren sei nicht möglich, sagte mir die Stationsärztin. Die Wassermenge in meinem Bauch sei gering. Eine Computertomografie am Freitag brachte die Erklärung. Hinter dem Bauchfell hatten sich Luftansammlungen gebildet, die das Zwerchfell auf der rechten Seite hochdrückten. Die Radiologen entdeckten dort ferner »zahlreiche, unter 10 Millimeter große Lymphknoten« in gefährlicher Nähe zur Aorta.

Die Ärzte schrieben in ihrem Befund von einer »Infektkonstellation«, den Infektherd allerdings konnten die Radiologen nicht ausmachen. Mein erster Gedanke: die Lungenentzündung. Die Lunge war in der Tat betroffen, aber keine Anzeichen einer Entzündung mehr; ein neues Dilemma: Pleuraerguss, rechts basal mit Ausläufern in das Interlobium. Ich ließ es mir erklären. Zwischen dem rechten unteren Lungenflügel und dem Lungenfell hatte sich Wasser in Höhe von zwei Zentimetern angesammelt, mit Ausläufern zwischen den Lungenlappen (Interlobium).

Und meine Leber? Im Vergleich zu einer Computertomografie am 23. April hatte die Tumormasse in beiden Lappen deutlich zugenommen. Einzelne Metastasen, schrieb der Klinikradiologe, »konnten nicht mehr ausgemessen werden«. Zu sehen war nur noch ein einziges milchiges Gebilde, wie Schneegestöber, dachte ich.

Die Stationsärztin verbreitete dennoch Hoffnungen, ich hätte sie auch dringend gebraucht, glaubte aber nicht mehr daran. Die Cisplatin sei schon eine durchschlagende Chemo, sagte die Ärztin, sie werde bald eine Besserung bringen. Sosehr ich auch Hilfe ersehnte, mein Körper signalisierte mir Aussichtslosigkeit. In manchen Momenten war ich mir sicher, die Klinik nicht mehr aufrecht verlassen zu können.

Richard rief zweimal an, er war tief besorgt. Er wollte sofort kommen. Wie aber sollte er mir helfen? Ich vertröstete ihn. Vielleicht am Freitag. Ich hätte ihn gern um mich gehabt. Meistens fühlte ich mich nach den Gesprächen mit ihm zuversichtlicher. Gespräche, in denen ich mich rundum verstanden fühlte. Wann findet man das schon mal so im Leben. Ich hatte ihm das einige Zeit vor meinem Klinikbesuch gesagt und darauf gedrungen, diese Gedanken in das Buch aufzunehmen. Ich war ihm dankbar und wollte es auf diese Weise zeigen.

Im Moment fühlte ich mich zu matt für Gespräche. Mir fehlte die Konzentration zum Zuhören. Bereits die Telefonate strengten mich an, nach ein paar Sätzen drang nichts mehr in mich ein, als lebte ich in einem Vakuum und die Leere drückte auf meine Trommelfelle.

Ich hatte plötzlich ein Bild vor mir, das mich erschreckte. Ich sah ihn neben meinem Bett sitzen, mit traurigen Augen, Tröstliches von sich gebend. Und ich, versunken in den Kissen, mit gebrochenem Blick, maskenhaften Gesichtszügen und zu matt für Antworten. War diese Szene nicht wie der Abschied von einer Sterbenden?

Ich, eine Sterbende? Mein Hirn machte mobil gegen diese Gedanken. Alles in mir rebellierte. Meine Gedanken rotierten, ich wollte nicht ans Sterben denken, nicht in dieser Klinik und nicht in diesen Tagen.

In mancher Krankheit liegt die Gefahr der Übertreibung, sagte ich mir, eine durch Angst fieberhaft übersteigerte Wahrnehmung des eigenen Zustands. War ich dieser allgemeinen Neigung erlegen? Ich würde jetzt nicht aufgeben, auf keinen Fall. Eine neue Kraft sollte wieder in mir aufsteigen. Die Gedanken kamen mir sehr gelegen, sie wirkten wie eine Dosis Beruhigung, ich schlief fest wie seit Tagen nicht mehr.

Am Donnerstagmorgen nach der Chemo kam die Stationsärztin und sprach mit mir über eine ambulante Therapie nach den Kliniktagen. Die Hoffnung erhielt neue Nahrung. Ich wisse ja, sagte sie, dass ich nach einer Chemo eine Infusion mit Bondronat zur Stärkung der Knochensubstanz bekommen müsse. Sie wollte das mit der mich behandelnden onkologischen Praxis besprechen. In die bisherige wollte ich aber nicht zurückkehren. Mir fiel der Name einer Onkologin in einer nahen Großstadt ein.

Die Ärztin rief sie an, um mit ihr mein weiteres Therapiekonzept zu besprechen und sie auf meinen Besuch vorzubereiten. Nach einiger Zeit kam sie wieder, kopfschüttelnd. Sie war sichtlich betroffen von dem Gespräch.

Wie es denn mit einer Chemo sei, hatte die Onkologin gefragt. Die Klinikärztin: »Die Chemotherapie muss stationär erfolgen, weil Frau Ostmann sehr geschwächt ist. Das ist ambulant nicht zu machen.« Die Onkologin: »Für Bondronat allein brauchen Sie mir die Patientin nicht zu schicken.«

Ich hätte empört sein müssen, doch die kommende Woche lag in weiter Ferne von meiner gegenwärtigen, auf 25 Quadratmeter reduzierten Welt mit ihrer Ausschließlichkeit. Meine Wahrnehmungen hatten sich reduziert auf mein isoliertes Dasein, auf das mir noch verbliebene Fitzelchen Leben. Keine Gedanken an Vergangenes oder Zukünftiges, nur der Wunsch, über das Heute zu kommen.

Ich war vollständig ausgelastet mit der Erledigung kleiner Dinge, sie bereits erschöpften mich. Das alltägliche Drama alter Leute mit einfachen Verrichtungen, das ich so oft beobachtet hatte, fiel mir in dem Moment ein, da es nun auch mir widerfuhr – die Prozedur des Ankleidens, das mühsame Bücken zu den Schuhen, das tägliche Waschen so weit die Arme reichten, die flüchtige Herrichtung vor einem Spiegel.

Einen Blick wollte ich nach draußen werfen, etwas Natur und mit ihr Signale von Leben in mich aufnehmen. Ich quälte mich nachmittags aus dem Bett, rückte einen Stuhl ans Fenster und blickte eine Weile in die Klinikanlagen, wo zwischen kurzgeschorenen Rasenflächen Patienten und ihre Besucher mit mehr oder weniger unsicheren Schritten auf den schmalen Plattenwegen spazierten.

Meine Nachbarin traktierte mich mit ihrer Familiengeschichte, der ich mit einer Mischung von Mitleid und Überdruss zuhörte. Ihr Ventil zum Ablassen von Ärger war meistens weit geöffnet. Mitleid kam auf, wenn ich in ihren Erzählungen Parallelen zum einsamen Sterben meiner Mutter entdeckte. Mir fiel an der Frau am Fenster mal wieder auf, dass die große Mehrzahl der mir im Lauf von Jahren begegneten Menschen, ob privat, in Arztpraxen oder Kliniken, einen ausgeprägten exhibitionistischen Drang zur Offenbarung zeigten, ihr Gegenüber aber nur als Lauschstaffage brauchten.

Manchmal empfand ich den nicht zu stoppenden Erzählfluss als Qual. Und ich fragte mich, woher sie die Kraft für ein solches Sichaufbäumen nahm. Nach einer solchen Redeorgie stellte ich fest, dass nicht eine einzige Frage mir gegolten hatte.

Am späten Nachmittag sah ich die Oberärztin zum letzten Mal. Sie mied fortan mein Zimmer. Eine Schwester hatte mir morgens meine Portion Medikamente auf einem Schälchen gebracht. Zu jeder Pille stellte ich wie immer Fragen, ich hatte mich geschult in Vorsicht. Eines der Mittel war Penicillin.

»Ich habe eine Penicillinallergie«, sagte ich. »Das steht doch klar und deutlich auf meinem Krankenblatt. Ich habe mich selbst davon überzeugt.« – »Ich habe nur auf Anweisung der Oberärztin gehandelt«, sagte sie kleinlaut.

Wenig später erschienen die Oberärztin und hinter ihr die Stationsärztin, die ihrer Chefin aus Neugier gefolgt war, an meinem Bett vorbei zur Nachbarin am Fenster ging und nun lauschte.

»Sie haben Probleme mit Penicillin?«, fragte die Oberärztin mit leicht pikiertem Unterton.

Ich wurde wütend. »Das fragen Sie noch? Das steht doch deutlich auf dem Krankenblatt. Hat das keiner gelesen? Wollen Sie mir ein weiteres Problem anhängen?«

Die Oberärztin warf einen schnellen Blick auf mein Krankenblatt und sah mich kalt an. »Darauf hätten Sie mich extra aufmerksam machen müssen«, sagte sie schnippisch.

»Auf die Idee bin ich überhaupt nicht gekommen«, sagte ich. »Muss ich als Patientin schon von vornherein Zweifel daran haben, dass ein Arzt das Krankenblatt liest?« Sie murmelte Unverständliches und verschwand. Wenige Minuten später verließ auch die Stationsärztin das Zimmer. An der Tür drehte sie sich zu mir um, lächelte mir freundlich zu mit einem Blick, der großes Verständnis signalisierte.

War es die Bloßstellung der Oberärztin vor ihrer Kollegin, die sie mir übel nahm? Es war aber, sagte ich mir, ihre eigene Bloßstellung. Fortan behandelte mich nur noch die Stationsärztin, sie verabreichte mir die Chemos, die Infusionen mit dem Mittel gegen Übelkeit und spülte auch den Port mit einer Kochsalzlösung durch.

Am Montag verließ ich die Klinik, senkrecht, aber genauso hinfällig, wie ich sie betreten hatte. Die Zugfahrt – eine Überforderung. Vom Taxi ins Abteil – ein Kraftakt. Bernd stützte mich. Ein Großraumwagen, ich saß am Gang, vorsichtshalber. Eine Plastiktüte griffbereit. Ich schwankte wie auf Schiffsplanken. Im fahrenden Zug hätte ich es nicht allein zur Toilette geschafft. Übelkeit als durchgängiges Gefühl.

In der Klinik hatte ich mich morgens im Spiegel betrachtet. Mein kalkweißes Gesicht, die welken Augenränder – auch auf eine Entfernung der Anblick einer Todkranken. Gegen den metallischen Geschmack half kein Zähneputzen. Auf der Haut, in der Kleidung der Geruch von Arzneischrank. Warum war Bernd nicht mit dem Auto gekommen, warum mussten wir einen Teil der Strecke mit der Bahn fahren? Blicke von allen Seiten, Blicke, die wie gelangweilt und zufällig durch den Zug streiften, um dann doch immer wieder an mir hängen zu bleiben. Die zwanghafte, kaum kaschierte Neugier – eine Zumutung. Ich fühlte mich wie in einem Schaufenster.

Eine Weile blickte ich zu Boden. Warum nur? Musste ich mich verstecken? Eine Frau schräg gegenüber sah mich aus staunenden Kuhaugen an. Sie ließ es völlig unbeeindruckt, dass ich ihr eine Weile direkt in die Augen sah. Mein Blick war viel zu matt, um sie verschämt weggucken zu lassen.

Die Beschäftigung mit den Leuten im Zug verlangte mir zu viel Kraft ab, ich ließ mich in einen Zustand des Unbeteiligtseins fallen, fast eine Apathie. Die Übelkeit hinderte mich am Schlaf. Ich döste vor mich hin. Nach drei Stunden stieß mich Bernd an, wir mussten aussteigen. Und dann noch drei Stunden mit dem Auto.

Am dritten Tag daheim hatte ich endlich das Gefühl, dass sich der um mich scharwenzelnde Belzebub verzogen hatte. Er war in keiner gespürten Nähe mehr zu mir. Ich hatte auch nicht mehr das Gefühl, der jammervolle, jeden Moment in sich zusammenfallende Rest eines Lebens zu sein. Meine Familie, Freunde, der Hausarzt, sie hatten mit Staunen und Freude mein langsames Zu-Kräften-Kommen wahrgenommen, kaum jemand hatte damit gerechnet. Nur Richard und sein Medizinerfreund Winter waren sich vorher sicher, dass ich die Krise bald überwinden würde.

Für Winter beruhte diese Einschätzung auf der Wirkung der Cisplatin in Kombination mit meinem unerschütterlichen Kampfgeist, auf den er nach der Lektüre des bislang fertiggestellten Teils des Buches vertraute. Er hatte zudem Hoffnungen verbreiten wollen. »Frau Ostmann«, übermittelte mir der Journalist einen Ausspruch von ihm, »ist immer für eine Überraschung gut.«

Und Richard? Er hatte sich fest eingeredet, meine Widerstandskräfte und mein unbändiger Lebenswille könnten auch diesmal nicht bezwungen werden.

Während ich auf der onkologischen Station lag, hatte er viele Gespräche mit Unikliniken und Brustzentren geführt und sich Kenntnisse verschafft über neue Wirkstoffe, alternative Therapien und Chemotherapien, vor allem über die Cisplatin. Er hatte gezielt die positiven Botschaften herausgefiltert und damit seine Hoffnungen marmoriert und sie in einen unerschütterlichen Glauben an mein Überleben verwandelt. Sein inniges Wünschen vermittelte mir ein schönes Gefühl: er war sehr besorgt um mich.

Nach vier Tagen sein Besuch, der mich nicht ermüdete, ich fand es sogar belebend, in seinen mitgebrachten Texten zu lesen und die große Übereinstimmung meiner Erzählungen, Empfindungen und Gedanken mit seiner geschriebenen Umsetzung zu erleben. Ich fühlte mich kräftig genug, ihm ein schlichtes Mittagessen vorzusetzen und Kaffee zu kochen und mit ihm stundenlang über das Buch zu reden. Der Tag und die vielen Gespräche waren anstrengend und dennoch behaglich.

Richards Beachtung empfand ich als eine mich tapfer machende Zuwendung. Ich war mittlerweile richtig versessen auf diese Freundschaft, so versessen wie er, wie ich sicher wusste. Häufig sagte ich Daddy zu ihm, weil ich das, was ich an ihm schätze, die Zuverlässigkeit, das Bemühtsein und seine Fähigkeit, meine jeweilige seelische Befindlichkeit zu erspüren und darauf einzugehen, jahrzehntelang vergeblich von meinem Vater erwartet hatte. Sein fester Glaube an die Kraft meiner Lebensgeister stärkte mich. Wir waren beide von dem Wunsch beseelt, den unabwendbaren gegenseitigen Verlust so lange wie möglich hinauszuschieben.

Die mir so wichtig gewordene Beziehung und meine daraus gewonnenen Impulse befreiten mich zu einem großen Teil von meinen angehäuften irrationalen Schuldgefühlen gegenüber meiner Familie wegen ihrer um mich verzitterten Jahre. Denn die mich begleitenden medizinischen Unsicherheiten und Irritationen, die ungewollt, aber zwangsläufig daheim sehr häufig die Stimmung mattierten, besprach ich fast nur noch mit dem Journalisten. Bernd und meine Kinder brachten meiner Freundschaft zu ihm viel Sympathie entgegen, er entlastete auch sie. Mit seinem intensiven Sichkümmern um mich nahm er mir viele meiner Beklemmungen, verbreitete mit seiner Suche nach medizinischen Alternativen Zuversicht und ließ mich wieder aufsehen und nach vorn blicken.

Meine Hoffnungen hatten aber schon lange keine Flügel mehr, sie waren bescheiden geworden, es waren Hoffnungen der kurzen Distanzen, nicht mehr die von Jahren oder Monaten, eher die von Wochen, seit einiger Zeit nur noch die von Tagen. Selbst dieses enge Blickfeld verschaffte mir intensive Freuden, kleine Dinge schon weckten Hochgefühle – ein paar beschwerdefreie Tage, die Lektüre von ein paar neuen Seiten in unserem gemeinsamen Buch, die gefühlte Nähe meiner Kinder, eine positive medizinische Nachricht.

In den nächsten Tagen wollte ich das Hospiz besichtigen und mich auf die lange Warteliste setzen lassen. Ich hatte beschlossen, meine letzten Tage dort zu verbringen, in der leisen und unaufdringlichen Atmosphäre professioneller Sterbebegleitung, wo alles so ruhig und unaufgeregt sein würde, so gedämpft in den Stunden des Übergangs.

Ich erzählte Richard von meinen Absichten, mich in einem Hospiz anzumelden. Das meist erschreckenauslösende Wort Hospiz federte ich mit der Erklärung ab, dass ich mir jetzt lediglich eine Option für meinen Ernstfall sichern wollte, für den Zeitpunkt, an dem nichts mehr ging. Dafür müsste ich mich schon jetzt anmelden. So nahegebracht, erwies sich die Ankündigung schließlich als gut verkraftbar.

Montag, 2. Juli 2007.

15 Uhr Besichtigung Hospiz. Bernd, Thore und ich. Malte verschwieg ich den Besuch, ich sah keinen Grund, ihn schon jetzt zu beunruhigen. In unserem Familienkalender hatte ich nur ein unverdächtiges »Hos« eingetragen.

Die Leiterin Frau Welten, Anfang 50, brauner Wuschelkopf, wie sturmgeföhnt, führte uns durch das Gebäude. Von außen wirkte es nicht größer als ein geräumiges Zweifamilienhaus. Der mattgelbe Anstrich und die vielen Blumen an den Fenstern ließen an vieles denken, nur nicht an Sterben. Gleich hinter dem Eingangsbereich mit den zwei Türen saßen ältere Leute an einem langen Tisch bei Kaffee und Kuchen. Mitten unter ihnen eine muntere ältere Frau mit einem freundlichen, faltenreichen Gesicht, verschmitzten Augen und kurzen weißen Haaren. Sie redete und lachte viel. Es war ihr anzumerken, dass sie die Aufmerksamkeit genoss. Sie war eine Hospizbewohnerin, was mir erst auffiel, als die Runde aufbrach und sie die anderen an der Tür verabschiedete. Ich erinnere mich an den Gedanken, den ich damals hatte, dass manche draußen in ihrem Alter bedrückter und leidender wirkten.

Wir saßen mit Frau Welten gleich nebenan um einen kleinen runden Tisch. Sie erkundigte sich nach meiner Krankengeschichte und ermunterte mich zu fragen. Für die acht Patienten im Hospiz waren tagsüber drei Pflegerinnen eingeteilt, nachts eine. Sie erklärte mir ihr Pflegekonzept.

Die Bedürfnisse und Wünsche der Bewohner hätten absolute Priorität, sagte sie. Jeder Hospizinsasse habe zu bestimmen, wen er als Besucher sehen wolle oder welcher Arzt ihn behandeln dürfe. Ein Insasse könne jeder Zeit das Hospiz verlassen, auch für längere Reisen, sofern er dazu noch in der Lage sei. In ihrer Betreuung, so die Leiterin, richteten sie sich immer nach den Bedürfnissen der Patienten und nicht nach denen der Angehörigen.

Selbst ausgefallene Wünsche würden, wenn möglich, erfüllt. »Wenn jemand nachts plötzlich Pommes frites haben möchte«, sagte Frau Welten, »dann machen wir ihm Pommes frites. Neulich abends hatte ein Bewohner mit einem Lungentumor, der nur noch wenige Tage zu leben hatte, Heißhunger auf eine Zigarette. Dann habe ich mich zu ihm ans Bett gesetzt, und wir haben zusammen eine Zigarette geraucht.«

Frau Welten führte uns durchs Haus. Im Souterrain ein großer Versammlungsraum, gedacht für größere Feiern von Hospizbewohnern mit ihren Familien. Im Parterre und in der ersten Etage jeweils in einem verglasten Erker mit Blick in die Grünanlagen eine Sitzgruppe, eingerahmt von mannshohen

Fikusbäumen. Gegenüber dem Fahrstuhl in der ersten Etage ein geräumiges Bad, fast ein Badesaal, mit einer großen Badewanne und einer Hebevorrichtung.

Oben im Erker ebenfalls eine Besuchergruppe, ein Pärchen Mitte vierzig mit zwei Kindern. Mit dem Rücken zu uns ein älterer Mann im Rollstuhl, ein Bewohner. Er erzählte in einer ruhigen, entspannten Tonlage, die nur möglich war durch das geduldige Zuhören seiner Besucher. Ich dachte in diesem Moment, um wie viel hektischer die Betreuung des Mannes in der Familie sein würde. Kein entspanntes Zuhören in der nervösen und angstvollen Atmosphäre überforderter Betreuung mit der ständigen Sorge, etwas falsch zu machen. Für mich stand fest, dass ich zum Sterben in das Hospiz gehen würde.

Gelegentlich sah ich oberhalb einer der Türen eine rote Lampe aufleuchten, sofort setzte sich eine Pflegerin in Bewegung. Durch den Spalt einer geöffneten Tür warf ich einen schnellen Blick in ein Zimmer, das sein Bewohner verlassen hatte und in dem gerade das Bett gemacht wurde. Es war hell, geräumig, mit jeweils zwei großen Flügeltüren, gegenüber und an der Fußseite mit Blick in die Anlagen. Frau Welten sagte, jedes Zimmer sei mit einem großen Duschbad ausgestattet. Alle waren belegt, eine Besichtigung sei aber auch in Abwesenheit nicht möglich.

Anderthalb Stunden dauerte der Besuch. In keinem der vielen Krankenhäuser hatte ich eine so entspannte Atmosphäre erlebt wie in diesem Haus des Sterbens, in dem selbst das Wissen um die Endzeitlichkeit nichts Bedrückendes hatte.

Einige Male hatte Frau Welten laut lachen müssen, als ich meine Krebsgeschichte mit einigen Skurrilitäten von meinen Klinikaufenthalten garnierte. Hatte ich damit etwas überspielen wollen? Gefühle vielleicht, die ich unterdrücken wollte, um nur keinen Gedanken aufkommen zu lassen an mein so nahes Ende? Es würde nur ein Besuch sein, hatte ich mich Tage vorher beruhigt. Irgendwann würde ich zum Sterben ins Hospiz gehen. Aber nicht jetzt, in diesen Tagen. Irgendwann. Aber keineswegs so bald, wie ich hoffnungserfüllt glaubte.

Draußen blieben wir noch eine Weile vor dem Haus stehen.

Ich war in gelöster Stimmung. Nirgendwo am Gebäude ein Hinweis auf seine Funktion.

Das Hospiz lag freundlich strahlend in der grellen Sonne, so einladend wie eine Sommerfrische.

Mittwoch, 11. Juli 2007.

Die zweite Cisplatin, stationär, in einer Klinik der Nachbarstadt. Süddeutschland war mir zu anstrengend. Die onkologische Station und ihre Beschaffenheit – wenn ich nicht durch meine diversen Krankenhausaufenthalte so abgehärtet gewesen wäre, hätte ich mich nach den ersten Minuten sofort auf dem Absatz umgedreht.

Die Station war im Keller, die Fenster knapp unter der Decke ähnelten mehr Luken. Im Zimmer nur schummriges Licht. Um den Himmel zu sehen, musste ich dicht ans Fenster treten und meinen Kopf in den Nacken legen. Wir liegen hier bereits unterhalb der Grasnarbe, dachte ich.

Ob zufällig oder gewollt, hier lagen die Abgeschobenen, die Perspektivlosen. Eine zynische Art der Unterbringung, der Ausdruck einer insolventen medizinischen Geisteshaltung. Um ein Vielfaches erbarmungsloser und würdeloser zeigte sich hier der Umgang mit Schwerkranken als in vielen anderen Kliniken, die ich erlebt hatte. Und was für ein Kontrast zum Hospiz.

Mein Bauch war in den letzten Tagen prallrund angeschwollen. Der Oberarzt lehnte es ab, mich zu punktieren. Das sei nur in geringen Mengen Bauchwasser, meinte er, er vermute Gasansammlungen hinter dem Bauchfell. Meine Beine schwollen an: Ödeme. Später auch ein Lymphödem am linken Arm. Die in meinem Körper sich sammelnde Wassermenge hatte innerhalb weniger Tage mein Körpergewicht um einige Kilos ansteigen lassen. Ich bekam hochdosierte Entwässerungsmedikamente, die ich schlecht vertrug.

Waren es die Folgen der Chemo, die mich so malträtierten? Nach dem ersten Zyklus hatten mich ähnliche Probleme gequält. Die Ärzte reduzierten schließlich die Begleitwässerung nach jeder der zäh in mich hineintröpfelnden Chemogaben.

Eine Röntgenuntersuchung ergab keine Auffälligkeiten im Oberbauch. Auch keine Anzeichen mehr von Wasser in der Lunge. Hatte bereits die erste Cisplatin angeschlagen? Die Leberwerte, sagte der Oberarzt, hätten sich aber verschlechtert. Ich bekam sie nicht zu sehen, was ich aber nicht beanstandete. Mittlerweile befand ich mich in einem Zustand, in dem die einzelnen Werte für mich nichts als Zahlen waren. Ob etwas höher oder niedriger war, was änderte das schon?

Die gut zwanzig Jahre ältere Frau neben mir hatte Darmkrebs und bereits Metastasen im Gehirn. Sie bekam ebenfalls eine Chemo, die sie ziemlich schlauchte. In der ersten Nacht wurde ich von einem heftigen dumpfen Geräusch geweckt. Es dauerte einen Moment, bis ich die Ursache erkannte. Die Frau war aus dem Bett gefallen. Ich drückte die Klingel, die Schwester kam nicht. Die Frau stöhnte. Ich machte Licht und half ihr, wieder ins Bett zu kommen. Die Frau hatte Schmerzen. Sie schluchzte. Gut zwanzig Minuten vergingen, bis die Schwester kam. Sie zog zu beiden Seiten ihres Bettes einen Lattenrost hoch, die Frau konnte nun nicht mehr aus dem Bett kippen. Dann holte sie Schmerztabletten. Sie sei so unglaublich schlapp, sagte die Frau. Etwas später hörte ich an ihren regelmäßigen Atemzügen, dass sie eingeschlafen war.

Bernd und meine Kinder konnten sich nicht beruhigen über meine Unterbringung. Meistens brannte auch tagsüber das Licht im Zimmer. Wenn Besuch kam, schleppte ich mich untergehakt, mit einer Hand den fahrbaren Galgen mit den Infusionsflaschen schiebend, durch die Gänge in die Cafeteria oder nach draußen. Die verdammte Chemie machte mich schlapp.

Der Oberarzt sagte mir, die Gase in meinem Bauch seien die Folge des dramatisch schlechten Zustandes meiner Leber. In seine unendlichen Girlandensätze versteckte er das von ihm verklausulierte Fazit: keinerlei Hoffnung mehr für mich.

Nach der letzten Dosis Cisplatin ließ ich mich aus der Klinik abholen. Die nächste Chemo war auf den 2. August datiert. Den Termin würde ich nicht wahrnehmen. Von Kliniken hatte ich im Moment die Nase voll, ebenso von der Chemo.

Afrikanischer Tee

Mit den Jahren hatte sich mein Entsetzen abgenutzt. Neue Hiobsdiagnosen versetzten mich zunächst in eine Schockstarre, die sich jedoch so schnell verflüchtigte. Geblieben aber war mir, in unverminderter Intensität, ein unstillbarer Hoffnungshunger. Ich saugte alles auf, was eine Perspektive versprach. Nichts war mir zu exotisch.

Meine Freundin Elke hatte mir eine Mail geschickt über eine afrikanische Pflanze: Desmodium ascendes. Ein französischer Arzt hatte ihre Heilwirkung bei Lebererkrankungen von afrikanischen Medizinmännern erfahren und die Blätter nach Frankreich importiert. Dort wird Desmodium als Begleitbehandlung zur Chemotherapie empfohlen.

»Die alten Medizinmänner«, las ich im Internet, »gebrauchen diese Pflanze, um den Körper zu entgiften. Traditionelle Indikationen: Leberschwäche, virale und toxische Hepatitisnachbehandlung, Regeneration der Leberzellen, Alkoholschädigung der Leber, nach Chemotherapie ... Diese interessante Pflanze gehört zu den wenigen Leberpflanzen, die Leberzellen regenerieren können und gleichzeitig die Leber anregen, ohne sie zu reizen.«

Alle meine Versuche, Desmodium als Tee oder Kapseln zu kaufen, schlugen fehl. Ich rief Jutta und Richard an wegen ihrer Kontakte nach Frankreich. Vielleicht konnten sie mir den Tee besorgen. Jutta machte schließlich den Tee in einer Apotheke im belgischen Malmedy ausfindig. Von ihrem Wohnort in der Eifel war es nicht weit. Nach drei Tagen traf per Post eine kleine Packung ein, die letzte aus dem Vorrat der Apotheke, weitere waren bestellt.

Der Tee hatte die Farbe von metallisch schimmerndem Altöl. Sein Geruch, eher Gestank, erinnerte mich an Harn, Pferdeharn, der mir als Kind in die Nase gestiegen war, wenn der Wallach auf der Weide des Nachbarn, breitbeinig und mit durchgedrücktem Rücken und einem Strahl wie aus einem Gartenschlauch, eine Kuhle in die Erde pisste. Und dann der Geschmack – eine Mischung aus Seife und Terpentin. Die Nase zu und runter, wenn es denn für die Leber gut war.

Eine Woche später besuchte ich die beiden in der Eifel. Mam und Dad sagte ich oft, was beiden, kinderlos, zu gefallen schien. Ich blieb mehrere Tage. Viele Gespräche über das Buch – eine erfreuliche Perspektive. Und mal nicht das tägliche atemlose Müssen: die von meinen schwärenden Organen diktierte kurzzeitige Abfolge medizinischer Handlungen.

Auf der Hinfahrt drängte sich mir ein Bild auf. Ich sah mich an eine Tür gelehnt, eine Tür am äußersten Rand meines Lebens. Irgendwann demnächst würde sie aufgerissen und ich würde aus der Welt fallen. Wohin nur würde ich fallen?

Manchmal, wenn ich nach einer traumbewegten Nacht aufgewacht war, glaubte ich zu wissen, wohin ich fallen würde. Ich war dann rauschhaft gefangen im Schwelgen nächtlicher Bilder und Klangschleier, benommen noch von Wahrnehmungen außerhalb meiner irdischen Erkenntnisgrenzen, als hätte ich in immaterielle, dem Bewusstsein nicht zugängliche Momente geschaut. Mit jeder Minute des Wachseins verblasste die Traumwildheit und hinterließ eine starke Hoffnung auf eine jenseitige Existenz, fast eine Gewissheit.

Ich lebte in einer realen Welt und in einer Traumwelt, in der ich schon in Verbindung mit meiner jenseitigen Welt zu stehen glaubte. Die Vision von einem Leben nach dem Tod hatte sich mir eingebrannt. Der Glaube daran hatte etwas Beruhigendes. Er machte mich gelassen. Gelegentlich kam mir der Gedanke an Wiedergeburt, er beschäftigte mich immer häufiger.

Ich erzählte Richard von meinen Traumerlebnissen und von meiner Hoffnung auf ein Weiterleben nach dem Tod. Und ich bat ihn, meine Gedanken, Hoffnungen und unsere Gespräche darüber in das Buch einzubringen.

Wir hatten uns versprochen, dass der Text so authentisch wie nur möglich sein sollte. Authentisch aus meiner Sicht. Und später authentisch aus seiner Sicht, wenn ich mich nicht mehr auf das Buch konzentrieren konnte. Er würde das Buch mit seinen Wahrnehmungen fortsetzen, aus seiner Ich-Perspektive. Er sollte dann über lauter letzte Dinge schreiben, über meine letzten Tage, meine letzten Stunden, meine letzten Gedanken, meine letzten Gefühle, unsere letzten Gespräche.

Am zweiten Abend sahen wir uns gemeinsam Fernsehaufzeichnungen über Heiler an, hörten deren Patienten reden, unter ihnen ein sicherer ehemaliger Todeskandidat. Alle waren von ihren Gebrechen und ihrem Siechtum geheilt worden. Nach einigen Sitzungen war alles weggezaubert, wie die Taube unter dem Zylinder. Geheilt von Epilepsie, Sprachstörungen, Drogensucht, Tumoren. Eine Illusion war Realität geworden. Angehörige und Mediziner wurden befragt, in ihren Erzählungen schwang immer noch ungläubiges Staunen mit.

Der Chefarzt einer Schweizer Klinik äußerte sich über das Phänomen der Spontanheilung. Er hatte eine auch vom gesamten Kollegenteam anerkannte Heilerin eingestellt, die an den morgendlichen Fallbesprechungen teilnahm. Anfänglich war es zu öffentlichen Protesten gegen die Spökenkiekerei an der renommierten Klinik gekommen, sie verstummten bald.

Wenn der Chefarzt und seine Medizinercrew nicht mehr weiterwussten, beschäftigte sich die Heilerin mit dem Patienten. Ihre Heilerfolge sprachen sich schnell herum, bald meldeten sich in der Klinik Patienten aus allen Teilen der Schweiz und aus Süddeutschland.

Richard hatte mit einigen Medizinern über Heiler gesprochen und meist Zustimmendes gehört. Der Glaube an eine heilungbringende Kraft stärke die Psyche des Kranken und setze Kräfte frei, die sich stimulierend auf das Immunsystem auswirkten. Dr. Winter hatte ihn ermuntert, mich zu einem solchen Schritt zu bewegen. Seine Meinung: »Wer heilt, hat recht.« Richard hatte sich bereits nach Adressen erkundigt. Eine Heilerin war ihm empfohlen worden, Sofi Tachalov, eine im niederländischen Venlo praktizierende Russin. Er hatte im Internet über sie recherchiert. Richard rief sie an, führte ein langes Gespräch mit ihr und vereinbarte einen Termin für die kommende Woche.

Sofi

Mittwoch, 1. August 2007.

Eine Villa in Venlo, abgeschirmt von einer hüfthohen Ziegelmauer mit schmiedeeisernem Gitter, mannshohen Sträuchern und Rhododendrenbüschen, verdeckt dahinter mächtige Thujen und alte Kiefern, von denen nur die lanzenförmigen Spitzen und die knorrigen Kronen zu sehen waren. Das breite Eingangstor mit den über zwei Meter hohen weißen Eisenstäben war weit geöffnet, die leicht ansteigende Auffahrt führte zu einem stattlichen Ziegelsteinbungalow, der wie ein Bollwerk auf einem Hügel thronte.

Ich war bei meinem ersten Besuch für detailgenaue Beobachtungen nicht konzentriert genug, ich hatte nur peripher wahrgenommen, nichts hatte mich zu irgendwelchen Folgerungen veranlasst. Im Nebel unkoordinierter Gedanken, Bilder und Gefühle hatte ich die Hinreise erlebt und war, versunken in meinen Erwartungen, halb blind über das Grundstück getapert; Eindrücke hatten mich angesprungen, wurden überlagert, und erst im Haus hatte ich wieder zu spüren und zu sehen vermocht, als ich die wartenden Kranken erblickte und mir auf symbiotische Weise ihr Hoffen einverleibte.

Sie saßen auf einer Bank vor dem Eingang und drinnen in Korbsesseln vor den Glaswänden im Wintergarten. Die heilungsuchenden, Todkranke unter ihnen, trugen ihr Elend im Gesicht, ausgezehrten, müden Gesichtern. Der Anblick der vielen Krankheitsdramen nahm mir etwas von der Exklusivität meiner Leidensempfindungen und ließ mich mit ihnen solidarisieren. Ihre gequälten Leben füllten den Raum wie schwere Luft, stockige Luft, getränkt mit der ausgeatmeten Angst, die sie abladen wollten wie Müll auf einer Deponie, um dann Hoffnung zu inhalieren.

Richard kam etwas später, er meldete uns an. Sofi führte uns in einen großen Raum mit schweren Teppichen und schwarzbraunen Möbeln mit gedrechselten Tatzenfüßen. In seinem vorderen Teil ein großer Tisch, gleich nebenan die Küche.

Die Heilerin sprach mit russischem Akzent. Ihr Alter war schlecht zu schätzen, etwa sechzig. Sie hatte dunkelbraune lockige Haare, ihre rundliche Figur hatte sie unter einer bodenlangen wallenden Kleidung versteckt, sie bewegte sich mit kleinen tapsigen Schritten. Ihre Beweglichkeit lag in den Augen, fast schwarzen Augen, ein vertrauenweckendes Lächeln im Blick, das Lächeln einer begnadeten Verkäuferin von Zuversicht, für viele der Anwesenden die letzte Zuversicht, die ihnen noch geblieben war.

Das Geheimnisvolle, das der Besucher in die Heilerin hineindachte, umhüllte sie wie eine Aura. Sofi wurde mystifiziert, der Glaube an ihre übernatürlichen Fähigkeiten einte alle Erwartungen, bündelte alle hier versammelten sinnlosen Leiden, alle Ängste, alle gefühlsartigen Bewegungen zu einer einzigen Aufwallung an Hoffnung, gleich Schiffbrüchigen, die auf hoher See bis zuletzt das Wunder der Rettung ersehnen.

Die Frau hatte etwas Besänftigendes, sprach oft in Gleichnissen, zitierte aus der Heiligen Schrift und erzählte immer wieder von ihren wundersamen Heilungen, was ihr den Nimbus einer gütigen und abgeklärten Priesterin der Magie verlieh. Bereits nach der ersten Begegnung mit ihr klammerten sich die Besucher an den seligen Gedanken, durch sie von ihren Krankheiten erlöst zu werden. Auch ich. Alle hier sahen auf das Großartigste die letzten Hoffnungen gestärkt. Ich mochte nichts an ihr in Zweifel ziehen, ich hätte mich dann selbst aufgegeben.

Um Sofi herum unentwegt dienstbare Geister, die Kaffee und Gebäck reichten, auf Russisch oder Deutsch Anweisungen entgegennahmen, in der angrenzenden Küche mit Töpfen und Tellern klapperten, ihr Fragen ins Ohr flüsterten, das Telefon brachten, sich um die Patienten kümmerten und Geld kassierten, 90 Euro pro Sitzung, bei häufiger Teilnahme 60 Euro.

Ich erzählte knapp die Entwicklung meiner Krankheit und schilderte meine gegenwärtig bedrückende Lage. Sofi erkundigte sich nach meinen Kindern, ihren Umgang mit meiner

Krankheit und fragte Richard, als sie mit ihm allein war, ob denn auch Bernd hinter meinem Besuch bei ihr stünde.

Vor Beginn der Heilsitzung, wie sie im Hause genannt wurde, sahen wir uns in den Warteräumen um. Richard sagte mir, die Heilerin sei für ihn eine begnadete Öffentlichkeitsarbeiterin in eigener Sache. Er hatte im Vorbeigehen einige der demonstrativ zur Schau gestellten Requisiten ihres finanziellen Erfolges wahrgenommen. In der Garage ein Mercedes S-Klasse, in dem sie sich, wie ihm ein Teilnehmer erzählt hatte, chauffieren ließ. Und im Carport ein Oldtimer, ein chromstrunzender Rolls Royce. Er empfand das als eine Botschaft an die Hilfesuchenden: Wer sich als Heilerin das leisten kann, muss übernatürliche Kräfte besitzen und verdient Vertrauen.

In den Regalen im Flur stapelten sich die Bücher und Zeitschriften mit ihren Heilsbotschaften und den unzähligen Artikeln über Menschen, die sie von ihren Gebrechen geheilt oder gar vor dem Tod bewahrt hatte. Ich las von einer 57-jährigen Monika L. aus Münster, die nach ihrer Schilderung »nur knapp dem Tod entkommen« war. Die Frau mit dem aufgetürmten, strohblond gefärbten Haarschopf war auf einem Bild zu sehen neben ihrem Mann und Sofi.

Die Frau schrieb in einem Brief an Sofi: »Vor sechs Wochen schoss mir ein Wahnsinnsschmerz in den Kopf, als ich mich bückte. Ich musste mich übergeben und konnte nicht mehr sehen.« Sie rief Sofi an, die ihr eine Fernheilung versprach. »Zwei Wochen später wurde in einer Kernspintomografie eine Hirnblutung festgestellt. Mein Hausarzt sagte mir, ich hätte mehrere Schutzengel gehabt. Ich hatte nur einen: Sofi.«

Und ich las von einem Herbert D. aus einem Ort nördlich von Bremen, der in dieser Villa von seinem Krebs geheilt worden war und mit seinem Brief meine Träume auf eine Spontanheilung wie ein Feuer anfachte: »Sie, Frau Sofi, haben dank Gottes Hilfe an mir ein Wunder vollbracht. Mein Körper war laut Arztbericht voll von Metastasen. Die Schulmediziner hatten mich bereits aufgegeben. Sie haben mir nach einer Behandlung gesagt: ›Du hast keine Metastasen mehr, die sind tot.‹ Meine Familie und ich sind sprachlos. Es ist ja auch unerklärlich und kaum zu fassen.«

Sofis Mitarbeiterin Maria führte uns die Treppe hinunter in einen saalgroßen Raum. Auf dicken, die Geräusche dämpfenden Teppichen zwei einander gegenüber angeordnete Sesselreihen mit rund 30 Sitzplätzen. Dahinter Stühle und zwei Sofas für Kranke, die nur noch liegend teilnehmen konnten. Die meisten Plätze waren schon belegt. Ich musste mich erst an das schummrige Licht gewöhnen. Vereinzelte Strahler in der Decke waren wie in einer Nachtbar auf Schummerlicht gedimmt. Zur Seite der kleinen Souterrainterrasse wurden die ersten Meter im Raum durch eine Glasfront erhellt. Maria zog die Vorhänge ein wenig zu. Es sollte dämmrig im Raum sein.

Bald waren alle Stühle besetzt. Maria streifte mit einem Holzlöffel jedem eine Art Schmalz in die Hände, die damit eingerieben wurden. Ich tat es den anderen gleich. Die ausgestreckten Arme auf den Lehnen und die fettigen Handflächen nach oben, saßen wir nun da, die Augen geschlossen und den Blick nach innen gerichtet. Das Fett erleichterte das Eindringen der Strahlungskräfte der Heilerin in die Körper der Anwesenden, hieß es. Meditation war angesagt. Maria hatte das Licht ausgeschaltet, eine sanfte Musik plätscherte leise im Hintergrund. Alle schwiegen.

Dann kam Sofi, blieb vor jedem stehen, sprach mit ihm über sein Befinden, erkundigte sich bei Teilnehmern, die häufiger hier waren, nach Anzeichen einer Besserung. Schließlich stellte sie sich neben den Stuhl einer jungen schwarzhaarigen Frau mit einem ebenmäßig geschnittenen Gesicht, in dem alles wie modelliert aussah – die feingliedrige Nase, der zarte Teint, die makellosen Zähne und die dunkelbraunen glänzenden Augen. Und einer Figur wie aus einem Journal.

»Katrin«, fragte Sofi, »magst du erzählen, wie es dir geht? Und magst du auch erzählen, warum du häufiger den weiten Weg nach Venlo machst?«

Die Frau aus Brandenburg sprach von ihren Kopfschmerzen, mit denen ihr Drama begonnen hatte. Dann traten Drehschwindel und Sehstörungen auf. Die vernichtende Diagnose:

Gehirntumor, ein Glioblastom, eine besonders aggressive Form mit schlechten Heilungschancen. Er wurde sofort entfernt, trat aber nach kurzer Zeit wieder auf. Die Ärzte hatten ihr nur noch wenig Hoffnung gemacht, der Tod schien nahe.

Irgendwann hatte sie von Sofi gehört, sich für eine Woche in Venlo einquartiert und zweimal am Tag an Sitzungen teilgenommen. Dann die große Überraschung: Der Tumor hatte sich, wie die letzte ärztliche Untersuchung ergab, deutlich verkleinert. Für Katrin ein Beleg für die mirakulösen Kräfte der Frau aus Holland.

Sie erzählte in dem Tonfall einer Frau, die wieder eine Zukunft vor sich sah, erzählte von ihrem Café, das sie gemeinsam mit ihrem Mann eingerichtet hatte, von ihren beiden Kindern, der zwölfjährigen Marisa und dem zehnjährigen Arian, und von ihren Plänen für die nächsten Jahre. Sie wirkte zufrieden. »Ich kann wieder in längeren Zeiträumen planen«, strahlte sie, »dafür danke ich Sofi.« Danach Beifall für die Heilerin.

Die schritt nun in den hinteren Teil des Raums. Auf dem äußersten Rand einer Couch eine blonde Frau mit Namen Monika und neben ihr, lang ausgestreckt, ein kleines Mädchen, zweieinhalb Jahre alt, mit Pippi-Langstrumpf-Zöpfen; es spielte mit einer Puppe. Wie es denn nun der kleinen Irina ginge, fragte Sofi.

Bis vor wenigen Wochen, erzählte Monika, hatte ihre Tochter nur einzelne Wörter, bis zu ihrem Alter von knapp zwei Jahren überhaupt nicht gesprochen. Monika und ihr Mann waren sehr verzweifelt. »Wir sind mit Irina von einem Arzt zum anderen gelaufen. Bis heute aber haben sie die Ursache nicht finden können. Ein Arzt vermutete eine verzögerte Entwicklung des Sprachzentrums im Gehirn, ein anderer einen Gehörschaden, ein weiterer glaubte an eine schwere Stoffwechselerkrankung. Aber keine der Vermutungen hat sich in den Untersuchungen bestätigt.«

Vor einigen Monaten hatte Monika in einer Frauenzeitschrift über Sofi gelesen und war fortan zwei- bis dreimal pro Woche mit ihrer Tochter nach Venlo gereist. Nach einigen Sitzungen hatte Irina angefangen, in ganzen Sätzen zu sprechen. Zunächst noch langsam, als habe sie Schwierigkeiten mit der schnellen Lautbildung. Ihr Sprechen, sagte Monika, sei schon viel flüssiger geworden.

Sofi beugte sich zu dem Mädchen. »Irina, willst du uns etwas sagen, damit wir auch hören können, dass du schon richtig sprechen kannst?«, fragte sie. Irina rührte sich nicht, sie mochte zunächst nicht reagieren. Sie blickte weiterhin auf die Puppe in ihren Händen und knibbelte mit den Fingern an deren Kunststoffaugen. Ohne die Heilerin anzusehen, sagte sie dann leise und trotzig »Nein«.

Monika erzählte, ihre Tochter sei in letzter Zeit sehr viel lebhafter und interessierter geworden. »Sie ist heute ein völlig anderer Mensch. Endlich haben wir keine Angst mehr um Irina. Dafür sind wir Sofi sehr dankbar.« Wieder Beifall.

»Kerstin, möchtest du nun von dir erzählen?«, fragte mich die Heilerin, als sie neben mir stand. Ich erzählte in wenigen Sätzen von der Entwicklung der Krankheit, von meiner gegenwärtigen Situation mit dem nahen Tod vor Augen, erzählte von meiner Familie, von ihrem fast zwölf Jahre währenden Zittern um mich, erzählte von Malte, der mir erst neulich abends gesagt hatte: »Und wenn man dir auch beide Beine abschneidet, Hauptsache, du lebst. Besser eine Mama ohne Beine als keine Mama«; erzählte von meiner seit Kurzem manifesten Ascites, die mich einmal in der Woche dazu zwinge, mich von meiner Onkologin punktieren zu lassen, die dann sieben bis zehn Liter Bauchwasser abpumpe. Und ich erzählte von meiner Recherche im Internet, wo ich gelesen hatte, dass die durchschnittliche Lebenserwartung bei einer Ascites nur vier Monate betrage. In Ausnahmefällen bis zu einem Jahr.

Ich bemerkte die verstohlenen Blicke auf meinen Bauch, dem nichts anzusehen war. Die Ärztin hatte mich erst gestern punktiert. Sie hatte die Einstichstelle betäubt und dann eine dicke Nadel durch die Bauchdecke gedrückt. Das sei nicht ungefährlich, hatte sie gesagt. Sie müsse sehr aufpassen, um nicht eine Darmschlinge zu treffen oder eine Arterie. Sie hatte auf die hintere Öffnung der Nadel einen bleistiftdicken Schlauch geschoben, aus dem eine schmutziggelbe Flüssigkeit in einen Eimer floss, zunächst gleichmäßig in einem dünnen Strahl. Später tröpfelte es nur noch, und ich musste mein Gewicht verlagern, damit die restliche Flüssigkeit in die rechte Bauchhälfte zu der Stelle floss, wo knapp oberhalb des Hüftknochens die Nadel saß.

Nach acht Litern hatte eine Helferin den Schlauch abgeklemmt und die Einstichstelle verpflastert, den kleinen blauen Stöpsel entfernt, der den mir in der süddeutschen Klinik gelegten Port oberhalb der linken Brust verkapselte und der dort für weitere Infusionen verblieben war. Durch ihn hatte mir die Helferin drei Ampullen Humanalbumin eingeflößt als Ersatz für das mit dem Bauchwasser aus dem Körper ausgeschwemmte Eiweiß.

Nach spätestens fünf Tagen würde mein Bauch wieder so prall und so rund sein wie eine Tonne. Und ich hätte wieder das Gefühl, kurz vor dem Platzen zu stehen. Am Tag vor der Punktion bekam ich kaum noch Luft, das Wasser drückte auf die Organe. Wenn es still um mich herum war, konnte ich in den ersten Tagen nach der Punktion das Gluckern hören, mit dem die Flüssigkeit nachlief wie Wasser in ein Bassin.

Die Heilerin erzählte von einer Frau mit ähnlichen Krebssymptomen, die vor zweieinhalb Jahren zu ihr gekommen war, nachdem die Ärzte sie aufgegeben hatten. Sofi: »Nach sieben Monaten war sie geheilt.« Die Ärzte hätten auf den Bildschirmen ihrer Geräte nicht die geringsten Hinweise auf einen Tumor mehr finden können. Die Frau habe fest an ihre Heilung geglaubt, Gott habe ihre Gebete erhört und ihrem Körper und ihrer Seele die Kraft gegeben, den Krebs zu besiegen.

»Kerstin«, sagte die Magierin, »deine Familie braucht dich. Wir alle werden für dich beten. Und du musst daran glauben, dass du mit Gottes Hilfe deinen Krebs überwinden wirst. Harmonie mit Gott erzeugt eine Harmonie der Seele. Und die Harmonie der Seele und der Glaube an Gott werden dir die Kraft verleihen, gegen deine Krankheit zu kämpfen. Denk bitte an alle hier im Raum, die von einer Besserung berichtet haben. Das wird dir Mut machen.«

Kurz darauf begann Sofi mit ihren Bestrahlungen, wie sie und ihre Helferinnen es nannten. Maria knipste das Licht aus. Es war nun stark dämmrig im Raum, fast dunkel. Alle schwiegen, gelegentlich war nur ein Räuspern zu hören. Die Heilerin begann im hinteren Teil des Raums, blieb andächtig vor jedem Stuhl stehen und hielt ihre Hände über dem Kopf der jeweiligen Person. Ich hatte wie die anderen meine Augen geschlossen und versuchte, alle Gedanken und Sinne nach innen zu richten, auf die Töne in mir, auf gefühlte Zeichen. Meine Sinne tasteten wie Fühler nach den Regungen, die ich in diesen Momenten verspürte.

Langsam verschwammen alle Umrisse im Raum, auch die erinnerten, alle geordneten Einzelheiten lösten sich auf, alle Gedanken, Wahrnehmungen und Empfindungen schienen ineinander zu verschmelzen. Ich tauchte aus meinem Versunkensein nur auf, als ich unmittelbar vor mir das leichte Knistern von Kleidung vernahm. Sofi stand direkt vor mir.

Dann fiel ich wieder in die Stille in mir. Und ich fühlte etwas Friedfertiges, etwas Inbrünstiges wie bei einer Andacht. Meine inneren Sensoren kamen mir vor wie große Trichter, aufnahmebereit für jede Art von Botschaften, Bildern, Tönen, Strahlen. Zeitweilig befand ich mich in einem Schwebezustand ähnlich dem Dahindämmern, dem langsamen Weggleiten in der Phase zwischen Wachsein und Schlaf, wenn sich die letzten Gedanken mit den ersten Traumbildern vermengen. Wie aus einem Nebel tauchten Bilder und Empfindungen auf, stürzten ineinander, vermischten sich mit Gedankenfetzen, alles aber war unbestimmt, nichts verbindlich, nichts hatte eine Form, nichts einen Inhalt, nichts eine Botschaft.

Zwischendurch fühlte ich ein Kribbeln in meinen Händen, aber keine gefühlsartig aufwallende Bewegung in meinem Innern. Die Gedanken kehrten wieder, formierten sich zu Fragen. Wie kam es zu Spontanheilungen? Waren es chemische Prozesse und Kettenreaktionen, ausgelöst nur durch einen einzigen Impuls? Was aber löste diesen Impuls aus, was setzte die Selbstheilungskräfte der Gene in Aktion? Der Glaube an eine göttliche Gnade und die eigene Widerstandskraft? Wie konnte ich mein Immunsystem zu einem letzten rebellischen Aufbäumen bringen?

Unzählige Fälle von Spontanheilung sind dokumentiert. Viele Mediziner können davon berichten. Patienten, die vor Wochen noch voller Metastasen saßen, waren plötzlich vom Krebs befreit. In der Computertomografie wurden nicht die geringsten Hinweise auf das Vorhandensein eines Tumors mehr gefunden. Sollte das nicht auch bei mir möglich sein?

Zwei Tage nach der Sitzung schilderten mir Bernd und Richard ihre Wahrnehmung von Sofi, ihrem Gehabe und ihrer Umgebung. Erst jetzt war ich in der Lage, Geschehenes wieder abzurufen und zu bewerten wie Bilder, die im Moment eines gedankenlosen Betrachtens nur flüchtig wahrgenommen werden, die plötzlich in der Erinnerung aber eine starke Präsenz bekommen. Viele meiner ersten Eindrücke waren in mir später stärker vorhanden als zum Zeitpunkt der Aufnahme.

In diesem zeitlichen Abstand fielen mir auch wieder einige Bemerkungen von Bernd und Richard ein, die ich als Vorbehalte gegenüber den Vorgängen verstand, die sie aber offensichtlich mit Rücksicht auf mich nicht vertieften. Ich fragte auch nicht nach, wollte ihre Vorbehalte nicht zu meinen machen. Mein Leben hing nur noch an einem dünnen Faden, der keine großen Erschütterungen mehr vertrug.

Und dann sagte ich mir, du musst das grausame Wissen von deinem nahenden Ende verdrängen, vernebeln, beseitigen wie eine Theaterkulisse, die auf Knopfdruck in der Versenkung verschwindet. Wenn ich doch nur meine Gedanken daran ausblenden könnte. Ich redete mir ein, das vielleicht mit Hilfe der Heilerin zu schaffen, obwohl ich wusste, dass es ein unerfüllbarer Wunsch bleiben würde.

Anfang August 2007 fuhr ich für eine knappe Woche nach Venlo und besuchte sieben Sitzungen. Danach spürte ich eine Veränderung in mir. Ich lebte zwar immer noch bewusst auf den Tod hin, die Gedanken an ihn begleiteten mich Tag und Nacht, im Wachsein und in Träumen, sie waren ständig präsent, wie das Stimmengemurmel in einem Saal, das selbst in einem außergewöhnlich fesselnden Gespräch nicht auszublenden ist. Und dennoch atmete ich Zuversicht. Nach der letzten Sitzung hatte ich das Gefühl eines tiefen Friedens in mir, eine Besänftigung hatte sich in meinem Zellsystem ausgebreitet; sie würde mich immun gegen innere Verwerfungen und nächtliche Heimsuchungen machen. Sicherlich für eine Weile, hoffentlich für eine Weile.

Donnerstag, 19. August 2007.

Nachmittags, als ich schlapp auf der Couch lag, mich mein Ascitesbauch quälte, weil die Praxis die Punktion verschoben hatte, verspürte ich plötzlich das Bedürfnis, Richard anzurufen und mich bei ihm zu bedanken für seine unermüdliche Suche nach medizinischer Hilfe. Mir gefiel es, dass er sich so kümmerte, ich sagte ihm das mit etwas unbeholfenen Worten, eine Spur zu bemüht, was mir, als ich die Sätze gesagt hatte, reichlich gekünstelt vorkam. Ich wollte das wettmachen mit einer Äußerung von Malte, die ihm gefallen könnte, wie sie mir gefallen hatte, und ich erzählte, dass mir mein Sohn morgens, ehe er aus dem Haus gegangen war, mit einem verschmitzten Lächeln gesagt hatte: »Und grüß mir deinen Daddy.«

Als es raus war, bereute ich, es gesagt zu haben, weil ich ihm damit ungewollt eine Rolle zugedacht hatte, zu der zu äußern er sich nun womöglich genötigt sah. Für eine Korrektur aber war es zu spät. Richard hatte ruhig zugehört, nach einer Weile sagte er, ein wenig zögernd, als handelte es sich um ein peinliches Eingeständnis, dass er sich zeitlebens eine Tochter gewünscht hätte. Und er erzählte von Agnes, Tochter französischer Freunde, Abiturientin, die viele Monate bei ihnen gelebt hatte, weil sie Deutsch lernen wollte. Er hatte ihr zu einem Praktikum in einer großen Konzernverwaltung verholfen. Jutta habe sie überall als »unsere französische Tochter« vorgestellt, weil sie davon überzeugt waren, gegenseitig ein besonders gutes Verhältnis zu haben. Zwei Jahre später bei einem Besuch in Frankreich habe Agnes sie wie Fremde behandelt. Sie seien nicht einmal gebeten worden, sich zu setzen.

Seine Enttäuschung war ihm in diesem Moment deutlich anzuhören. Er sagte, Jutta und er hätten an der Fehleinschätzung lange zu knabbern gehabt. Heute würde ihnen eine derartige Selbsttäuschung nicht mehr unterlaufen. Dann sprach er erneut von seinem lang gehegten Wunsch nach einer Tochter und fügte in dem mitteilenden Ton einer Gewissheit hinzu: »Diese Tochter hätte so sein müssen wie du.« – »Bist du denn diesmal ganz sicher?«, fragte ich. – »Ganz sicher«, sagte er, »so sicher, wie ich selten war.«

Das Bekenntnis streichelte meine Seele.

Das falsche Hemd

Samstag, 21. August 2007.

Abends, ich lag schon früh im Bett, kam Malte zu mir ins Schlafzimmer, er lief aufgeregt hin und her. »Du musst mich nicht für dumm verkaufen«, sagte er in einer Mischung aus Verzweiflung, Hilflosigkeit und Angst. »Ich habe gehört, dass du mit dem Hospiz telefoniert und dich dort angemeldet hast. Ich weiß genau, was ein Hospiz ist. Dort kommen nur die Sterbenden hin. Darüber haben wir in der Schule gesprochen.« Er warf sich auf mein Bett und fing bitterlich an zu weinen.

Ich streichelte seinen Kopf, fuhr durch seine Haare, fasste unter seine Achseln, zog ihn hoch zu mir und nahm ihn in den Arm. Sein Körper vibrierte unter heftigem Schluchzen. »Kommt man da nicht mehr raus?«, fragte er und sah mich mit seinen rot geweinten Augen an. »Es gibt Einzelfälle von Spontanheilungen. Die sind aber ganz selten«, sagte ich. Er kam mir vor wie ein kleines gehetztes Tier. – »Ich will aber, dass du zu Hause bleibst. Ich will meine Mama bei mir haben«, schluchzte er und drückte sein verquollenes Gesicht an mich. Ich versuchte ihn zu besänftigen.

»Malte, du weißt doch«, sagte ich, »wie wichtig mir immer der Sport war und dass ich immer gekämpft habe. Du hast doch mitbekommen, wie schwach ich mittlerweile geworden bin. Ich muss sogar tagsüber lange im Bett bleiben. Ich verspreche dir aber, dass ich nur ins Hospiz gehe, wenn alle meine Kräfte mich verlassen haben und ich nicht mehr anders kann.«

Er schluchzte immer noch. Durch meinen Schlafanzug fühlte ich die Nässe seiner Tränen. Er hielt mich umklammert. »Ständig fragt mich die Lehrerin, wie es dir geht. Ich will nicht mehr gefragt werden, ich fühle mich damit überfordert.« – »Dann musst du der Lehrerin sagen, dass du nicht mehr gefragt werden möchtest. Sie kann sich bei Papa oder mir nach meinem Befinden erkundigen.« – »Andere in der Klasse sprechen von ihren Müttern und darüber, was die mit ihnen machen. Und ich muss schweigen. Soll ich sagen, dass meine Mutter todkrank ist? Das will ich nicht.«

Nach einer Weile sah er mich aus tränentrüben Augen an. In seinem Blick lag das Elend der ganzen Welt. »Mama, ich will aber nicht, dass du stirbst«, sagte er, Verzweiflung und Angst in der Stimme. »Du musst bei mir bleiben. Als im vergangenen Sommer die Oma beerdigt wurde, habe ich mir vorgestellt, du würdest in dem Sarg liegen. Das war schrecklich, häufig sehe ich noch dieses Bild vor mir. Ich halte das nicht aus, ich kann dieses Bild nicht vergessen.«

Ich rief nach Bernd, der sich unten im Haus aufhielt. Malte sollte lernen, ihn häufiger um Hilfe zu bitten. Bald würde er sich nicht mehr an mich wenden können. »Wiederhol dem Papa doch mal, was du mir gesagt hast.« – »Nein, ich habe dir das doch alles gesagt. Und ich will das nicht noch einmal sagen.« – »Wenn es mir aber sehr schlecht geht und ich dir nicht mehr helfen kann, musst du dich auch an Papa wenden. Der hilft dir auch gern. Sag ihm doch bitte, was dir im Moment durch den Kopf geht.«

»Ich will nicht, dass Mama stirbt«, wiederholte er. »Mama, du musst mir versprechen, dass du nicht stirbst.« Ich wollte ihn nicht belügen, er hatte ein Recht auf Wahrheit. Ihr konnte keiner entkommen, man konnte die Konfrontation mit ihr hinauszögern, ihre Wirkung damit aber nur verschlimmern.

»Malte«, sagte ich, »das kann ich dir nicht versprechen. Du

weißt doch, dass es mir seit einiger Zeit viel schlechter geht. Du hast beobachtet, wie kraftlos ich geworden bin. Die meiste Zeit sitze ich im Garten oder liege auf der Couch und genieße jeden Tag, den ich noch erleben darf. Wie lange ich das noch kann, weiß ich nicht. Niemand wird dir das sagen können. Freuen wir uns doch daran, dass wir noch beisammen sind. Ich genieße jeden Tag, den ich noch mit euch erleben darf.«

An diesem Abend wollte er sich nicht von mir trennen. Wir erzählten viel, er hatte immer wieder Fragen, ich beschönigte nichts. Mein offener Umgang mit meiner Situation hatte ihn besänftigt. Er genoss das Beisammensein mit mir. In den folgenden Tagen ließ er mich nicht aus den Augen, umlagerte mich und fragte in kurzen Abständen, wie es mir denn gehe. Malte hatte den Tod in meiner unmittelbaren Nähe verspürt.

Nachts, wenn ich wach lag, weil mein praller Ascites-Bauch mich quälte und das Wiedereinschlafen verzögerte, dachte ich häufiger über die Gestaltung meiner Beerdigung nach. Wer sollte benachrichtigt werden, wie sollte die Trauerfeier verlaufen, was sollte ich auf den Totenbrief schreiben?

Eines Tages im September fuhr mich Bernd in die Kreisstadt. Ich wollte mir ein Hemd kaufen, ein cremefarbenes Hemd sollte es sein, geschnitten wie ein Nachthemd. Ich hatte ganz bestimmte Vorstellungen. Die Inhaberin, eine ältere Dame, bediente uns. Ihre grauen Haare umrahmten ein urlaubsgebräuntes Gesicht, sie wirkten dadurch noch heller. Wir waren die einzigen Kunden. Die Frau brachte einige Hemden zur Auswahl und breitete sie auf der Theke aus.

Weil sie mir nicht gefielen, raffte sie die Hemden zusammen, legte sie über eine Kleiderstange, holte einen weiteren Stapel, breitete auch diesen auf der Theke aus, hielt nacheinander einige am Bügel hoch, damit ich sie betrachten konnte. Dann griff ich eins heraus, das sie beiseitegeschoben hatte, ein knielanges Hemd, leicht rüschig am Ende der langen Ärmel und am hochgeschlossenen Hals. Auf der Brust ein in Hemdfarbe gesticktes mosaikförmiges Muster. Ich betrachtete das Hemd am ausgestreckten Arm.

»Das ist aber nicht das richtige Nachthemd für Sie, das ist ein Totenhemd«, sagte die Verkäuferin und schob sofort eine Frage nach. »Wann ist es denn bei Ihnen so weit?«

Ich begriff nun, warum die Frau so eingehend meinen Bauch betrachtet hatte. »Ich bin nicht schwanger, wenn Sie das meinen«, sagte ich. »Mein dicker Bauch ist die Folge meiner Krankheit. Ich befinde mich im Endstadium Krebs.«

Die Verkäuferin blickte betreten zu Boden. »Oh, das tut mir aber leid«, sagte sie verschämt. »Ich bitte Sie um Entschuldigung. Warum muss ich mich auch so vorlaut einmischen. Nehmen Sie mir das bitte nicht übel.« Die Frau errötete, die Bräune konnte es nicht überdecken.

»Sie müssen sich doch nicht entschuldigen«, sagte ich. »Das konnten Sie doch nicht wissen.« Als sie wieder aufblickte, sah ich, dass sie Tränen in den Augen hatte. Der Vorfall war ihr peinlich. Ich versuchte, die Situation zu entkrampfen. »Bei meinem dicken Bauch mussten Sie doch davon ausgehen, dass ich schwanger bin. Ich trage seit einiger Zeit auch nur noch Umstandskleidung, alles andere passt mir nicht mehr.«

Sie packte mir sorgfältig das Hemd ein, strich einige Falten glatt. Sie war immer noch leicht verlegen. Zum Abschied sagte sie: »Ich wünsche Ihnen alles Gute und dass Sie das Hemd in den nächsten Jahren doch nicht brauchen werden.«

Mein Kleiderschrank war fast leer. Auf den Bügeln hingen nur noch eine Flanellhose und zwei Jeans, Umstandshosen mit elastischem Gummibund, ferner ein Trainingsanzug, eine Fleece- und eine Lederjacke. Alles andere hatte ich ausrangiert, verschenkt oder in die Kleidersammlung gegeben. Die Sachen brauchte ich nicht mehr.

Oft trug ich die weite Fleecejacke oder den Anorak, wenn ich daran dachte, meinen Bauch zu kaschieren. Vor allem wegen meines Bauchnabels, der an den zwei Tagen vor der Punktion, wenn ich wieder die fassförmige Silhouette erreicht hatte, wie eine Beule hervorragte. Der hühnereigroße Nabel war die Folge eines Nabelbruchs, den die Ärzte nicht operieren wollten. Wegen der Narkose und der damit verbundenen zusatzlichen Nebenwirkungen für die Leber

Die Wäscheverkäuferin war keine Ausnahme. In unserem Ort hörte ich vereinzelt das Gerücht von meiner Schwangerschaft. Als Bernd und ich eines Abends eine Feier besuchten, bemerkte ich die mich musternden Blicke. Einige hatten sich mokiert, erfuhr ich später, sie hielten mich für verantwortungslos, weil ich trotz meiner Krebserkrankung, in fortgeschrittenem Stadium dazu, für sie zweifelsfrei schwanger war.

Mich kränkten diese Gerüchte nicht, sie amüsierten mich nur. Wenn ich in kleiner Runde nach meinem Befinden gefragt wurde, reizte es mich manchmal, ihre Klatschsucht weiter anzufachen. »Mir geht es gut«, antwortete ich knapp, fast lakonisch und stoppte damit den Drang, ihre erkennbare Neugier in weitere Fragen umzuwandeln. Sollten sie doch spekulieren, was immer sie wollten. Ihre Meinung interessierte mich nicht.

Freitag, 24. August 2007.

Manches sagt sich leichter am Telefon, wenn man unbeobachtet ist, nicht ständig in der Miene des Gesprächspartners die Reaktion abzulesen versucht und sich nicht alle Augenblicke fragen muss, ob der eigene Gesichtsausdruck etwas anderes aussagt als die geäußerte Empfindung oder Meinung. Am Nachmittag hatte ich ein längeres Gespräch mit Richard. Es war ein emotional sehr bewegendes Gespräch, das zu meiner Erleichterung in der größeren Unbefangenheit eines Telefonats geführt wurde. So konnte er meine pubertäre Verlegenheit nicht sehen, die vielleicht als eine Geziertheit zu deuten gewesen wäre und damit ein verzerrtes Bild meiner wirklichen Gemütsverfassung vermittelt hätte. Ich war froh, dass ich durch das Telefonat selbst die kleinste nur denkbare Fehldeutung meiner Reaktion vermeiden konnte. Zu wichtig war mir das Gespräch, um es mit Irritationen zu belasten, es war eines meiner wichtigsten Gespräche überhaupt. Ich dachte danach, dass es auf meine innere und meine körperliche Verfassung größeren Einfluss haben würde als jede noch denkbare medizinische Hilfe. Ich war sehr erleichtert, dass meiner Antwort unüberhörbar meine große Entschlossenheit und nicht das geringste Zögern zu entnehmen war.

Zu Beginn unseres Gesprächs hatte ich »Daddy« gesagt und ihn damit möglicherweise zu dem unerwarteten Satz ermuntert, der mein, aber auch das Leben meiner Familie und das von Jutta und ihm selbst verändern würde. Er sprach wieder das Thema Tochter an. Und dann sagte er in einem Ton, aus dem ich eine feste Absicht heraushörte: »Kerstin, dich könnte ich sofort adoptieren.« Ich ließ mir keine Zeit zum Durchatmen und sagte sofort: »Einverstanden, dann mach das doch.« Ungläubig fragte er: »Willst du das wirklich?« – Und ich antwortete: »Natürlich, bitte mach das.«

Hatte es zu freudlos geklungen, fragte ich mich nach dem Telefonat. Ich zerstreute meine Zweifel mit einer Gewissheit. Richard wusste, wie entschlussfreudig und wie spontan ich sein konnte. Er würde meine schnelle Antwort als Beweis dafür ansehen, wie wichtig mir die Entscheidung war. Zwei Tage später sprach er mich erneut an: »Hast du noch einmal über die Adoption nachgedacht?« – Ich sagte: »Da gibt es nichts zu überlegen. Das wäre für mich eine glückliche Fügung.«

Voller Überschwang sprach er nun von den nächsten Schritten. Er wollte juristisch abklären, ob und unter welchen Voraussetzungen eine Adoption möglich ist. Bis dahin wollten wir darüber schweigen. Vielleicht gab es ja auch unüberwindbare Hindernisse. Und dann hätten wir unnötig die Gemüter erhitzt: in der Familie, unter Freunden und Bekannten.

Ich hatte für mich beschlossen, vollendete Tatsachen zu schaffen. Die Adoption ging in erster Linie mich etwas an und erst in zweiter Linie meine Familie. Ich war mir sicher, dass Bernd damit einverstanden sein würde, ganz gewiss auch meine Kinder. Erst vor Kurzem hatte Malte, als er aus der Schule kam, mir mit trauriger Stimme erzählt: »Alle in meiner Klasse reden von ihren Omas und Opas. Ich habe nur noch einen Opa. Und den habe ich nur einige Male gesehen. Der interessiert sich für mich doch überhaupt nicht.«

Ich sagte mir in diesen Tagen, dass ich über meine Entscheidung nicht diskutieren würde. Ich hatte nicht die Absicht, mich in die Position einer Rechtfertigung drängen zu lassen. Der Kreis der mir wichtigen Freundinnen und Freunde war klein geworden. Ich ging davon aus, dass auch sie die Entscheidung als eine glückliche Fügung aufnehmen würden. Die meisten jedenfalls. Und wer nicht damit zurechtkam, der konnte mir gestohlen bleiben.

Die Adoption war ein kräftiger Keim in mir, der sich verzweigte mit Schösslingen von Hoffnung, Wärme, Zuneigung und Ermutigung, ein Keim mit der Kraft von Fangarmen, die mich mehr ins Leben hineinzogen. Die Vater-Tochter-Gespräche hatten auch das zeitweilige Getümmel in mir beendet, ausgelöst von dem Aufbäumen meiner Emotionen gegen mein Bewusstsein und dessen Signale, dass alles Wüten gegen mein unausweichliches Schicksal so unsinnig ist wie der Versuch, sich mit Fäusten gegen einen Bienenschwarm zu wehren.

Richard war mir nicht mehr nur Freund und Vervielfältiger meiner Gedanken und Gefühle und Chronist meiner nahenden Endlichkeit. Seit seinem Bekenntnis fühlte ich ihn emotional stark verankert in mir, die gemeinsame familiäre Zukunft hatte für mich eine fundamentale und absichernde Endgültigkeit. Die Aussicht auf präsente Eltern, auf all das bisher Vermisste: das Kümmern, das Kämpfen, das Entschlossene und andere damit verbundene Gewissheiten, hatten mein Bewusstsein verändert, ich spürte eine neue Anspannung des Willens, fühlte mich auf eine gewisse Weise gekräftigt und insgesamt abgerundeter, vollständiger. Ich sah viele Teile von mir in Richard, mir sehr vertraute Eigenheiten und Ausprägungen, als trügen wir einen Stamm verwandter Gene in uns.

Gelegentlich wurde mir bewusst, dass mich mein Krebs schneller hatte altern und schneller hatte reifen lassen, eine Zwangsreifung mit der Konzentration auf neue Wertigkeiten. Gleichzeitig hatte ich mich verlangsamt, die Abwesenheit von Zukunft stärkte in mir das Erleben von Augenblicken, erfüllten Augenblicken, für deren Eindringlichkeit mir früher die Wahrnehmungsfähigkeit gefehlt hatte. Diese Augenblicke zählten für mich zu den letzten Verheißungen meines Lebens, die Erinnerungen an sie wärmten mir die Tage.

Das Adoptionsgespräch, das mich gedanklich dauerhaft beschäftigte, bestätigte mir, dass erfüllte Augenblicke mein Leben dehnten, Augenblicke, die so intensiv sein konnten, wie es in meiner gerafften Erinnerung selbst komplette Jahre nicht waren; verblasste Filmfetzen flimmerten gelegentlich durch mein Gedächtnis und erinnerten mich daran, dass ich viel Zeit mit Belanglosem vertrödelt hatte. Nur wenig war darunter, was sich zu speichern lohnte.

Im lauschenden Verharren auf der Liege im Garten oder auf der Terrasse genoss ich auch manche leisen Augenblicke, ich ging völlig in ihnen auf, erlebte sie als eine Zufuhr hoch konzentrierter Lebensessenz. Stunden, in denen ich alles empfand wie eine dauerhafte Umarmung, wie ein Streicheln der Seele – die mich umgebende Stille, die goldfarbene Wärme des Nachmittags mit dem Atem der Blumen und Pflanzen und die mal stärkeren, mal schwächeren Klangschleier aus ferner Musik, Stimmen und Vogelflattern.

Alles war leicht, nichts bedrückend, selbst die mich demnächst umgebende ewige Dunkelheit streifte meine Gedanken wie die Aussicht auf einen entspannenden Schlaf. Alle sinnlichen Einzelheiten hingen an den Fäden einer schöpferischen Kraft der Gefühle und Gedanken. Es war eine Phase der Wahrnehmung, in der vermeintlich kleine Dinge durch die Laune des Augenblicks eine universale Größe bekamen, vergleichbar dem zufällig entdeckten kleinen Wunder des Wassertropfens, in dem sich miniaturhaft die gesamte Umgebung spiegelt.

Die geplante familiäre Erweiterung hatte in mir das Gefühl verdichtet, mein Leben in einer konzentrierten Fülle zu genießen, alles um mich herum und in mir war von einer Intensität, die nur letzte Augenblicke hervorbringen können. Kleine Häppchen der Muße, die ich gierig verschlang. Die Addition letzter Augenblicke würde vielleicht die Addition vieler durchraster Jahre wettmachen. Dachte ich mir, wünschte ich mir. Tröstliche Gedanken.

Eines Tages kramte ich den Brief der todkranken Ute Friehlich von Ende August 2002 hervor. »Ich sitze unterm Sonnenschirm in unserem Garten«, schrieb sie damals. »Ich verspüre eine Freude an dem, was gerade ist ... Das lässt mich glücklich sein, trotz der Probleme mit meiner Gesundheit.«

Ein Abschiedsbrief, hatte ich vor fünf Jahren gedacht. Ich hatte ihn mit meiner Angst gelesen, der Angst, mich bald in ähnlichem Zustand zu befinden, vis-à-vis mit dem Tod. Dieser unter phobischer Anspannung gelesene Brief hatte zur Selektion meiner Wahrnehmungen geführt. Die leidenssüßen Klänge der Melancholie, die zwillingshaften Gefühle von Heiterkeit und Trauer, Abschied und Angst, Demut und Erfüllung, Sinnlichkeit und Andacht, Liebe und Schmerz waren mir nicht bewusst geworden. Heute empfand ich so, wie sich Ute damals gefühlt haben musste mit ihrem intensiven Lauschen in das Leben allgemein und in ihr noch verbliebenes Restleben mit der völligen Hingabe an den Augenblick.

In solchen Momenten lebte ich wie in einer Enklave erhabener Gefühle, keine Gedanken an ein Nützlichseinmüssen oder an Endzeitliches trübten mich ein. Mein Dasein erfuhr eine Neugewichtung. Die großen und lauten, andere bewegenden Ereignisse huschten an mir vorbei. Ich nahm sie nur noch wahr wie ferne Botschaften aus der Milchstraße. Früher für unbedeutend gehaltene Geschehnisse, die stillen, die unbemerkten, die beiläufigen, bekamen eine neue Wertigkeit. Ich hatte mich daran gewöhnt, nicht mehr in großen zeitlichen Etappen zu planen und zu denken.

In diesen Stunden war die Anspannung von mir abgefallen, das Gefühl, auf der Lauer sein zu müssen vor meinem inneren Gegner, den ich wie ein nervöser Terrier bewacht hatte, der mit scharfen Augen und feinem Gehör jede Bewegung eines ungebetenen Eindringlings sofort meldet. Diese Vorsicht war nicht mehr nötig. Was brauchte ich noch den inneren Wachhund, ich hatte den Kampf gegen den Krebs verloren. Die Nähe meines Todes war nun eine Gewissheit, in meiner gegenwärtigen Stimmung eine entkrampfende Gewissheit. Ich fühlte mich wie ein Tennisspieler, der sein Match verloren hat, niedergeschlagen, aber dennoch entspannt vom Platz geht, weil er den Kampf hinter sich hat.

Ich telefonierte oft mit Richard, meist abends, manchmal auch mehrmals am Tag. Ich hoffte, dass die Anrede »Daddy« bald die juristische Legitimation erfuhr. Ich erkundigte mich immer wieder nach dem Stand seiner Adoptionsrecherchen. Eines Tages sagte er mir, dass eine Anwältin ihm die Formalitäten einer Erwachsenenadoption erläutert habe. Weil das so selten sei, habe sie sich erst informieren müssen. Jutta und er als die »aufnehmenden Personen« müssten die Anträge stellen. Erforderlich sei ein notarieller Vertrag, dann werde das zuständige Amtsgericht die rechtlichen Voraussetzungen prüfen. Der Gesetzgeber habe strenge Vorschriften erlassen, um Missbräuche zu verhindern, beispielsweise die Einbürgerung von Ausländern durch eine Adoption. Es sei auch vorgekommen, dass sich Neureiche gegen ein stattliches Honorar von einem verarmten Adligen adoptieren lassen wollten, um künftig ein »von« im Namen zu haben. Die Anwältin habe ihm aber gesagt, unser Adoptionsvorgang sei problemlos.

Auf meiner bescheidenen Wunschliste stand die Adoption ganz oben. Mit ihrem juristischen Vollzug war allerdings kaum vor Jahresende zu rechnen. Vorher feierte Thore am 9. Oktober seinen 18. Geburtstag, vielleicht würde ich bis zu Maltes 14. Geburtstag am 16. Februar 2008 durchhalten, und wenn das Schicksal es besonders gnädig mit mir meinte, auch noch bis zu Maltes Konfirmation am 13. April. Im Moment aber lag das für mich in weiter Ferne.

Trotz meiner schlechten Zukunftsperspektiven war ich so ausgeglichen, als hätte mir jemand eine hoch dosierte Essenz Hoffnung in die Adern geträufelt. Von Richard unterstützt und angespornt, suchte ich gemeinsam mit ihm nach medizinischer Zuversicht, nach Behandlungs- und Heilungsalternativen, plausibel erscheinenden, aber auch abwegigen. Sein Eifer war wie ein Sog, der mich mitzog.

Manchmal traf ich mich mit »Daddy« bei Sofi, wenn es Bernd möglich war, brachte er mich nach Holland, meistens fuhr ich allein. Es strengte mich an, überforderte mich aber nicht. Richard und ich gingen anschließend in ein Café, und ich erzählte ihm von meiner gegenwärtigen Bewusstseinslage, von meiner körperlichen Verfassung, von meinen Wahrnehmungen in der Sitzung, von meinen Gesprächen mit anderen Teilnehmern und ihren Hoffnungen, die auch meine angefacht hatten.

Wenn die Punktion einige Tage zurücklag, schob ich wieder den dicken Bauch vor mir her. Ich hatte aber keine Schmerzen und auch keine anderen körperliche Beschwerden. Im Gegenteil, in den Herbstwochen 2007 fühlte ich mich einigermaßen gestärkt. Eine Folge der Konzentration auf meine Kraftquellen, auf die familiäre Erweiterung, auf Sofi, das Buch, meine Etappenziele. Oft besprach ich abends eine CD mit meinen gegenwärtigen Stimmungen und Gedanken und schickte sie Richard; alles für das Buch.

Thore feierte seinen 18. Geburtstag zweimal, am Tage selbst mit der Familie und Freunden, anderntags mit seinen Kumpels. Jutta und Richard waren bereits mittags eingetroffen, wir wollten eine Weile ungestört am Buch arbeiten. Richard machte sich Notizen. Ich versprach, ihm wieder Kassetten mit Gedanken und Erinnerungen zu schicken. Er erzählte von seinen Recherchen in Unikliniken, weil er immer noch an medizinische Möglichkeiten für mich glaubte. Mir gefiel diese Hartnäckigkeit. Meine Gefühle von Zuversicht, die Richard heftig bediente, waren eigentlich nur eine Schummelei für den Augenblick, sagte ich mir.

Abends fuhren wir zum Essen in einen abgelegenen Landgasthof, wo wir an einer langen Tafel in einem Wintergarten saßen. Bernds Schwester Inge und ihr Mann Karl und Sabine und Friedel waren ebenfalls gekommen. Thore hielt eine kurze Rede, danach stand ich auf und begrüßte ausdrücklich Jutta und Richard. Ich sagte, in einer Zeit, in der mir viele Freunde abhandengekommen seien, empfände ich es als großes Glück, zwei solche Menschen gewonnen zu haben. Ich sei dafür sehr dankbar. Kein Wort über die Adoption, nicht einmal eine Andeutung.

Wie auf Moos

Mitte November 2007.

Ich fuhr mit Richard für zwei Tage zu meinen Diagnose-, Therapie- und OP-Schauplätzen nach Norddeutschland. Er wollte die Station sehen, von der mich wenige Tage nach der Brustamputation Frau Dr. Blier verjagen ließ, er interessierte sich für das Hotel, in dem ich fast zwei Monate während der Bestrahlungen gelebt hatte, und wollte mit mir das Bistro aufsuchen, mit dem mich angenehme und auch unangenehme Erinnerungen verbanden wie die an jenen schrecklichen Tag, als mich die Humangenetikerinnen der Uniklinik mit ihrer Botschaft von meinen zwei Gendefekten in eine meiner tiefsten Verzweiflungen gestürzt hatten und ich dorthin zu einer Sitzgelegenheit geeilt war, weil der schwankende Boden unter mir mich zu verschlingen drohte.

Richard wollte die Schauplätze und die Akteure so authentisch wie möglich beschreiben. Stunden vorher hatte ich mir die Hotelangestellten vorgestellt, ihre Gesichter im Moment des plötzlichen Erkennens und des gleichzeitigen Erstaunens. Wie hatten sie sich wohl verändert, fragte ich mich. Vielleicht würde mich ihr Anblick, der des Chefkochs vor allem, an den ich am intensivsten dachte, zunächst stutzig machen oder gar irritieren, weil ich mich nur noch schwach an ihre Gesichter erinnern konnte. Die Leute, die wir zu sehen gehofft hatten, trafen wir aber nicht. Das Personal hatte gewechselt, auch der Chefkoch. Überall unbekannte Gesichter.

Es hatte sich nichts verändert in dem Hotel, in dem ich mich so gerne bewegte auf den dicken Teppichböden und den Läufern darüber, weil es sich dort wie auf Moos ging, so weich. Alles war gedämpft: die Stimmen der Hoteldiener, der Angestellten an der Rezeption, der Kellner im Service und die Geräusche, die aus der Küche drangen. Die Atmosphäre hier versetzte mich in Wohlbehagen, es war vor allem der Eindruck eines besonders sanften Umgangs mit mir und allem. Mein Zimmer hier, eine Suite, war ein Zufluchtsort, in dem ich mich vor meiner Behandlungswelt abschottete.

Abends im Restaurant bemerkte ich, dass Richard mittlerweile von mir mehr wusste als meine besten Freundinnen. Er erspürte sehr bald meine inneren Eruptionen und die damit verbundenen Häutungen meiner Seele und vermochte selbst die feinsten Schattierungen meiner Stimmungen zu erahnen. Manchmal versetzte er mich in Erstaunen, indem er das aussprach, was meiner Stimmung in diesem Moment entsprach.

Ob ich gegenwärtig das Gefühl einer tiefen Verletzung empfände, fragte er mich, ein Gefühl verletzter Würde? Er ahnte offenbar, was mich beschäftigt hatte auf der Hinfahrt in den Phasen des Schweigens und während des Alleinseins im Hotel. Mir waren wieder die Ärztinnen eingefallen, die mich für ihre wissenschaftlichen Zwecke benutzt und danach kein Interesse mehr an mir hatten. Anschließend war ich nur noch eine lästige Pflicht. Ich war eine von vielen Patientinnen, die nach ein paar Handgriffen wieder zur Tür hinausgeschoben wurde. Die Narben auf der Brust und dem Bauch hatte ich verkraftet, den würdelosen Umgang mit mir nicht.

Die Behandlung in der Klinik erinnerte mich fatal an den Ablauf an einer Supermarkttheke, wo die Kundin einen Zettel zieht für die Reihenfolge und geduldig wartet, bis sie »dran« ist. Dort ging es um Wurst und Fleisch, bei meinen Aufenthalten in der Klinik aber um die Dauer meines Überlebens.

Ich war eine Patientin mit einem Zettel, war irgendwann an der Reihe, hatte mich auf eine Liege zu legen für die Sonografie oder mich für eine MRT in eine Röhre schieben zu lassen. Und danach bestand ich nur noch aus ein paar helleren oder dunkleren Feldern, Schleiern und Punkten auf dem Monitor oder einem Röntgenbild. Ein paar Zeilen an die mich behandelnden Ärzte, gelegentlich auch an mich. Das war's.

Ich erinnere mich, dass mir in den Vorsorge- und Nachsorgeuntersuchungen der Uniklinik alles wie beiläufig vorgekommen war. Eine Medizin der Beiläufigkeit. Und damit eine Medizin der Glückssache. Ich erinnere mich auch, dass Richard mir sagte: »Das brennt in dir wie ein Feld Nesseln.«

Nach dem Abendessen erzählte er Anekdoten aus seinem Berufsleben, um mich aufzuheitern und um mich von dem

Völlegefühl abzulenken, das offenbar mit einem Ausdruck des Gequältseins auf meinem Gesicht lag, weil ich mich von der Tagesempfehlung »Gänsebraten mit Knödeln« hatte verleiten lassen und der mich nun so plagte, als hätte ich mit der Großmutter auch gleich den Wolf verschlungen. Dennoch war ich von einer heiteren Unbekümmertheit, wir hatten viel zu lachen.

Er erzählte von einem versoffenen Journalisten aus der Lokalredaktion einer westdeutschen Großstadt, einem promovierten Germanisten, der in den sechziger Jahren mit einem klapprigen und rundum verbeulten Ford jeden, der ihm entgegenkam, in Angst und Schrecken versetzte, weil er meist angetörnt durch die Stadt kurvte. Trotz seines Suffs war er beliebt, er war ein Original, das zum Ort gehörte wie die Burgruine oder das Theater mit den berühmten Festspielen.

Eines Morgens war Dr. Thielow völlig verkatert zur Kripo gefahren, um etwas über die Ursache eines nächtlichen Großbrandes auf dem Land zu erfahren, wo ein Bauernhaus nebst Scheune niedergebrannt war.

»Hallo, der Doktor«, rief einer der Beamten bei seinem Erscheinen. »Die Ursache für den Brand«, antwortete ihm ein anderer Kripomann auf seine Frage, während er den hageren Zeitungsmann in seiner schlabbrigen Hose und der blank gewetzten Jacke mit einem verschmitzten Lächeln anblickte, »Doktor, das war ein typischer Fall von Mäusebrand.«

Thielow riss seine rot geränderten, wässrigen Glubschaugen auf, den Mund mit den braungelben Tabakzähnen weit geöffnet: »Mäusebrand?«, fragte er zweifelnd.

»Eindeutig Mäusebrand«, sagte der Kripomann. »Eine Mäusemutter hat in der Scheune mit Öl getränkte Lappen zusammengetragen. Und durch die Nestwärme hat sich der Stoff entzündet und das Stroh angeflämmt, bald stand die Scheune lichterloh in Flammen. Das Feuer ist dann schnell auf das Bauernhaus übergesprungen.« Thielow fragte nach, die Beamten bestätigten: ein seltener Fall von Mäusebrand.

Am späten Nachmittag saß Thielow in seiner schrägen Redaktionstube vor seiner alten Adler-Schreibmaschine und hämmerte auf die Tasten. Und die vom Restalkohol und den kräftigen Schlucken Weinbrand in seinen Denkpausen hochgeputschte Phantasie ließ ihn einen langen Artikel schreiben, fast die halbe Lokalseite füllend, mit Bildern von den noch qualmenden Trümmern. Die Überschrift anderntags war nicht zu übersehen, sie war dreispaltig, in großen Lettern die Brandstifterin entlarvend: »Mäusemutter auf der Anklagebank.« – Thielow behielt seinen Job.

In dem metallisch fahlen Sonnenlicht sah ich Daddys Silhouette am Fenster. Er wartete schon am Frühstückstisch, einen Milchkaffee vor sich, in der Morgenzeitung blätternd. Ich hatte ihm wiederholt von dem üppigen Frühstücksbuffet vorgeschwärmt. Er war beeindruckt.

Viele Stunden hatte ich hier verbracht, hatte diesen Raum als eine Schleuse der Ruhe und der wohltuenden Sicherheit empfunden zwischen den Anflügen nächtlicher Verzagtheit und den quälenden, lästigen, energieverzehrenden schicksalsbefohlenen Tagesabläufen in der Klinik. In der unaufdringlichen Atmosphäre dieses Raums, in dem mir alles von einer besonderen Duldsamkeit zu sein schien, hatte ich in stillen Augenblicken, in denen ich mich befreit fühlte von Notwendigkeiten und Zwängen, Energie getankt für den Tag.

Am späten Vormittag besichtigten wir die Klinik, gingen über lange Flure mit ausgetretenen schwarz-weißen Fliesen. Ich kannte mich in den verwinkelten und ineinander verschachtelten Gebäuden so gut aus, als wäre ich erst vor Kurzem für eine längere Zeit hier gewesen. Einige Gesichter der mir auf den Fluren begegnenden Schwestern, Ärztinnen und Ärzte kamen mir bekannt vor, aber nur flüchtig. Sie waren mir oft begegnet in den zwei Monaten meines Aufenthaltes.

Wir suchten das Mammazentrum auf. Ich wollte Frau Dr. Blier in ein Gespräch verwickeln, auch auf die Gefahr hin, von ihr rüde aus dem Zimmer komplimentiert zu werden. Richard sollte sie sehen, ihre Reaktion erleben, weil ich mir ziemlich sicher war, wie sie ausfallen würde. Ich dachte, dass es mir gefallen würde, in dieser Reaktion meine Beschreibung von ihr bestätigt zu finden. Im Vorzimmer erfuhren wir, dass sie für mehrere Tage verreist war. Und ich bereute es, mich vorher nicht über ihre Anwesenheit vergewissert zu haben.

Ich verbarg meine Enttäuschung, von der ich im Moment nicht wusste, ob es der Ärger darüber war, ihr im Moment nicht demonstrieren zu können, dass ich nicht vergessen hatte, nicht ihre oberflächlichen und wenig gewissenhaften Behandlungen und auch nicht ihre rüde Art des Rausschmisses von der gynäkologischen Station. Und sie sollte sehen, dass ich nicht allein so dachte.

Ich erschrak plötzlich bei dem Gedanken, rachsüchtig zu sein. War es wirklich Rachsucht, was mich aufwühlte, oder war es nicht eher Genugtuung, was ich erwartete? Hatte ich vielleicht insgeheim gehofft, Worte des Bedauerns zu hören? Eine naive Überlegung, sagte ich mir dann. Als ob diese Frau ein diagnostisches Fehlverhalten einräumen oder sich dafür entschuldigen würde. Sollte ausgerechnet sie nach so langer Zeit ihr schlechtes Gewissen entdecken?

In einem Wartezimmer lagen Broschüren der Klinik aus, in denen ich die Fotos aller Ärzte des onkologischen Bereichs finden würde – darunter Frau Dr. Blier, mittlerweile Professorin laut Bildzeile, mit randloser Brille und bedeutungsvoller Miene in einem faltenreichen Gesicht, das in seinen herben Zügen einen verkniffenen Ehrgeiz und wenig Gelassenheit erahnen ließ. Ich erkannte auch einige andere wieder, den Chefarzt mit der Torpedonase, die junge Frau Dr. Feiler mit dem streng nach hinten gekämmten schwarzen Haar und dem pausbäckigen Teenagergesicht.

Ich erkannte den Arzt, der mich in willfähriger Erfüllung für seine Chefin von der Station gewiesen hatte. Auf dem Bild hatte der mir als barsch, zynisch und blindgehorsam in Erinnerung gebliebene Stationsarzt sein Sonntagsgesicht aufgesetzt, die Idealbesetzung eines charmanten, zuverlässigen und karrieremachenden Schwiegersohns.

Wir suchten nun die Radioonkologie auf, wo ich mit der Brachytherapie und danach mit Perkutanbestrahlungen behandelt worden war. Von dem Gebäude hatte ich nur noch eine vage Vorstellung; wir irrten in einigen Kliniktrakten umher, keiner konnte uns weiterhelfen, selbst Klinikangestellte nicht.

Im Schatten der Gebäude war es kalt und windig. Ich hatte mich dick eingepackt: eine Schwangerschaftsjeans und eine die Hüften bedeckende Lederjacke mit Gürtel, weit genug für meinen langsam wieder anschwellenden Bauch und für einen Pullover. Um den Hals hatte ich einen dicken, braun melierten Schal geschlungen und trug eine gleichfarbige Ballonmütze mit Schirm. Selbst in der Sonne war es kühl.

Wir wurden von einem zum anderen Gebäude geschickt. Schließlich erfuhren wir, dass die Radioonkologie erst vor Kurzem umgezogen war, in den dritten Stock eines grau verputzten Gebäudes, das wir erst nach langem Suchen fanden. Auf dem Flur mussten wir eine Weile auf den Oberarzt warten.

Nach einigen Minuten sprang durch einen elektrischen Impuls eine Doppeltür auf, eine Schwester schob einen älteren Patienten in einem Krankenbett auf den Flur. Eine ältere Frau an seiner Seite redete auf ihn ein, auf Schwedisch. Später erfuhren wir, dass sich hier viele an Prostatakarzinom leidende Dänen und Schweden mit der Brachytherapie behandeln ließen.

Nach einer Viertelstunde bat uns der Oberarzt in sein Behandlungszimmer. Ich erzählte von meiner Brachytherapie, den Gründen für den Aufenthalt hier und die Besichtigung einiger Klinikbereiche, in denen ich behandelt worden war. Ich erzählte auch von den Pannen in meinen Nachsorgeuntersuchungen. Als der Name Blier fiel, richtete sich der Oberarzt in seinem Schreibtischsessel auf, fragte einige Male nach, er interessierte sich für Versäumnisse der Kollegin Blier. Sein Blick, seine Miene, es lag mehr als nur ein Ausdruck von Neugier darin, ich las auf seinem Gesicht so etwas wie Genugtuung. Seinen Fragen entnahm ich, dass er den Grad meiner Entschlossenheit für mein juristisches Vorgehen wissen wollte. Ihm gefiel es, an mir keine Spur von Wankelmut wahrzunehmen.

Die Animositäten des Oberarztes gegen die Ärztin Blier waren wohltuend für einen kurzen Moment. Ich sagte mir dann, dass seine Abneigung gegen die Dame außer einer emotionalen Befriedigung mir nichts bringen würde. Ich hatte auch nicht die Hoffnung, von ihm Dinge zu erfahren, die mir in irgendeiner Form nützlich sein könnten. Der Oberarzt strengte sich mächtig an, Richard die Vorzüge der Brachytherapie zu erläutern. Wahrscheinlich spekulierte er auf einen Artikel mit positivem Echo für sich und seine Klinik.

Unterwegs zum Bistro beschäftigte mich die Frage, ob Richard vielleicht von den Ergebnissen unserer Reise enttäuscht war. Hätte ich diesen Besuch anders vorbereiten sollen, hätte ich die Anwesenheit diverser Ärzte vorher erfragen müssen? Ich sagte, während wir auf der Flaniermeile am Hafen entlangspazierten: »Ist doch schade, dass wir nicht einmal die Blier angetroffen haben.«

Seine Antwort beruhigte mich. Von der Ärztin Blier und deren Medizinercrew könne er sich nach meinen Beschreibungen sehr gut ein Bild machen, er werde sie ohnehin nur aus meiner Wahrnehmung und mit meinen Eindrücken beschreiben. Nun habe er viel lebendigere und realistischere Vorstellungen von den Protagonisten in ihrem Arbeitsumfeld.

Als wir das Bistro betraten, erinnerte ich mich an meine früheren Besuche und die vielen trüb-schweren Gedanken, die mir hier den Kopf verengt und die Seele beschwert hatten. Wenige Tage nach der Brust-OP hatte ich hier gesessen, allein und einsam unter Menschen, die angeregt plauderten, tranken, aßen und mich neugierig musterten, mit schnellen Blicken die ihnen rätselhaft erscheinende Silhouette meiner Brust abtasteten, sich Fragen stellten und nach Antworten suchten und vielleicht auch eine fanden. Die Furcht, den sezierenden Blicken ausgesetzt zu sein, und mein Hineinhorchen in die Menschen, um zu erspüren, was sie in und an mir sahen und entdeckten, was sie dachten und phantasierten, hatte aber nur wenige Tage gedauert; ich war zunehmend stoisch geworden, das gedankliche Schnüffeln an mir ließ mich bald völlig kalt.

Eine Kellnerin mit braunen Eichhörnchenaugen, einem angeknipsten Lächeln und dem hier üblichen schwarzen Outfit wedelte mit einem ebenfalls schwarzen Tuch die Krümel vom Tisch und reichte uns die Speisekarte. Richard musterte die Räume, machte sich Notizen und stellte fest, dass er es sich nach meiner Beschreibung annähernd so vorgestellt hatte. Einige der als Raumteiler aufgestellten Kübelpflanzen, vor fünf Jahren knapp anderthalb Meter hoch, hatten inzwischen Raumhöhe erreicht, andere wucherten mit ihren Spitzen waagerecht an der Decke entlang, von Bändern gehalten.

Wir aßen eine Kleinigkeit, und ich erzählte von meinen diversen Aufenthalten hier, beantwortete Fragen nach Personen im Hotel und in der Klinik, erinnerte mich an meine Stimmungen damals, in den Tagen der Brust-OP und danach, beschrieb die Patientinnen, die mit mir im Zimmer gelegen hatten.

Wünsche drängten sich auf, Lebenserhaltungswünsche. Ich dachte, wenn ich doch in meinem gegenwärtigen Zustand den kommenden Sommer noch erleben dürfte. In großer Vermessenheit gab ich sogar der Hoffnung Raum, vielleicht die phänomenale Ausnahme einer Ascitespatientin zu sein mit einem Überlebensrekord von weit über einem Jahr. Wenn ich aber meine Wünsche realistisch bescheiden anging, hoffte ich, die verbleibenden Monate ohne Dramatik und bei vollem Bewusstsein zu erleben.

Nichts ist rückgängig zu machen im Leben, nichts zu korrigieren, dachte ich auf der Rückfahrt. Geschehen ist geschehen. Das Leben besteht aus Abschlüssen, die Einsichten kommen erst danach. Das Abklappern der Klinikschauplätze hatte Richard näher an die Realität meiner damaligen Behandlungsabläufe gebracht und ihn angekratzt. Bei korrekten, dem Stand der Wissenschaft entsprechenden medizinischen Behandlungsabläufen hätte ich die Chance auf Heilung gehabt, sagte er. Auf jeden Fall wäre mein Leben verlängert worden.

Meine Erlebnisse in der Uniklinik erinnerten ihn an einige von der Stiftung bearbeitete schwerwiegende Behandlungsfehler. Selbst die Verursacher schlimmster Ärztepannen kämen oft ungeschoren davon, sagte er. Er habe erlebt, dass Patienten mit schweren körperlichen Behinderungen nach einer verpfuschten Operation in hündischer Ergebenheit darauf verzichtet hatten, den Arzt und die Klinik zu verklagen. »Dieselben Personen aber regen sich gewaltig auf, wenn ihnen jemand aus Versehen ein Glas Rotwein über die Hose kippt.«

Für diese hasenhafte Einstellung, sagte er, habe er nicht das geringste Verständnis. Oft habe er sich anhören müssen, davon würde der gesundheitliche Zustand auch nicht besser. Eine Frau, achtmal am Magen operiert, zuletzt von einem Spezialisten in München, hatte ihm das erst vor Kurzem gesagt. Etliche Ärzte hatten ihr geraten, den ersten Operateur zu verklagen, dessen total verpfuschter Eingriff alle folgenden nötig gemacht hatte. Dreißig Pfund hatte sie abgenommen, war nur noch ein Strich. Ihre Lebensperspektiven wurden denkbar schlecht beurteilt. Den juristischen Beistand der Stiftung hatte sie abgelehnt. »Diese devote Haltung«, sagte Richard mit unüberhörbarem Ingrimm, »ist eine schlimme Form der psychischen Selbstverstümmelung. Das kommt leider häufig vor.« – Ich teilte sein Unverständnis.

Montag, 17. Dezember 2007.

Jutta und Richard warteten am Fuß der Steintreppe, die über zwei Windungen in den ersten Stock eines mehlfarbenen Gebäudes führte, in das Notariat. Wir mussten alle die Adoptionsurkunde in Anwesenheit des Notars unterzeichnen, Jutta, Richard und ich, zu meiner Überraschung auch Bernd. Der Familienrichter werde Thore und Malte ebenfalls befragen, sagte der Notar, ein hagerer, unprätentiöser Mann. Eine Formalie nur, erklärte er. Die Zustimmung des Ehemanns und die Befragung der Kinder sollten ausschließen, dass schwerwiegende Gründe gegen die Adoption vorlägen. Der Notar bestätigte, dass mein leiblicher Vater nicht zustimmen müsste, das sei bei einer Erwachsenenadoption nicht vorgeschrieben. Nach der Zustimmung durch das Gericht würde ich in meinem Familienbuch als geborene Rickelmann eingetragen. Thore und Malte seien dann juristisch die Enkel von Jutta und Richard. Auch deren Stammbuch müsste entsprechend geändert werden.

Bernd hatte ich erst Mitte November meine Absichten offenbart, als ich mir nach Richards Hinweis sicher war, dass gegen die Adoption juristisch keine Bedenken bestanden. Die Auskunft stammte von der Rechtsanwältin Hanna Bruckhoff aus Schleiden-Gemünd, sie hatte Richard zuerst eingeschaltet. Die blonde Frau, etwa so alt wie ich, war mit viel Engagement in das auch ihr fremde juristische Sachgebiet eingestiegen, kannte sich aber mittlerweile in den rechtlichen Bestimmungen sehr gut aus, sie hatte auch den Notar bei den Vorbereitungen der Verträge unterstützt.

Wie wird Bernd wohl reagieren?, hatte ich mich in den zurückliegenden Wochen manchmal gefragt und mir amüsiert sein überraschtes Gesicht vorgestellt. Und wenn er ablehnend reagieren würde? Ich glaubte das nicht, allerdings hätte das an meinem Entschluss nichts geändert. Eines Nachmittags, als er aus dem Büro kam, weihte ich ihn ein. Er sagte nur: »Wenn dir das so wichtig ist, dann musst du das machen. Für mich könnte ich mir eine solche Entscheidung nicht vorstellen.«

Stunden später informierte ich meine Kinder, sie reagierten, wie ich erwartet hatte. Thore sagte: »Das finde ich ja toll, endlich haben wir Großeltern.« Dann wollte er wissen: »Wann hast du dich dazu entschlossen?« – »Ende Juli, Anfang August«, sagte ich. Thore: »Und erst heute erfahren wir davon? Ich kenne dich, du wolltest erst vollendete Tatsachen schaffen.« – »Ich wollte sicher sein, dass eine solche Adoption rechtlich möglich ist.«

Malte nahm mich in den Arm und sagte: »Das ist aber eine Überraschung. Gratuliere, ich finde das total gut, mega-mega-gut sogar.« Sabine reagierte ähnlich wie Bernd. Sie habe zu ihrem Vater eine besonders gute Beziehung gehabt und viele schöne Erinnerungen an ihn, für sie käme ein solcher Entschluss daher nicht in Frage. »Typisch Kerstin. Wenn du dich einmal entschieden hast«, sagte sie, »dann ziehst du das durch und lässt dich davon nicht mehr abbringen. Und das finde ich auch richtig so.«Meine Schwester Agnes reagierte, wie ich es nicht erwartet hatte: »Unser Vater hat sich für uns doch eigentlich nie richtig interessiert. Ich kenne dein Verhältnis zu Jutta und Richard. Ich kann dich dazu nur ermuntern. Das wird dir in deiner gegenwärtigen Situation auch emotional sehr viel Halt geben.«

Nach dem Gespräch mit dem Notar klärte ich meine Söhne über die juristischen Hintergründe auf. Meinem Jüngsten gefiel es, dass auch er von einem Richter dazu gefragt würde. Typisch Malte, seine gute Laune verleitete ihn oft zu Nickeligkeiten, mit einem verschmitzten Lächeln sagte er: »Und wenn ich vor dem Richter nun nicht zustimme?«

Die Stifterin

Dienstag, 8. Januar 2008.

Ein bleigrauer Tag. Besuch hatte sich angemeldet, die Stifterin Ilse Lang. Sie traf am späten Vormittag ein. Eine blonde Frau mit lebhaften Augen, Mitte sechzig, kurze blonde Haare, eine fast knabenhafte Figur, schwarzer Hosenanzug, gelber Rollkragenpullover. Sie war dezent geschminkt und schmucklos bis auf eine feingliedrige Halskette und einen Armreif. Die Industriellenerbin vereinte die Sicherheit im Auftritt, die Leuten großer Vermögen eigen ist, mit deren eher seltenen Neigung, ihr gesamtes Geld nicht allein der dauerhaften Vermehrung zuzuführen, sondern Teile des Kapitals für gemeinnützige Zwecke einzusetzen. Ilse Lang war mit ihrer Stiftung in den Kreisen der Reichen eine Ausnahme. Die aus dem sozialen Engagement ihr entgegenströmende Anerkennung und Dankbarkeit belohnten und erwärmten sie mehr, als es Rekordzahlen auf Bankkonten vermocht hätten.

Für die lange Fahrt hatte sie einen Fahrer angeheuert, der sich nach ihrem Eintreffen zu einem privaten Besuch in der Nähe aufmachte. Richard hatte viel über mich erzählt, ihr seine bislang geschriebenen Manuskriptseiten zu lesen gegeben und damit ihren Wunsch nach einer Begegnung geweckt.

Sie überbrückte die Phase anfänglicher Beklommenheit mit

Schilderungen über ihre Eindrücke von der knapp fünfstündigen Fahrt, erzählte von Litauen, wo sie ein Kinderheim unterstützt, und von Namibia, wo sie finanziell und organisatorisch beim Bau einer Waldorfschule hilft, von ihren sportlichen Aktivitäten, den stundenlangen Wanderungen im Hunsrück und ihrer Begeisterung fürs Tennisspiel. Sie erkundigte sich nach meinen Kindern, die beide noch in der Schule waren. Und ich erzählte von Thore, der sich auf das Abitur vorbereitet, von Malte, der ebenfalls tennisbegeistert ist und an Turnieren teilnimmt, von den Ängsten meiner Familie um mich und deren jahrelange seelische Belastung durch meinen langsamen, aber stetig sich verschlechternden Gesundheitszustand. Mein Mann und meine Kinder, sagte ich, hätten mir viel Kraft zum Durchhalten gegeben.

Von den täglichen mir vom Krebs diktierten Unausweichlichkeiten erzählte ich, weil sich Ilse Lang nach den Beeinträchtigungen des Familienlebens durch meine Erkrankung erkundigt hatte. Ich schilderte die Ängste, die meine Familie in den letzten Jahren vor meinen Arztbesuchen aufgebaut hat, Tage vorher schon und mit wachsender Intensität, hauptsächlich vor Terminen in der Radiologie, wenn ich in der Computertomografie mal wieder in die Röhre geschoben wurde.

Arztbesuche versetzten meinen Mann und meine Söhne schon frühmorgens in höchste Spannung, die sich bis zum Mittag, wenn die Ergebnissen vorlagen, ins Unermessliche steigerte. Bernd unterrichte ich gleich nach dem Verlassen der Praxis, Malte, der zuerst aus der Schule kam, las mir das Ergebnis mit einem Blick vom Gesicht ab. Wirkte ich entspannt, veränderte er sich wie auf Knopfdruck. Sein bis dahin wie von einer Feder gespannter Körper schlaffte ab, oft lösten sich seine Ängste in Tränen auf. Wenn Thore kam, war er bereits von Malte per Handy informiert worden.

Ilse Lang hörte gebannt zu und verharrte, nachdem ich geendet hatte, schweigend in deutlicher Betroffenheit. Die geschilderte Einbindung meiner Familie in mein Krebsdrama und das Ausmaß ihrer inneren Beteiligung schienen sie zu beschäftigen. Sie sei voller Bewunderung für meinen couragierten Kampf gegen meine Krankheit, sagte sie nach einer Weile. Es klang aufrichtig, nicht aufgesetzt. Mein mutvoller Umgang mit der heimtückischen Krankheit sei eher die Ausnahme, sie habe viele Krebskranke erlebt, die resigniert oder mit dauerhafter Panik reagiert hätten. Erst kürzlich habe sie eine Cousine an Krebs verloren, die sich bald aufgegeben habe, danach sei es schnell mit ihr zu Ende gegangen.

Zu meiner gegenwärtigen Befindlichkeit stellte sie keine Frage. Sie wollte mich offenbar nicht zu einer Antwort über die mir noch verbleibende Lebensfrist verleiten. Im Moment jedenfalls. Keiner von uns beiden getraute sich das anzusprechen, sie nicht aus Furcht, mich in einen inneren Aufruhr zu versetzen, und ich mochte sie nicht mit meinen Endzeitgedanken in die Verlegenheit einer unbeholfenen Reaktion bringen.

Eine Verlegenheit auf beiden Seiten, die sie dazu nutzte, von ihrer im Jahre 2000 verstorbenen Tochter Alexandra zu erzählen. Deren Tod habe sie noch immer nicht verwunden. Sie suchte ein Bild von ihr, kramte in ihrer schwarzen Handtasche und reichte es mir: lange blonde Haare, stahlblaue Augen, ein milchweißer Teint, ein angedeutetes Lächeln und ein leicht versonnener Blick, den Eltern an ihren Töchtern so mögen und auf den geschäftstüchtige Berufsfotografen fixiert sind.

Mit den Todesumständen ihrer Tochter befasse sich seit Jahren ein Landgericht. Die von ihr und dem Gericht eingeschalteten Gutachter hätten alle eine mit Bakterien verunreinigte Infusionslösung als Ursache ausgemacht. Die Anwälte verzögerten eine Entscheidung des Gerichts mit immer neuen Beweisanträgen und machten neuerdings das Krankenhaus verantwortlich. Dort war die Tochter nach einem wochenlangen Koma gestorben.

In diesem Moment wurde mir wieder einmal bewusst, dass ich das Ende meines Verfahrens nicht erleben würde. Lange hatte ich den Gedanken daran ausgeblendet, ich hatte meinen Kampfgeist nicht schwächen wollen. Ich sagte mir nun, dass mir nicht einmal mehr die Zeit bleiben würde, eine neuerliche

Tendenz der richterlichen Entscheidungsfindung zu erkennen. Mein Gerechtigkeitsempfinden projizierte ich auf die Richter. Ich sagte mir, sie müssten zwangsläufig zu der Vermutung gelangen, dass mir bei einer dem damaligen Stand des medizinischen Wissens entsprechenden Behandlung eine höhere Lebenserwartung vergönnt gewesen wäre.

Die meerestiefe Traurigkeit, die eine weitere Beschäftigung mit diesen Gedanken ausgelöst hätte, sollte sich nicht entfalten. Bernd und Richard würden auf jeden Fall die Fortsetzung des Verfahrens betreiben. Das beruhigte mich.

Bernd hatte Urlaub genommen, inzwischen war auch Richard eingetroffen, der von seinen Recherchen der letzten Tage über die mir noch verbleibenden medizinischen Möglichkeiten berichtete. Um meine Söhne nicht erneut zu belasten, wollte ich vor ihrem Eintreffen das bislang ausgesparte Thema meines gesundheitlichen Zustands anschneiden, ohne Beschönigung und ohne Larmoyanz. Ich fand es an der Zeit, die über allem schwebende unausgesprochene Frage endlich zu beantworten. Mein Bauch, erst vor zwei Tagen punktiert, wölbte sich wieder unter meinem Pullover, als hätte ich dort ein Sofakissen versteckt. Ich erzählte von meiner Ascites, der Folge meiner mit Metastasen durchsetzten Leber, und von der Gewissheit, die Endphase meines Daseins erreicht zu haben. Meine Lebenserwartungen, sagte ich, seien auf wenige Wochen beschränkt. Eine Ascites habe noch keiner überlebt.

Ilse Lang saß mir schräg gegenüber, sie wurde unruhig, drehte ihren Kopf weg, griff nach ihrer Handtasche, und ich sah, dass sie gegen Tränen ankämpfte. In diesem Augenblick verkrampfte sich etwas in mir, schnürte mich ein, nahm mir die Luft. Eigentlich hatte ich meine seelischen Abbrüche ganz gut im Griff, war ohnehin auf das Ertragen von Erbarmungslosigkeiten, die in Serie über mich hergefallen waren, gut gerüstet und hatte mich von Tiefschlägen stets schnell erholt.

Nun aber kam es mir so vor, als hätten sich meine Gedanken und Emotionen losgerissen und umschwirrten mich wild und bedrohlich wie ein Schwarm Vögel, die mit lautem Gekreisch um meinen Kopf flatterten, mich verunsicherten und Ängste aufwirbelten, Endzeitängste. Ilse Lang trug eine Traurigkeit im Gesicht, die eigentlich zu mir gehörte und von ihr nur entliehen war, die in diesem Augenblick zu mir zurückströmte und mich mit einer seit Langem nicht mehr erlebten Heftigkeit ergriff. Tränen liefen, die ich nicht weinen wollte, um kein weiteres Mitleid aufzuwühlen. In diesem Moment kam sie auf mich zu, nahm mich in den Arm, und ich dachte, dass geschürte Emotionen zwangsläufig eine Atmosphäre des Mitgefühls entstehen lassen und damit eine künstliche und vorübergehende Nähe.

Ich hatte mich bald wieder gefangen.

Richard sprang ein und lenkte das Gespräch auf die Stiftung, ihre Ziele, ihre dramatischen Fälle, erzählte von einer 18-jährigen Schülerin aus der Nähe von Leipzig, die nach einer Eierstockentzündung und einem minimalinvasiven Eingriff, bei dem die Iliaca, eine Arterie im Becken, durchstoßen wurde, beinahe an ihren inneren Blutungen gestorben wäre. Das Mädchen hatte organische Schäden davongetragen, einige Wochen im Koma gelegen und war nun Dialysepatientin.

Thore und Malte kamen von der Schule, alle schwermütigen Themen wurden beendet. Ilse Lang interessierte sich für Maltes Tennisschilderungen und lud ihn zu einem Besuch in ihren Klub ein, Thore erzählte von seinen Plänen, nach dem Abitur für ein Jahr nach Australien zu gehen. Ich hatte ihm vor Jahren diese Idee eingeredet, er würde dadurch schneller die Provinz abstreifen und an Souveränität gewinnen.

Alles Ereignisse nach meiner Zeit: Thores Abitur, seine Abreise nach Australien, seine Erzählungen danach, über das Land, seine Leute, seine Begegnungen. Mir war das bewusst, ich hatte es nicht verdrängt, doch ich lebte gedanklich damit, als hätte ich das alles noch zu erwarten.

Nach dem Mittagessen unterhielt sich Ilse Lang mit meinen Söhnen, sie lachte einige Male über Maltes witzige Ausdrucksweise. Das Stichwort Schule lieferte ihm die Gelegenheit, so nebenbei auch den verhassten Englischlehrer abzustrafen, dessen quengelnde Art ihm im Tonfall gut gelang, verzog sein Gesicht zu einer mürrischen Miene, um die Launen des Paukers zu persiflieren, und stellte schließlich fest, dass ihm dieser Mensch »tierisch auf den Keks« ginge und ihn permanent an den Rand des Nervenzusammenbruchs bringe. Er sei unfähig, auf die einzelnen Schüler einzugehen.

Ilse Lang sah etwas müde aus. Erst die anstrengende Fahrt, dann die Konzentration auf die Gespräche mit einer Krebskranken, die sie kaum kannte und daher auf ihre Wortwahl achtete, um nicht zu verletzen. Mittlerweile aber hatte sie gemerkt, dass ich nicht als zimperlich oder leicht verletzbar einzuschätzen bin. Und weil sie immer wieder nachfragte, erzählte ich von meinen Klinikerlebnissen, von den mir widerfahrenen OP-Pannen; wir erregten uns schließlich gemeinsam über die Fließbandtherapien.

Empörung lag auf ihrem Gesicht. Sie sagte, es sei erschreckend, zu erfahren, wie schlampig oft im Medizinbetrieb gearbeitet würde. Vor Gründung der Stiftung habe sie Behandlungsfehler als eine Ausnahme angesehen, die bearbeiteten Fälle ließen aber auf ein erschreckendes Ausmaß schließen.

Wie die Anwältin Maigatter-Carus die Chancen meines Verfahrens einschätze, wollte sie wissen. Richard hatte erst gestern mit ihr telefoniert. Er sagte, die Anwältin sei sehr versiert, ihre Schriftsätze, die er alle gelesen habe, zeugten von einer großen Fachkenntnis. Sie setze große Hoffnungen in die neue Stellungnahme des Gerichtsgutachters. Bislang habe sich der Sachverständige nur zu den möglichen Folgen des vergessenen Lymphknotens geäußert, weil er nur dazu befragt worden sei. Ein Fehler meines damaligen Anwalts. Nunmehr werde sich der Gutachter auf Antrag meiner Anwältin in einem Ergänzungsgutachten auch zu den denkbaren Auswirkungen der jahrelang unterbliebenen antihormonellen Behandlung äußern. Und zu der Frage, ob eine rechtzeitige Chemotherapie meine Lebenszeit hätte verlängern können.

Am späten Nachmittag rief Ilse Lang ihren Fahrer an. »Ich hoffe, dass sich für Sie bald eine wirkungsvolle Therapiemöglichkeit auftut«, sagte sie zum Abschied. Und dann, in einem Ton der Gewissheit: »Wir werden uns in Kürze wiedersehen.« Der Satz klang ein wenig nach in mir. Eine bewusst gewählte

Formulierung vielleicht um in mir nicht den Gedanken an einen endgültigen Abschied aufkommen zu lassen.

Würde ich ihr noch einmal begegnen? Die Frage machte mir erneut meine zeitliche Beengung deutlich. Etwas anderes schob sich vor diesen Gedanken. Mit dem Gerichtstermin für die Adoption rechne er schon in Kürze, sagte Richard, der mit seiner hartnäckigen Ungeduld offensichtlich eine Beschleunigung bewirkt hatte. Ich entdeckte wieder etwas Verbindendes zwischen ihm und mir: eine Harmonie des Wollens.

Die Adoption

Donnerstag, 17. Januar 2008.

Wenn ich doch die zermürbenden Gedanken aus dem Kopf werfen könnte, die Gedanken an den Tod, für diese Tage nur, an denen ich so kräftige Lebensimpulse in mir aufnahm und ich das nicht geschehen lassen mochte in einer gedachten Tuchfühlung zu ihm. Gelegentlich entkam ich seiner Allgegenwärtigkeit und seiner Siegesgewissheit, die ohne jede Siegerpose auskommt. Alle Gewissheiten kommen ohne Posen aus, dachte ich an diesem Nachmittag, an dem ich allein war und meine schweren Gedanken daher so ungehemmt wuchern konnten und schließlich wie entfesselt durch die finsteren Gefilde meiner bedrohten irdischen Existenz tobten.

Ein richtiges Entkommen ist es nicht, wenn die Gedanken an den nahen Tod mal ausgeblendet sind, weil ihm nicht zu entkommen ist, dachte ich, es ist mehr ein Ignorieren, eher noch ein Überlagern, weil Erinnerungen, Ereignisse, Gedanken dann so übermächtig sind, dass sie mit realen und phantasierten Bildern die agoniehafte Düsternis im Kopf verdrängen.

Richard hellte mit seinem Anruf meine Seele auf: Der zuständige Familienrichter am Amtsgericht hatte in Kenntnis meines gesundheitlichen Zustands den Adoptionstermin vorgezogen, der Anwältin sei Dank. Die Nachricht ließ mich wie auf Knopfdruck entspannen, sie durchfuhr mich mit einem

Wohlgefühl. Und ich hörte auch Richard die Erleichterung an und die Bedeutung dieses Vorgangs für ihn.

Seine Stimme klang ganz anders als in der Vorwoche während unseres gemeinsamen Ausflugs nach St. Peter-Ording, als er, wie er sagte, wie in Trance durch den Tag geschlichen war, eingeschränkt in seinen Wahrnehmungen und unkonzentriert in den Gesprächen. Im Hotel hatte er nur knapp drei Stunden geschlafen. Mürrisch, zerknittert, schlapp war er morgens zum Frühstück erschienen. Er hatte nachts den Gedankenmotor nicht abstellen können.

An dem vereinbarten Programm hielt er dennoch fest und ließ sich von mir in St. Peter-Ording die Örtlichkeiten zeigen, in denen ich mich seit 2002 regelmäßig einmal im Jahr aufgehalten hatte. Er wollte vor allem die Klinikräume sehen, den Speisesaal, das Café und auch mit einigen Leuten reden, dem Internisten Mehner, der Krankenschwester Karin Rotbusch und Brigitte Walter aus der Verwaltung. Alle erkundigten sich eingehend nach meinem Befinden, ich hatte aber keine Lust auf langatmige Bulletins und auf Wiederholungen an jeder Ecke und beschränkte mich auf den knappen Hinweis, an meinem Zustand habe sich seit Herbst wenig verändert. Die meisten verstanden den Fingerzeig.

Nur Dr. Mehner ließ sich nicht abhalten, stellte Fragen nach Blutwerten und unterhielt sich dann lange mit Richard über die vielen medizinischen Pannen, die mir widerfahren waren und die er bis in alle Einzelheiten kannte. Wir begegneten in der Klinik auch Klaus als einzigen mir bekannten Patienten. Vor knapp drei Jahren, auf dem Höhepunkt seiner bislang schlimmsten Lebenskrise nach einer Hodenkrebs-OP und einer Chemo, hatte ich ihn in der Reha hier getroffen. Wir verabredeten uns mit ihm zum Abendessen. Er berichtete von gemeinsamen Bekannten, von Angestellten der Klinik und von Kurgästen und deren Schicksalen. Klaus erzählte sehr langatmig, und ich versuchte das Gespräch auf Personen zu lenken, die auch Richard von meinen Schilderungen her kannte, weil sie Aufnahme in unserem Buch gefunden hatten.

Am folgenden Morgen während des Frühstücks zeigte mir

Richard das Buch, in dem er in der durchwachten Nacht und gestern Abend gelesen hatte vor dem immerhin sechsstündigen Schlaf dank einer von Dr. Mehner empfohlenen Schlaftablette. Er zeigte mir den Band des beziehungsreichen Titels wegen: »Späte Familie«, ein Roman der Israelin Zeruya Shalev, der ihn sehr begeisterte. Auf der Rückreise kam mir eine Idee, wie ich den Titel des Buches nutzen würde. Doch das sollte er nicht wissen, im Moment jedenfalls noch nicht.

Dienstag, 22. Januar 2008.

Fahrt zum Amtsgericht, zu Beginn war Malte übermütig und provozierte. »Wenn ich nichts gegen die Adoption sage«, stichelte er, »was bekomme ich dann von dir?« – »Wenn du schwerwiegende Gründe vorzubringen hast«, sagte ich, »musst du die dem Richter auch nennen.« Typisch Malte, weil er den Ablauf vor Gericht nicht einzuschätzen wusste, musste er seine Unsicherheit auf diese Weise überspielen.

Jutta und Richard warteten vor dem Eingang in Begleitung von Frau Bruckhoff. Vor dem Zimmer des Richters setzten wir uns auf eine Bank, die Anwältin meldete uns an. Zuerst wurden Thore und Malte befragt. Der Richter habe nur wissen wollen, erzählte Thore danach, ob Malte und er damit einverstanden seien, neue Großeltern zu bekommen. Und Malte habe noch schneller als er Ja gesagt.

Dann wurden Richard und ich in das Zimmer gebeten. Der Richter begrüßte uns und deutete auf die beiden Stühle gleich neben der Tür, setzte sich wieder an den Schreibtisch, der Notarvertrag lag vor ihm, und machte sich noch einige Notizen, offensichtlich dokumentierte er die Befragung meiner beiden Söhne. Richard fühlte sich gedrängt, die Adoptionsgründe zu erläutern, was nicht nötig war. Er meinte schließlich, ich möge doch etwas über meinen gegenwärtigen Gesundheitszustand sagen. Ehe ich darauf eingehen konnte, sagte der Richter, er werde den Vorgang so schnell wie möglich bearbeiten. Nach zehn Minuten waren wir wieder draußen.

Frau Bruckhoff bemerkte unsere Verwunderung über den schnellen Ablauf. Durch die notarielle Vorarbeit sei die richterliche Bearbeitung nur noch ein formeller Akt, meinte sie. Während wir vor dem Amtsgericht Fotos schossen, verabschiedete sich die Anwältin. Bernd machte erst Fotos von meinen neuen Eltern, mal mit mir, dann zusammen mit Thore und Malte, schließlich nahm ein Passant uns alle auf.

Warum ich denn ein Krankheitsbulletin vor dem Richter hätte abgeben sollen, fragte ich Richard während des Mittagessens. Seine Antwort verblüffte mich. »Weil du von uns allen am gesündesten aussiehst. Zeitweilig habe ich gedacht, der Richter könnte annehmen, die Anwältin und wir würden ihn mit unserem Gerede von der Dringlichkeit auf den Arm nehmen.« Bernd lachte: »Kerstin, das habe ich zwischendurch auch gedacht. Du siehst heute so gesund aus wie kein anderer von uns.« Und wie zum Beweis reichte er die Digitalkamera herum. Und wir betrachteten alle die Bilder. Und ich dachte, dass ich so zufrieden war wie seit vielen Jahren nicht mehr.

Montag, 11. Februar 2008.

Die Bilder von mir vor dem Amtsgericht und mein Gesicht, das mich im Spiegel ansah, stimmten von Tag zu Tag weniger überein. Meine Nase war knochiger, die Haut durchscheinender geworden, die Augen lagen tiefer in den Höhlen, und mein Gesicht war deutlich geschrumpft; langsam und unübersehbar hatte mein Verfall eingesetzt. Die Haut spannte sich mittlerweile weißlich über dem Schlüsselbein, ich magerte zusehends ab. Der Krebs fraß mir meine Substanz auf.

Richard besuchte mich am Vormittag. Er war nun offiziell mein Vater. Das Amtsgericht hatte Jutta und ihn am 30. Januar zu meinen Eltern erklärt, der Beschluss war vor Tagen per Zustellungsurkunde eingetroffen. Zwei Adoptionsfeiern sollte es geben, die erste an Maltes Geburtstag am 16. Februar, später dann die mit den Freunden von Jutta und Richard.

Mein Daddy legte sich an diesem Vormittag mächtig ins Zeug, um mich zu einer weiteren Chemo zu überreden. Nach meinen Erfahrungen mit der Cisplatin hatte ich mit dieser Art der Behandlung abgeschlossen. Richard hatte viel recherchiert über neue, in der Brustkrebstherapie erprobte Substanzen. Vor wenigen Tagen hatte er mich in einer umfangreichen Mail darüber informiert. Ich las zum ersten Mal von einem Wirkstoff Sunitinib, mit dem eine Uniklinik im Schwäbischen gute Erfahrungen bei metastasiertem Brustkrebs gesammelt hatte. Und der Chefarzt der Onkologie einer badischen Klinik hatte von dem Wirkstoff Vinorelbine geschwärmt.

Richard hatte sich auch mit Patricia Steiner, der Ärztin am Institut für Zell- und Molekularpathologie an der Medizinischen Hochschule, beraten. Sie hatte ihm Frau Professor Rita Schmutzler empfohlen, die Leiterin des Zentrums Familiärer Brust- und Eierstockkrebs an der Kölner Uniklinik und Koordinatorin der insgesamt zwölf Zentren dieser Art in Deutschland.

Nachdem ich erst auf Abwehr eingestellt war, stimmte ich seinem Vorschlag zu, alle für mich noch denkbaren medizinischen Möglichkeiten mit ihm zusammen zu prüfen und erst nach Abwägung aller Risiken und Chancen mich dafür oder dagegen zu entscheiden. Danach setzten wir uns an meinen PC und schrieben Briefe an diverse Unikliniken, in denen ich meinen Vater autorisierte, in meinem Namen mit den diversen Fachleuten über Therapiealternativen für mich zu beraten. Ich merkte ihm an, dass er erleichtert war, und ich war es auch. Er hatte verstanden, mir neue Hoffnungen zu machen auf lebensverlängernde Maßnahmen.

Nachmittags widmeten wir uns dem Buch. Ich erinnerte ihn an unsere Vereinbarung. Zu dem Zeitpunkt, an dem es mir schwerfallen sollte, mich auf Details zu konzentrieren und in meinen Erinnerungen zu graben, sollte der Wechsel vollzogen werden von meinem Ich zu seinem Ich. Er sollte dann das Buch aus seiner Wahrnehmung fortsetzen. Ich sagte ihm, dass dieser Zeitpunkt nun sehr nahe sei. Meine Kräfte und auch meine Merkfähigkeit hätten sehr nachgelassen.

Samstag, 16. Februar 2008.

Ein langer Tag stand mir bevor. Hoffentlich würde ich auf der Adoptionsfeier am Abend durchhalten, den vielen Gesprächen, ohne abzuschlaffen, folgen und mich auf sie einlassen können. Und hoffentlich würde ich nicht nur die Anstrengungen verspüren, sondern die Freude empfinden und zeigen können, die ich schon lange in mir herumgetragen und, je näher der Abend rückte, immer stärker empfunden hatte. Vielleicht würde es meine letzte Familienfeier sein.

Die ersten Gäste trafen bereits am Nachmittag ein. Der frühe Besuch galt Malte und seinem 14. Geburtstag. Seine neuen Großeltern kamen fast gleichzeitig mit Maltes Patentante Sabine, ihrem Mann Friedel, mit Bernds Schwester Inge und ihrem Mann Karl. Etwas später erschien auch meine Schwester Agnes, zu der ich als Einziger aus der Familie noch einen intensiven Kontakt pflegte. Sie hatte mir in den letzten Wochen viel Arbeit abgenommen im Haushalt und beim Einkauf.

Sabine hatte extra für Malte eine Torte mitgebracht, gebacken aus glutenfreiem Mehl und mit Mandarinen übersät. Die Kaffeerunde löste sich bald auf. Zwei Stunden später begann im Hotel die Adoptionsfeier, wir saßen in einem großen Raum um einen rechteckigen Tisch für rund 30 Personen. Nach einer Woche Betriebsferien waren wir die ersten Gäste. Die Heizung brauchte eine Weile, um die Kälte aus den Wänden zu vertreiben, getünchten Wänden, deren ockerfarbener unterer Teil in Brusthöhe von einer Bordüre mit wellenartigen Linien und Blumenornamenten von den gelblichen Farbtönen an den oberen Wänden und der Decke getrennt war. Ich fror anfangs, Jutta lieh mir ihre Jacke.

Bei einem meiner letzten Besuche hatte mir Richard seine St. Peter-Ording-Lektüre in die Hand gedrückt: »Späte Familie«. Von dem Titel hatte ich mich inspirieren lassen. »Späte Familie« stand schwarz-kursiv auf der cremefarbenen doppelseitigen Tischkarte, die leicht gespreizt vor den Gedecken aufgestellt war. Die »späte Familie« begrüßte die Gäste, zwischendurch tauschte ich mit meinen neuen Eltern die Geschenke aus, meist Fotos aus früheren Jahren, um das gegenseitige Wissen voneinander aufzubessern.

Ich saß in der Mitte an der Längsseite des Tisches zwischen Jutta und Richard. Weil die Anwesenden überwiegend »meine« Gäste waren, sprach ich zuerst. Ich sagte, mit der Adoption gehe ein lang gehegter Wunsch von mir in Erfüllung. Und ich erzählte von der Krebsdiagnose, die im Alter von 32 Jahren mein Leben total verändert habe, erzählte von den vielen Tiefschlägen in den folgenden zwölf Jahren, dem Verlust vieler Freunde und von neuen Freunden, die ich gewonnen hätte, verlässlichen Freunden. Vor allem aber hätte ich neue Eltern bekommen. Und das sei für mich wie ein Geschenk des Himmels. Richard sei für mich ein Vater, wie ich ihn mir immer gewünscht hätte. In den zermürbenden Phasen meiner Krankheit im vergangenen Jahr hätte ich Jutta und ihn für mich und meine Familie als eine verlässliche und einfühlsame Stütze erlebt. Ich wisse, dass ich auch in meinem weiteren Kampf gegen den Krebs auf beide zählen könne. Ich sagte dann, dass ich auf jeden Fall weiterkämpfen und nicht aufgeben werde. Wenn es mir manchmal auch schwerfalle.

In dem Moment, in dem ich das sagte, hatte ich das Empfinden, in mir nun abgerundeter, vollständiger, geordneter zu sein. Ich fragte mich, warum diese Lücke, dieser zeitlebens gefühlte Mangel, diese sehr stark empfundene Unvollständigkeit erst so spät, erst kurz vor meinem Ableben behoben wurde. Was aber sollte ich hadern damit, da mein Wunsch Wirklichkeit geworden war. Ich fühlte, dass sich mir etwas erfüllt hatte, was ich wie eine Stärkung empfand und was in mir für ewig verankert sein würde, wie lange diese Ewigkeit auch dauern sollte. Mir fiel ein, dass ich schon Sekunden erlebt hatte, die mir wie Ewigkeiten vorgekommen waren, und Jahre, die wie ein plötzlicher Schatten vorbeigehuscht waren. Und ich dachte, dass die Ewigkeit keine Zeitangabe ist, sondern ein Gefühl. Diesen familiären Vorgang noch zu erleben war für mich in den letzten Monaten ein Muss geworden, ein schicksalsbefohlenes, daseinserweiterndes Muss. Ich erlebte diese Abrundung als einen Schutz, unter den ich mich begeben hatte, als einen Geleitschutz für meine Seele bei ihrer Wanderung in eine andere Welt und in eine andere Zeit.

Während ich das dachte, begann Richard zu sprechen. Er erzählte von unserer ersten Begegnung vor dem Landgericht, von unserer gemeinsamen Verabredung zum Buch, erwähnte unsere vielen Gespräche, aus denen sich eine große Nähe und eine außergewöhnliche Beziehung entwickelt habe. »Ich habe mir zeitlebens eine Tochter gewünscht«, sagte er, »irgendwann im Frühjahr 2007 ist mir dann bewusst geworden, dass sie so wie Kerstin hätte sein müssen. Sie entspricht voll und ganz meinem Wunschbild von einer Tochter.« Schon bald habe er mit mir über eine Adoption gesprochen. Und dann gab er unseren damaligen Dialog wieder mit meiner Aufforderung, das doch bitte auf den Weg zu bringen. Ich hörte ihn sagen, dass er mit einer Tochter gleich eine komplette Familie bekommen habe. Das empfinde er als eine Gnade des Schicksals.

Es entstand eine kurze Pause, in der ich in die Gesichter von Sabine und Friedel sah und in die von Elke und Andreas. Ich glaubte, in ihnen etwas Bewegtes zu sehen, als hätte mein Aufgewühltsein, das ich wie ein behagliches inneres Zurücksinken empfand, einen Gefühlsnerv in ihnen getroffen und sich mit ihren eigenen, tief verborgenen und verdrängten Erwartungen verknüpft. Dann begann Jutta zu sprechen.

»In den ersten Minuten einer neuen Begegnung liegt immer etwas Abwartendes«, sagte sie. »Das war bei Kerstin ganz anders. Als ich sie zum ersten Mal sah, wusste ich innerhalb weniger Sekunden, dass ich ihr eine große Zuneigung entgegenbringen würde. Zugleich hoffte ich auch, dass sich aus dieser Begegnung etwas Dauerhaftes entwickeln würde. Und das hat sich auf eine Weise erfüllt, die ich nicht zu hoffen gewagt habe. Kerstin als Tochter zu haben macht mich glücklich. Mir ist selten eine Person begegnet, die so gradlinig und so beständig ist in ihrem Denken und Handeln.« Dann wandte sich Jutta an Malte und dankte ihm für sein Einverständnis, seinen Geburtstag mit der Adoptionsfeier zu teilen. Maltes Gesicht drückte aus, dass er sich sehr geschmeichelt fühlte. Dieser Geburtstag würde ihm dauerhaft in Erinnerung bleiben. Und ich sah ihm an, dass ihm das bewusst war.

Ich war noch gedanklich mit Malte befasst, als Andreas zu reden ansetzte. »Elke und ich sind dankbar dafür, an dieser bewegenden Familienfeier teilnehmen zu dürfen«, sagte er. »Die Adoption hat dich, Kerstin, seit Wochen gedanklich und emotional stark gefesselt, deinen Widerstandswillen gegen den Krebs gestärkt und dir neuen Halt gegeben. Ich hoffe, dass diese Impulse sehr lange in dir nachwirken und dir viel Kraft geben werden.«

Wie ich ihn so stehen sah, abwechselnd die krebskranke Elke und mich ansehend, dann in die Runde blickend, wurde mir bewusst, dass ein Bangen im Raum lag, ein Bangen, das sich vermischte mit einer gemeinsamen Aufmunterung an Elke und mich. Andreas hatte es treffend analysiert. Die Gedanken an die Adoption und ihre juristische Bestätigung spürte ich in mir wie eine zusätzliche Verankerung im Leben. In diesem Moment wünschte Andreas Elke und mir viel Kraft im Kampf gegen den heimtückischen Krebs. »Kämpft bitte weiter, für euch und eure Familien«, sagte er.

Nach dem Essen wechselte ich fortwährend die Plätze, ich wollte mit jedem reden. Immer wieder hörte ich die Bewunderung heraus für meine ungewöhnliche Entscheidung und die Unbeirrbarkeit meines Handelns. Ich hörte auch heraus, dass die meisten in einer ähnlichen Lage den Mut zu einer solchen Entscheidung nicht aufgebracht hätten.

Mein Krebs hatte gedankliche und emotionale Veränderungen bewirkt. Ohne ihn wäre auf dem Grund meines Ichs nicht so viel in Bewegung geraten. Ich verspürte stets eine Abneigung dagegen, meiner lebensabschnürenden Krankheit auch noch positive Seiten abzugewinnen. Doch die hat sie, musste ich mir eingestehen, wenn auch widerwillig. Der Krebs ist ein Charakterentlarver. Bereits nach meiner ersten Brust-OP hatten sich einige meiner Busenfreundinnen samt männlichem Anhang davongeschlichen, was mich zunächst mit Zorn und Trauer erfüllt hatte, inzwischen aber tief dankbar sein lässt.

Heute weiß ich, dass mich der Krebs aus der trostlosen Umtriebigkeit einer oberflächlichen Freundesclique befreite. Er hat mich begreifen lassen, dass ich aus einer Furcht heraus zu dieser Clique gelaufen war, weil ich nicht allein sein konnte, weil ich mich nicht so völlig ohne eine Ablenkung nur im Raum meines eigenen Ichs aufzuhalten getraute. Und so wie ich waren auch sie vor sich davongelaufen. Wir redeten und wir lachten und sagten doch nichts und waren hinter der lachenden Maske in Wirklichkeit todernst und einsam.

Erst später, mit den Jahren meiner zunehmenden Krebserkrankung, fragte ich mich, was ich eigentlich gesucht hatte in dieser dürftigen Unwirklichkeit, wo nichts mit irgendeiner Sinnhaftigkeit verknüpft war. Das war zu der Zeit, als ich vor und in den ersten Jahren meiner Ehe noch nicht zu lesen verstand in den Gesichtern und nicht zu deuten wusste, was in meine Gehörgänge drang. Zu menschenblind war ich damals.

Der Krebs aber ließ mich versessen nach Bedeutungen und Deutbarem suchen, nach zu Bewahrendem, als hätte ich davon etwas mitzunehmen für das Leben danach. Meine Emotionen, Gedanken und meine Intuitionen wurden gesteuert von dem Impuls, dass im nächsten Augenblick alles beendet sein kann. Während früher viele Tage sich zerstäubten im schnellen Vergessen, nichts Merkfähiges hinterlassend, suchte ich in meiner zunehmend von Beklemmungen und von den Anschlägen meiner Krankheit eingezwängten Wirklichkeit, in der jeder Keim von Hoffnung, Wärme und Zuversicht von mir beäugt und behütet wurde wie ein Kronjuwel, nach Einsichten und Einblicken, als hätte ich Versäumtes nachzuholen.

Ich erkannte, dass der Krebs für mich wie eine Zeitmaschine ist, durch die ich mehr Jahresringe anhäufte, als ich an Lebensjahren zähle, und die alles in mir erweiterte und intensivierte und mich mein restliches Leben in hochdosierter Konzentration wahrnehmen ließ. Ohne die sinnverstärkende Wirkung meiner Krankheit und die daraus erwachsende Hellhörigkeit in Begegnungen hätte ich gewiss nicht das Gespür entwickelt, um aus dem Kennenlernen eine so ungewöhnlich tiefe Beziehung wie zu Jutta und Richard entstehen zu lassen. Und ich hätte auch nicht den Gehalt der Freundschaft zu Elke und Klaus zu erkennen vermocht.

Irgendwann war mein Dynamo, der den ganzen Tag so hochtourig gedreht hatte, leergelaufen, und Thore brachte mich gegen 22 Uhr nach Hause. Unterwegs dachte ich an die Atmosphäre des Bangens, die in dem Raum lag, als hätten sich die Ängste von Elke und mir wie Ausdünstungen verbreitet. Wie oft hatte ich erlebt, dass sich meine Todesfurcht abschwächte, wenn ich ein mitfühlendes Bangen um mich in meiner Umgebung bemerkte, als hätte ich Teile meines schweren Marschgepäcks auf andere Schultern geladen.

Meine neuen Eltern hatten sich bereits etliche Gewichte aufgebürdet und würden mir noch einiges abnehmen. Diese Gewissheit versetzte mich in eine gelöste Stimmung, und ich war mir sicher, sie würde eine Weile vorhalten.

Sonntag, 24. Februar 2008.

Daddy war, als ich ihn anrief, noch auf der Autobahn. In einer halben Stunde würde er hier sein. Er wollte Wichtiges mit mir besprechen, »nichts fürs Telefon«. Sein spontaner Besuch ließ mich ahnen, dass er eine geeignete Therapiemöglichkeit für mich gefunden hatte. Eine Chemo vermutlich. Nun würde er versuchen, meine Abneigung dagegen zu überwinden.

Bernd und Malte waren außer Haus, wir konnten ungestört reden und mussten nicht die Kinder beunruhigen. Richard weiß, dass die Art, wie etwas vorgebracht wird, den Inhalt verstärkt oder abwertet. Er wartete eine Weile mit seinen Erklärungen, bis ich ihm aufnahmebereit dafür erschien.

Richard hatte mit Frau Professor Schmutzler gesprochen und ihr einen Teil meiner Krankendaten übermittelt. Die Leiterin des Brustzentrums hatte mit ihrem Team beraten, welche Therapie für mich noch geeignet sei. Am Freitag hatte er die Empfehlungen des Schmutzler-Teams abgefragt. Es hatte sich für das Chemotherapeutikum Carboplatin entschieden, mit dem bei Mutationsträgerinnen gute Erfolge erzielt worden seien. Ich erfuhr ferner, dass Carboplatin nicht über die Leber, sondern hauptsächlich über die Nieren abgebaut wird. Meine Nierenwerte waren noch sehr stabil. Eine andere Chemo, zitierte er die Ärztin, würde meine Leber nicht mehr verkraften.

Richard hatte von den Versuchen der Kölner Wissenschaftlerinnen um Frau Prof. Schmutzler mit PARP-Inhibitoren erfahren, künstlich hergestellten Proteinen, die im Körper für die Korrektur von Fehlern in der Erbinformation zuständig sind. Bei einem Defekt der Gene BRCA1 und/oder BRCA2 sind die ständig in den Turmorzellen vorkommenden Reparaturvorgänge gestört. Mit dem Medikament PARP 1, einem künstlich hergestellten Protein, habe das Brustzentrum in Köln in der Behandlung von genetisch bedingtem Brust- und Eierstockkrebs beachtliche Erfolge erzielt. Das Medikament werde in Tablettenform eingenommen und habe nur geringe Nebenwirkungen. Bis zur Markteinführung würden noch einige Jahre vergehen. Vielleicht könnte ich noch an dieser Studie teilnehmen, dachte ich, während Richard mir die PARP-Details erklärte. Frau Prof. Schmutzler empfehle in meinem Fall die Carboplatin, sagte er, sie sei ein erprobtes und momentan das wichtigste Chemotherapeutikum gegen den genabhängigen Krebs. Über meine Teilnahme an der PARP-Studie müsste später entschieden werden.

In der für mich geeigneten Dosis, erfuhr ich, sei kaum mit Nebenwirkungen zu rechnen, die Carboplatin verursache auch keinen Haarausfall. Um noch eventuell bestehende Restzweifel in mir auszuräumen, wiederholte Richard das Argument von der die Leber schonenden Therapie. Am Montag wollten Frau Prof. Schmutzler und ihr Team darüber beraten, wann und in welcher Dosis ich mit der Carboplatin beginnen sollte. Eine ständige Fahrerei nach Köln wollte ich vermeiden. Vielleicht wäre die Therapie auch in meiner Nähe möglich.

Bei seiner Heimkehr am frühen Abend ließ sich Bernd von Richard die Schmutzler-Vorschläge erklären. Die Entscheidung, meinte er, könne nur ich allein treffen.

Ich hatte mich bereits entschieden.

Daddy blieb über Nacht, er begleitete mich am Montag zur Punktion. Auf der Fahrt erzählte er mir von seinem Verdacht, dass mir die Ärztin bislang zu wenig Humanalbumin verabreicht hätte, eine Substanz, die das mit dem Bauchwasser abfließende Eiweiß ersetzt. Während ich im Behandlungszimmer auf der Liege lag, den Pullover hochstreifte und der nackte Bauch sich vor mir wie ein kleiner Hügel türmte, betäubte die Ärztin die Einstichstelle auf der rechten Bauchseite, drückte ein dünnes Röhrchen durch die Bauchdecke und schob einen roten bleistiftdicken Schlauch über das hintere Zäpfchen des Röhrchens. Die Helferin stellte einen Eimer auf den Boden, in den nun die schmutzig gelbe Flüssigkeit in einem dünnen Strahl floss.

Die Ärztin sahen wir an diesem Vormittag nicht wieder. Die Helferin stellte wortlos drei Flaschen Humanalbumin auf ein rollbares Tischchen, die übliche Dosis für mich. »Warum nur drei Flaschen?«, fragte Richard. – »Das hat Frau Doktor so angeordnet.« – »Dann fragen Sie Frau Doktor bitte, ob es nicht doch mehr sein müsste«, sagte er in einem bestimmenden Ton. Nach wenigen Minuten kam die Helferin wieder und stellte wortlos eine vierte Flasche auf das Tischchen.

Daddys Gesicht verriet Unmut. Die wortlose Dosiserhöhung sei für ihn der Hinweis darauf, dass bislang offensichtlich immer an Humanalbumin gespart worden sei, sagte er. Über die vorgeschriebene Dosis werde er sich informieren. Nach einer Stunde war der Eimer fast voll, ich legte mich auf die Seite, damit nun auch der Rest auslaufen konnte. Schließlich kamen mir Bedenken, ob diese Menge nicht zu viel war für meinen Kreislauf, der anschließend mit einem entsprechenden Mittel gestärkt wurde. Diesmal aber waren mindestens zehn Liter abgeflossen, zwei bis drei Liter mehr als gewöhnlich. Ich wusste, die paar Meter anschließend zum Wagen würden mir schwerfallen, so geschlaucht, wie ich nach dieser Prozedur war. Knapp eine Stunde noch dauerte es, bis mir der Eiweißersatz in die Venen geflossen war. Im Wohnzimmer schlief ich sofort auf der Couch ein. Danach musste ich mich erst orientieren. Richard saß schräg am Fußende in einem Sessel und machte sich Notizen.

Eine Weile sprachen wir über das Buch, dann sagte ich ihm, dass nunmehr der Zeitpunkt gekommen sei, das Erzähler-Ich zu wechseln: »Daddy, du hast meine Gedanken, meine Emotionen, meine Erlebnisse und meine Beobachtungen aufgeschrieben. Wenn etwas zu korrigieren war, weil ich beispielsweise anders empfunden habe, dann hast du das entsprechend verändert, oder wir haben es gemeinsam umformuliert, bis der Text in meinem Sinn stimmig war. Das kann ich nun nicht mehr. Ich habe Mühe, mich auf meine stark eingeschränkte Wirklichkeit, die alle meine Kräfte fordert, zu konzentrieren. Dazu noch das Buch, das schaffe ich nicht mehr.«

Traurigkeit zeigte sich auf seinem Gesicht. Ich wusste, das lag nicht an meinem Vorschlag, damit hatte er schon vor einer Weile gerechnet. Für ihn war es ohnehin leichter, statt meiner Gefühle und Gedanken nun seine aufzuschreiben. Ihn berührte der Zustand meiner langsam schwindenden Existenz, erfüllte ihn mit Angst. Und ich sagte: »Wir haben doch alles aus der Perspektive des doppelten Ichs geschrieben. Jeder Absatz trägt ja auch die Prägung deines Ichs.«

Als er sich später verabschiedete, hatten wir beide Tränen in den Augen. Es war der Ausdruck des Wissens um meinen erbärmlichen Zustand und meinen fortschreitenden Verfall.

Das andere Ich

Das doppelte Ich würde nun zum einfachen Ich werden, zum Richard-Ich oder Daddy-Ich, ein Wechsel mit zermürbenden Gedanken. Kerstins Abschied vom Leben hatte begonnen. Ihr Vorschlag war im Wissen darum gemacht worden. Ich hatte noch lange das Bild des Abschieds vor mir, als ihr die Tränen über die Wangen gerollt waren wie kleine Perlen.

Kerstin war auch jetzt noch nicht ohne Hoffnung, es war nicht die trügerische Hoffnung auf eine Heilung, allenfalls die Hoffnung auf einen Aufschub, eine Verlängerung ihres Lebens um ein paar Wochen. Wir telefonierten jeden Tag mehrfach miteinander. Am Mittwoch ging ich mit ihr noch einmal die Notizen über die letzten Tage durch. Hatte ich alles so aufgezeichnet, wie sie es empfunden und gedacht hatte? Kerstin bestand ausdrücklich auch auf der Formulierung von ihrem »erbärmlichen Zustand« und dem »fortschreitenden Verfall«.

Am Donnerstag erreichte mich ein Anruf aus der Uniklinik in Köln. Das Ärzteteam hatte die für Kerstin noch verkraftbare Dosis der Carboplatin festgelegt: AUC 2, 220 Milligramm. Eine Ärztin hatte bereits mit Kerstins Onkologin telefoniert, die ihre Behandlung übernehmen wollte.

Montag, 3. März 2008.

Zum Frühstück mit Kerstin brachte ich Brötchen aus dem Hotel mit, in dem ich meistens übernachtete, weil ich dort die Morgenstunden störungsfreier erlebte als im Hause Ostmann mit den unvermeidlichen Geräuschen des Aufbruchs zur Schule und ins Büro. Kurz vor zehn Uhr trafen wir in der Praxis der Onkologin ein, Kerstin musste punktiert werden, die Chemo sollte morgen folgen.

Ich begleitete sie, wollte die Abläufe kontrollieren, ihr Halt geben. Schließlich hatte ich ihr die Carboplatin nahegebracht, hatte ihr die Chance eingeredet, den Krebs zurückzudrängen und damit einige Wochen, vielleicht auch Monate an Lebenszeit zu gewinnen. Ihren Äußerungen entnahm ich, dass sie nun die Hoffnung hegte, das Frühjahr noch zu erleben.

Die Flüssigkeit, mit der sich der rote Eimer langsam füllte, schien mir eine Spur gelber zu sein als vor einer Woche. Die Helferin stellte das Humanalbumin auf das weiße Metalltischchen – vier Flaschen, ich hatte vorher nichts gesagt. Von Kerstin auch heute kein Jammerton. Nie hatte ich von ihr ein Wehklagen vernommen, selbst in den Tagen großer Schmerzen und düsterster Aussichten nicht. Acht Liter waren es diesmal.

Am Nachmittag erinnerte sie sich an die Sitzungen bei Sofi und hatte das Bedürfnis, davon zu erzählen. Katrin, die hübsche junge Frau aus Brandenburg, fiel ihr ein, die sie in der seancedämmrigen Atmosphäre der Sofi-Räume getroffen hatte. Sie litt an einem Hirntumor und war daran operiert worden. Diese Frau wollte sie demnächst anrufen. Ich hatte Katrin einmal erlebt, als sie der Runde bei Sofi mit ihrem euphorischen Heilungsglauben himmlische Zuversicht einflößte.

Ich kannte meine Tochter gut genug, um zu wissen, warum ihr ausgerechnet diese Katrin eingefallen war. Am gegenwärtigen Befinden der gleichaltrigen, mit ähnlichem Schicksal geschlagenen Frau wollte sie erfragen, ob mit Sofi noch eine Hoffnung zu verbinden war. Wenn es ihr besser gehe nach den ersten Chemos, sagte sie, werde sie wieder nach Holland fahren. Die Sitzungen hätten ihrer Seele gutgetan.

Wenn es ihr wieder besser gehe, die Aussage brachte mich ins Grübeln. Die Carboplatin, wenn sich mit ihr nur keine trügerischen Hoffnungen verbanden. Selten werden Menschen mit falschen Hoffnungen so betrogen wie vor ihrem Lebensende, dachte ich. Begierig saugen sie auf, was eine Aussicht auf Lebensverlängerung verheißt.

Weil auch mich das Schicksal der Katrin interessierte, recherchierte ich ihre Telefonnummer und Adresse. Sie wohnte in einer Kleinstadt in Mecklenburg-Vorpommern. Ihr Mann meldete sich. »Katrin ist vor einigen Wochen verstorben«, sagte er mit einer Stimme, die ihm in diesem Moment nicht mehr gehorchte. Es erleichterte ihn, von ihr erzählen zu können. Ein Jahr lang war Katrin tumorfrei, war sich, von Sofi darin bestärkt, sogar sicher, den Krebs besiegt zu haben. Dann stellten die Radiologen ein Rezidiv im Gehirn fest, sägten den Schädel auf und entfernten das bösartige Gewebe: ein Glioblastom, eine besonders aggressive Variante des Hirntumors. Kurz darauf war Katrin gestorben. Ihr Mann sagte, die dreizehnjährige Tochter und der elfjährige Sohn hätten das traumatische Ereignis bis heute nicht verkraftet.

Ich sah diese Katrin vor mir, das hoffnungsvolle Gesicht aus der Sitzungsrunde der Heilerin. Entspannt hatte sie gewirkt, wie erlöst von seelischen Torturen. Mit einem Strahlen im Gesicht, das der Sicherheit entsprang, den Krebs überwunden zu haben. Was sollte ich von dem Geschäft mit falschen Hoffnungen halten, fragte ich mich nach dem Telefonat.

Kerstin war im zweiten Halbjahr 2007, als sie wiederholt die Heilerin aufgesucht hatte, in guter körperlicher Verfassung:

schmerzfrei und ohne Stimmungseinsprengsel von Schwermut. Sie hatte aus dem Glauben an die übernatürlichen Fähigkeiten von Sofi erkennbar Kräfte geschöpft, sie für eine Weile stabilisierende Kräfte. Rechtfertigten die wenigen bekannten Fälle von Spontanheilungen, offensichtlich durch die Mobilisierung der inneren Abwehrkräfte bewirkt, die Geschäfte mit letzten Hoffnungen? Was aber machte ich anders als Sofi? Flößte ich ihr nicht auch letzte Hoffnungen ein? Mich beruhigte schließlich der Gedanke, dass ich diese Hoffnungen selber hegte. Sie waren mir von den Ärztinnen aus Köln eingepflanzt worden, und ich hatte sie in Kerstin geweckt, naiv leichtgläubig vielleicht, in dem Augenblick aber mit gutem Gewissen.

Kerstin lag auf der Couch, ihr schmal gewordenes Gesichtchen strahlte mich an, in ihren Augen lag der Ausdruck einer neuen Zuversicht. Ich fühlte mich nicht gut in diesem Augenblick. Ich sah den dürren Hals und die fahl gewordene Haut, die sich weißlich über den gläsern wirkenden Schlüsselbeinknochen spannte. Ich dachte an das Foto, das ich gelegentlich betrachtete, entstanden vor erst sechs Wochen nach dem Besuch beim Familienrichter, und das deutlich zeigt, wie Kerstin innerlich modelliert ist. Auf ihrem strahlendem Gesicht der Ausdruck eines unbändigen Lebenswillens, etwas ungebrochen Kraftvolles lag in ihren Zügen, eine ungetrübte Zuversicht, aber auch Eigensinn und Trotz. Unbeschwert war sie, als hätte sie ihre schlimme Bedrohung abgeschüttelt. Das stolze Lachen, die vollen Wangen, das faltenlose Gesicht auf dem Bild nach dem Besuch im Amtsgericht – dagegen die Kerstin von heute und der bedrückende Anblick eines rasanten Verfalls.

Ich sah ein Leben verlöschen, ein junges Leben, fühlte mich hilflos, nutzlos, fragte nach dem Sinn, suchte nach einer Erklärung dafür, dass ausgerechnet dieser Mensch nun sterben sollte. Die Unausweichlichkeit einer menschlichen Zerstörung war mir noch nie auf eine so brutale Weise sichtbar bewusst geworden wie durch ihr langsames Sterben. Warum ausgerechnet sie, warum eine 43-jährige Frau. Die Zeit ist ein brutaler Lebensräuber, dachte ich, aber längst nicht für alle, und sofort fielen mir dutzendweise Namen von Ganoven, Massenmördern, Despoten ein, die alle steinalt geworden waren oder noch lebten. Ich saß da wie ein lächerlicher Zaungast, wie ein Kinogänger, vor dessen Augen ein Geschehen abläuft, mit dem er symbiotisch verbunden ist und das er anhalten will, es aber nicht vermag. Unfassbar, diese grauenvolle Variante einer vom Schicksal ersonnenen Hinterhältigkeit: erst geben und dann nehmen, qualvoll langsam.

In mir breitete sich in einem Zustand flirrender Momentangst das Unfassbare wie eine vom Kopf langsam meinen gesamten Körper überziehende Lähmung aus. Die alles verödende Ohnmacht ließ mich mein um Jahrzehnte längeres Leben wahrnehmen wie eine gelebte Leere, ohne jede individuelle Bedeutung, als wären mein bisheriges Dasein und die Zukunft ein Fenster ohne Aussicht.

Wie unter einer großen Kraftanstrengung löste ich mich aus der Unheilsahnung und der beklemmenden Mutlosigkeit und sah ein fröhliches Kerstin-Gesicht. Und ich dachte, dass sie die übermächtige, die rasende Angst vor dem Tod mit den Jahren abgewetzt und ihre Seele darin geschult hatte, nunmehr ohne verlangende Erwartungen an das Leben nur noch für den Augenblick zu leben, ihn dankbar und bewusst genießend.

Den Tod Katrins verschwieg ich ihr.

Dienstag, 4. März 2008.

Gegen 10 Uhr trafen Kerstin und ich in der onkologischen Praxis ein. Kerstin hatte sich dick eingemummelt, mit einem Rollkragenpullover und einer Fleecejacke darüber, als fürchtete sie sich vor dem Frösteln, das in Wirklichkeit innerlich war. Eine Art Angstschorf, der nach den letzten Chemos zurückgeblieben war. Zur Punktion hatte Bernd sie oft begleitet, manchmal waren auch Thore und Malte in der Praxis erschienen, um ihr den familiären Rückhalt zu signalisieren. Zur Carboplatin hatte ich Kerstin überredet, ich bestand auf ihrer Begleitung, mein Bekenntnis zu der Therapie.

Kerstin hatte in einem Ledersessel mit ausfahrbarer Beinstütze Platz genommen, mehr liegend als sitzend. Über den Port in Höhe der linken Achsel tröpfelte zuerst die farblose Flüssigkeit gegen Übelkeit in ihre Venen. Nach einer halben Stunde hängte eine Helferin den Kunststoffbeutel mit der Carboplatin an den fahrbaren Galgen. Ich saß neben ihr auf einem Stuhl, schräg gegenüber eine Frau mit kupferroten Haaren, die ihre Augen geschlossen hatte. Ihr Gesicht wirkte andächtig, als horchte sie nach innen auf ein spontanes Echo, das die Chemo in ihrem Körper auslöste.

Auf Kerstins Gesicht lag der Ausdruck einer Zurückgezogenheit, als betrachtete sie alles um sich herum aus einer großen Entfernung. Auch sie horchte nach innen, sie sprach kaum, ihre Anspannung war auf das Geschehen in ihrem Körper gerichtet und auf das innere Bibbern, das unangenehmen Erwartungen vorausgeht. Nach einer Stunde hing der Kunststoffbeutel schlaff am Haken, die Helferin ersetzte ihn durch einen Beutel Kochsalzlösung, der im Körper für eine raschere Verteilung der chemischen Substanz sorgen sollte.

Nach einem aufgewärmten Mittagessen ruhte sich Kerstin auf der Couch aus. Ich kam erst am späten Nachmittag wieder. Die Kinder saßen über den Schularbeiten. Bernd war mit der Wäsche beschäftigt und hatte sich für den frühen Abend zum Tennisspiel verabredet. Kerstin und ich fuhren in das Restaurant meines Hotels zum Abendessen. Sie sei sehr dankbar, Jutta und mich als Stütze zu haben, sagte sie. Als ich mich am nächsten Tag von ihr verabschiedete, hatte sie Tränen in den Augen. Zur zweiten Carboplatin in der kommenden Woche würde ich sie wieder begleiten, versprach ich.

Ich ahnte nicht, wie schnell ich sie wiedersehen würde.

Im Koma

Donnerstag, 6. März 2008.

Während des Frühstücks rief Kerstin an. »Ich habe heute morgen Blut erbrochen«, sagte sie leicht erregt, mehr aus Verwunderung als aus Angst. »Das war eine Menge«, hörte ich Bernds Stimme im Hintergrund. »Ich habe mit der Onkologin gesprochen«, sagte Kerstin, »sie hat mir ein Medikament verschrieben, das Bernd jetzt abholt. Sie ist morgen ab sieben Uhr in der Klinik. Dann will sie eine Spiegelung machen. Bis dahin soll ich das Medikament nehmen.«

Blut im Magen? Eine Spiegelung? Eine neue Heimtücke?

In meinem Kopf herrschte ein wüstes Durcheinander, nichts sortierte sich zu einer Erklärung. Ich hatte in diesem Moment den Wunsch, es möge irgendetwas am Magen sein. Hauptsache nichts, was mit ihrem Krebs zu tun hatte. Meine Gedanken waren weit weg, kramten nach Namen von Fachärzten, die ich konsultieren könnte. Ich hörte mich fragen, in einer bemüht ruhigen Tonlage: »Wie viel Blut war es denn?« Und hörte Bernd sagen: »Es war eine ganze Menge, vielleicht ein Liter.« Mein Puls wurde schneller. Ein Liter?

Ich stand wie unter Strom, verspürte den Drang, über die mir unerklärlichen Blutungen einiges in Erfahrung zu bringen, musste aber gelassen wirken, um Kerstin nicht unbedacht in Aufregung zu versetzen. Ich informierte die Ärztin in der Stiftung. »Magenblutungen, Magenspiegelung?«, fragte sie erstaunt. »Frau Ostmann hat doch nichts am Magen. Das sind meiner Meinung nach Varizenblutungen.« – Ich war irritiert. »Varizenblutungen?«, fragte ich, »was ist denn das?« Varizen seien Krampfadern, die sich bei einer schwer geschädigten Leber in der Speiseröhre bilden könnten. Die Leber könne die Flüssigkeiten nicht mehr vollständig verarbeiten. Es komme daher zu einem Stau der Körperflüssigkeiten. Das sei die Ursache für die Ascites, aber auch für die Bildung von Krampfadern in der Speiseröhre. Diese Varizen könnten aufplatzen und zu Blutungen führen. Ich brauchte eine zweite Meinung und rief Patricia Steiner in Hannover an. »Frau Ostmann muss sofort in die Klinik«, sagte die Ärztin aufgeregt, »das ist höchst gefährlich. Sie kann daran verbluten.«

Anruf bei Kerstin. »Du musst sofort in die Klinik«, sagte ich, »du darfst keine Zeit mehr verlieren.« – »Aber ich habe doch einen Termin für morgen.« – Ich berichtete ihr von meinen Gesprächen mit den beiden Ärztinnen und erzählte ihr von den Krampfadern und der Gefahr des Verblutens. »Kerstin, du wartest jetzt keine Sekunde mehr. Bernd soll dich sofort in die Klinik bringen. Sonst rufe ich den Notarztwagen. Versprochen?« – »Versprochen.« Ehe sie auflegte, hörte ich noch, dass sie zu Bernd sagte, der in diesem Moment mit dem von der Onkologin verordneten Medikament zurückgekehrt war: »Wir müssen sofort in die Klinik.«

Ich musste etwas tun, mich ablenken. Ich telefonierte mit der Uniklinik in Köln, sprach dann mit Dr. Winter. Ich erfuhr, dass viele Patienten Varizenblutungen nicht überleben. Meine Adrenalinschleusen öffneten sich. Ich drückte auf die gespeicherte Nummer von Bernds Handy. Kerstin sei im OP, sagte er. Während der Fahrt in die Klinik habe sie kaum gesprochen, sei schon benebelt gewesen. Ich fragte ihn nach dem Medikament. Omeprazol hatte ihr die Onkologin verschrieben, ein Mittel gegen Magen- und Zwölffingerdarmgeschwüre und gegen eine Übersäuerung des Magens. Eine Onkologin sollte die Symptome von Varizenblutungen nicht kennen? Ich mochte es nicht glauben. Doch im Moment fehlte mir der Nerv, mich eingehender damit zu befassen.

Am frühen Nachmittag rief ich in der Chirurgie an. Der behandelnde Arzt sagte: »Frau Ostmann ist vor wenigen Minuten auf ihr Zimmer geschoben worden. Die Blutungen haben wir vorerst zum Stillstand gebracht.« Er sprach von Blutgerinnungsmitteln. »Ein operativer Eingriff zur Verödung der aufgeplatzten Stellen war nicht möglich. Wegen der großen Blutmengen in der Speiseröhre, im Magen und im Darm.«

Meine Taschen waren gepackt, ich brauste sofort los. Mehrmals Stau, erst gegen 20 Uhr erreichte ich die Klinik. Was hatte ich unterwegs gefühlt, gedacht? Später hatte ich mich zu erinnern versucht. Mir fiel ein, dass ich mich zeitweilig in einem Zustand großer Abwesenheit befand, fernab von mir, von allem von der Welt und jeglichem Leben, ausgespien in eine Leere. Mein beständiges Gefühl war das der Nichtigkeit, nichts verband mich noch mit irgendetwas Begreifbarem. Warum tobte sich das Schicksal so exzessiv an Kerstin aus? Auf diese und viele andere Fragen würde ich nie eine Antwort bekommen. Die glühende Hoffnung, Kerstin noch für eine Weile an die Welt und an mich zu binden, begleitet von euphorischen Hilfsbemühungen – innerhalb weniger Stunden entlarvt als einzige Donquijotterie. Prahlerisch hatte ich mich als Kompass des Schicksals angeboten, den Anschein erweckt, die Richtung zur Lebensverlängerung zu kennen, und war nun überführt worden als hilf- und nutzloser Hoffnungsgaukler. Eine Enge schnürte mich ein, mir war elend. Dieser ruchlose Anschlag hatte mich in eine tiefe Verzweiflung gestürzt, meine Wirklichkeit war mir unheimlich, monströs geworden. Hätte ich für dieses neuerliche Drama doch nur einen personifizierbaren Urheber ausfindig machen können.

Bernd hatte mich vorgewarnt. Kerstin lag in einem engen Dreibettzimmer. Sie sei nicht ansprechbar, sie befände sich im Koma. Eine Pflegerin nannte mir Kerstins Zimmernummer. Sie lag am Fenster. Auf dem Rand des mittleren Bettes saß eine ältere Frau in einem langen, weiß-blau gestreiften Nachthemd, Krebspatientin, demenzkrank. Sie sah mich, nahm mich aber nicht wahr, sie hantierte an ihrem Nachttisch, strich sich über den fast kahlen Schädel, ein paar Dutzend graue Haare standen ihr widerspenstig wie kleine Antennen vom Kopf ab. Eine ältere Frau mit schlohweißen Haaren im Bett an der Tür erwiderte freundlich meinen Gruß und folgte mir mit ihren Blicken. An Kerstins Bett konnte ich nur stehen, nicht einmal Platz für einen Stuhl. Sie lag auf dem Rücken, regungslos steif, wie unter Vollnarkose, ihr Gesicht war kalkweiß. Ein Zimmer für aussichtslose Fälle, dachte ich, ein Sterbezimmer. Ich musste sofort für eine Verlegung sorgen.

Patienten im Koma verstehen, was gesagt wird, hatte ich gelesen. Ich musste sie ermuntern, beugte mich zu ihr. »Kerstin«, sagte ich, »die Blutungen sind gestoppt. Du wirst sehen, es geht nun wieder aufwärts. Die Ärzte sind alle sehr zuversichtlich.« Ich hätte gerne daran glauben mögen. Ich wollte einen von ihnen sprechen. Im Stationszimmer traf ich eine junge, für den Nachtdienst eingeteilte Assistenzärztin.

Sie wollte mir weitschweifig die Ursachen der Blutungen erklären, ich unterbrach sie. Weil mir ihre Patientenunterlagen über Kerstin äußerst dürftig erschienen, informierte ich sie über die beiden Gendefekte, erzählte von der begonnenen Carboplatintherapie und den medizinischen Pannen, die zur Beschleunigung ihres jetzigen Zustands beigetragen hätten.

Woher ich mich so gut auskenne, wollte sie wissen. Ich erzählte von dem Buch, der Stiftung und bat um Kerstins Verlegung in ein anderes Zimmer. Die Ärztin sagte, darüber könne nur der Oberarzt entscheiden, den könne ich morgen gegen zehn Uhr auf der Station erreichen.

Ich dachte an das einsame Sterben von Kerstins Mutter, als ich noch einmal zu ihr ins Zimmer ging. Ein solches Gefühl sollte sie nicht haben. Ich wollte ihr noch etwas sagen, sie sollte mich wahrnehmen. Ich fand in diesem Moment die Worte nicht, die ich sagen wollte. Ich sagte dann, Bernd, die Kinder, Jutta und ich würden abwechselnd bei ihr sein. Nichts deutete darauf hin, dass sie etwas davon aufgenommen hatte. Wie viel von ihrer Persönlichkeit ist noch in ihr?, fragte ich mich. Hat sie noch einen Willen, der in diesem Zustand abrufbar ist, ihr ausgeprägter Lebenswille vor allem? War der noch vorhanden in diesem Moment? Oder war er erloschen?

Ich streichelte ihr kühles Gesicht, es wirkte maskenhaft starr. Der Hauch eines Atems streifte meine Finger. Ein Lebenszeichen immerhin. Ein kümmerliches Gefühl von Hoffnung stieg in mir auf. Ich klammerte mich daran, es wurde stärker. Ich musste es festhalten, es beruhigte mich. Ich telefonierte mit Jutta, verabredete mich dann mit Bernd für den kommenden Vormittag zum Gespräch mit dem Oberarzt und fuhr ins Hotel, deprimiert darüber, dass ich zur Untätigkeit gezwungen war. Ich war zugleich voller Ingrimm darüber.

Der Oberarzt war ein hagerer Mann mit knochigem Gesicht und buschigen Brauen, Anfang fünfzig, der Onkologe der Klinik, erfuhr ich später. Kerstins Leber sei »praktisch platt«, sagte er mit diesen Worten und sprach von zwei noch bestehenden medizinischen Möglichkeiten. Er hielt ein Blatt Papier mit handschriftlichen Aufzeichnungen in den Händen. »Wir können die Medikamente absetzen«, sagte er und blickte auf das Papier, »dann geht es sehr schnell. Sie wird davon nichts spüren. In wenigen Stunden ist sie tot.« Sie würde verbluten, dachte ich. Der Arzt hatte bewusst vermieden, es auszusprechen. Er zögerte einen Moment, ehe er zu der Alternative kam, einer Operation. »Ich weiß aber nicht«, sagte er, »ob Frau Ostmann den Eingriff überleben wird. Diese Operation ist sehr riskant. Bei dem Versuch, die aufgebrochenen Stellen in der Speiseröhre zu veröden, kann es erneut zu Blutungen kommen. Dann besteht die Gefahr, dass die Blutungen nicht mehr gestillt werden können.« Er gab uns eine Bedenkzeit bis 12 Uhr. Wenn wir uns für eine OP entscheiden sollten, würde der Eingriff noch am Mittag erfolgen.

Bernd und ich gingen in die Cafeteria. Ich sah Kerstins Gesicht vor mir, ein bleiches Gesicht, sanft und ahnungslos in seinem Ausdruck. Sie musste vor allem aus dem Zimmer raus, in dem ich bereits das Wispern des Todes zu hören glaubte. Die Variante mit dem Tablettenentzug hatte ich sofort verworfen. Wenig später traf auch Thore ein, er kam von seiner Mama und weinte. »Kerstin hat die letzten Wochen ihrer Mutter als sehr schrecklich in Erinnerung behalten«, sagte Bernd. »Sie wollte nie so leiden und so sterben.« – »Wird sie ja auch nicht«, sagte ich, »wir sind alle bei ihr. Kerstin hat einen unbändigen Lebenswillen, der wird ihr helfen, diese schlimme Phase zu überstehen. Wenn die Medikamente abgesetzt werden, merkt sie nichts davon, und wenn sie im OP verblutet, merkt sie auch nichts. Folglich gibt es zu dem Eingriff keine Alternative. Dann haben wir aber die Gewissheit, alles versucht zu haben, um ihr Leben zu retten. Und wenn sie die OP übersteht, heißt das ja noch nicht, dass sie dann leiden muss.« Wir entschieden uns für den Eingriff.

Bernd und ich teilten einer Stationsärztin unsere Entscheidung mit. Wir unterschrieben einen Aufklärungsbogen, in dem wir auf die Gefahr des Verblutens hingewiesen wurden.

Die Ärztin sagte: »Alle Chirurgen haben Angst davor, dass ein Patient im OP bleibt.« Und ich begriff nun, warum der Oberarzt die Gefahren der Operation so dramatisiert hatte. Frau Ostmann werde gegen 13 Uhr operiert, sagte die Ärztin.

Bernd holte Malte von der Schule ab. Irgendwann traf Kerstins Freundin Sabine ein, kurz darauf sah ich Bernd sich dem Klinikeingang nähern, hinter ihm schlurfte ein gebrochener Malte, hängeschultrig und tränenverquollen. Er brachte kein Wort hervor und blickte fortwährend zu Boden. In Kerstins Zimmer warf er sich auf ihr Bett, sein Körper vibrierte unter Weinkrämpfen. »Mama«, schluchzte er, »du darfst nicht sterben. Wenn du stirbst, will ich auch sterben.« Ein Pfleger kam ins Zimmer, er wollte Kerstin mit dem Bett über die Flure in den Operationssaal schieben. Malte krallte sich an der Bettdecke fest, Bernd und Sabine sagten ihm mehrfach, die Ärzte müssten nun die Mama operieren, um sie zu retten. Es dauerte eine Weile, bis Malte in der Lage war zu hören und losließ. Schluchzend sah er dem Bett nach.

Die Alte an der Tür hatte das Rückenteil ihres Bettes hochgestellt und verfolgte verschreckt das Geschehen, auf ihrem Gesicht lag die Angst um sich. Draußen auf dem Flur saß Malte eine Weile auf der Bank, verzweifelt, hinfällig. Thore fasste ihn unter und ging mit ihm zum Aufzug, er brachte ihn nach Hause. Hier würde Malte keine Ruhe finden.

Ich schnappte frische Luft vor dem Klinikportal, abseits von den Grüppchen der Raucher. Meine Gedanken ließen sich nicht ordnen, ich fühlte mich wie abgestellt. Diese hektische Unglaubwürdigkeit der Ereignisse ließ mich bibbern vor der Unberechenbarkeit des Kommenden. Eine Frau sprach mich an, sie trug ein Namensschild auf der Kleidung und stellte sich als evangelische Seelsorgerin vor. Sie betreue Kranke und deren Familien, sagte sie. In mir hatte sie einen Angehörigen von Kerstin vermutet. Sie habe Zugang zu den chirurgischen Räumen und wisse daher, dass Frau Ostmann in Kürze operiert werde. Sie bot mir an, mich so schnell wie möglich über den Verlauf der Operation zu unterrichten.

Sabine, Bernd und ich saßen in der Cafeteria, angespannt

und schweigend, ich musste mich ablenken und ging auf den Flur. Nach einer Weile sah ich die Seelsorgerin, die sich suchend umblickte. Als sie mich sah, fing sie an zu lachen. »Es ist alles gut verlaufen«, sagte sie, »Frau Ostmann ist bereits auf ihr Zimmer geschoben worden. Sie liegt auf der Privatstation.«

Es war ein Einzelzimmer, sie hing an Schläuchen, hatte die Augen geschlossen und wälzte sich hin und her. Zwei Stellen in der Speiseröhre seien verödet worden, sagte ein Stationsarzt. Diese Stellen seien mit Gummiringen abgeklemmt worden. Kerstin habe Abführmittel bekommen, um das Blut aus Magen und Darm zu entfernen. Beim Abbau von Blut im Darm durch Bakterien entstünden hirntoxische Substanzen wie Ammoniak, die zu Bewusstseinsstörungen führten. Gegen die Schmerzen sei ihr Morphium injiziert worden. Es wirkte bereits. Kerstin lag regungslos in den Kissen.

Sabine blieb bis zum späten Nachmittag, ich löste sie ab. Kerstin hatte die Augen geschlossen. Ich erzählte ihr von dem erfolgreichen Eingriff, von der Verödung der aufgeplatzten Stellen in der Speiseröhre, erzählte von den Gründen für ihr Koma und legte viel Zuversicht in meine Sätze. Ich fragte mich, ob sie mich wohl hören würde. Dann sah ich unterhalb ihrer geschlossenen Lider Tränen hervortreten. Was drückten die Tränen aus: Freude darüber, es geschafft zu haben, oder Trauer über ihren Zustand?

Irgendwann kamen Bernd, Thore und Malte. Der Kleine flüsterte seiner Mama etwas ins Ohr, was nicht zu verstehen war. Dann sah ich Kerstin weinen. Malte wirkte gefasst, er hegte wieder Hoffnungen. Wie wir alle. Thore und ich gingen eine Kleinigkeit essen. Gegen 21 Uhr kam ich zurück, Kerstin war allein. Die Schwester sagte, sie habe erneut Morphium gegen ihre Schmerzen in der Speiseröhre bekommen. Wenig später hörte ich an ihren regelmäßigen Atemzügen, dass sie tief und fest schlief. Gegen drei Uhr nachts löste mich Bernd ab.

Samstag, 8. März 2008.

Jutta war eingetroffen, Thore half uns bei der Suche nach einem Quartier. Am späten Nachmittag fuhren wir zusammen in die Klinik. Kerstin hatte die Augen geöffnet. Wir zogen einen Stuhl an ihr Bett. Sie sah uns an mit Augen, die aus einer weiten Ferne zu blicken schienen. In ihnen lag das schiere Erstaunen über die Misere, in die sie so plötzlich gestoßen worden war, mit der typischen Heimtücke ihrer Krankheit. Ihre Augen eilten den Gedanken voraus, die sich schwer taten mit der Verarbeitung der Wahrnehmungen und Mühe hatten, ihre Umgebung in sich aufzunehmen.

Kerstin hatte ihre Arme auf der Seite liegen, suchte Juttas Hand, suchte meine Hand, hielt sie lange fest. Sie sagte wenig, manchmal »trinken« und auf Fragen »ja« oder »nein«. Zwischendurch fuhr Jutta ins Quartier auspacken. Mit Kerstin allein. Eine Schwester kam ins Zimmer, fragte: »Sind Sie froh, dass ihr Vater da ist?« – Nicken. Ich sage: »Wir haben ja auch ein besonders gutes Verhältnis.« – Nicken. Es war für mich ein trauriges Nicken, in dem das Wissen um den kleinen Aufschub lag, der ihr noch gewährt worden war.

Gegen 19.30 Uhr bekam sie wieder Morphium und Blutgerinnungsmittel. Plötzlich wurde mir bewusst, dass es im Zimmer nicht mehr so stark nach Ammoniak roch wie in dem Dreibettzimmer und unmittelbar nach der OP.

Sonntag, 9. März 2008.

Gegen neun Uhr in der Klinik, Bernd abgelöst, der während der Nacht bei Kerstin geschlafen hatte. Sie hörte meine Stimme, schlug die Augen auf, auf ihrem Mund zeigte sich ein zaghaftes Lächeln. Sie streckte mir ihren Arm entgegen, nahm meine rechte Hand, drückte sie fest. Dann fielen ihr wieder die Augen zu. Ich war nun eine Weile mit ihr allein und erzählte ihr wieder einiges über ihren Zustand, wollte Hoffnungen wecken und zitierte die Ärzte mit ihren Bulletins, die ich mit viel Optimismus schönte. Zwischendurch suchte sie immer wieder meine rechte Hand, als suchte sie einen Halt, um sich wieder ins Leben zu ziehen und um nicht wieder abzutauchen in die von ihrem unberechenbaren Körper erzwungene Ohnmacht.

Gegen Mittag kam Bernds Schwester Inge. Sie erzählte mir von ihrer Familie und der Hochzeit ihrer Tochter Nina im Dezember 2007. Ich erinnerte mich, einige Bilder gesehen zu haben. Auf einem saß Kerstin neben Bernd an einem festlich gedeckten Tisch, eingerahmt von zwei Rosensträußen, gelbrot geflammten Rosen mit gekräuseltem Blütenrand und plüschigen scharlachroten Rosen mit büschelartigen Blüten. Beide lachten, Bernd verhalten, Kerstin lauthals, mit einem im Lachen aufgelösten Gesicht, ein Einmal-wieder-lachen-Lachen, mit Lachkräuselfalten auf der Nase.

Weitere Bilder zeigten sie beim Tanz mit Thore. Zwischendurch musste sie zwei-, dreimal auf der Toilette ihre durchnässten Mullbinden wechseln und einmal auch das Unterhemd. Zwei Tage vorher war sie punktiert worden, aus der undichten Einstichstelle am Bauch sickerte das nachgelaufene Bauchwasser. Die Ärztin hatte nicht exakt genug ihren Zickzackstich, wie sie es nannte, angebracht. Ich hatte beobachtet, dass sie beim Einstechen zwei-, dreimal innehielt und mit ihren Fingerspitzen die oberen gegen die unteren Hautschichten verschob. Nach dem Herausziehen der Nadel verschieben sich die Hautschichten wieder gegeneinander und dichten das Einstichloch ab. Diesmal aber nicht. Bis gegen zehn Uhr hatte es Kerstin auf der Hochzeit ausgehalten, dann war sie das Bindenwechseln leid und fuhr nach Hause.

Am frühen Nachmittag löste mich Jutta ab. Ich erklärte ihr die Prozedur mit dem Wattestäbchen, die mir eine Pflegerin gezeigt hatte. Mit dem in lauwarmen Tee getauchten Stäbchen wurden Kerstins Lippen befeuchtet. Wenn sie dann den Mund öffnete, schob ich das kleine Wattebäuschchen zwischen ihre Zähne. Trinken durfte sie nicht. Dann verabschiedete ich mich: »Kerstin, ich fahre jetzt, komme aber bald wieder.« Sie blickte mich an, streckte mir den rechten Arm entgegen, drückte fest meine Hand und nickte mit dem Kopf.

Als ich am späten Nachmittag wieder das Klinikzimmer auf der Station Ib betrat, saß Malte auf Kerstins Bett. Bernd hatte ihn gebracht. Kerstin hörte meine Stimme, schlug die Augen auf und streckte mir wieder ihren rechten Arm entgegen, dann fielen ihr wieder die Augen zu. Eine Schwester kam und brachte frischen Tee. Malte übernahm die Prozedur mit dem Wattestäbchen. Endlich konnte er etwas für die Mama tun. Irgendwann setzte er sich auf Juttas Schoß und schlang seine Arme um ihren Hals. In diesem Moment schlug Kerstin die Augen auf, dann sah ich sie weinen.

Als ich am frühen Abend mit ihr allein war, richtete sie sich plötzlich auf. Ich setzte mich auf ihren Bettrand, sie suchte Halt, umarmte mich, ihr Kopf fiel auf meine Schulter, sie schluchzte. Die Ärzte, versuchte ich sie zu trösten, hätten die besten Prognosen abgegeben. Ich erzählte ihr von meinen Gesprächen mit Frau Steiner, Dr. Winter und der Uniklinik in Köln. »Alle sind sehr bemüht darum, dich wieder auf die Beine zu bringen. Auch die Ärzte hier«, sagte ich. Sie weinte immer noch. Zwischendurch nickte sie. Was wollte sie damit sagen? War es nur ein Zeichen, dass sie mich gehört hatte? Oder war es ein Ausdruck von Zuversicht?

Montag, 10. März 2008.

Neue Hoffnungen, Kerstin war aus dem Koma erwacht. »Hallo«, sagte sie mit einem schwachen Stimmchen, als wir an ihr Bett traten. »Du hast wohl in die falsche Schublade gegriffen«, sagte sie nach einer Weile mit einem verschmitzten Lächeln.

Ein erfreuliches Zeichen, sie konnte wieder motzen. Ihr war sofort aufgefallen, dass ich über einem schwarzen Polohemd einen blauen Pullover trug. Ich hatte das im Lampenlicht nicht unterscheiden können. Sie war wieder ins Leben zurückgekehrt, die Freude daran war deutlich zu spüren.

Der Onkologe sagte, Kerstins Blutwerte hätten sich stabilisiert. Schon bald werde er die Carboplatintherapie fortsetzen können. Die letzten vier Tage fehlten ihr komplett, sie konnte sich an nichts erinnern, auch nicht an das Telefonat mit mir, in dem ich sie aufgefordert hatte, sofort die Klinik aufzusuchen.

Ich schilderte ihr den Ablauf der letzten Tage. Sie hörte aufmerksam zu, fragte immer wieder nach Details. Sie konnte sich auch an gestern nicht erinnern. Sie hatte sich mehrmals aufgerichtet und sich an mir festgehalten und ihren Kopf auf meine Schultern fallen lassen. Und jedes Mal hatte sie dann angefangen zu schluchzen. Ich erzählte ihr, dass der Onkologe sich für den weiteren Behandlungsablauf mit dem Schmutzler-Team in Köln beraten wolle.

Nachmittags hatte Kerstin plötzlich Heißhunger, sie drückte den Rufknopf. Worauf sie denn Appetit habe, wurde sie gefragt. – »Auf Nudeln.« Die Pflegerin holte ihr aus der Kantine einen Teller mit Nudeln und einer Hackfleischsauce. Kerstins Armbewegungen wirkten unsicher, ich fütterte sie. Nach jedem zweiten Bissen wollte sie trinken, mindestens zwei Liter schaffte sie über den Tag verteilt, Wasser und Tee. Ein erfreulicher Ausdruck von Lebensgier.

Danach sollte ich ihr aus dem Tagebuch vorlesen, das ich seit ihrem Klinikaufenthalt führte. Es half ihr, sich schemenhaft zu erinnern. Sie wollte unbedingt wissen, was in den Komatagen passiert war. »Mir fehlen fast vier Tage«, sagte sie einer Kurfreundin aus St. Peter-Ording am Telefon, »ich bin jetzt auf der Suche nach diesen Tagen.« Sie fragte oft nach, als müsste sie jede Minute nachzeichnen. Ich las ihr vor, was ich mir über das Gespräch mit dem Oberarzt notiert hatte, erwähnte die zwei medizinischen Möglichkeiten, von denen er gesprochen hatte, und las die Passage vor über unsere Entscheidung für die OP und über mein Gespräch mit der Seelsorgerin. Als ich zu der Szene in dem Dreibettzimmer kam und ihr vorlas, wie sich Malte auf ihr Bett gestürzt hatte und nicht loslassen wollte, fing sie an zu schluchzen, in leichten Atemstößen, die den Oberkörper erzittern ließen. Ihre Gedanken, sie waren in diesem Moment so leicht zu lesen wie die Zeilen einer Zeitung. Ich sagte ihr, sie könne sich darauf verlassen, dass wir uns intensiv um Malte kümmern würden. Danach beruhigte sie sich.

Am frühen Abend löste mich Jutta ab, die ich nach drei Stunden abholte, dann kam Bernd, der sich ein Bett ins Zimmer schieben ließ. Er verbrachte die Nacht bei ihr.

Dienstag, 11. März 2008.

Kerstin freute sich, mich zu sehen, sie streckte mir ihre Arme entgegen, wir umarmten uns. Erneut sollte ich ihr aus dem Tagebuch vorlesen, wieder beginnend mit unserem Telefonat am Donnerstag, an dem sie Blut erbrochen hatte. Sie stellte eine Menge Fragen, als könne sie mit dem nachträglichen Ausleuchten der versunkenen Tage dem Schattenreich entkommen.

Mittags brachte eine Pflegerin zwei Tabletts mit Essen, Bratwurst mit Kartoffelpüree und Curryhähnchen mit Reis, was ihr offensichtlich mehr zusagte. Das Hantieren mit dem Besteck fiel ihr noch schwer, ich zerschnitt das Fleisch, spießte es mit der Gabel auf, die sie mir abnahm, um sie selbst in den Mund zu schieben. Jede dieser Gesten zunehmenden Selbstständig-sein-Wollens deutete ich als Ausdruck aufkeimender Hoffnung. Noch während des Essens erschien Thore, er kam direkt von der Schule. Das Gespräch schien sie nach einer Weile zu ermüden, ihr fielen die Augen zu. Thore schlich sich leise aus dem Zimmer, wollte am Abend wiederkommen.

Sie schlief nun fest, und ich kramte das Tagebuch aus der Tasche und notierte meine Gedanken. Wer und was diktiert das Leben? Meine Augen wanderten über ihr Gesicht mit ihren vorübergehend ins Leben zurückgekehrten Zügen und einer auffallend durchscheinenden Blässe, und ich hörte ihre regelmäßigen tiefen Atemzüge, von denen etwas Kraftvolles ausging, als wollten sie neues Leben in den Körper pumpen. Mir drang es in diesem Moment mit einer hoffnungslosen Schwere ins Bewusstsein: Kerstin war nur noch eine stunden- oder tageweise verlängerte Leihgabe an das Leben. Und ich empfand einen tiefen Groll über den brutalen und zynischen Lauf der Dinge allgemein und die abscheuliche Selbstgefälligkeit dieses anonymen Attentäters mit dem nicht fassbaren Bekennerabsender »Schicksal«. Dieser Anonymus hat es mir, diesem armseligen Trottel, der da ungeduldig und naiv trügerische Hoffnungen verbreitet hatte, nun gründlich gezeigt.

Ich dachte, dass wir alle nur jämmerliche Statisten in einer

Armee von Betrogenen sind. Alles ist unsicher und unfertig, nichts ist beständig, real ist nur das Trugbild. Das hat Kerstin bereits in jungen Jahren erfahren müssen, in der Form eines schweren inneren Bebens. Und sie hat die desaströsen Schlüsse daraus mit großer Würde getragen. Sie hatte ihren Körper abgehärtet, ihn dressiert und ihn letztlich doch nicht beherrscht. Und ich dachte, es gehört einem nichts im Leben – das Ich nicht, der Körper nicht, die Seele nicht, nicht einmal die Gedanken. Das ganze Leben besteht aus der Suche nach dem Ich. Wenn man für einen Augenblick glaubt, wenigstens Teile seines Ichs gefunden zu haben, sind sie bereits verschwunden, so wenig greifbar wie der eigene Schatten und ebenso wenig anzuhalten wie die Zeit. Alles ist fließend, nichts beständig, und alles ist nur geliehen. Und die Macht, die so mancher anstrebt und auszuüben meint, auch sie endet auf eine lächerliche Weise in der Ohnmacht. Nichts bleibt. Zuerst verflüchtigen sich die Träume, dann die Gedanken, selbst die etwas trägeren Gefühle verziehen sich so schnell wie sturmgepeitschte Wolken.

Von Kerstins Zustand ging eine Einschnürung aus, eine Beklemmung, eine monströse Atmosphäre des Verbrauchten. Aus einem Beutel tröpfelte Müdigkeit in ihre Adern, die auf eine symbiotische Weise mich ebenfalls mattsetzte, als würde ich sediert vom ohnmächtigen Schweigen im Zimmer, in dem Kerstin milchweiß und unbeweglich zwischen den Kissen lag und durch ihren oval geöffneten Mund gierig Leben in sich einsog. Viel Kraft war nicht zu tanken in diesem schweren Wolkengrau, das sich sirupzäh von draußen in das Zimmer gewälzt hatte, gedankentrüb und asthmastickig. Als müsste an solchen Tagen der Tristesse ein fragiles Leben zwangsläufig an den Schläuchen enden.

Die Frage drängte sich mir auf, was in der Rückschau als das Lohnende bleibt am Ende unserer Holperwege, auf denen wir uns quälend bewegen, stolpern, fallen, stürzen, uns aufrappeln, weil wir gedrängt sind vorwärtszustreben, selten Zeit zum Durchatmen haben, getrieben von den Umständen weitersuchen nach Orientierung und Halt, beides nicht finden, dennoch unermüdlich nach neuen Zielen streben, hehren oft, die wir ebenso wenig erreichen, wie wir unsere Träume zu realisieren vermögen, weil jeder nur ein Fragment ist und bleibt und sich nie vollendet in seinem Labyrinth.

Mit der Langsamkeit und der Wirkung von Gas dehnte sich in mir der Trübsinn aus. Die Schläfen schmerzten, die bedrängende Stille im Zimmer und die Leere in mir hallten so hohl wie die einsamen Schritte in einer menschenleeren Kathedrale. Ein Augenblick, so starr und kalt wie Metall und auch so undurchdringlich. Und ich spürte, dass sich alles von mir in Auflösung befand, als würde das mühsam geschnürte Bündel meiner Identität mit meinem unermüdlichen Vorantasten im Leben, den gespeicherten Träumen, Erfahrungen und Erwartungen in Einzelteilen davongetragen. Ich wusste in diesem Augenblick nicht, ob sich meine flüchtigen Teile noch einmal zusammenfügen würden. Es war mir, als hinge auch ich an Schläuchen, über die sich das Ohnmachtsgrau der Stunde in meinen Adern ausdehnte.

Die Tür wurde aufgerissen und beendete die Diktatur des schwarzen Augenblicks durch die Diktatur des robusten Klinikbetriebs. Zwei Schwestern schüttelten Kissen auf, veränderten die Geschwindigkeit der Tropfen aus dem Kunststoffbeutel, die stämmige Sonja mit den rostroten Haaren setzte eine Spritze, ein Serum zur Blutgerinnung, die andere, blond und mit Brille, sprach in dem üblichen Wir-Ton mancher Klinikärzte. »Heute geht es uns ja schon viel besser«, sagte sie und stellte das Kopfteil höher. Kerstin wirkte lebendiger und energischer, eine dritte Schwester kam und fragte, was sie denn trinken wolle, und brachte ein Kännchen Salbeitee.

Jutta erschien, packte einen Metalltopf aus: Rindfleischbrühe aus dem Quartier, einem hotelartigen Familienbetrieb in einem umgebauten Bauernhof mit einem parkähnlichen Gelände ringsum. Kerstin sah in den Topf, der Duft der kräftigen Suppe stieg ihr in die Nase und regte ihren Appetit an. Eine Schwester wärmte den Topf auf und brachte ihr einen Teller Suppe. Sie aß mit Heißhunger und wollte einen Nachschlag.

Kerstins Handy klingelte. Elke. »Ja, ich bin wieder ins Leben zurückgekehrt«, sagte sie. »Jutta hat mir eine Rindfleischsuppe mitgebracht, die war sehr lecker.« Sie hört eine Weile zu und sagte dann: »Wenn Richard mich nicht rechtzeitig gedrängt hätte, in die Klinik zu fahren, wäre ich doch glatt von der Schüppe gesprungen.« Dann kamen ihr die Tränen: »Das Leben ist ganz schön beschissen.« Wenig später hatte sie sich wieder gefangen. Jutta blieb, ich wollte ins Quartier fahren, etwas Schlaf nachholen. Es regnete heftig, vor dem Kassenautomaten im Parkhaus stand eine Gruppe älterer Leute. Ein Mann sagte: »Du musst den Parkschein in den anderen Schlitz stecken, nicht in den für die Geldscheine.« – »Hat er doch«, hörte ich eine Frauenstimme. – »Gib mir mal den Schein«, mischte sich ein Mann ein, der etwas abseitsstand.

Das konnte dauern, zu lange für meine Geduld. Ich wollte zu den Automaten ein Stockwerk tiefer gehen. Es goss in Strömen, und die Passanten hatten die Nässe ins Treppenhaus getragen. Ich war auf dem Weg nach unten, als mein Handy klingelte, es war in der linken Hosentasche vergraben. In der linken Hand hielt ich gerade meine Tasche mit dem Tagebuch und zwei Aktenordnern, in der rechten das Parkticket, das ich schnell in die Manteltasche steckte, die Tasche in die rechte Hand wechselte und dann das Handy suchte. In diesem Moment rutschte ich auf der nassen Gummikante einer Stufe aus, das Handy ditschte wie ein Ball von Stufe zu Stufe und blieb auf einem Absatz liegen. Ich fiel nach rückwärts auf den rechten Ellbogen und rutschte dann einige Stufen nach unten bis zum Absatz. Aus dem Handy hörte ich Elkes Stimme: »Hallo, hallo.« Dann hörte ich sie sagen: »Da ist etwas passiert, das schepperte so.« Als ich das Handy aufhob, war die Verbindung abgerissen.

Der Ellbogen schmerzte. Dann spürte ich, dass der Hemdärmel am Arm klebte. Blut. Ich ging zurück auf die Ib, im Stationszimmer bat ich eine Schwester, mich zu verbinden. Der Ärmel war bereits bis zur Manschette blutnass. »Sie sollten damit in die Ambulanz gehen, da kann sich leicht eine Schleimbeutelentzündung bilden«, sagte sie. Sie legte den

Verband an, dann fuhr ich ins Quartier und legte mich aufs Bett. Später sah ich, dass der Bettbezug blutverschmiert war.

Am späten Nachmittag zurück in der Klinik, ließ ich mich auf der Ib erneut verbinden. Wieder die Mahnung, die Ambulanz aufzusuchen. Jutta und Kerstin sahen fragend nach meinem Verband. In diesem Moment klingelte das Handy. Elke. »Was ist denn eigentlich mit dir passiert?« Eine einmalige Schilderung musste reichen. Ich erzählte von der Konfusion vor dem Kassenautomaten, erfand einige skurrile Szenen, schilderte meinen Treppensturz wie die Slapstickeinlage in einem Film, das Grapschen mit nassen Händen nach Handy, Ticket und Tasche. Rundum Gelächter, lauthals tönte es aus dem Handy. Und Kerstin sagte, als sie sich wieder beruhigt hatte: »Nun hättest du dir meinetwegen fast den Hals gebrochen.« Von der Ambulanzempfehlung hatte ich nichts gesagt, Kerstin, krankenhaus- und krankheitserfahren, kam darauf. Ich wehrte ab.

Mittwoch, 12. März 2008.

Nach dem Aufstehen stellte ich fest, dass der Verband wieder blutgetränkt war. Beim Wechseln im Stationszimmer sagte die Pflegerin, der Arm sei angeschwollen. Stationsarzt Dr. Riest* kam hinzu. Nun auch von ihm der Rat, die Ambulanz aufzusuchen. Kurz darauf trat er zur Punktion in Kerstins Zimmer. Nur fünf Liter werde er abzapfen, um ihren Kreislauf im Moment nicht zu stark zu belasten. Kurz vor der Markierung mit der Zahl 5 im Eimer setzte Kerstin eine Klemme auf den Schlauch und drückte die Klingel. Eine Schwester brachte fünf Ampullen mit Humanalbumin. Fünf Ampullen? Kerstin und ich sahen uns wortlos an. Wir dachten beide an die Onkologin, die monatelang nur drei Ampullen verabreicht hatte, selbst bei zehn Litern.

Dr. Riest zog die Nadel und verklebte die Einstichstelle mit einem Mullpflaster. Kerstin fragte erstaunt: »Wie kommen Sie eigentlich auf fünf Ampullen?« – »Für jeden abgezapften Liter eine Ampulle«, sagte der Arzt. Den aufsteigenden Ärger über die Onkologin vergaßen wir bald, weil Kerstin über

Schmerzen in Höhe des Brustbeins klagte und einen Krampf im rechten Unterschenkel erwähnte. Ich dachte an die Symptome einer Thrombose. Kurz darauf erschien der Oberarzt und Onkologe Dr. Buchholz*. Die Schmerzen in der Brust, sagte er, kämen von den verödeten Stellen in der Speiseröhre, die mit Gummiringen abgeklemmt worden seien. Diese Stellen bildeten vor dem Absterben Geschwüre, die nun schmerzten.

Eine erfreuliche Nachricht dann. »Ihre Blutwerte«, sagte der Onkologe, »haben sich stabilisiert. Ich werde daher am Freitag die Behandlung mit der Carboplatin fortsetzen. Die Dosierung werde ich von einem Blutwert abhängig machen, der mir noch fehlt.« Eine weitere erfreuliche Nachricht. Er werde Kerstin zum Wochenende oder zum Wochenanfang entlassen können. Der Arzt sagte: »Sie kennen mittlerweile die Symptome der Varizenblutungen. Bei dem geringsten Hinweis auf eine Blutung müssen Sie sofort wieder in die Klinik kommen. Im ersten Stadium können wir das noch stoppen.« In diesem Moment fiel mir wieder die Onkologin mit ihrem Omeprazol ein. Doch ich verdrängte den Gedanken an diese Frau, mit ihr wollte ich mich im Moment nicht befassen.

Kerstin erwähnte den Krampf im Unterschenkel. »Frau Ostmann, den wollen wir jetzt mal ganz schnell vergessen«, sagte der Arzt. »Dem Verdacht auf Thrombose werde ich nicht nachgehen. Wir werden das jetzt auch nicht sonografisch untersuchen. Denn im Fall einer Thrombose müsste ich Ihnen Blutverdünner geben. Und das wäre Ihr Tod.« Er empfahl Kerstin, sich nach Möglichkeit etwas zu bewegen. An etwas anderes sei im Moment nicht zu denken.

Kerstin fröstelte nach der Punktion, ich holte ihr eine Fleecejacke aus dem Schrank. Später nahmen eine Schwester und ich sie in die Mitte, wir schlurften einige Male über den Flur hin und her. Kerstin gab keine Ruhe, ich suchte schließlich die Ambulanz auf. Der Arm wurde geröntgt, kein Befund. Und die Schwellung? Ein Arzt stellte eine Schleimbeutelentzündung fest. »Der Arm muss ruhig gestellt werden, Sie bekommen für einige Tage einen Gipsverband.«

Der Gips reichte bis über den Ellbogen. Als ich nach anderthalb Stunden wieder auf der Ib angekommen war, saß Jutta am Bett, Kerstin aß die mitgebrachte Gemüsesuppe und unterbrach ihr Löffeln: »Was haben sie denn mit dir gemacht?« Und Jutta sagte: »Jetzt haben wir schon zwei Patienten hier.« Dann sprach sie meine Gedanken aus: »Ausgerechnet jetzt.«

Thore brachte seiner Mutter einen großen Blumenstrauß, dann trafen auch Bernd und Malte ein, wir fuhren ins Quartier. Am frühen Abend zurück auf der Ib, schlug ich ihr vor, mit der Anwältin die Chancen für eine Klageerweiterung auf die Uniklinik und Frau Dr. Blier zu besprechen. Die Überlegung schien ihr zu gefallen. Vor allem wegen meiner darin zum Ausdruck gekommenen Hoffnung, dass ich mit meinen juristischen Plänen bereits an eine Phase des Handelns für die Zeit nach ihrem Klinikaufenthalt gedacht hatte.

In der folgenden Nacht war sie zum ersten Mal allein, Bernd würde zu Hause bleiben. Sie sagte, wenn ihr etwas passiere, werde es zu Hause keiner hören. Die schliefen alle so fest. Sie speicherte auf ihrem Handy unsere Nummer vom Quartier, zur Sicherheit sollte ich die Nummer auch im Stationszimmer hinterlassen.

Kerstins Sturmangriff

Donnerstag, 13. März 2008.

Auf Kerstins Gesicht lag der Schatten des inneren Geschehens, es war ein Ausdruck von Verlorenheit. Sie sah mich an mit glanzlosen und traurigen Augen. Sie war in schlechter Verfassung. Der Bauch war nur einen Tag nach der Punktion wieder so prall wie eine kleine Tonne. Sie war kurzatmig, ich verschob meinen Kontrolltermin in der Ambulanz, ich musste sie aufrichten. Womit aber nur?

Ich erzählte ihr von meiner Hoffnung auf die Carboplatin, die für morgen vorgesehen war. Ich sagte ihr, nach der Chemo würde das Bauchwasser nicht mehr so schnell nachlaufen. »Kerstin, wo bleibt dein Kampfgeist?« Sie sah mich mit müden Augen an und fiel kurz drauf wieder in einen tiefen Schlaf. Der pralle Bauch hatte Kerstin in der Nacht gequält, sie wach gehalten, nun lastete eine mühlsteinschwere Müdigkeit auf ihr.

Nachmittags im Quartier rief mich Bernd aus der Klinik an. Er hatte gerade mit dem Onkologen Dr. Buchholz über die neuesten Blutwerte gesprochen, die zufriedenstellend ausgefallen seien. Er habe ihm aber auch gesagt, dass Kerstins Leber nur noch eine Kapazität von deutlich unter zwanzig Prozent habe. Das sei auch der Grund für ihren gegenwärtigen Zustand. Was heißt »deutlich unter«, konnte es nicht etwas genauer sein? In meiner vom Wunsch diktierten Interpretation blieb ich nahe bei zwanzig Prozent.

Gegen 18 Uhr wieder in der Klinik. Mir war unbehaglich zumute, als ich Kerstins Zimmer betrat. Wenn sie immer noch so niedergeschlagen war, wie zum Teufel sollte ich ihr dann noch Hoffnung machen? Mit nichtssagenden, geradezu platten Aufmunterungen würde ich sie nicht aufrichten können. Nicht Kerstin, die ihre Krankheit noch nie schöngeredet hatte. Ihr konnte ich nichts vormachen. Da musste ich schon überzeugender sein. Aber womit denn nur?

Als ich bang an Kerstins Bett trat, schlug sie die Augen auf, blinzelte mich kurz an und schlief dann weiter. Sie hatte nicht einmal die Tür gehört. Sie war nachmittags bewusst abgetaucht in das Vergessen des Schlafs, um ihrem bedrückenden Zustand zu entfliehen und nicht mehr bewusst die Beschwerlichkeiten des quälenden Atemholens und die drückende Last des die Organe beschwerenden randvollen Bauchbassins zu spüren, in dem sie es manchmal gluckern hörte. Sie hatte Bernd gebeten, in dieser Nacht wieder bei ihr zu schlafen.

Auf dem Nachttisch lagen die Blutwerte. Um Kerstin nicht zu stören, ging ich zum Telefonieren auf den Flur und gab Frau Steiner die Werte durch. Sie interessierte sich vor allem für den Nierenwert Kreatinin. Von ihm hing die Fortsetzung der Carboplatin ab, die überwiegend über die Nieren abgebaut wird. Der Wert lag im Normbereich. Sie sagte, damit stünde der Fortsetzung der Chemo nichts mehr im Wege. Sie sei davon überzeugt, dass die Carboplatin Kerstins Befinden deutlich verbessern würde.

Ich hörte das Bettzeug rascheln, Kerstin richtete sich auf, suchte das flache, einem Telefonhörer ähnliche Gerät mit den vielen Knöpfen und stellte den Kopfteil ihres Bettes höher. Der Schlaf hatte ihren Kampfgeist wiederbelebt. Sie wirkte munterer, ihre Sensoren waren nun nach außen gerichtet, sie hatte das Bedürfnis zu reden. Ich sollte ihr wieder aus dem Tagebuch vorlesen. Sie war versessen darauf, ihre Gedächtnislücken der Komatage aufzufüllen. An manches glaubte sie sich plötzlich zu erinnern, zunächst an das zweite Telefonat mit mir am Donnerstag vor einer Woche, als ich, mittlerweile über Varizen in der Speiseröhre, ihre Ursachen und die Gefahr des Aufplatzens informiert, sie angerufen und zur sofortigen Fahrt ins Krankenhaus gedrängt hatte.

Was hatte Kerstin während der Komatage aufgenommen, was würde sie davon wieder in ihr Gedächtnis zurückholen können, was war für immer verloren? Mir schwebte, wenn sie sich ums Erinnern bemühte, das Bild eines Herbsttages vor Augen, mit einem dichten Nebel, der morgens über dem Land liegt, in dem sich am späten Vormittag ein kleiner heller Lichtpunkt bildet, immer kräftiger und leuchtender wird, sich allmählich zu einem Lichtkranz weitet und schließlich die Sonne zu sehen ist, zunächst noch verschleiert, kurz darauf dann strahlend hervorbricht und den Nebel verdrängt – so musste es für Kerstin sein, wenn sie, von mir beim Vorlesen geführt, sich durch ihre Erinnerungen bohrte, von einem Detail zum nächsten, bis sich dann für sie nach und nach die gesamte Szene erleuchtete. Sie erinnerte sich plötzlich wieder daran, wie sie auf der Fahrt in die Klinik müde wurde, ihre Gedanken sich zu verschleiern begannen und sie dann weggeduselt war.

Thore kam ins Zimmer, zwei große Plastiktüten in der Hand, in denen Flaschen mit Vitamalz gegeneinanderpolterten. Er stapelte das klebrigsüße Zeug in Kerstins Nachttisch. »Damit du schnell wieder zu Kräften kommst«, sagte er in einem aufmunternden, leicht aufgekratzten Ton, mit dem er die Angst um seine Mutter überspielte. »Die Mama war bis vor wenigen Jahren noch ein richtiges Kraftpaket, durchtrainiert und zäh«, sagte er, wohl in der Hoffnung, die Erinnerung daran könnte Kerstin aufmuntern. Thore stand nun neben meinem Stuhl und legte mir, um meine volle Aufmerksamkeit zu fordern, eine Hand auf die Schulter. »Kennst du die Geschichte von ihrem Sturmangriff im Keller?« Malte hatte sie mir mal erzählt, ich gab aber vor, sie noch nicht gehört zu haben.

Er brauchte mich als Grund, um Kerstin die Geschichte als Mutmacher zu erzählen. Auf diese Weise wollte ihr Thore seine Verehrung und seinen Respekt zeigen. »Das war im Jahre 2003«, begann er, »im Herbst, kurz nach meinem 15. Geburtstag, das Wetter war hundsmiserabel, es schüttete wie aus Eimern, und ich wusste nicht, wie ich die Zeit totschlagen sollte. Mich mit Freunden zu treffen war mir durch das schlechte Wetter verleidet. Da blieb nur noch der PC. Mittags hatte mir Mama auch noch die PC-Kabel weggenommen.«

»Das war keine Willkür von mir«, unterbrach ihn Kerstin, »du solltest zuerst deine Schulaufgaben erledigen. Dazu hattest du aber keine Lust.« Zu mir gewandt, fügte sie erläuternd hinzu: »Thore war in dieser Zeit unerträglich, nur renitent und hatte es auf eine Kraftprobe angelegt.«

»Ich hatte an diesem Tag einen Koller«, bestätigte Thore, »anders kann ich es nicht nennen. Ich war schon missgelaunt zur Schule gegangen und hatte nicht die geringste Lust auf meine Hausaufgaben. Den Schlüssel zu meinem Zimmer hatten mir die Eltern bereits vor langer Zeit abgenommen. Ich hatte es satt, ständig kontrolliert zu werden, ob ich denn auch wirklich über meinen Heften saß. Ich wuchtete mein schweres Eisenbett vor die Tür und beschwerte es mit Stühlen, Taschen und allem, was beweglich war im Zimmer, sogar meine Bücher stapelte ich darauf. Mein Zimmer glich einem Sperrmülllager.«

Kerstin hörte aufmerksam zu, es schien ihr zu gefallen, dass mir Thore die Geschichte erzählte. Sie kannte seine Schilderung, hatte sie einige Male gehört und wusste, dass viel Bewunderung für ihre energische Lebensart aus ihr herauszuhören war. In Kerstin waren so viele Kräfte und Fähigkeiten gebündelt, die Thore erst in letzter Zeit als selten anzutreffende Eigenschaften und Stärken begriffen hatte.

Kerstin hatte Durst, sie bat um etwas Vitamalz. Ich holte ein Glas aus einem Schrank auf dem Stationsflur, Thore goss das sirupschwarze Zeug ein, das sich blasig schäumend zum Rand ausdehnte. Kerstin trank mit großem Behagen und leckte sich dann den Schaumrand von der Oberlippe. »Wir hörten das Gepolter oben«, warf sie ein, »und Bernd sagte: ›Der fängt nun an zu spinnen, dem werde ich jetzt mal auf die Sprünge helfen.‹ Dann stürmte er die Treppe hoch.«

»Papa stand vor der Tür«, fuhr Thore fort, »er wollte mich sprechen. Ich reagierte nicht. Dann stemmte er sich gegen die Tür und schob langsam, Zentimeter für Zentimeter, das Bett ins Zimmer. Ich hörte ihn ächzen, schließlich stand er im Zimmer, schrie mich an und brummte mir Stubenarrest auf. PC-Verbot und Stubenarrest, da blieb nur noch das Fernsehen. Ich schlich mich wenige Minuten später in den Keller, wo in einem Raum mit einem Schlafsofa für Gäste auch ein Fernseher stand. Ich schloss die Tür ab. Nach einer Weile hörte ich Mama vor der Tür, sie versuchte es in einem ruhigen Ton. Ich sollte die Tür öffnen. Ich rührte mich nicht und blieb still auf dem Sofa liegen. Dann sagte sie barsch: ›Thore, mach jetzt endlich die Tür auf.‹ Ich drehte den Fernseher lauter, wollte eine hörbare Distanz zu dem Geschehen draußen schaffen, als könnte ich es damit ignorieren. Ich hatte überreizt und sagte mir, jetzt kommt es nicht mehr darauf an.«

»Ich verspürte an diesem Tag wenig Neigung«, warf Kerstin ein, »mich auf die Auseinandersetzung einzulassen, und ging wieder nach oben. Bernd wurde wütend, er sprang von seinem Stuhl auf, ich hörte seine energischen Schritte auf der Treppe. ›Du machst jetzt sofort die Tür auf.‹ Er brüllte so laut, dass ihn selbst die Nachbarn hören mussten.«

Thore sah mich fragend an, um zu prüfen, ob ich seiner Schilderung auch das erwartete Interesse entgegenbrachte. »Papa schlug ein paarmal mit der Faust gegen die Tür«, fuhr er fort. »Ich verhielt mich still und starrte trotzig auf den Bildschirm. ›Das wirst du mir büßen‹, tobte er. Für einen Moment war Stille. Dann rumste es mächtig. Papa sprang zweimal gegen die Tür, die ein paarmal zitterte, doch Rahmen und Schloss waren von der Aktion unbeeindruckt. Ich hörte ihn schnauben, wahrscheinlich mehr aus Wut als aus Anstrengung. Dann war wieder Ruhe.«

Während Thores Erzählung sah ich in Kerstins blasses und ausgezehrtes Gesicht und dachte mich in ihre augenblickliche traurige Situation hinein, in der sie ihren rapiden Verfall mit seiner gegenwärtig atembeengenden Aussichtslosigkeit erlebte und gleichzeitig von besseren Tagen hörte, in denen sie noch von vielen um ihre sportlichen Erfolge und ihre antrainierten Kräfte beneidet worden war. Doch ihre Teilnahme am Leben war selbst heute, da sie um jedes Quäntchen Luft rang, so ungebrochen wie je. Sie hatte die Arme hinter dem Kopf verschränkt und lauschte entspannt.

Im Zimmer brannte hinter ihrem Bett eine Neonröhre, die hinter einer Leiste mit Schaltern und Steckdosen versteckt war und deren kalkiges Licht von der weißen Wand reflektiert wurde. An der gegenüberliegenden Wand brannten zwei weitere Lampen. Ein weiches, von den Wänden mehrfach reflektiertes und gemildertes Licht lag auf Kerstins Gesicht, was ihm etwas von der Blässe nahm und auch ihren Ausdruck des fortgeschrittenen Verfalls überschminkte. Ihre Augen waren hellwach und wanderten zwischen Thore und mir hin und her, keine Reaktion versäumend.

Thore sagte: »Nach einer Weile hörte ich Mamas Stimme. ›Thore, mach jetzt bitte sofort die Tür auf.‹ Ihre Stimme hatte etwas Versöhnliches, zugleich hörte ich auch etwas Ultimatives heraus. Ich reagierte immer noch nicht. Dann hörte ich sie am Schloss hantieren. Es klirrte, und ich vermutete, dass sie mehrere Schlüssel gefunden hatte, die sie nun ausprobieren wollte. Sie stocherte mit einem Draht im Schlüsselloch herum, um den Schlüssel ins Zimmer zu stoßen. Doch er bewegte sich nicht. ›Wenn du nicht sofort öffnest, dann breche ich die Tür auf‹, sagte sie dann in einem Ton, dem, wie ich aus Erfahrung wusste, das unmittelbare Handeln folgte. Ich traute ihr die Umsetzung der Drohung durchaus zu. Doch was sollte ich machen, ich hatte die Lage schon so weit zugespitzt, dass ein Nachgeben mit einem für mich unverzeihlichen Gesichtsverlust verbunden gewesen wäre. Wenn sich die Truppen schon gegenüberstehen, ist es einfach zu spät für einen Frieden.«

Kerstin schmunzelte. »Heute klingt das alles sehr lustig. Ich war damals schon ziemlich sauer, aber auf eine Eskalation ganz und gar nicht versessen. Ich hatte gehofft, dass Thore noch nachgeben würde, wenn er damit rechnen musste, dass ich einen zweiten Schlüssel gefunden hatte. Doch mein Sohn mit seinem Dickkopf lenkte partout nicht ein.«

Thore lachte. »Das sagt ausgerechnet der größte Dickkopf der Familie.« Er nahm eine Tasse vom Besuchertisch und goss sich aus Kerstins Kännchen Salbeitee ein. »Oh, der ist ja kalt«, sagte er und stellte die Tasse wieder ab.

»Die Mama«, sagte Thore dann, »hatte zu diesem Zeitpunkt noch eine Bombenkondition. Beim Joggen hätte sie mich schon nach kurzer Zeit weichgekocht. Als sie vor der Tür stand und ich sie so entschlossen wusste, beschlich mich doch ein mulmiges Gefühl. Eine bedenkliche Stille breitete sich aus. Plötzlich gab es einen dumpfen Knall, Holz splitterte, und die Tür krachte ins Zimmer. Und mit ihr die Mama, die auf den Boden stürzte, sich aber sofort aufrappelte. Das Türblatt hing schräg im Zimmer, nur von der unteren Angel gehalten. Das Scharnier, das den Schlosszylinder hielt, war herausgerissen. Ihr ausgestreckter Arm zeigte in Richtung Tür. Ruhig, fast gelassen sagte sie: ›Hoch, aber sofort.‹ Nach diesem Auftritt hatte sie keine Drohgebärde mehr nötig. Ich war mächtig beeindruckt, bin die Treppe hochgeschossen wie der Blitz, an Malte vorbei, der im Flur stand und mich feixend ansah. Innerhalb weniger Minuten hatte ich mein Zimmer aufgeräumt.«

Thore hielt inne und lachte. »Das hat mir viel Respekt abgenötigt. Seither weiß ich: unterschätze nie eine Kerstin Ostmann. Das werden die Ärzte hier auch noch feststellen.«

Eine wissende Zufriedenheit lag auf Kerstins Gesicht. Es war das Wissen um Thores Wertschätzung für sie und sein unversehrtes Vertrauen zu ihr, das in all den Jahren durch ihren bedachtsamen Umgang mit seinen Neigungen und Widerborstigkeiten in ihm gefestigt worden war. Selbst in Thores schlimmsten Krisen- und Trotzphasen war dank ihrer wohldosierten Reaktionen nichts in ihm zerbrochen. Das hatte er erst realisiert, als ihm der Zusammenhang aufgegangen war zwischen der befremdlichen Entwicklung einiger Klassenkameraden und den engstirnigen und rigiden Erziehungsmethoden ihrer Mütter, die den Söhnen ihre eigene Verklemmtheit übergestülpt und sie daran gehindert hatten, in ein ungezwungenes, nichtmanipuliertes Verstehen hineinzuwachsen. Einige von ihnen waren vor der repressiven Elternhausrealität in ein schüchternes Insichgekehrtsein geflüchtet. Als Thore sich das klarmachte, erfüllte es ihn gegenüber seiner Mama mit Gefühlen von Dankbarkeit. Zugleich war ihm bewusst geworden, dass Kerstin ihm zeitlebens ein Anker war mit ihrer untrüglichen Verlässlichkeit auch in seinen ersten Schuljahren, als ihm so gut wie nichts als konstant und vieles als zweifelhaft und unsicher erschienen war, vor allem er sich selbst.

Ich begriff in diesen Tagen, dass er in letzter Zeit einen Erkenntnisprozess durchgemacht hatte. Je eindringlicher ihm ins Bewusstsein gedrungen war, dass seine Mama ihren Überlebenskampf nicht gewinnen konnte, um so stärker empfand er, dass sie über ihre Krankheit letztlich triumphieren würde mit ihrer im Laufe des Krebsdramas so gerundeten und in sich geschlossenen Persönlichkeit. Sie würde bald sterben, an dem Wissen darüber aber nicht zerbrechen. Er glaubte nicht an irgendeine Existenz oder Form des Weiterlebens nach dem Tod. Sicher aber war er sich, dass vieles von ihr in ihm weiterleben würde. Eine Erkenntnis, über die er in diesem Moment erschrak und für die er sich schämte, weil sie ihm deutlich machte, dass er bereits die Gedanken einer posthumen Verehrung in sich trug.

Schließlich milderte Thore sein Erschrecken durch die Gewissheit, dass Kerstin mit ihrer Haltung für ihn etwas Bleibendes geschaffen hatte, an dem auszurichten er seit einiger Zeit ein dauerhaftes Bedürfnis in sich angelegt sah. Es war diese unbändige Kraft in ihr, die Kerstins wachsende Geltung für ihn ausmachte, diese ihn immer wieder in Erstaunen versetzende Unabhängigkeit, mit der sie den Kampf gegen die Unberechenbarkeit ihrer Krankheit geführt hatte und immer noch führte, ohne Lamento und ohne Einforderung seelischen Beistands, aber glücklich über jeden Zuspruch und dankbar für jede Unterstützung.

Kerstin ahnte, was Thore in diesem Moment bewegte, und wünschte sich, er könnte diese Gefühle für sie über ihren Tod hinaus in sich bewahren. Die Bewunderung für die Haltung seiner Mutter entsprach auch einem Mangel, den er an sich ausgemacht hatte. Er war davon überzeugt, zu einer derart dauerhaften Disziplin, die seine Mutter aufgebracht hatte, nicht fähig zu sein. Und das empfand er als einen Makel.

Während ich über das alles nachdachte, sagte Thore: »Früher habe ich in heiklen Situationen manchmal gedacht, wenn ich mich jetzt in die Mama hineinversetzen könnte, dann wüsste ich wenigstens, was ich tun müsste.«

Kerstin war gerührt. Und ich sagte: »Thore, ich bin mir sicher, dass dir das im Leben noch häufiger so gehen wird.«

Kerstin war anzusehen, dass sie für die letzte Stunde sehr dankbar war.

Freitag, 14. März 2008.

Kurz nach meinem Eintreffen morgens auf der Station bat mich Kerstin, ihr wieder aus dem Tagebuch vorzulesen. Später werde sie die Chemo bekommen und sich danach nicht mehr darauf konzentrieren können. Sie atmete wieder ruhig und ohne Anstrengung. Ihr Schlaffsein gestern und ihre Kurzatmigkeit seien nicht von der Ascites verursacht worden, sagte sie. Während der Nacht habe sie fünfmal die Toilette aufsuchen müssen. Der pralle Bauch, das seien Blähungen gewesen, die sie bis zum frühen Morgen gequält hätten. Der Druck war nun endlich weg, sie verspürte eine große Erleichterung.

Während ich meine Eintragungen vorlas, tauchten ihre Gedanken ab in die Tage der Komadunkelheit. Doch alle vorhandenen Erinnerungsfetzen hatte sie bereits hervorgeholt, da war nichts mehr, was sich durch mein Vorlesen für sie noch erhellte, und so schweifte sie ab zu den Ursachen ihrer gegenwärtigen Misere. »Wenn diese vielen Behandlungsfehler nicht gewesen wären«, sagte sie, nachdem ich das Tagebuch wieder verstaut hatte, »würde ich heute hier nicht liegen. Davon bin ich überzeugt. Aber hätte ich ohne diesen Pfusch auch noch eine Chance auf Heilung gehabt?« Ihre Frage entsprang nicht dem Verlangen, einen Hass in sich auf die Schuldigen zu entfachen, diese Gefühle hatte sie längst verbraucht.

Kerstin verspürte stets den Drang in sich nach Geschlossenheit im Handeln und im Verstehen, und es beunruhigte sie, wenn sich in ihrer Biographie Unaufgeklärtes und Rätselhaftes fortschleppte. Wie sie Licht in die Tage ihrer Versunkenheit bringen wollte, so versessen war sie darauf, nach einleuchtenden Erklärungen zu suchen für das, was ihr medizinisch widerfahren war – ob schuldhaft oder schicksalhaft. »Am ehesten noch hättest du eine Chance auf Heilung gehabt«, antwortete ich, »wenn dir sofort beide Brüste amputiert worden wären und du anschließend mit einer Chemo- und einer Hormontherapie behandelt worden wärst.« – »Wenn mir das damals mit entsprechend nachvollziehbarer Begründung empfohlen worden wäre, hätte ich mich mit Sicherheit dazu entschlossen«, sagte Kerstin mit einem Anflug von Wehmut über nicht wahrgenommene Chancen.

Was nur bewegte sie, sich gegenwärtig mit diesen Fragen zu befassen? Während sie, die Betroffene, nur nach einem gedanklichen Abschluss für das ihr widerfahrene medizinische Desaster suchte, erfüllte mich, der ich um sie bangte, die Wiederbelebung der Gedanken daran mit Wut.

»Du bist ein Opfer der Selbstherrlichkeit medizinischen

Handelns geworden«, sagte ich verbittert, »noch immer staune ich über die Arroganz, mit der dich der Chefarzt, die Ärztin der Uniklinik und die beiden Onkologinnen behandelt haben. Ohne jeden Selbstzweifel haben sie sich selbst über gravierende Fehler hinweggesetzt, als ginge es nicht um Menschen, sondern um Sachen.« Der Zorn hatte mich sagen lassen, was schon so oft gesagt worden war und in uns beiden als Überzeugung verankert war. Sie reagierte darauf nicht. Langsam begriff ich, dass sie mit anderen Gedanken beschäftigt war.

Kerstin hatte den Wunsch, für diesen Teil ihrer Lebensgeschichte einen inneren Frieden zu finden. »Mir würde es schon gefallen«, sagte sie, »wenn das Verfahren vor dem Landgericht auch nach meinem Tod weitergeführt wird. Das wäre mir schon sehr wichtig.« – »Kerstin, das verspreche ich dir. Und ich bin mir sicher, dass Bernd das auch so sehen wird.« Ich spürte, dass meine Antwort sie versöhnlich stimmte in ihrem Verlangen nach Gerechtigkeit.

Nach dem Gespräch suchte ich die Ambulanz auf, wo mir ein neuer Gipsverband angelegt wurde. Als ich von der UI zurückkehrte, auf der ersten Etage aus dem Aufzug stieg und das Stationszimmer passierte, sah ich einen Pulk von Weißkitteln, der sich gerade in Kerstins Zimmer schob. Vorneweg der Chefarzt, ein weißhaariger Mann von mächtiger Statur, mit buschigen graumelierten Augenbrauen, weißen Wimpern, einer goldgeränderten Brille und einer ausgeprägten Chefarztwürde in seinen Gebärden. Während die anderen im Gefolge, zwei Oberärzte, darunter auch Dr. Buchholz, ein Assistenzarzt und zwei Schwestern in respektvollem Abstand mitten im Zimmer stehen blieben, schritt der oberste Mediziner an Kerstins rechte Bettseite.

»Wie geht es Ihnen, Frau Ostmann?«, fragte er mit jovialer Herablassung. »Eigentlich ganz gut«, antwortete Kerstin. Und ich überlegte in diesem Moment, wie oft sie das wohl schon von Ärzten gefragt worden war, beiläufig, papageienhaft, meist während der morgendlichen Medizinerprozessionen, Visite genannt, überflüssig und auch noch honorarpflichtig.

Was wusste der Chefarzt überhaupt von den Krankheiten der Patienten auf seiner Station, an die er einmal am Tag seine belanglosen Sätze richtete? Hatte er mehr über sie gespeichert als nur das Wissen der paar Zeilen auf dem jeweiligen Krankenblatt?

»Strecken Sie mal bitte Ihren Arm aus«, hörte ich ihn sagen. Er blickte für einen Moment auf Kerstins Finger, dann griff er nach ihrer Hand. »Nun drücken Sie mal zu.« Und ich sah, dass Kerstin sich anstrengte, ihm und sich zu beweisen, dass sie noch Kraft besaß. »Ihre Hand zittert nicht mehr, Sie können auch wieder kräftig zudrücken. Machen Sie weiter solche Fortschritte«, sagte er, drehte sich um, der Pulk teilte sich zu einer Gasse, ließ den Chefarzt passieren und vorangehen, eine Schwester öffnete ihm die Tür. Der Assistenzarzt Dr. Riest drehte sich noch einmal zu Kerstin um. »Ich komme gleich zu Ihnen zur Chemo«, sagte er und eilte der Karawane hinterher.

Gegen 11.30 Uhr bekam Kerstin zunächst eine Infusion gegen Übelkeit und danach die Carboplatin. Der Assistenzarzt stellte die Tropfgeschwindigkeit ein und verschwand. Nach den Infusionen wollte Kerstin sich bewegen, ging mit Thore, der inzwischen eingetroffen war, und mir mit tattrigen Schritten über die Flure, durch ein Spalier fragender Blicke von Klinikbesuchern und Patienten, Blicke, in denen eine gaffende Neugier lag und das Verlangen, Näheres über die Ursachen für die Hinfälligkeit der jungen Frau zu erfahren. Die Blicke prallten an Kerstin ab wie Lichtstrahlen von einem Reflektor. Nichts deutete darauf hin, dass diese Blickewerfer auf irgendeine Weise beklemmend auf Kerstin wirkten, die schnüffelnde Teilnahme interessierte sie nicht.

In der Cafeteria saßen ein paar Leute bei Kaffee und Kuchen. Es war die Zeit dafür. Wir schlurften zur Theke, eine ältere Frau, die Töpfe in Metallschränken verstaute, sah uns und beeilte sich, Kerstin nach ihrem Wunsch zu fragen. »Ich hätte gern eine Tomatensuppe, wenn das um diese Zeit noch geht.« – Die Frau wirkte auf mich sehr bemüht, als würde sie Kerstin jeden machbaren Wunsch erfüllen. »Die mache ich Ihnen sofort warm«, sagte sie, ging zu einem der Metallschränke, zog den hebelartigen Griff nach unten, holte einen Topf hervor, stellte ihn auf den Ofen und lupfte den Deckel ein wenig, um sich des Inhalts zu vergewissern. Sie drehte sich um und blickte Kerstin an: »Ich bringe Ihnen die Suppe gleich«, sagte sie, »Sie können sich schon setzen.« In der Cafeteria mit Selbstbedienung ein Extraservice für Kerstin. Die dampfende Suppe schien ihr zu schmecken, Thore und ich hatten nur die Wahl zwischen zwei Kuchensorten.

Als sie wieder auf der Ib in ihrem Bett lag, wollte sie von mir wissen, ob sie Bernd und Malte ermuntern sollte, in der Woche vor Ostern die seit Langem gebuchte Flugreise nach Kroatien in ein Tenniscamp anzutreten. Malte habe sich sehr darauf gefreut, sagte sie, der habe schon so oft wegen ihrer Krankheit zurückstecken müssen. Nun beschäftigte sie die Frage, ob sie es verantworten konnte, in ihrer gegenwärtigen Verfassung den beiden zu der Reise zu raten. Die Art der Fragestellung sagte mir, dass sie von meiner Antwort gleich eine Reihe von Aufklärungen erhoffte. Wenn ich keine Einwände gegen die Reisepläne vorbrachte, mussten auch die Ärzte, mit denen ich häufiger sprach, mir ihr Befinden als relativ stabil beschrieben haben, was ihr bestätigen würde, dass sie ihrem eigenen Körpergefühl noch trauen konnte und die Ärzte und ich ihr nichts schöngeredet hatten.

Zugleich erfuhr Kerstin auf diese Weise, ob Jutta und ich vorgesehen hatten, an den Ostertagen, die sie daheim zu verbringen hoffte, bei ihr zu sein. Denn ohne diese Absicht würde ich wohl schwerlich zu der Reise raten. Meine zustimmende Antwort würde ihr auch ersparen, uns zum Bleiben zu bitten. Es war ihr sehr daran gelegen, dass unser Aufenthalt bei ihr einem eigenen Bedürfnis entsprach.

Ich ahnte auch, dass ihr das viel Sicherheit geben würde wegen meiner Kontakte zu Ärzten, deren medizinischen Rat ich im Notfall zu jeder Zeit einholen durfte. Schließlich wollte sie erfragen, ob es wohl möglich sein würde, den Reisewunsch von Bernd und Malte argumentativ so zu unterstützen, dass ihnen das schlechte Gewissen für die Dauer der Reise genommen werden konnte.

Nach meiner Antwort sprudelte die Erleichterung aus ihr heraus, sie schmiedete sofort Pläne. In der Stadt könne ich neue Moleskine-Hefte bekommen, sagte sie, weil ihr aufgefallen war, dass meine zweite Tagebuchkladde bis auf wenige Seiten vollgeschrieben war. Sie kenne auch ein Geschäft, in dem es guten Ziegenkäse zu kaufen gab. Sie wusste, wie gern ich ihn aß.

Am frühen Abend wollte sie sich wieder bewegen, wir schlurften einige Male die Flure entlang und ließen uns dann im Besucherraum in Korbsesseln nieder, die bei der kleinsten Bewegung Knirsch- und Knarrgeräusche von sich gaben. »Ihr könnt doch bei uns einziehen«, sagte sie, »in Thores Zimmer, da ist genügend Platz, Thore kann dann bei Malte schlafen. Und wegen der Hundehaarallergie mache ich mir keine Gedanken mehr. Bei all den Problemen, die ich habe, fällt das nicht mehr ins Gewicht.«

Ich sagte ihr, ich müsste das mit Jutta besprechen, war mir aber schon sicher, dass wir darauf nicht eingehen konnten. Ständig aufpassen müssen, wo sich gerade die Hunde aufhielten und dass Malte nicht doch die eigenwillige Hündin gegen deren Willen zu begrapschen versuchte, weil er nicht einsehen mochte, einen Hund nicht kraulen zu dürfen – das war uns eine zu anstrengende Perspektive.

Samstag, 15. März 2008.

Kerstin wurde am Morgen entlassen, Thore wollte sie abholen. Ich setzte Jutta bei Ostmanns ab, wo sie das Mittagessen vorbereiten wollte. Ich fuhr ebenfalls zur Klinik, in der Ambulanz wurde mir der Gips abgenommen, ich bekam einen elastischen Verband. Auf dem Flur sah ich Dr. Buchholz, in dem fast vollständig verglasten Stationszimmer stand er hinter einer Schwester, die vor einem Monitor saß, beide blickten auf den Bildschirm. Als er mich sah, gab er mir ein Zeichen, auf ihn zu warten. »Ich werde alles tun, um Ihrer Tochter zu helfen«, sagte er, ohne dass ich ihn zu dieser Aussage animiert hatte. Es klang ein wenig hilflos, als hätte er mir gesagt: »Es tut mir leid, dass ich nicht mehr für Ihre Tochter tun kann.«

Der Oberarzt wirkte heute weniger hektisch. Seine sonst ruhelosen Augen blieben diesmal ungewöhnlich lange an mir haften, als hätten sie etwas gutzumachen. Er wirkte auch nicht so genervt wie an den Wochentagen vor oder nach Operationen, an denen er damit rechnen musste, auf den Klinikfluren ständig von wartenden Patienten oder Angehörigen mit Fragen bedrängt zu werden. »Sie werden sicherlich wissen, dass Ihre Tochter nicht mehr zu der niedergelassenen Onkologin gehen will«, sagte er in einem Ton, dem keine kritischen Untertöne in Bezug auf Kerstins Entscheidung zu entnehmen war. »Sie hat mich gebeten, künftig in der Klinik behandelt zu werden. Ich habe ihr das zugesagt.«

Ich fühlte mich genötigt, Kerstins Haltung zu begründen. »Wenn eine Onkologin die Symptome von Varizenblutungen nicht kennt«, sagte ich vorsichtig, »dann festigt das nicht gerade das Vertrauen zur ihr.« Eigentlich wollte ich noch mehr sagen, wollte den Verdacht eines niedergelassenen Internisten wiedergeben, mit dem ich erst vor wenigen Tagen telefoniert hatte und dessen Bemerkung nun ständig in meinem Kopf kreiste. Als ich dem Internisten von Kerstins Drama und der Reaktion der Ärztin erzählte, unterbrach er mich mit kommentierenden Zwischenrufen: »Das gibt es doch nicht« und »Unglaublich«. Dann sagte er: »Eine Onkologin, die Varizenblutungen nicht erkennt, das halte ich für undenkbar.« Ich erinnere mich, dass mich in diesem Moment eine Mischung aus Unglauben und Wut in Aufruhr versetzte und ich nachgefragt hatte: »Das heißt, es ist durchaus denkbar, dass die Ärztin Kerstin verbluten lassen wollte?« – »Das kann ich mir durchaus vorstellen«, antwortete er und ergänzte auf meine Nachfrage: »Sie wird vermutlich gedacht haben, ob sie jetzt stirbt oder in ein paar Wochen, das macht doch keinen Unterschied.«

Im letzten Moment verkniff ich mir, dem Oberarzt den Inhalt des Telefonats wiederzugeben. Schließlich war es nur ein Verdacht. Dr. Buchholz war sehr bemüht, und an seiner Kompetenz hatte ich auch nicht die geringsten Zweifel. Er gab ein paar Sätze zur Verteidigung der Kollegin von sich, die mehr pflichtschuldig als überzeugend klangen. Über ihr Verhalten an dem Tag, als Kerstins Varizenblutungen aufgetreten waren, verlor er kein Wort und sagte damit doch viel.

»Ich habe mit Ihrer Tochter vereinbart«, fuhr Dr. Buchholz fort, »dass ihre nächste Chemo wegen Karfreitag um einen Tag vorgezogen wird. Die Punktion habe ich für Mittwoch eingeplant, ich kann sie aber auch, wenn sie sich stabil genug fühlt, auf den Tag der Chemo legen.« Etwas lenkte den Arzt ab, er blickte an mir vorbei und schob mich dann zur Seite, um Platz zu machen für einen Patienten, der in seinem Bett aus einem Raum hinter mir auf den Flur geschoben wurde. Als das Bett an uns vorbeirollte, griff er an den Holm des Kopfendes. »Einen Moment«, sagte er zu der Schwester, die den Kranken schob, auf einen Fußhebel am Rahmen trat und damit das Bett stoppte. Der Arzt wandte sich an den Patienten, es war ein Mann mittleren Alters mit strähnigem blondem Haar und einem verschwitzten Gesicht. »Ich bin gleich bei Ihnen«, sagte Dr. Buchholz, »ich habe mir gerade Ihre Werte angesehen. Die sehen sehr gut aus.«

Dann wandte sich der Arzt wieder mir zu. Ich hörte das Klacken, nachdem die Schwester den Fußhebel gelockert hatte, und sah, dass sie das Bett weiter den Flur entlangschob. Dr. Buchholz sagte: »Ich habe Frau Ostmann darauf hingewiesen, dass sie bei dem geringsten Anzeichen einer Blutung sofort in die Klinik gebracht werden muss.« Er hatte auch mich problembewusst machen wollen.

Jutta hatte eine Hühnersuppe gekocht mit einer Maispoularde, die Bernd gestern auf Bitten Kerstins gekauft hatte. Wir saßen alle in der Küche um einen kleinen Tisch, Kerstin hatte einen gesunden Appetit, sie aß zwei Teller. Eine behagliche Spannung hatte alle erfasst, es war eine Mischung aus Freude über ihre Heimkehr und einer Anspannung aus Verantwortung über die Obhut, die wir nun für sie waren.

Ich musste dringend Besorgungen machen und fuhr mit Malte in die Stadt. Er zeigte mir ein Schreibwarengeschäft und eine Buchhandlung. Auf dem Rückweg suchten wir einen Blumenladen auf. »Für die Mama?«, fragte die Inhaberin mit dem Vornamen Elke, den ich irgendwann aufgeschnappt hatte, eine zierliche Frau mit dunklen Augen und einem üppigen dunkelbraunen Lockenschopf, der am Hinterkopf zusammengebunden war und ihr in einem dichten, struppigen Haarschwanz auf die Schultern fiel.

Die Blumenhändlerin legte ihren Arm um Maltes Schultern. »Wie geht es der Mama?«, wollte sie wissen. »Sie ist heute aus der Klinik gekommen«, sagte er. »Und jetzt willst du der Mama aus Freude darüber einen schönen Blumenstrauß mitbringen?« Sie warf mir einen kurzen Blick zu, ausreichend lang, um daraus ein teilnehmendes Verständnis für Maltes Gefühle zu entnehmen. Mittlerweile wusste mich die Frau einzuordnen. Ich hatte Kerstin häufiger einen Strauß aus diesem Geschäft mitgebracht und sie damit stets begeistert.

Vor einiger Zeit war die Blumenhändlerin selbst bei Kerstin erschienen, sie wollte die Frau kennenlernen, für die so oft Blumen bestellt worden waren, die eine Angestellte oder sie selbst vorbeigebracht, die Empfängerin aber nie zu Gesicht bekommen hatten. Sie unterhielten sich eine Weile, und die Besucherin entdeckte, dass ihr mit Kerstin eine ungewöhnliche Persönlichkeit gegenübersaß. Bedingt durch ihre Krankheit, hatte Kerstin auf vielen Ebenen ihres fugenreichen Lebens eine Abklärung erfahren, die eher in älteren Menschen eine Ausprägung findet und die sie ungewöhnlich früh gereift, geglättet und ausgeglichen hatte werden lassen. Die seelische Balance, in der Kerstin sich weitgehend fühlte, verdankte sie ihrem gesegneten Naturell, dem Verzärtelungen und Wehleidigkeiten fremd waren, in dem sich aber Disziplin und eine zähe Widerstandskraft umso stärker ausgeprägt hatten. Die Blumenfrau, die sich ihr mit einer gewissen Befangenheit genähert hatte, war erleichtert zu erleben, dass Kerstin mit ungeschminkter Offenheit über ihre Krankheit und ihre stark verkürzte Lebensperspektive sprach, als handle es sich um ein Gebrechen, mit dem man sich zu arrangieren hatte.

»Ich werde einen schönen Strauß für die Mama zusammenstellen«, sagte die Frau, griff nach einigen langstieligen Rosen, gelbrote, hellrote, dunkelrote, berührte die Stiele vorsichtig mit zwei Fingern unterhalb der Blüten und zog sic vorsichtig aus einer Vase, als seien sie zerbrechlich. Aus einer Vase daneben zupfte sie blaue Hortensien, aus einer anderen blaue Glockenblumen, häufte umsichtig die einzelnen Blumen auf einem Tisch zu einem Bündel, verschwand dann in einem Nebenraum und schleppte einen schweren Tontopf an, aus dem lange hölzerne Stiele ragten, an deren oberen Enden sich kleine bommelartige hellgelbe Blüten ballten – Mimosen.

Der Kopf der Frau war fast verdeckt von den plüschigen winzigen Blütenbällchen, zwischen denen ihre Augen begeistert funkelten: »Sind die nicht schön, die sind gestern aus Italien gekommen.« Sie neigte den Topf in unsere Richtung, als müsste Malte und mich aus den zu uns geneigten Blüten die Begeisterung anspringen. »Ich glaube, er wird Frau Ostmann gefallen«, sagte sie.

»Willkommen daheim«, sagte Malte, als Kerstin die Tür öffnete und er ihr den Blütenbusch überreichte. Kerstin war beeindruckt. »Einen so schönen Strauß habe ich ja schon lange nicht mehr gesehen, vor allem nicht so herrliche Mimosen«, sagte sie. Malte strahlte.

Nach dem Kaffee war Zeit für einen Spaziergang mit den Hunden. Malte wollte unbedingt mitgehen, ich blieb bei Kerstin, um mit ihr noch einige Details für das Buch zu besprechen. »Wir werden aber nicht mehr sehr lange bleiben«, sagte ich, »wir wollen dich doch nicht belagern.« Meine Bemerkung löste einen heftigen Protest aus. Sie kam auf mich zu und nahm mich in den Arm: »Ich bin immer traurig, wenn ihr geht. Ihr habt mir so viel Halt gegeben in diesen Tagen, dafür bin ich euch sehr dankbar.«

Dann legte sie sich auf die Couch und rief ihre Schwester Agnes an, die bereits einige Male versucht hatte, sie zu erreichen. »Nimm es mir nicht übel«, sagte sie, »wenn ich dich bitte, mich im Moment nicht zu besuchen. Ich fühle mich einfach zu schlapp für ein Gespräch. Richard kann dir erzählen, wie die letzten Tage verlaufen sind.« Sie hatte sich um Festigkeit in der Stimme bemüht, die schließlich im Weinen erstickte. Tränen liefen ihr über das Gesicht, sie weinte vor Erschöpfung. Ich nahm ihr den Hörer aus den Hand, gab Agnes einen knappen Abriss vom Ablauf der vergangenen Tage und bestätigte ihr, weil sie danach gefragt hatte, dass ich in der kommenden Woche hier sein würde, Jutta allerdings für einen oder zwei Tage nach Hause fahren müsse, um ein paar Angelegenheiten zu erledigen.

»Das wird Kerstin aber sehr freuen«, sagte Agnes, »du bist ihr mit deinen medizinischen Recherchen eine wichtige Stütze. Sie verlässt sich sehr auf dich.«

Typisch Kerstin, die mittlerweile annehmen musste, dass ich in den nächsten Tagen bei ihr sein würde, mich aber nicht direkt darauf angesprochen hatte. Ich erinnere mich, dass ich mir damals das Verhalten mit ihrem Elternhaus und ihren sechs Geschwistern erklärte. Sie hatte schon sehr bald lernen müssen, sich durchzusetzen, Entscheidungen allein zu treffen, sich auf sich selbst zu verlassen und nicht lange um Hilfe zu bitten. Hatte zudem nicht alles, was freiwillig geschah, eine höhere Wertigkeit als die erbetene Tat oder die nachgefragte Hilfe? Sie hatte meine diversen Einsätze zwar nicht erbeten, sich dafür aber immer bedankt, wortreich, ohne dass ich es herausgefordert hatte. Kerstin hatte ein großes Vertrauen zu mir, weil sie nichts erbat, sondern damit rechnete.

Abends schrieb ich auf Kerstins Laptop einen Brief an Dr. Buchholz, in dem ich mich im Namen von Kerstin und der Familie für sein Engagement und seine kompetente medizinische Betreuung bedankte. Den Brief wollte ich morgen bei meinem Besuch in der Ambulanz für ihn abgeben.

Kurz vor der Abfahrt ins Quartier stellte mir Kerstin dann doch die Frage, die aber eher wie eine Feststellung klang und für die sie nur eine Bekräftigung erwartete: »Du bist aber doch in der kommenden Woche hier?« Als ich das bejahte, nahm sie es auf wie eine Selbstverständlichkeit, und das gefiel mir.

Der verunglückte Stich

Sonntag, 16. März 2008.

Als wir morgens zu Kerstin kamen, lag sie auf der Couch, hatte wenig geschlafen, wirkte schlapp und kraftlos und stöhnte über ihren Ascites-Bauch. Mindestens zehn Liter, schätzte ich. Ich fuhr in die Ambulanz, hatte meinen Wagen gerade im Parkhaus abgestellt, als Bernd auf meinem Handy anrief. Kerstin habe die Bitte an mich, mit Dr. Buchholz über eine Vorverlegung der Punktion zu sprechen, bis zur kommenden Woche werde sie nicht mehr durchhalten.

Nach dem Verbandswechsel in der Ambulanz traf ich den Oberarzt nach langem Suchen auf der Ib bei der Visite. Ich gab ihm den Brief, wir gingen in das Ärztezimmer. Er nahm sich die Zeit, ihn sofort zu lesen. Dann sprach er über Kerstins »erstaunlich stabilen Zustand«. Und er sagte: »Ich bin sehr froh, dass es bislang mit ihr so gut gelaufen ist. Damit habe ich vor einigen Tagen noch nicht gerechnet. Aber sie verfügt ja auch über ungewöhnliche Energien.« Das war seine Art, sich für die Zeilen zu bedanken. Ich erzählte ihm, dass Kerstin wegen des wieder prall gefüllten Bauches kaum geschlafen habe und dringend punktiert werden müsste. »Wenn die Punktion noch heute sein muss«, sagte er, »geht das nur in der inneren Ambulanz, das muss dann ein Assistenzarzt machen. Und wenn sie in der Klinik bleiben will, ist für sie heute nur ein Dreibettzimmer frei. Ansonsten am Montag.«

Kerstin, Bernd und ich fuhren nach meiner Rückkehr in die Klinikambulanz. Sie legte sich in einem Behandlungsraum auf die Liege. Die Aussicht auf die baldige Erleichterung hellte ihre Stimmung auf. »Ich habe einen Bauch wie ein Nilpferd«, lachte sie, »damit könnte ich schon in den Zoo gehen.« Sie schob den Pullover hoch und das Unterhemd und entblößte ihren Ballonbauch. Ein junger Assistenzarzt stach die Nadel oberhalb des Nabels ein, schloss den Schlauch an, füllte zunächst einen halben Liter in einen Plastikbeutel ab zur Kontrolle des Eiweißgehalts im Bauchwasser und hängte dann den Schlauch in einen Eimer. Das kam mir alles sehr umständlich vor. Warum hatte er die benötigten Mengen Bauchwasser nicht aus dem Eimer auf Spritzen gezogen? Kerstin bat darum, die Nadel mit einem Pflasterverband zu fixieren, der Arzt ging darauf nicht ein und verschwand. Wir sahen ihn eine Weile nicht wieder. Aus dem bleistiftdicken Schlauch quoll eine Flüssigkeit, die fast quittegelb war.

Bernd und ich wechselten uns ab, die Nadel, die wie eine kleine Antenne aus dem Bauch ragte, senkrecht zu halten, damit sie durch die Bewegung des Schlauchs nicht hin- und herpendelte, was Kerstin jedes Mal Schmerzen verursachte und auch nicht ungefährlich war, weil dabei auch eine Darmschlinge aufgeritzt werden konnte. Sie war müde und schlapp und schlief zwischendurch ein. Nach acht Litern klemmte der Arzt den Schlauch ab und verabreichte ihr vier Ampullen Humanalbumin. Das habe die Berechnung des Eiweißgehaltes ergeben, sagte er. Vielleicht hatte er dabei den Sparsamkeitswillen der Klinikleitung im Kopf gehabt.

Nach der Rückkehr am Nachmittag hatte Kerstin das wohltuende Gefühl, von einer großen Last befreit worden zu sein. Die Bewegungen waren ihr so viel leichter geworden, dass sie fast so etwas wie eine Beschwingtheit in ihren Gliedern verspürte. Gleichzeitig bemerkte sie auch, dass der Kreislauf rebellierte. Eine Folge der Tortur, sie hatte Kräfte gekostet. Und wie stets nach einer großen Anstrengung hatte sie das Bedürfnis, sich stärken zu müssen. Das würde ihr vielleicht diese Schummrigkeit nehmen, die sie verspürte, seit sie sich von der Liege in der Ambulanz erhoben hatte.

Kerstin ließ sich erst einmal in einen Sessel fallen und wartete darauf, dass Jutta uns das Essen warm machte, eine Ratatouille mit hineingebröseltem Fetakäse. Sie aß eine gute Portion und nahm sich danach zwei Waffeln von einem Stapel, den Thore gestern mit einer Freundin gebacken hatte. Sie war danach von einer bleischweren Müdigkeit, wollte schlafen und bat mich, ihr ein Telefonat abzunehmen. Eine Kurfreundin namens Sabine aus Köln hatte es am Vormittag einige Male vergeblich auf dem Festnetz und auf Kerstins Handy versucht. Ich hatte vor einigen Wochen wegen einer Buchpassage über St. Peter-Ording zweimal mit ihr telefoniert. Sabine war ebenfalls an Brustkrebs erkrankt, vor zwei Jahren war ihr eine Brust amputiert worden, offenbar noch rechtzeitig.

Kerstin sei im Moment zu schlapp für ein Gespräch, sagte ich ihr, sie habe heute nicht einmal mit ihrer Schwester sprechen wollen. Die mitfühlenden Anfragen würden sie zudem emotional zu sehr belasten. Das alles verstand sie, auch Bernd und Malte hatten bereits einige Anrufer abgewimmelt.

Abends sagte Kerstin: »Ich glaube, Bernd und Malte sollten doch nicht nach Kroatien fliegen. Es gibt nur zwei Flüge in der Woche. Wenn mir etwas passiert, sitzen sie da unten fest. Die würden sich ein Leben lang Vorwürfe machen.« Was hatte sie plötzlich zu dieser Überlegung veranlasst? Hatte sie nun die Befürchtung, dass ihre Kräfte bald versiegten? Kerstin klagte nicht, eigentlich nie. Woran sollte ich ihre gegenwärtige Befindlichkeit messen? Hatte sie Angst vor einer Wiederholung des Varizendramas?

Die Ärzte hatten die beiden aufgeplatzten Stellen verödet und dabei die gesamte Speiseröhre in Augenschein genommen, beruhigte ich mich. Zudem bekam sie weiterhin Blutgerinnungsmittel. Hatte heute der Oberarzt mit seinem Hinweis auf denkbare neue Blutungen sie verunsichert? Das hatte Kerstin bei ihren gegenwärtigen Überlegungen sicherlich beschäftigt. Die Varizen konnten jederzeit an einer anderen Stelle aufplatzen. Die unprofessionelle Punktion in der Ambulanz, hatte nicht auch sie gezeigt, dass selbst Routineeingriffe problematisch sein können. In ihrem Zustand war nichts mehr gesichert, nichts mehr beständig, nichts vorhersehbar. Das alles hatte sie offensichtlich überlegt und war zu dem Schluss gekommen, dass die Reiseempfehlung doch zu leichtfertig war.

Wie sollte ich ihr raten? »Wir sind während der gesamten Zeit hier«, hörte ich mich sagen, »deswegen musst du dir keine Sorgen machen. Und wenn du es gerne möchtest, könnten wir in dieser Zeit auch bei dir einziehen.« Während ich das sagte, ging mir durch den Kopf, dass ich ihre aufkeimenden Bedenken gegen die Reise doch eher verstärken sollte. – »Ich denke, ich werde Bernd empfehlen, die Flüge zu stornieren«, sagte sie in diesem Moment, »wir haben das ja alles nur wegen Malte organisiert. Wie siehst du das?«, fragte sie und sah mich forschend an. Kerstin lag in einem dunklen Trainingsanzug auf der Couch, hatte sich mit einer blauweißen Wolldecke zugedeckt und mehrere Kissen in den Rücken gestopft, um eine Sitzposition einzunehmen.

»Die Enttäuschung von Malte«, antwortete ich, »wird einige Tage andauern, dann hat er sie verwunden. Das sollte deine Entscheidung nicht beeinflussen. Ich halte es sogar für denkbar, dass er es irgendwann mal sehr bedauern wird, in diesen Tagen nicht bei dir gewesen zu sein.« – Sie überlegte eine Weile und sagte dann: »Ich denke, du hast recht, ich werde mit Bernd sprechen.« Ihre Miene sagte mir aber, dass sie wegen Malte noch mit ihrem schlechten Gewissen kämpfte.

Montag, 17. März 2008.

Als Bernd uns morgens die Tür öffnete, sahen wir seinem Gesicht an, dass es Kerstin nicht gut ging. Es sei eine schlimme Nacht gewesen, sagte er. Aus dem Einstichloch der Punktion sei ständig Bauchwasser ausgelaufen. Sieben-, achtmal habe Kerstin in der Nacht die Binden wechseln müssen. Immer wieder sei alles nass gewesen, Unterkleidung, Schlafanzug und Bettwäsche, sie habe kaum geschlafen.

Ich dachte in diesem Moment an den Oberarzt, der mir gesagt hatte, dass für die Punktion am Sonntag nur ein Assistenzarzt zur Verfügung stehe. Heute klang mir das wie eine Warnung in den Ohren. Ein Assistenzarzt-Dilettant, schimpfte ich in mich hinein, der uns, Bernd und mir, zugemutet hatte, abwechselnd rund eine Stunde lang die Nadel zu halten, damit sie nicht hin und her schwankte, was aber nur zeitweilig gelang, weil wir immer wieder abgelenkt und unkonzentriert waren. Warum hatte er nicht die Nadel, wie es andere Ärzte machten, mit Pflastern fixiert. Ich vermutete, dass die Schludrigkeit des Assistenzarztes die Ursache für die Punktionspanne war.

Kerstin lag auf der Couch, bis auf Jacke und Schuhe ausgehfertig angezogen. Jutta verabschiedete sich für ihre Fahrt nach Hause, am Mittwoch wollte sie zurückkommen, und Bernd musste Besorgungen machen. Ich fuhr Kerstin zu ihrem Hausarzt. Im Ärztehaus mied sie den Aufzug und benutzte die Treppe ins Souterrain zur Praxis. Sie wirkte müde und schlapp, wollte aber unbedingt die Treppen laufen. Alles an ihr schwächelte, doch ihr Wille war ungebrochen.

Eine Helferin nahm Kerstin Blut ab und prüfte den Blutdruck. Dem Hausarzt erzählte sie dann von den Blutungen und dass ihr die Onkologin dagegen das Magenmittel Omeprazol verordnet hatte und einen Tag später den Magen spiegeln wollte. Der Arzt zog die Stirn kraus und schlug die Augen gen Himmel, zu dem Vorgang selbst sagte er nichts.

Auf dem Rückweg nahm Kerstin wieder die Treppe und zwang sich, nicht anzuhalten. Ich bot ihr an, allein zum einige hundert Meter weiter abgestellten Wagen zu gehen und sie an der Tür abzuholen. Sie wollte unbedingt gehen. Kerstin musste zu Hause wieder ihre Binden wechseln, und ich fuhr mit Thore in die Klinik. In der Verwaltung meldeten wir Kerstin für Mittwoch an. Die stämmige Frau versprach, sich um ein Einzelzimmer zu bemühen. Die Klinik sei überbelegt, ich sollte daher auch mit Dr. Buchholz darüber sprechen, der mehr Möglichkeiten als sie habe, das einzurichten.

Später erzählte Kerstin, Bernd habe die Flüge nach Kroatien storniert, Malte sei nun stinksauer. »Über Jahre hinweg hat Malte die vielen Auf und Ab deiner Krankheitsverläufe erlebt«, sagte ich, »woher soll er wissen, dass es diesmal eine andere Situation ist? Das muss mal erklärt werden.« Kerstin stimmte mir zu, doch war ihr deutlich die Enttäuschung über das »egoistische Verhalten von Malte«, wie sie sagte, anzumerken.

Dienstag, 18. März 2008.

Als ich kam, lag Kerstin noch im Bett. Sie hatte während der Nacht wieder einige Male die Binden wechseln müssen. Sie reichte mir die Blutwerte, die Hausarztpraxis hatte sie am Morgen gefaxt. Der für die Carboplatin so wichtige Kreatininwert lag im Normbereich. Gegen die Fortsetzung der Chemo durfte es somit keine Einwände geben. Auch die Kaliumwerte waren normal, was die Ärztin Patricia Steiner, mit der ich die Werte am Telefon besprach, angesichts der schweren Ascites erstaunte. Das sei doch sehr ermutigend, fand sie.

Auf Kerstins Notebook schrieb ich einen Brief an Dr. Buchholz, wies auf das undichte Einstichloch hin und fragte, was dagegen zu tun sei. Die Blutwerte legte ich bei. Wenn ich den Arzt nicht antraf, wollte ich den Brief im Stationszimmer deponieren. Auf dem Weg in die Klinik nahm ich Malte mit, den ich anschließend bei einem Freund absetzen wollte. Ich beschrieb ihm den Zustand der Mama als ziemlich kritisch. Er schien, wie ich vermutet hatte, bislang in dem Glauben, dass sie sich nach dem Krankenhausaufenthalt wieder erholt hatte und in keiner bedrohlichen Verfassung mehr war. »Das habe ich doch alles nicht gewusst«, sagte Malte. Er wirkte traurig und beschämt. »Du warst ja auch häufig auf Tennisturnieren«, sagte ich, »in diesen Tagen waren wir alle so angespannt mit der Mama beschäftigt, dass zwischendurch keiner daran gedacht hat, mit dir zu sprechen.« Als ich den Wagen eingeparkt hatte und einen Blick zu Malte warf, sah ich, dass er weinte.

Auf der Station I kam mir eine Schwester entgegen, die ich an den Komatagen, als Kerstin in dem Dreibettzimmer lag, einige Male gesprochen hatte. »Wie geht es Ihrer Tochter?«, fragte sie mit einer Stimme, die ehrlich besorgt klang. – »Den Umständen entsprechend eigentlich ganz gut«, antwortete ich ausweichend und lapidar. Dass es so wirken musste, als wäre mir die Frage lästig gewesen, wurde mir erst bewusst, als ich es ausgesprochen hatte. Im Moment fiel mir aber keine Formulierung ein, mit der ich Kerstins Zustand genauer hätte beschreiben können. Ich erwähnte mein Anliegen: »Ich habe die neuesten Blutwerte bei mir und würde gern mit Dr. Buchholz darüber sprechen.« – »Ich funke ihn sofort an«, sagte sie und kurz darauf: »Er ist bereits in diesem Gebäude und in einigen Minuten hier.«

Der Oberarzt las meinen Brief. »Gegen das Auslaufen des Bauchwassers«, sagte er, »müssen wir dringend etwas tun. Die

Gefahr ist sehr groß, dass dort ein Infekt auftritt.« Dann sah er sich die Blutwerte an und staunte: »Die sind doch sehr gut, vor allem der Kreatininwert. Nun können wir die Dosis der Carboplatin erhöhen. Sie hat ja die Chemo auch gut vertragen. Sie soll sich morgen auf der Privatstation Ib melden. Ich werde auch für eine adäquate Unterbringung sorgen.«

Dr. Buchholz sah sich veranlasst, sein Bedauern über die offensichtliche Panne bei der Punktion ausdrücken zu müssen, ohne sie direkt anzusprechen. In diesem Moment fiel mir die Onkologin ein, die im Laufe einiger Monate Kerstin ein paarmal so unglücklich punktiert hatte, dass tagelang Bauchwasser aus der Einstichstelle gesickert war. Auf die Infektgefahr hatte die Ärztin sie trotz ihres geschwächten Immunsystems nicht ein einziges Mal hingewiesen. Nach ihrem bisherigen Verhalten traute ich ihr durchaus die Meinung zu, in Kerstins Zustand die Infektgefahr nicht so genau nehmen zu müssen.

Mein Misstrauen gegenüber ärztlichen Empfehlungen saß mittlerweile so tief, dass ich Dr. Buchholz über die verschiedenen Chemotherapien befragen wollte, die mir in den letzten Monaten für Kerstin empfohlen worden waren. Ich erhoffte mir davon einige abklärende Erkenntnisse. Ich wollte vor allem seine Meinung hören zu der Chemokombination Avastin und Taxol, ohne zu erwähnen, dass die Onkologin dazu geraten hatte. Dr. Buchholz zog seine Stirn in Falten. Das sei eine die Leber belastende Kombination, antwortete er, die er allein aus diesem Grunde nicht empfehlen würde. Für ihn sei die Carboplatin die erste Wahl, weil sie überwiegend über die Nieren abgebaut werde und ihr Nutzen bei genetisch bedingtem Brustkrebs bewiesen sei.

Als ich am frühen Abend mit Kerstin allein war und mich von ihr verabschieden wollte, sah ich in ihrem ausgezehrten Gesicht einen an ihr noch nicht wahrgenommenen Ausdruck von Leidensüberdruss und Mutmüdigkeit, als habe sie alles Lebensbejahende aus- und die Agonie eingeatmet. Was nur hatte ihre Seele dermaßen gedankentrüb eingeflutet. Sie ahnte meine Fragen. »Manchmal denke ich«, sagte sie mit einer Stimme, die kraftlos-matt klang wie die tongewordene Sinnlosigkeit, »dass es doch nicht so gut war, was wir gemacht haben.«

Der Satz fuhr mir in die Adern mit einem lähmenden Entsetzen. »Kerstin, bitte sag doch so etwas nicht«, entfuhr es mir. Und ich bemühte mich, die Signale der Erstarrung, die von ihrer Aussage in mich eindrangen, nicht zur Wirkung kommen zu lassen. Mit einem energischen, fast strafenden Ton sagte ich: »Denk doch bitte daran, wie es um dich stand. Du warst doch schon fast im Jenseits. Und jetzt die positiven Nachrichten. Wir brauchen dich alle, wir kämpfen ja auch alle für dich. Und denk doch auch bitte an Malte, der seine Mama so unbändig liebt und von ihr so abhängig ist.«

»Malte ist doch völlig von der Rolle«, sagte sie. Ich hörte daraus ihre tiefe Enttäuschung über seine Reaktion auf die Reisestornierung. Das also war es, was sie so schwer getroffen und ihre Stimmung so bleischwer in die Tiefe gerissen hatte.

Ich berichtete ihr von meinem Gespräch mit Malte während der Fahrt in die Klinik. Dass er beschämt war und geweint hatte. »Er hat nicht geahnt, dass dein Zustand in diesen Tagen ernster ist als noch vor einigen Wochen«, sagte ich. »Wir alle haben uns nach den Komatagen sehr gefreut über deine Fortschritte. Daraus hat er gefolgert, dass es dir wieder deutlich besser geht, so wie in den letzten Monaten. Malte hat sich in diesem Gespräch sehr einfühlsam gezeigt.«

Ich sah plötzlich, dass sich Kerstins Züge entspannten, weich wurden, Tränen ihr über das Gesicht liefen. Der tief in ihr verwurzelte Wunsch zu leben, die kraftvollen Impulse von Zuversicht schienen sich wieder in ihr zu regen, als habe eine geheimnisvolle Kraft ihre Adern geweitet und ihren Pulsschlag wieder auf eine normale Frequenz gebracht. Sie hatte gerade vernommen, dass ihre schlimmste Befürchtung, sie sei schon abgeschrieben, sich als irrig erwiesen hatte. Wie vorher Malte von seiner Egozentrik war sie nun beschämt ob ihrer fatalistischen Fehleinschätzung.

Kerstin griff nach meiner Hand, drückte sie, ich spürte ihre frische Energie, ihr Gesicht hatte wieder einen mutvollen Ausdruck. »Ich verspreche dir«, sagte sie, »ich kämpfe weiter.«

Mittwoch, 19. März 2008.

Ich fuhr in die Klinik und meldete Kerstin in der Verwaltung für die Aufnahme an. Kurz nach 12 Uhr setzte Bernd sie vor dem Haupteingang ab, auf der Station Ib schoben Helferinnen Betten hin und her, Kerstin bekam ein Einzelzimmer. Bernd brachte wenig später ihre Tasche, sie räumte die Wäsche in den Schrank und zog im Bad ihre Schlafsachen an.

Dr. Riest hatte seinen freien Tag, ein Assistenzarzt namens Dr. Himper* übernahm die Behandlung. Er nervte anfangs mit einem Eifer, hinter dem ich zunächst einen ausgeprägten Ehrgeiz vermutete. Unabhängig vom bisherigen Behandlungsschema sich diagnostisch und therapeutisch ein eigenes Bild machen und sich nicht mit der Rolle eines Vertreters begnügen wollen – ein ehrgeiziges Bemühen für einen Arzt, der Kerstin wahrscheinlich nur ein einziges Mal behandeln würde. Nachdem ich ihn eine Weile beobachtet hatte, hielt ich es für wahrscheinlicher, dass er nur einem angelernten routinehaften Vorgehen folgte. Er horchte Kerstin ab, meinte ein Rasseln in der Lunge zu hören und wollte sie röntgen lassen.

Kerstin zog ein Auch-das-noch-Gesicht. »Erst im Februar ist eine Lungen-CT gemacht worden, die ohne Befund war«, sagte sie, »meine Lunge ist frei von Metastasen und von Wasseransammlungen. Daran wird sich doch bis heute nichts geändert haben.« Ich kramte sofort den CT-Befund hervor, den ich in einem Ordner in meiner Tasche hatte. Ich wollte Dr. Himper von unnötigen medizinischen Aktivitäten abbringen und Kerstin zusätzliche und überflüssige Belastungen ersparen. Ich sagte ihm, Dr. Buchholz und Dr. Riest vermuteten als Ursache für die Geräusche den verhärteten linken Leberlappen, der auf die Lunge drücke. Die Diagnose der Kollegen schien ihn zu überzeugen. Der harte Leberklumpen, meinte er schließlich, als habe er das selbst herausgefunden, könnte die Ursache für die Kurzatmigkeit sein.

Dann wandte sich der Arzt den naheliegenden Notwendigkeiten zu und begann mit der Punktion, setzte den Stich auf der rechten unteren Bauchseite an. Wie entscheidungssicher und routiniert wirkte er? Schon bald räumte ich ihm mehr Erfahrungen ein als dem Assistenzarzt von der Ambulanz. Während das Bauchwasser in den Eimer lief, verklebte er das undichte Einstichloch neben dem Bauchnabel mit Pflaster und Mull und beschwerte die Stelle mit einem flüssigkeitsgefüllten Plastikbeutel. Wenn es uns nichts ausmachen würde, sagte der Arzt, sollten wir abwechselnd den Daumen auf die Stelle pressen, aus der in den vergangenen Tagen nach und nach literweise Bauchflüssigkeit in Kerstins Unterwäsche und ins Bett gesickert war. »Der Druck, den Sie erzeugen können«, sagte er, »ist wesentlich effektiver als der durch den Beutel.«

Rund sechs Liter waren in den Eimer gelaufen, als der Arzt den Schlauch abklemmte. Kerstin bekam anschließend die Infusion gegen Übelkeit, danach die Chemo. Zwischendurch erschien Dr. Buchholz und erkundigte sich bei Kerstin nach dem Termin der Konfirmation von Malte. Der Arzt hatte von Kerstin erfahren, dass dieser Termin, der 14. April, für sie ein wichtiges Etappenziel in ihrem Überlebenskampf war.

Kerstin plante seit einiger Zeit ihr noch verbleibendes Leben nach dem Abreißkalender und visierte nur kurzfristige Ziele an, die sie zu erreichen hoffte. Das erste hatte sie bereits geschafft, Thores 18. Geburtstag im vergangenen Oktober, nun war es Maltes Konfirmation, die sie unbedingt noch erleben wollte. »Und danach?«, fragte ich besorgt, weil ich befürchtete, dass ihr Kampfgeist und ihre körperliche Konstitution, diese beiden Dynamos, die Kerstin am Leben hielten, nicht mehr ausreichend Energie aufbringen würden. Es reichte ja auch, dass einer schwächelte. »Und danach«, antwortete sie mir, »werde ich an meinen Geburtstag Ende April denken, vielleicht schaffe ich den ja auch noch.«

Mich erschreckte es, dass Kerstin ihre Lebenszeit nur noch nach Tagen bemaß. Zugleich bewunderte ich sie für ihre unerschütterliche Klarheit, mit der sie ihre Lage einschätzte.

»Ich werde Sie für den 14. April medikamentös so einstellen«, hörte ich Dr. Buchholz sagen, »dass Sie an diesem Tag nicht durch die Folgen der Chemo belastet sein werden.« Dann sprach er mit Kerstin die Termine für die nachste Punktion und die nächste Carboplatin ab und verständigte sich mit ihr auf Mittwoch nach Ostern. »Und falls es zwischendurch Probleme geben sollte«, sagte er, »können Sie mich an den Feiertagen in der Klinik erreichen. Ich habe Dienst.«

Rund vier Stunden hatte Kerstin bereits die medizinischen Prozeduren über sich ergehen lassen, als Dr. Himper sie fragte, ob sie noch eine weitere Infusion verkraften könne – Bondronat, ein Mittel zur Stärkung der Knochensubstanz nach einer Chemotherapie. Kerstin wehrte ab: »Das schaffe ich heute nicht mehr.« Der Arzt zeigte Verständnis: »Was heute mit Ihnen gelaufen ist, war ja auch ganz schön happig.«

Als wir am späten Abend Kerstin verließen, war das Einstichloch neben dem Nabel dicht.

Donnerstag, 20. März 2008.

Kerstin war am Morgen aus der Klinik entlassen worden, einen Tag früher als vorgesehen. Als wir sie am Nachmittag besuchten, lag sie auf der Couch im Wohnzimmer und telefonierte. Sie arbeitete Anfragen der letzten Tage ab, im Moment sprach sie mit einer Nachbarin. »Ohne meinen Daddy«, hörte ich sie sagen, »hätte ich nicht überlebt. Wenn er mich nicht sofort in die Klinik geschickt hätte, wäre ich verblutet.«

Die erlittenen Dramen der letzten Wochen fasste sie in ein paar Sätzen zusammen, die kein Mitleid suchten, aus denen auch keine weinerlichen Töne einer verletzten Seele herauszuhören waren. Kerstin erzählte mit dem ihr eigenen Selbstverständnis, Geschehnisse so zu benennen, wie sie ihrer Wahrnehmung entsprachen, ohne dabei mit Larmoyanz zu bedrängen oder mit effektheischenden Ausschmückungen zu beeindrucken. Kerstin hatte wieder Boden unter den Füßen. Nur ein leichter Hauch von Zuversicht genügte, dass sie sich wieder uneingeschränkt lebendig fühlte.

Ich war immer wieder überrascht und beeindruckt davon, wie sie es schaffte, innerhalb so kurzer Zeit alles Beängstigende und die von ihrer eingeschränkten Lebensperspektive ausgehende Trostlosigkeit abzustreifen wie ein Kleidungsstück. Kerstin lebte den Tag, die Stunde, ohne die bedrohlichen Schatten der Zukunft auf sich wirken zu lassen. In ihren Augen glänzte die Zuversicht des Augenblicks.

»Meine Onkologin hat sehr viel Mist gemacht«, sprach Kerstin ins Telefon und fuhr sich mit den Fingern durch ihre dunkelblonden, hell gesträhnten Haare, »die hat mich beinahe auf dem Gewissen gehabt. Sie war für mich die Fortsetzung negativer Erfahrungen, die ich im Laufe von Jahren mit Ärzten gemacht habe. Ich bin froh, dass sich Richard vor und während der Klinikzeit um viele medizinischen Details gekümmert hat. Er passt seit Monaten wie ein Luchs auf, dass an mir nicht wieder Pfusch begangen wird. Das hat mir viel Sicherheit gebracht.«

Nach dem Telefonat wollte sie wissen, warum wir von der Klinik aus, wo wir sie am Vormittag kurz besucht hatten, direkt in unser Quartier gefahren waren. »Richard wollte mittags Schlaf nachholen«, erklärte ihr Jutta, »er hat in den Nächten zuvor oft wach gelegen.« Kerstin blickte mich erstaunt an: »Du hättest doch auch hier auf der Couch schlafen können.« – »Ich kann aber nur bei Dunkelheit schlafen«, antwortete ich, »wenn mir das Licht in die Augen scheint, dann ist es vorbei mit einem Nickerchen.« – »Dann hättest du doch oben in meinem Bett schlafen können«, sagte sie. Ich hörte daraus das Bemühen, sich bei mir revanchieren zu wollen. Kerstin bohrte weiter, und ich spürte, dass sie uns jetzt, da sie eine Weile zu Hause sein würde, gern in ihrer Nähe gewusst hätte: »Und warum zieht ihr nicht in das Hotel hier um die Ecke?« – »Das ist mit Hunden sehr umständlich«, erklärte ihr Jutta, »Richard hat dort doch etliche Tage übernachtet. Die Zimmer liegen im ersten Stock. In der Ferienwohnung müssen wir nur über die Terrasse gehen und sind nach wenigen Metern im Wald. Außerdem haben wir dort auch mehr Platz.« Das verstand sie.

Abends fuhren wir in ein griechisches Restaurant. Die Anstrengung des Tages hinterließ zusehends Spuren, Kerstins Augen waren klein geworden, auf ihrem Gesicht lagen deutliche Spuren von Erschöpfung. Sie aß zwei gefüllte Tomaten vom Vorspeisenteller, nahm einen Happen von einer gegrillten Zucchini und schaffte noch zwei Bissen vom Lamm, dann legte sie das Besteck beiseite. Nach anderthalb Stunden drängte Kerstin zum Aufbruch. Der Kellner trug dampfende Speisen an uns vorüber. Er komme sofort, vertröstete er uns. Kerstin sagte kaum noch etwas, war gedanklich abgelenkt von ihrer Ungeduld und der auf ihrem Gesicht von Minute zu Minute sich immer stärker abzeichnenden Erschlaffung.

Nach einer als unendlich empfundenen Viertelstunde kam die Abrechnung, dann dauerte es noch einen langen Moment, bis der Kellner die Mäntel brachte. Im Flur trafen Kerstin und Bernd Bekannte. Die Zeit für die paar Sätze wurden für Kerstin zur Ewigkeit, kraftlos lehnte sie sich mit dem Rücken an die Wand, hielt sich nur noch mit großer Anstrengung auf den Beinen. Ich drängte zum Aufbruch, die Leute sahen mich verständnislos an, sie hatten nichts begriffen. Jutta und ich fassten sie unter, Bernd schloss den Wagen auf, wir halfen ihr auf den Beifahrersitz. Unterwegs ins Quartier waren wir randvoll mit bangen Gedanken um Kerstin.

Karfreitag, 21. März 2008.

Morgens telefonierte ich lange mit Dr. Winter. Für ihn grenze es an ein Wunder, sagte er, dass Kerstin das alles überstanden habe. Drei Dinge seien für ihr Überleben ausschlaggebend gewesen: der schnelle Start in die Klinik, ihr eiserner Wille und die Zuwendung, die sie in diesen Tagen erhalten habe. Ich erfuhr, dass höchstens ein Drittel aller betroffenen Patienten Varizenblutungen überleben. Aus dem Leberkoma zu erwachen sei noch seltener. Kerstins Blutverlust, meinte er, dürfte aber geringer gewesen sein als von uns angenommen, weil sie keine Blutkonserven bekommen habe. Er wunderte sich darüber, dass im OP die Speiseröhre nicht sofort durchgespült und gleich anschließend die durchbrochenen Stellen verödet worden waren.

Gegen Mittag trafen wir bei Kerstin ein, sie war zum Ausgehen angezogen. Nach den Tagen der Klinikkasernierung, ihrer von Punktion, Chemos, Blutwerten und ärztlichen Bulletins eingegrenzten Wahrnehmung, hatte sie das Bedürfnis, wieder die äußere Umgebung in sich aufzunehmen. Sie hatte bereits einige Zeit in der Küche zugebracht und eine dicke Erbsensuppe mit Brägenwurst gekocht. Nach dem Essen fuhren wir zu viert über Land. Ein berühmtes Denkmal wollte sie uns zeigen. Das Ziel war zweitrangig und auch uns nicht wichtig, ihr kam es nur auf den Ausflug an, egal wohin.

Unterwegs setzte Schneetreiben ein, das mit jedem weiteren Höhenmeter dichter wurde. Kurz vor dem Erreichen der Anhöhe mit dem Denkmal, das von einem Parkplatz aus nur zu Fuß zu erreichen war, kehrten wir um. Die Schneeflocken fielen hier in vorhangdichten Schnüren, die Sicht reichte nur ein paar Meter. Der Schnee blieb liegen, es wäre ein mühsames Kraxeln geworden. Kerstin wollte noch nicht nach Hause, am Fuß der Anhöhe kehrten wir in einem Ausflugslokal ein. Während Kerstin angestrengt an einigen Bissen Pflaumenkuchen kaute, schweifte ihr Blick immer wieder nach draußen, versonnen und sehnsuchtsvoll. Sie hatte die Außenwelt lange entbehrt und konnte nicht genug davon aufnehmen.

Nach der Rückkehr erzählte mir Bernd, Kerstin habe ihm gesagt, sie wisse nicht, ob es richtig gewesen sei, sie noch am Leben zu halten. »Das hat sie mir vor einigen Tagen auch gesagt«, antwortete ich und war mächtig irritiert, erneut eine solche Aussage zu hören. Als ich Kerstin darauf ansprach, zeigte sie sich überrascht. »Das war doch vor drei Tagen.« – »Und wie siehst du das heute?«, fragte ich. – »Das war ein Stimmungstief, das habe ich doch längst überwunden. Mittlerweile fühle ich mich innerlich stabil«, antwortete sie.

Als sie später auf der Couch lag, blickte sie unentwegt in den Garten und die beginnende Dämmerung mit den bizarren, gerippehaften Umrissen der Bäume vor dem schmutzigen Grau des Himmels. Sie sah so angestrengt nach draußen, als gebe es dort etwas zu beobachten, bis ich schließlich merkte, dass ihre Gedanken ganz woanders waren. Nach einigen Minuten fragte sie mich: »Glaubst du eigentlich an ein Leben nach dem Tod?« Die Frage überfiel mich in einem Zustand größter geistiger Entfernung zu metaphysischen Problemen, und ich reagierte intuitiv abwehrend mit einem »Nein« und bereute es sofort, nachdem ich es ausgesprochen hatte. Es war in diesem Moment ein unpassendes, ein unmenschliches, ein dummes »Nein«.

Wie konnte ich nur so tumb sein, so wenig einfühlend und so brüsk ablehnend, ohne auf Kerstins Befindlichkeit einzugehen, ohne daran zu denken, dass metaphysische Fragen für sie jetzt vorrangig und wohlbedachte Antworten eine moralische Verpflichtung waren? Sie war verständlicherweise versessen auf jede Hoffnung, die sie in dem Glauben bestärkte, dass es nach dem Tod irgendeine Form der Existenz gab. Hätte ich in diesem Moment nicht die Hoffnung teilen oder beflügeln müssen, eine Hoffnung, auf die Kerstin, die mir so unendlich viel Vertrauen entgegenbrachte, wegen unserer gegenseitigen Zuneigung und ihrer Erwartungen an mich geradezu einen Anspruch hatte?

Ich versuchte, meine Dummheit auszubügeln, von dem strikten »Nein« einen glaubwürdigen Übergang zu einem »Vielleicht« und danach zu einem »Ja« zu finden. »Nein ist nicht ganz richtig«, sagte ich und suchte nach einer plausiblen Begründung für die Korrektur meiner Überlegungen, »es hängt stark ab von meinen Stimmungen«, sagte ich, »neulich habe ich über Nahtod-Erfahrungen von Patienten gelesen, die nach einem Herzinfarkt oder einem Gehirnschlag schon tot waren und wenige Minuten danach reanimiert wurden. Nach den von Wissenschaftlern überall auf der Welt ausgewerteten Reanimationsschilderungen solcher Patienten gibt es viele Übereinstimmungen von Bildern und Gedanken, die in dieser Zeit aufgetaucht sind. Man könnte annehmen, diese Menschen hätten bereits in ein Leben danach blicken können. Das lässt mich doch an ein Leben nach dem Tod denken.«

Ihr Gesicht hellte sich ein wenig auf. Ich sah Kerstin an, dass ihr diese Gesprächswendung behagte und sie weiter darüber reden wollte. »Wenn du schon mal über ein weiteres Leben nachdenkst«, fragte sie, »welche Vorstellungen verbindest du dann damit?« – »Genaue Vorstellungen habe ich nicht, die können wir ja auch nicht haben. Wenn ich aber an die Nahtod-Berichte denke, in denen ja eine Fähigkeit zu menschlicher Wahrnehmung und Reflexion zum Ausdruck kommt, dann gibt es vielleicht doch ein zweites menschliches Dasein.«

Kerstins Phantasie rotierte und wurde durch neue Fragen weiter angeregt. »Und wie könnte dieses zweite Dasein nach deiner Vorstellung aussehen?« – »Wenn ich darauf Einfluss hätte, würde ich mein zweiten Leben gerne in Patagonien verbringen, weitab von der hektischen Zivilisation.« – »In Patagonien? Wo liegt denn das?« – »Im Süden von Argentinien und Chile, wo ich wohl nicht mehr hinkommen werde in meinem jetzigen Leben. Deshalb wird es wohl ein Traum bleiben.« – »Das muss doch kein Traum bleiben, da kann man doch leicht hinkommen.« – »Fünfzehn Stunden und länger im Flugzeug«, antwortete ich, »dazu verspüre ich nicht die geringste Neigung, dann verzichte ich lieber darauf.«

Kerstin sah wieder in den Garten mit einem Blick, der seltsam entrückt war, als versuchte sie, sich dieses Patagonien vorzustellen. Ihre Phantasie war sehr beschäftigt mit der Vorgabe von meinem Traumland. Sie drehte den Kopf, sah mich prüfend an, als wollte sie von meinem Gesicht ablesen, ob ich mit Patagonien eine Vorstellung verband. »Was ist so besonders an diesem Land?«, wollte sie wissen. – »Es ist eine fast unberührte Natur mit einer unendlichen Weite, hohen Gebirgsketten und einem vor allem im Winter sehr rauen Klima, mit Prärien, die bis zum Horizont reichen, mit hüfthohem Gras, das mich, wenn der Wind in Wellen darüberstreicht, an ein leicht bewegtes Meer erinnert.« – »Woher weißt du das eigentlich?«, fragte sie. – »Ich habe in den dritten Programmen einen Dreiteiler über Patagonien gesehen. Da wurden auch indianische Schamanen gezeigt, die von nordamerikanischen Touristen aufgesucht werden wegen ihrer magischen Kräfte, über die sie angeblich verfügen.«

Während des Abendessens sprach Kerstin nicht viel. Ihre Gedanken waren bei unserem Gespräch zurückgeblieben.

Ostern 2008.

»Ich habe heute Nacht von einem indianischen Schamanen geträumt«, sagte Kerstin am Ostersonntag, kurz nach unserem Eintreffen. Sie hatte gerade gefrühstückt, lag nun auf der Couch. »Der hatte am Fuß eines steilen schneebedeckten Berges vor einer Hütte gesessen. Auf seinem Kopf mit den schulterlangen schwarzgrauen Haaren trug er einen Hut, wegen der Kälte hatte er einen schweren Poncho aus dicker Alpakawolle umgelegt. Ich habe ihm von meiner Krankheit erzählt, und er hat geduldig zugehört. Ich hatte den Eindruck, dass er alles verstand. Dann bin ich aufgewacht.« Bernd hatte das Gespräch mitgehört. »Wenn Kerstin noch einmal auf die Beine kommt«, sagte er mir später, »dann kannst du sicher sein, dass sie eines Tages vor dir steht, zwei Tickets in der Hand, und dich auffordert: ›In zwei Tagen fliegen wir nach Patagonien.‹ Ich kenne doch meine Frau.«

Nun verstand ich auch Kerstins realistische Bilder aus ihrem Traum, der in Wirklichkeit ein Tagtraum war, in der Halbdämmerphase zwischen Schlaf und Wachsein geboren aus dem Wunsch, ihrem eng gewordenen Leben zu entfliehen in mein Traumland, das auch zu ihrem geworden war.

Nach dem Mittagessen drängte Kerstin auf einen Ausflug. Die Sonne schien, das lockte sie. Ich wollte zunächst nicht mit, hatte meinen Laptop ausgepackt und den Buchtext vor mir. Kerstin bedrängte mich mitzufahren. »Warum denn?«, fragte ich ungeduldig. – »Weil mir das wichtig ist.« – »Und warum ist dir das wichtig?« – »Weil ich Jutta und dir das Bergland zeigen möchte und weil es mir immer wichtig ist, euch um mich zu haben.« Während der Fahrt sprach Kerstin nicht viel, sie wollte noch einmal einen Ausflug machen, wohl in dem Bewusstsein, eine solche Tour nicht mehr zu erleben.

Nach unserer Rückkehr rief Elke an, Kerstin stellte auf Mithören. »An deinem Beispiel habe ich gelernt«, sagte sie zu Kerstin, »wie wichtig es ist, zu kämpfen. Wenn ich bedenke, wie es noch vor zwei Wochen aussah. Es ist schon erstaunlich, dass du ein solches Drama überlebt hast. Andreas und ich haben damals in einer Kirche eine Kerze für dich angezündet.

Wir haben gesagt, wie traurig es für Jutta und Richard wohl sein müsste, seit Kurzem eine Tochter zu haben und sie nach wenigen Wochen schon zu verlieren. Und nun diese Entwicklung, das übertrifft ja unsere kühnsten Träume.«

Kerstin sprach nicht viel, sagte nur: »Ich werde weiterkämpfen. Das ist schon zu meiner zweiten Natur geworden.« Sie war müde, mochte nicht viel reden, kämpfte mit Problemen des Augenblicks. Vor der Rundfahrt hatte sie von Schwindel und Übelkeit gesprochen, die plagten sie immer noch. Als Ursache vermutete sie das Antibiotikum, das ihr in der Klinik gegen eine Infektion verabreicht worden war. Auf dem Beipackzettel las ich unter Nebenwirkungen, dass es bei jedem zehnten Patienten zu Schwindel, Übelkeit, Müdigkeit, Zittern und Magen-Darm-Beschwerden kommen könne.

Wenig später ein Anruf der Ärztin Patricia Steiner, die sich nach Kerstins Befinden erkundigte und ihr davon abriet, das Antibiotikum abzusetzen. Ein Infekt in ihrem gegenwärtigen Zustand könne schwerwiegende Folgen habe.

Am Ostermontag telefonierte Kerstin eine Weile mit Ilse Lang, erzählte ihr von den Komatagen, ihrem totalen Erinnerungsausfall und von ihrer Hoffnung, die Konfirmation noch zu erleben. Das sei nicht mehr ganz so aussichtslos, wie ihr das noch vor einigen Tagen erschienen war. Abends im Quartier fragte ich mich, warum Kerstin so gut wie nie über Ängste sprach, auch nicht über die Angst vor dem Tod. Ich schrieb ihr eine SMS und bat sie, über ihre Ängste zu sprechen, weil ich mir sicher war, dass ihr das helfen würde.

Einige Minuten später traf ihre SMS-Antwort ein. Sie habe keine Angst mehr, mit dem Tod habe sie sich bereits vor langer Zeit abgefunden. Ich könne mich darauf verlassen, dass sie mit mir darüber sprechen werde, wenn Ängste sie heimsuchten.

Mittwoch, 26. März 2008.

Mit Kerstin am späten Vormittag in der Klinik, Punktion und Chemo. Auf der Fahrt fragte sie mich, ob sie vielleicht noch eine Chance habe, in die PARP-Studie zu kommen. Ich versprach ihr, das so schnell wie möglich zu eruieren. Kerstin hatte ihren Kampfeswillen nicht eingebüßt, das freute mich.

Assistenzarzt Dr. Riest bereitete die Punktion vor, nach der Chemo wollte er auch noch das Knochenstärkungsmittel Bandronat infundieren. »Während Ihrer OP«, sagte der Arzt zu Kerstin, »sind nur die aufgeplatzten Stellen in der Speiseröhre behandelt worden. Ich empfehle Ihnen, auch die übrigen Varizen mit Gummiringen abklemmen zu lassen.« Kerstin verschob die Entscheidung darüber auf die nächsten Tage. Den Grund konnte ich nur erahnen. In einer Narkose würde sie abtauchen ins Dunkel, ins Ungewisse. Seit den Komatagen hatte sie Angst davor.

Während die Chemo in ihre Adern tropfte, erschien Oberarzt Dr. Buchholz. »Ich bin froh über Ihre Entwicklung«, sagte er, »es ist sehr erfreulich, wie sich Ihr Zustand verbessert hat. Damit habe ich nicht gerechnet.« Gegen 18.30 Uhr war die Chemo durchgelaufen, nun musste ihr der Schlauch von der leeren Carboplatinampulle abgeklemmt und das Mittel zum Durchspülen des Ports angeschlossen werden. Ein kleiner Handgriff nur, den die Schwestern auf Anweisung des Nachtdienstarztes verweigerten. Der sei im Augenblick noch auf den Stationen im Nachbargebäude beschäftigt, habe sich aber diesen Handgriff vorbehalten. Bis zu seinem Eintreffen könne es noch eine Weile dauern. Kerstin wollte nach Hause, das Warten kam ihr unsinnig vor. Sie sprach von Schikane und Willkür eines wichtigtuerischen Arztes.

Jutta und ich wollten morgen für zwei Tage nach Hause fahren, Kerstin machte einen stabilen Eindruck, wir brauchten uns keine Sorgen zu machen. Ich nahm Kerstin das Versprechen ab, uns sofort zu informieren, wenn Probleme auftauchen sollten. Wir würden dann umgehend kommen. Thore, der noch Ferien hatte, konnte sie, wenn es nötig sein würde, in die Klinik fahren.

Der Arzt werde gleich eintreffen, hieß es nach gut einer Stunde. Gegen 19.30 Uhr rief Jutta an. Das Abendessen sei fertig, alle warteten ungeduldig auf uns. »Angeblich soll der Arzt gleich kommen«, erklärte ich, »dann machen wir uns sofort auf den Weg.« Es dauerte fast noch eine Stunde, bis er schließlich erschien und mit bedeutungsvoller Geste, als handelte es sich dabei um einen ärztlichen Kunstgriff, die Schläuche wechselte. Das lange Warten, sagte der Arzt, der es sichtlich genoss, wenigstens nachts den Chef spielen zu können, ließe sich in einer Klinik nun mal nicht vermeiden. Auf meine Bemerkung, es sei doch nur um einen kleinen Handgriff gegangen, den jede Helferin etliche Male am Tag praktiziere, sagte er in einem Bastaton: »Das behalte ich mir selbst vor. Und das entscheide allein ich.«

Mit über zweistündiger Verspätung trafen wir schließlich bei Ostmanns ein.

Donnerstag, 27. März bis Sonntag, 30. März 2008.

Gegen Mittag verabschiedeten wir uns. Sie werde uns vermissen, sagte Kerstin, sie habe sich sehr an unsere Anwesenheit gewöhnt. Ich würde aber bereits am Samstag zurück sein, Jutta im Laufe der kommenden Woche.

Ihre Hämoglobinwerte seien stark abgefallen, sagte sie, als wir abends miteinander telefonierten. Möglicherweise brauche sie einige Blutkonserven.

Thore brachte sie Freitag in die Klinik, ich erreichte sie auf dem Handy. »Ich bin so verdammt schlapp«, sagte sie. Dann musste sie abbrechen, Dr. Buchholz war gerade ins Zimmer gekommen. Von Thore erfuhr ich, dass sie in einem Dreibettzimmer lag, mit einer an Darmkrebs erkrankten 80-jährigen Frau und einer an der Gebärmutter operierten Japanerin. Minuten später rief sie zurück. Entwarnung, der Hämoglobinwert war wieder angestiegen und hatte fast den Normalwert erreicht, Blutkonserven seien nicht nötig. Nachmittags holte Bernd sie nach Hause.

Ich dachte eine Weile über Kerstins SMS-Antwort nach. Solange ich auch grübelte, ich fand nichts, was Zweifel an ihrer Aussage in mir hätte wecken können. Mir gingen viele Gespräche mit ihr durch den Kopf, Szenen aus der Klinik fielen mir ein, Erinnerungen an St. Peter-Ording tauchten auf, aber nicht eine einzige Wahrnehmung und nicht eine einzige Äußerung von ihr drängte sich mir ins Gedächtnis, die eine Angst vor dem Sterben hätte erkennen lassen. Mein Respekt vor ihr stieg in neue Höhen.

Der Tod verleiht dem Menschen Würde. Dieser Gedanke kam mir, als ich über die Veränderungen nachdachte, die ich an Kerstin in letzter Zeit bemerkt hatte. Mit der wachsenden Aussichtslosigkeit ihres Überlebenskampfes hatte sie spürbar an Würde gewonnen. Das Unfertige in ihr hatte sich schon frühzeitig gerundet und eine Beständigkeit, eine widerborstige Kraft und eine innere Aufrichtung entwickeln lassen, die sich in ihrer Persönlichkeit in einer deutlichen Ausprägung von Gereiftsein und einer frühzeitigen Abklärung zeigten. Es störte Kerstin auch nicht, dass sie ihr Leben mit dem allgegenwärtigen Bewusstsein der bedrückend nahe rückenden Endlichkeit als eine Beeinträchtigung gegenüber dem Leben der anderen empfinden musste.

Kerstin hatte keine illusionären Erwartungen an ihr Dasein mehr, und nichts deutete darauf hin, dass sie noch Stapel von Unerledigtem vor sich herschob. Sie hatte sich längst innerlich umgeschichtet, ihre Bereitschaft für die gewisse Stunde in sich gefördert und ihren stark empfundenen familiären Mangel durch uns ausgleichen können. Innerhalb kurzer Zeit hatte sich in unserer Beziehung das gegenseitige Gefühl von Aufgehobensein stark ausgeprägt, das in seiner Intensität auch jetzt noch zunahm. Das war sehr beruhigend für sie im Hinblick auf ihre Kinder, die nun eine weitere Anlaufstelle hatten. Eines Abends sagte mir Bernd, Kerstin habe ihm schon vor Jahren gesagt, er und die Kinder müssten eines Tages ohne sie auskommen und lernen, sich in die Dinge des Alltags hineinzudenken, um von ihr unabhängig zu werden.

Als ich am Samstag am frühen Nachmittag bei Kerstin eintraf, öffnete sie die Tür mit einem wissenden Lächeln, in dem sich Freude und Dankbarkeit für das Geregelte in ihrer Umgebung ausdrückte. Um alles war ein Kümmern, ein Besorgtsein. Bernd und Malte waren zu einem Tennisturnier gefahren. Kerstin legte Wert darauf, dass Malte und Thore so lange wie möglich in ihrem täglichen Ablauf keine Einschränkungen durch ihre Krankheit erfuhren. Ich erzählte ihr, dass die Pharmafirma keine Einwände gegen ihre Teilnahme an der PARP-Studie habe, die Entscheidung darüber aber Frau Professor Schmutzler überlasse. Eine Klärung darüber würde ich in der kommenden Woche zu erreichen versuchen.

Am frühen Abend fuhren Kerstin und ich in ein nahes Restaurant, wir aßen Lammfilet und Brokkoli und sprachen kein Wort über Krebs, Klinik und Ärzte, lange Zeit aber über Patagonien. Und stellten fest, dass wir beide unsere Sehnsüchte dorthin geschickt hatten, Kerstin erst vor wenigen Tagen, ich vor vielen Jahren. Patagonien war für mich das Synonym für ein Idyll geworden, in das sich meine Phantasie und meine Sehnsüchte in den Jahren des Getriebenseins geflüchtet hatten, wenn der Stress zu groß geworden war, und mit dem Kerstin nun die Vorstellung einer Lebensfortsetzung verband. Die Gedanken an das gemeinsame Idyll erlebten wir als sehr verbindend.

Kerstin wurde bald müde, ich fuhr sie nach Hause, Bernd und Malte waren dort wenige Minuten vorher eingetroffen. Malte ließ zwiespältige Gefühle eines beachtlichen Beinaheerfolges erkennen, er hatte das Endspiel nicht erreicht, war von dem späteren Turniersieger, der in der Tennisrangliste zig Plätze vor ihm rangierte, nur knapp geschlagen worden.

Zum gemeinsamen Frühstück brachte ich am Sonntag die Brötchen aus dem Hotel mit. Kerstin wollte den sonnigen Tag nicht auf der Couch verbringen. Ich schlug vor, uns mit Elke und Andreas auf halber Strecke zu treffen. Bernd hatte nach den rund 400 Kilometern Autobahn gestern keine Lust mehr auf eine stundenlange Fahrt und liebäugelte mit einer Siesta im Garten. Kerstin rief Elke an, sie vereinbarten als Treffpunkt einen kleinen Ort an einem höher gelegenen Stausee, rund 150 Kilometer entfernt. Nach der Autobahn wurde es kurvenreich, über eine serpentinenreiche Strecke erreichten wir eine Anhöhe mit Hotelbetrieb und Restaurant, direkt oberhalb des Sees. Etliche Gäste saßen draußen auf der Terrasse in der Sonne, Kerstin war es zu kalt, wir suchten uns einen Tisch im Wintergarten, in dem es ziemlich stickig war und die Sonne ungehindert durch das Glasdach brannte.

Kerstin war beängstigend schwach. Sie hatte ihre Kondition überschätzt. Auf den rund hundert Metern vom Parkplatz zum Eingang musste sie zweimal verschnaufen. Auch für die Treppe zum Wintergarten brauchte sie eine Weile. Sie bestellte sich ein Gericht mit Garnelen und blauen Kartoffeln, ich ein Steinbeißerfilet. Sie war sehr kurzatmig, die Mattheit ließ ihr Gesicht unbeweglich erscheinen, als habe sie es hinter einer gräulich-fahlen Hautmaske versteckt. Dunkle Schatten ränderten ihre Augen. Wir sprachen eine Weile über das Buch, dann fragte sie, ob Jutta oder ich sie am Dienstag in die Nachbarstadt zum Friedhof bringen könnten. Zum 15. Todestag ihrer Mutter. Ich fragte mich, warum ausgerechnet jetzt dieser schwermutsvolle Gang anfallen musste.

Die Wiedersehensfreude mit Elke drückte sich in Kerstins Gesicht in einem leicht verzerrten angedeuteten Lachen aus. Sie mied alle Bewegungen, die das Luftholen erschwerten, und machte sich schnell aus der Umarmung ihrer Freundin frei, die sich bemühte, Kerstin mit Erinnerungen an St. Peter-Ording aufzumuntern. Als wie gravierend erlebte Elke in diesem Moment Kerstins Veränderungen? Ich versuchte, mit ihren Augen zu sehen, um mir Kerstins rapiden Verfall seit dem letzten Treffen der beiden auf der Adoptionsfeier bewusst zu machen. Durch den täglichen Umgang mit ihr war meine Wahrnehmung eingeschränkt.

Ich grub in den Erinnerungen und hatte das Bild von Mitte Januar vor dem Amtsgericht vor mir, als sie noch ein volles Gesicht hatte. In der veränderten Perspektive fiel mir plötzlich auf, dass in ihrem Gesicht die schreckliche Gewissheit letzter Tage eingegraben war, wenn sie sich das bei ihren täglichen Blicken in den Spiegel auch nicht mehr bestätigte, sondern darüber hinweglebte, wie ich ebenfalls das tägliche Erschrecken über sie ausgeblendet hatte.

Elke lenkte ab von diesen Wahrnehmungen und beschwor Erinnerungen. »Kerstin, gestern habe ich plötzlich daran denken müssen«, sagte sie, »dass wir beide ja beinahe eine Filmkarriere gemacht hätten. Mir ist wieder diese Filmregisseurin eingefallen, die wir während unserer Kur im Jahr 2004 in der Rehaklinik in St. Peter-Ording getroffen haben.« In Kerstins Augen zeigte sich ein erinnerndes Lachen. Ihr fiel der Name nicht ein: »Wie hieß die eigentlich noch? Die hat einige bekannte Filme gedreht. Ich seh sie deutlich vor mir mit ihrer hageren Gestalt.« – »Terhagen* oder so ähnlich.« – »Genau, Terhagen«, sagte Kerstin.

Andreas wurde leicht ungeduldig: »Könnt ihr uns bitte sagen, was euch so belustigt?« – »Die Terhagen«, antwortete Elke, »hatte ebenfalls Brustkrebs, sie war eine Frau, die nichts ausließ, um sich als Berühmtheit darzustellen. Am liebsten hätte sie überall in der Klinik Plakate von sich aufgehängt.« Kerstin unterbrach sie: »Nach einem Tag schon wussten alle, dass wir eine berühmte Regisseurin unter uns hatten.« Elke fuhr fort: »Wir nannten sie nur die Frau mit dem Stirnband. Ich glaube, sie schlief damit. Sie war ständig darum bemüht, dass ihrem Genie gehuldigt wurde, plauderte über die vielen Stars, mit denen sie gedreht hatte, erzählte, wild gestikulierend, um die Aufmerksamkeit noch mehr auf sich zu lenken, anekdotenhaft über diese Berühmtheiten, denen sie ständig Anweisungen, mitunter auch Rüffel erteilen musste, wodurch sie ihrem andächtig lauschenden Zuhörerkreis bewusst zu machen versuchte, dass sie weitaus bedeutender war als diese bekannten Filmgrößen. Das beeindruckte sehr, für kurze Zeit jedenfalls. Als eines Tages die Bewunderung aufgebraucht war, verkündete sie das Filmprojekt.«

Eine Kellnerin unterbrach den Redefluss, wir bestellten Kuchen. Kerstin zeigte Gefallen an dem Wiederaufleben der Geschichte. Sie blickte mich an: »Wäre das nicht auch eine Episode für das Buch? Wir haben uns in diesen Tagen so amüsiert wie selten.« – »Das kann ich bestätigten«, sagte Elke. »Und wie ging das weiter?«, fragte ich.

Andreas wurde ungeduldig: »Was für ein Filmprojekt?« – »Die Terhagen«, fuhr Elke fort, »wollte einen Film über St. Peter-Ording drehen, sie stand damit wieder im Mittelpunkt. Irgendwann verteilte sie auch schon die Rollen. Eine der Frauen, die unentwegt um die Regisseurin herumscharwenzelten, kam eines Tages freudestrahlend an unseren Tisch und verkündete: ›Ich bekomme eine Hauptrolle. Und ich soll auch an dem Drehbuch mitschreiben.‹ Das wurde für uns ab sofort zu einem geflügelten Wort. Wenn ich Kerstin eine Weile nicht gesehen hatte, fragte ich sie: ›Warst du bei der Terhagen. Und hast du auch schon eine Hauptrolle?‹ Oder wenn Kerstin morgens zum Frühstück erschien, erkundigte sie sich schon von Weitem: ›Wirst du auch ein Filmstar, oder arbeitest du am Drehbuch mit?‹ Mit unserer Witzelei haben wir uns bei vielen der Schauspielerinnen in spe ziemlich unbeliebt gemacht.«

»Einige haben wirklich an die Filmkarriere geglaubt«, ergänzte Kerstin, »die Terhagen erzählte pausenlos von ihren Filmen, den Stars, die sich um sie bemühten, um neue Rollen zu bekommen, und natürlich kannte sie auch den einen oder anderen Oscar-Preisträger. Das klang alles so ernsthaft, dass einige sich in ihrer Phantasie schon über eine Kinoleinwand laufen sahen.«

Am späten Nachmittag brachen wir auf. Als Kerstin sich von Elke und Andreas auf dem Parkplatz verabschiedet hatte, schaute sie ihnen noch eine Weile hinterher und winkte so lange, bis ihr Wagen hinter einer Kurve verschwunden war. Während der restlichen Meter zum Auto musste sie einige Male eine Pause einlegen und verschnaufen. Auf der Rück fahrt bedankte sie sich für den schönen Nachmittag. Es klang leicht wehmütig.

Patagonien

Dienstag, 1. April 2008.

Kerstin lag noch im Bett, als ich morgens kam. Die Praxis des Hausarztes, in die ich sie gestern zur Blutabnahme gebracht hatte, hatte die Ergebnisse gefaxt. Die Werte, auf die es im Moment ankam, waren stabil. Nach dem Frühstück fuhren wir in die Nachbarstadt zum Friedhof. Kerstin kam mir heute noch kurzatmiger vor.

Um ihr lange Wege zu ersparen, parkte ich den Wagen an der Friedhofsmauer unmittelbar in der Nähe des Eingangs auf der Südseite. Sie blieb im Wagen sitzen, während ich die Gärtnerei aufsuchte. Eine junge Gärtnerin bepflanzte eine Tonschale mit gelben und blauen Hornveilchen. Die schwere Schale stellte ich auf einen Handkarren, legte Schaufel und Harke dazu für den Fall, dass ich ein Loch graben musste. Das Grab lag rund hundert Meter vom Eingang entfernt, ich fand einen Platz für die Schale, Kerstin gab mir eine Kerze, die ich vor dem Grabstein aufstellte und deren Flamme ein flackerndes Licht auf die mattglänzende Steinoberfläche warf.

Als ich mich aufrichtete, sah ich, dass sie weinte, sie suchte einen Halt und fasste mich unter. Ich sagte nichts, ihre Gedanken waren leicht zu erraten. Da gab es nichts Tröstliches, was ich hätte sagen können und was ich als passend empfunden hätte. Kerstins Erinnern war in diesem Moment konzentriert auf die in ihr Gedächtnis sich drängenden Bilder vom Sterben der Mutter. Und ich spürte, dass sich erinnerungsmächtig ein symbiotisches Gefühl in ihr ausdehnte, als würde sich das Sterben ihrer Mutter mit ihrem eigenen Sterben verbinden. Die Tränen, die ihr über das Gesicht liefen, waren der Ausdruck des Gefühls eines baldigen Zueinanderfindens. Nach einer Weile gingen wir zum Wagen. Wir sagten immer noch nichts, und ich spürte ihre stumme Dankbarkeit dafür, dass ich ihr ein wortloses Verstehen signalisiert hatte.

Ich fuhr Kerstin in die Kreisstadt zum Friseur. Das Ende der Einkaufsstraße mündete in die Sackgasse einer Fußgängerpassage. Unmittelbar vor der Sperre zur Querstraße parkte ich den Wagen. Eine ältere Frau lehnte in einem geöffneten Fenster im ersten Stock auf einem Kissen. Als sie mich sah, fing sie an zu geifern: »Da dürfen Sie nicht stehen, fahren Sie sofort weg, oder ich rufe die Polizei.« Ich beachtete sie nicht, öffnete Kerstin die Beifahrertür und half ihr aus dem Wagen.

Langsam, Schritt für Schritt gingen wir gleich nebenan in ein Fischgeschäft. Kerstin hatte Hunger und ließ sich ein Matjesbrötchen einpacken, das sie beim Friseur verzehren wollte, dessen Geschäft gleich um die Ecke in der Querstraße lag. Als wir den Fischladen verließen, verzog sich die Frau eilig aus dem Fenster. Nachdem sie Kerstin sich so mühsam hatte bewegen sehen, war ihr das Gezeter von vorhin peinlich.

Gut zwei Stunden würde es beim Friseur dauern. Ich fuhr in die Klinik und hinterlegte auf der Station Ib für Dr. Buchholz die Blutwerte. Auf dem Rückweg suchte ich eine Buchhandlung auf, ließ mir eine Auswahl an Bildbänden über Patagonien aufzählen und die Erläuterungen der Verlage dazu auf einem Monitor vorlesen. Die Buchhändlerin merkte, worauf es mir ankam, und empfahl mir den Band aus einem Verlag, dessen Bildbände sie rühmte. Das Buch musste bestellt werden. Ich kaufte zwei Bände mit Ringelnatz-Gedichten, von denen ich Kerstin einige bei Gelegenheit vorlesen wollte, weil ich sicher war, dass sie ihr gefallen würden.

Nach unserer Rückkehr rief Dr. Riest an. Kerstin erwähnte ihre Kurzatmigkeit, der Arzt versprach ihr, sie morgen gründlich zu untersuchen, und bestellte sie für acht Uhr in die Klinik.

Mittwoch, 2. April 2008.

Ich holte Kerstin gegen sieben Uhr ab, sie bekam ein Einbettzimmer, ein Extraservice für Schwerstkranke im Endstadium. Kurz darauf wurde sie mit dem Bett in das Kellergeschoss U II geschoben, Röntgenuntersuchung der Lunge.

Für die Ostertage hatte sie ein Mittel gegen das schnelle Nachlaufen des Bauchwassers bekommen. Das Medikament war zu hoch dosiert, die Körperflüssigkeiten hatten zu stark abgenommen, auch in den Organen. Dr. Riest entnahm ihr ein paar Tropfen Blut aus dem linken Ohrläppchen zur Bestimmung des Sauerstoffgehalts im Blut. Im Ultraschall zeigten sich deutlich Symptome einer Dehydrierung. Der Arzt beschloss, die Dosis der Entwässerungspillen drastisch zu reduzieren, eventuell ganz abzusetzen. Eine Infusion sollte den akuten Flüssigkeitsmangel in den Organen beheben.

Die Luftnot könne auch die Folge einer Lungenentzündung sein, meinte der Oberarzt und fragte nach einer Röntgenaufnahme aus der letzten Zeit zum Vergleich. Die Ärzte hegten zudem den Verdacht auf einen Befall der Lunge mit Metastasen. Von Kerstins letzter CT-Untersuchung lag eine CD vor, die sich in ihren medizinischen Unterlagen befand. Jutta war kurz vorher bei Ostmanns eingetroffen und wollte die Ordner vorbeibringen. Die CT-Untersuchung stammte vom 20. Februar 2008. In dem schriftlichen Befund dazu hieß es: »Kein pleuraler Erguss. Keine pathologischen Lymphknoten. Kein Hinweis auf Metastasen.« Vielleicht war es doch ein Lungeninfekt, wie der Stationsarzt vermutete.

Die neuesten Befunde hörten sich nicht gut an. Der Zustand der Leber habe sich weiter verschlechtert, sagte Dr. Riest, das habe die Sonografie ergeben. Die Radiologen bestätigten den Verdacht eines Lungeninfekts. Wegen einiger Verschattungen sei das aber nicht eindeutig zu diagnostizieren.

»Wir müssen erst einmal Ihre Körperflüssigkeit wieder auf den Normalzustand bringen«, sagte Dr. Buchholz, »ich schlage daher vor, dass wir die Carboplatin auf morgen verschieben. Die haben Sie ja bislang gut vertragen. In der kommenden Woche werde ich Sie wegen der bevorstehenden Konfirmation nicht mit einer Chemo belasten. Dann überstehen Sie den Tag besser. Vielleicht sollten wir die Chemo danach auch nicht mehr fortsetzen.« Der Arzt überlegte einen Moment, als suchte er noch nach einer Alternative. »Sollen wir noch einmal nach den Varizen sehen?«, fragte er leise, als hätte er laut gedacht. »Das ist natürlich wieder ein Eingriff«, meinte er dann. Und Kerstin sagte: »Ich habe nicht den Eindruck, dass ich derzeit Probleme damit habe.« – »Nun warten wir erst einmal die Chemo ab, dann sehen wir weiter«, sagte der Arzt und verließ das Zimmer.

Kerstin verlor in diesem Moment die Beherrschung. Sie begann zu schluchzen. Die Chemo zu beenden, dieser beiläufige Satz zeigte Wirkung, der Andeutung wegen, sie aufzugeben. Kerstin hatte sich aber bald wieder gefangen, lebte weiter in der brutalen Realität, die sie zu akzeptieren gelernt hatte, ohne sie zu beschönigen oder zu verdrängen. Vor wenigen Tagen hatte sie Agnes bei deren Besuch gesagt, sie sei sich sicher, nicht mehr auf die Beine zu kommen. Sie wolle aber unbedingt noch den Tag der Konfirmation erleben. »Wir schaffen das schon«, sagte sie und meinte offensichtlich dieses Datum, »wir werden den Kampf nicht aufgeben.«

Auch mir war die Äußerung des Arztes in die Glieder gefahren. Ich wollte die Aussage nicht akzeptieren, der Satz schien mir meine Hoffnungen, die ich unerbittlich hegte, zu zerstören. »Mach dir keine Gedanken, wir haben alles richtig gemacht«, sagte Kerstin, als hätte sie den Satz des Arztes bereits aus dem Gedächtnis gestrichen, »bis zu Maltes Feier werde ich es schaffen.« Ich kam mir ziemlich mickrig vor, von einer Frau, die den Tod unmittelbar vor Augen hatte, aufgerichtet zu werden.

In mir wirkte noch das gestrige Telefonat mit einem Freund nach, der mir von einem Gespräch mit seinem Nachbarn berichtet hatte, einem Onkologen, dem unverständlich schien, dass Kerstin in ihrem Zustand noch mit Chemos malträtiert wurde. Das sei vor allem nach einem Leberkoma nicht mehr zu vertreten. Malträtiert, dieser Begriff hatte sich mir als ein schwerer Vorwurf ins Gedächtnis gefräst. Und jetzt auch noch die verunsichernden Äußerungen des Oberarztes. War die Carboplatin doch ein Fehler?

Abends telefonierte ich mit Dr. Winter. »Die Diskussionen, ob Chemo oder nicht, halte ich für völlig unsinnig«, sagte er. »Wenn jemand kämpfen will, muss man das respektieren. Manchen Ärzten ist eine solche Therapie lästig, weil sie zusätzlich Arbeit macht, weitere Kosten verursacht und natürlich besondere medizinische Aufmerksamkeit erfordert. Ich kenne viele Kollegen, die das gerne vermeiden wollen.«

Und die Carboplatin, war sie die richtige Wahl? War ihr Einsatz jetzt noch zu rechtfertigen? Ich berichtete Dr. Winter von diesen Bedenken, er reagierte fuchtig: »Wenn Frau Ostmann die Chemo nicht gut vertragen hätte, hätte sich das spätestens nach der zweiten Gabe auf eine dramatische Weise gezeigt. Die Werte zeigen jedoch, dass sie die Chemos gut vertragen hat. Die Carboplatin hat sich vor allem bei genetisch bedingtem Brustkrebs bewährt. Ich halte sehr viel von ihr. Diese ewigen Bedenkenträger und Besserwisser haben Frau Ostmann schon vor eineinhalb Jahren totgesagt.« – Das Gespräch beruhigte mich wohltuend.

Donnerstag, 3. April 2008.

Gegen Mittag bekam sie wie vorgesehen die Chemo, vorher und nachher die üblichen Begleitinfusionen. Kerstin wiederholte einige Male die Aussage von gestern: »Wir haben alles richtig gemacht. Mach dir keine Gedanken.« Ahnte sie etwas von meinen Selbstzweifeln? Wirkte ich ratlos, irritiert durch die in meinem Kopf seit Tagen rotierenden Fragen über die Richtigkeit ihrer Therapie? Mir fiel Kerstins Satz an Agnes ein, dass sie nicht mehr auf die Beine kommen werde. War sie, ihre Lage betreffend, realistischer als ich, der Hoffnungen konservierte und nicht merkte, dass sie sich längst verflüchtigt hatten?

»Wir haben alles richtig gemacht!« Mit diesem Satz wollte sie mich aufrichten, und mich verblüffte die Vorstellung, dass Kerstin in ihrem Zustand, der sie unaufhörlich in Anspruch nahm, noch die Fähigkeit besaß, in meinen Gedanken zu lesen.

Während die Chemo tröpfelte, erklärte ihr der Stationsarzt, dass die Sauerstoffsättigung nicht ausreiche. Der Tropfen Blut aus dem Ohr hatte das ergeben. Über zwei Schlauchklemmen in der Nase wurde ihr Sauerstoff zugeführt. Der Arzt sagte, er werde nach der Chemo in die Infusionslösung zum Durchspülen auch ein Mittel gegen den Lungeninfekt geben. Der lasse sich auf dem Röntgenbild nicht eindeutig nachweisen, aber es sei mit Sicherheit ein Infekt.

Freitag, 4. April 2008.

Am späten Vormittag Punktion, 8,5 Liter. »Das Punktat ist etwas milchig«, sagte der Oberarzt, »das ist eine Folge der in den Bauchraum ausgeschiedenen Lymphflüssigkeit. Der Darm entnimmt der Nahrung nicht mehr alle wichtigen Nährstoffe. Insgesamt aber machen Sie einen guten Eindruck.«

Dr. Buchholz wollte mit dem Nachsatz die Wirkung der schlechten Nachrichten abmildern. Doch so plump hinterhergekleckert, erzielte der Satz die gegenteilige Wirkung.

Kerstin brach in Tränen aus, die negativen Resultate in so schneller Folge hatten die Angst verstärkt, nicht mehr über die nächste Woche zu kommen. Halbherzig verbreitete der Oberarzt erneut Zuversicht. »Wegen des Verlustes der Lymphflüssigkeit haben Sie auch mehr Humanalbumin bekommen als normal«, sagte er, »machen Sie sich mal keine Sorgen. Das kriegen wir schon hin.«

Von Bernd erfuhr ich, dass Kerstin ihn gebeten hatte, sich im Hospiz nach einer Betreuung zu erkundigen. »Hast du die Absicht, ins Hospiz zu gehen?«, frage ich sie am Nachmittag, als sie das Ergebnis der Punktatanalyse verdaut hatte. »Bernd sollte sich nach einer Betreuung für mich zu Hause erkundigen. Ich denke an das übernächste Wochenende, wenn Malte seine Konfirmation feiert.«

Abends rief ich Dr. Winter an. Ich erzählte ihm von Kerstin und den schlechten Nachrichten der letzten Tage. Er möchte gern mir ihr telefonieren, wisse schon so viel über sie, habe aber nicht ein einziges Mal mit ihr gesprochen. Wir vereinbarten, dass er sich morgen nach dem Frühstück melden würde.

Samstag, 5. April 2008.

Kerstin überfiel mich gleich nach meinem Eintreffen mit einer schockierenden Aussage. »Ich habe mir heute Nacht überlegt, doch ins Hospiz zu gehen. Ich werde da rundum so betreut, wie ich das brauche, was aber die Klinik nicht leisten kann.« Schübe einer zerstörerischen Angst blockierten mein Denken, meine Augen brannten, ein rhythmisches Pochen in den Schläfen verstärkte in mir das Gefühl von Ohnmacht. Meine Betroffenheit nötigte sie zu weiteren Erklärungen.

»Ich habe mir das gründlich überlegt«, fuhr sie fort, »das ist für mich besser. Ich kann doch jederzeit das Hospiz verlassen, je nach meinen Kräften Ausflüge machen oder verreisen.« – »Du hast gestern noch gesagt, du wolltest zu

Hause betreut werden«, sagte ich mit enttäuschungsschwerer Stimme.

Das klang für mich nach Aufgeben. Und mich ärgerte vor allem die Direktheit, mit der sie das gesagt hatte. Beschönigungslos trug sie ihrem Zustand Rechnung. Kerstin bereitete sich auf ihr Sterben vor, sie hatte den Tod vor Augen. Illusionslos, hingebungsbereit. Alles hatten wir miteinander besprochen, abgewogen, nun aber diese einsame unumstößliche Entscheidung.

»Im Hospiz ist alles für mich einfacher. Auch die Betreuung nachts ist intensiver und rücksichtsvoller«, sagte sie mit einer Klarheit, der ich entnahm, dass sie fest entschlossen war. – »Dann kann ich wohl nichts mehr für dich tun«, antwortete ich mit deutlicher Verbitterung und einem Trotz, in dem sich Verärgerung und Ratlosigkeit mischten.

Kerstin streckte mir ihre beiden Arme entgegen. »Komm doch mal bitte her«, bat sie mit samtweicher Stimme. Ich setzte mich auf ihre Bettseite, sie ergriff meine Hand, Tränen liefen ihr über das Gesicht. »Ich bin dir doch so dankbar, du hast so viel für mich getan, aber ich kann doch gar nicht anders entscheiden«, sagte sie schluchzend und hörte nicht auf zu weinen. Ich ahnte plötzlich ihre Gründe.

Ihr zunehmender Pflegebedarf würde uns alle überfordern. Eine richtige Einschätzung, sagte ich mir, die sie uns gegenüber nicht so direkt aussprechen mochte. Langsam verstand ich ihre Entscheidung. Die für sie nötige Pflege, die medizinische Kenntnisse voraussetzte, konnten nicht einmal die ambulanten Kräfte leisten und wir schon gar nicht. Ich beruhigte mich langsam. Als hätte die Einsicht auch meine bildliche Wahrnehmung verändert, fiel mir plötzlich auf, wie abgemagert sie innerhalb weniger Tage war. Ihr Gesicht stark eingefallen, ihre Nase dünn und spitz, ihr Hals noch sehniger.

Sie weinte immer noch. »Ich verspreche dir«, sagte sie schluchzend, »ich kämpfe weiter. Wir haben alles richtig gemacht. Ich verspreche dir auch, ich gebe nicht auf.«

Mein Handy klingelte. Dr. Winter. Den Anruf hatte ich als seine Anfrage nach ihrem Befinden angekündigt. »Passt das jetzt?«, fragte er mich, ich reichte das Handy weiter. »Guten Tag, Herr Dr. Winter«, hörte ich sie sagen. »Ich bin Ihnen ja so dankbar für das, was Sie schon für mich getan haben. Richard hat mir das alles berichtet. Das war sehr hilfreich, gerade in den letzten Tagen.«

Während des Telefonats verließ ich das Zimmer. Als ich nach zwanzig Minuten zurückkam, erzählte sie ihm gerade von ihrer Entscheidung für das Hospiz. Zum ersten Mal fiel mir ihr tiefes Bedürfnis nach Ruhe auf, der Hauptgrund für die Hospizwahl. Dr. Winter bestärkte sie in ihrem Entschluss, entnahm ich ihren Antworten. Ich holte das Tagebuch hervor und ergänzte meine Aufzeichnungen. Als sie nach einer Weile das Gespräch beendete, zeigte sie ein zufriedenes Gesicht.

»Wir müssen jetzt dringend am Buch weitermachen«, sagte sie. »Dr. Winter hat mir gesagt, dass unser Buch wichtig ist. Mein energischer Kampf gegen den Krebs hat seiner Meinung erheblich dazu beigetragen, mein Leben zu verlängern und es intensiver zu erleben. Aus dem Buch, hat er gemeint, könne der Leser auch die Lehre ziehen, dass ein höchstmögliches Wissen über die eigene Krankheit sehr hilfreich ist bei der Entscheidung über geeignete Therapien. Nicht einmal die Ärzte haben, wie er sagt, einen Überblick über die vielen unterschiedlichen Therapiekonzepte. Und er hat auch gemeint, dass deine gründlichen Recherchen mich vor irgendeiner unsinnigen Chemotherapie bewahrt haben. Ich habe ihm dann aufgezählt, was die diversen Ärzte im Laufe der letzten Monate alles so empfohlen hatten. Er war entsetzt. Dr. Winter hat mir auch gesagt, dass die Herausforderung durch die Krankheit mich sehr geprägt und innerlich sehr gefestigt habe. Dieser Prozess sei ihm bei der Lektüre sehr deutlich geworden.«

Kerstin erzählte das so, als sei das neu und überraschend für sie. Oft genug hatte ich ihr gesagt, wie sehr ich ihren energischen Kampf bewundere. Vielleicht hatte ich es zu oft gesagt und die Aussage damit abgenutzt. Von Dr. Winter mit seinem gesteigerten Interesse an ihr nun diese anerkennenden Worte zu hören, das tat gut, das schmeichelte. Obwohl es Kerstin nie darum gegangen war, durch eine Krankheitspose Aufmerksamkeit zu erzielen oder womöglich Anerkennung oder Mitleid einzuheimsen. Das Stakkato schlechter Befunde, diese unberechenbaren Attacken ihres Tumors hatten ihre Seele abgehärtet und sie erfahren lassen, dass sie ihre innere Balance nur wiederfand, wenn sie vor ihrer Krankheit nicht geduckt davonlief, sondern sich ihr entgegenstellte und sie energisch bekämpfte. Resignation war in ihr nicht angelegt, Widerborstigkeit und Widerspruchsgeist dagegen ein Bestandteil ihrer Gene. Alles Ungewollte weckte ihre Gegenwehr. Manchmal kam sie mir vor wie eine Freischärlerin, die mit jedem überstanden Kampf eine weitere Stärkung in Form von Selbstbestätigung in sich aufgenommen hatte.

Die verschiedenen Kraftströme in ihr vereinten sich mit der Zeit zu einem gemeinsamen Widerstand gegen den Tumor und folgten einer Zwangsläufigkeit des Handelns, der Kerstin vor Jahren ihre sportlichen Erfolge verdankte. Sie hatte die Erfahrung verinnerlicht, dass jeder Erfolg die Bereitschaft voraussetzt, letzte Kräfte zu mobilisieren und Schmerzgrenzen zu überwinden. Ihre vielen Jahre des Kampfes bewirkten schließlich eine Metamorphose, die ihre Persönlichkeit innerhalb eines relativ kurzen Zeitraums stärker herausgemeißelt hatte, als das unter normalen Umständen auch in einem längeren Leben der Fall gewesen wäre. Daran musste ich nach ihrem Telefonat mit Dr. Winter denken. Und ich stellte zufrieden fest, dass Kerstins Gespräch mit ihm, wie von mir erhofft, ihre Lebensgeister kräftig belebt hatte.

Mittags besuchte ich zusammen mit Bernd das Hospiz. Die stellvertretende Leiterin sagte uns, Kerstin könne erst am Dienstag aufgenommen werden, für Montag sei schon ein Patient angemeldet. Pro Tag sei wegen der damit verbundenen Unruhe immer nur eine Aufnahme möglich. »Frau Ostmann«, erklärte die Pflegerin, »kann im Hospiz natürlich viel intensiver betreut werden. Daher ist ihr Wunsch, hier gepflegt zu werden, bei dem Stadium ihrer Krankheit verständlich.« Sie erkundigte sich nach Kerstins Zustand und erwähnte, dass die notwendige Therapie auch im Hospiz fortgesetzt werden könne. Dafür stünden eine Reihe von erfahrenen Palliativmedizinern bereit, auch einige Onkologen.

Wieder neue Ärzte, der Gedanke behagte mir nicht. Natürlich könne sich Frau Ostmann auch von Ärzten aus der Klinik behandeln lassen, antwortete die Pflegerin auf meine Frage. Diese Entscheidungen stünden ihr völlig frei.

Bernd musste in die Stadt, ich ging zurück auf die Station. Jutta saß an Kerstins Bett. Ich berichtete von dem Gespräch und dass ihre Aufnahme erst am Dienstag möglich sei. Es schien ihr zu gefallen, dass ich die Atmosphäre dort als sehr angenehm beschrieb. Wenige Minuten später erschien Dr. Buchholz, die Frau vom Hospiz hatte ihn bereits informiert. »Sie haben sich für das Hospiz entschieden«, sagte er. »das finde ich richtig. Dort haben Sie die beste Betreuung. Das kann auch keine Familie leisten.« Er und Dr. Riest würden selbstverständlich weiterhin die medizinische Behandlung übernehmen können, versicherte er.

Am Nachmittag wollten Jutta und ich nach Hause fahren, um die Kleidung für die Konfirmation zu holen und einige unaufschiebbare Dinge zu erledigen. Jutta besprach mit Kerstin einige Details zur Vorbereitung der Feier. »Kerstin, willst du denn auch mit in die Kirche gehen?«, fragte ich. – »Ja, das habe ich vor.« – »Und wenn dir das Gehen und das lange Stehen zu anstrengend ist, dann auch im Rollstuhl?« – »Ja, auch im Rollstuhl. Das ist Maltes Feier. Und die will ich nicht behindern.«

Sonntag, 6. April 2008.

Ein kurzes Telefonat morgens mit Kerstin, sie bereitete sich auf einen Ausflug mit Sabine vor. Der Onkologe in der Klinik habe sie dazu ermuntert mit den Worten: »Frau Ostmann, machen Sie das nur, das wird Ihnen guttun.« Sabine fuhr Kerstin im Rollstuhl bis zu ihrem Auto, das sie vor dem Portal geparkt hatte. Sie half ihr beim Einsteigen und war überrascht, wie leicht sie geworden war. »Kerstin, du bist ja leicht wie eine Feder«, sagte sie, worauf Kerstin sie lachend in die Hüfte kniff, um zu zeigen, dass sie noch Kraft besaß.

Als Sabine mir von der Szene erzählte, fiel mir ein, dass Kerstin mir einmal, als sie aus dem Bad in ihr Zimmer gekommen war, unter dem unmittelbaren Eindruck ihres Anblicks im Spiegel gesagt hatte: »Ich sehe aus wie ein ausgemergeltes Schwein. Bald bin ich nur noch ein Gerippe.«

Kerstin gab die Route vor, sie wollte alte Wirkungsstätten noch einmal sehen. Vor ihrer ehemaligen Schule hielten sie eine Weile an, und Kerstin tastete mit erinnerungsschweren Blicken das Gebäude ab, dachte sich in die Räume und in ihre Schulzeit. Dann setzten sie die Fahrt fort durch die sonnenbeschienene frühlingshafte Hügellandschaft, vorbei an dem Haus, in dem sie und Bernd ihre erste Wohnung bezogen hatten, als sie mit Thore schwanger war. Hinter der Stadt, die sie durchquerten und in der Kerstin ihre Kindheit, ihre Jugend und ihre ersten Ehejahre verlebt hatte, wurde es wieder hügeliger. Am Fuß einer Anhöhe hielt Sabine an, Kerstin hatte darum gebeten, offen zu fahren. Das Stahlverdeck faltete sich automatisch in den Kofferraum, Sabine packte Kerstin in eine Wolldecke, gab ihr eine Mütze und fuhr mit ihr die gewundenen kleinen Sträßchen durch die kurzhalmigen grasgrünen Getreidefelder hoch zu dem Landgasthof, in dem wir Thores 18. Geburtstag gefeiert hatten.

Sie hielten in dem ziegelummauerten Hof unmittelbar vor dem Eingang. »Ich hole uns etwas Kuchen, den essen wir dann bei dir zu Hause. Worauf hast du denn Appetit?« – »Auf irgendetwas mit Obst«, sagte Kerstin. Sabine ließ sich eine Auswahl mehrerer Kuchensorten einpacken. Langsam fuhren sie über die asphaltierten Feldwege zurück. Und Kerstin saugte blickgierig die Landschaft in sich auf, ein allerletztes Mal noch. Einmal sagte sie mit einem melancholischen Ausdruck in der Stimme: »Ach, ist das schön hier.«

Während der gesamten Fahrt hatte sie nicht viel gesprochen, hatte nur die Ziele genannt, hatte auch zu Hause, wo Bernd und Thore ihr beim Aussteigen behilflich waren und sie ins Wohnzimmer brachten, die ganze Zeit über nicht viel gesagt. Auf der Couch stopfte sie sich zwei Kissen in den Rücken und aß in halb sitzender Position einige Bissen von einem

Obstkuchen und blickte die meiste Zeit durch die große Terrassentür in den Garten. »Kerstin mochte sich nicht trennen«, erzählte mir Sabine, »sie nahm zu Hause Abschied. Sie hat aber mit keinem Wort geklagt oder gejammert. Sie war randvoll mit Erinnerungen. Es waren Augenblicke der Wehmut. Wir haben alle nicht viel gesagt. Es war so still wie in einer Andacht. Und eigentlich war es ja auch eine.«

Irgendwann hatte Sabine ihr gesagt, sie könne doch heute Nacht zu Hause bleiben, sie würde die Klinik darüber informieren. Doch das habe Kerstin nicht gewollt, das sei ihr wegen der fehlenden ärztlichen Betreuung zu riskant gewesen. Am frühen Abend habe sie dann darum gebeten, in die Klinik gebracht zu werden.

Als wir sie abends anriefen, klang sie müde, sie hatte sich tagsüber emotional verausgabt. Ich sagte ihr, wir würden so schnell wie möglich zurückkommen. »Lasst euch Zeit«, sagte sie, »ihr müsst doch erst eure Sachen erledigen. Denkt nicht immer nur an mich.«

Montag, 7. April 2008.

Auf der Fahrt in die Werkstatt versuchte ich Kerstin auf ihrem Handy zu erreichen. Erst beim zweiten Versuch meldete sie sich, sie hatte sich im Bad aufgehalten. Sie hörte die Fahrgeräusche. »Bist du unterwegs?«, fragte sie. »Mein Wagen muss dringend in die Werkstatt. Danach packen wir unsere Sachen und machen uns auf den Weg. Vielleicht schaffen wir das heute noch.«

Kerstin erzählte, sie habe Malte, der am Wochenende auf einem Tennisturnier gewesen sei, gestern Abend noch die Entscheidung für das Hospiz erläutert. Das habe ihn sehr getroffen. »Wir werden uns ganz intensiv um Malte kümmern«, sagte ich in dem Bewusstsein, dass ihre Gedanken sehr oft mit ihm und seiner Zukunft beschäftigt waren. »Das weiß ich«, antwortete sie und begann zu weinen. Ungewollt hatte ich Trennungsängste geschürt. Dann musste sie das Gespräch beenden, weil in diesem Moment die Weißkittelkarawane zur Visite ins Zimmer kam.

Abends meldete sich Kerstin, sie klang besorgt. »Bernd hat es erwischt«, sagte sie, »er hat einen Brechdurchfall. Ich habe ihm gesagt, dass er unter diesen Umständen zu Hause bleiben soll. Ich will mich nicht infizieren. Das kann ich nicht gebrauchen.« Wir versprachen, am Dienstag so früh wie möglich zu kommen und ihr beim Umzug ins Hospiz zu helfen.

Dienstag, 8. April 2008.

Die Fahrt, alle paar Minuten eine Baustelle, etliche Unfälle, nervenzermürbende Staus, zeitweilig lief nichts mehr. Nach anderthalb Stunden Kerstins erster Anruf, er nahm uns etwas von unserer Anspannung. Dr. Riest wollte sie noch punktieren. Das würde dauern. Ohne weitere Hindernisse konnten wir noch rechtzeitig eintreffen. Nach der Abfahrt von der Autobahn erneut ein Anruf von Kerstin. Sie konnte unsere Ankunft kaum mehr erwarten.

Als wir zu Kerstin ins Zimmer kamen, fing sie an zu weinen. Freudentränen. Ihre stark verkürzte Lebensperspektive hatte ihre Wahrnehmung auf wenige ihr noch wichtige Begebenheiten am Tag reduziert. Und ich dachte in diesem Augenblick, dass in meiner Erinnerung mir keine Person einfiel, die mit sich so im Reinen war und die so in ihrer eigenen Identität ruhte. Auch in diesen Tagen noch hatte ich sie oft amüsiert oder lachend erlebt. Trotz ihrer seit dem Koma untrüglichen Gewissheit, dem Tod sehr nahe zu sein.

Konnte diese Gewissheit sogar entlastend sein? Oft hatte ich im Freundeskreis und an mir selbst erfahren, dass langes Warten auf schreckliche Botschaften zermürbender ist als die brutale Wahrheit selbst. Kerstin war mit ihrem Bewusstsein vom nahenden Ende befreit von dem Zwang des grüblerischen Hineinhorchens in sich mit der bangen Frage: Wie lange noch? Sie hatte eine Gewissheit darüber erlangt, und das hatte sie nicht erkennbar erschüttert oder gar verzweifeln lassen. Kerstin lebte in Frieden mit ihrem Schicksal und hatte ihre innere Ruhe gefunden, gestärkt auch durch den Glauben an ein Weiterleben nach dem Tod. Starke Emotionen des

Abschieds lebten nun in ihr auf, es waren ihre letzten Emotionen.

Dr. Riest hatte sie kurz vorher punktiert und verabschiedete sich von Kerstin, wenig später auch der Oberarzt. Bei beiden bedankte sie sich für die hervorragende medizinische Betreuung. Und Dr. Buchholz sagte zum Abschied, er und die Ib stünden Kerstin jeder Zeit weiter zur Verfügung.

Gegen 14 Uhr schoben wir Kerstin im Rollstuhl über zwei Seitenstraßen einen kleinen Hügel hoch. Jutta und Sabine trugen ihr Gepäck. Im Hospiz wurde sie freundlich empfangen. Ihr Zimmer war sehr geräumig, eine große Flügeltür an der Fußseite ihres Bettes öffnete sich zu einem gartenähnlichen Gelände, auf der linken Wandseite war ein großes Fenster, das für ausreichend Licht in Kopfhöhe des Bettes sorgte. Das Bad war mit dem Rollstuhl befahrbar. Das ganze Haus strömte eine Atmosphäre der Ruhe aus. Frau Welten, die Leiterin, hörte sich Kerstins Krankengeschichte an und machte sich Notizen. »Für das Team«, sagte sie.

Frau Professor Schmutzler von der Uniklinik in Köln meldete sich auf meinem Handy, ich ging, um ungestört zu sein, in den leeren Besucherraum. Sie nahm mir die Hoffnung auf eine Behandlung mit PARP-Inhibitoren. Dafür seien Kerstins Blutwerte zu schlecht, das bringe nichts mehr. »Wenn Frau Ostmann die Carboplatin gut verträgt«, sagte sie, »dann ist das für mich die absolut erste Wahl.« Sie erkundigte sich nach Kerstins neuesten Blutwerten, nach ihrem körperlichen Zustand, und ich erzählte von ihrer nach wie vor ungebrochenen Energie, aber auch von ihrem fortschreitenden Verfall. Ich hatte den Eindruck, dass sie keine medizinischen Hoffnungen mehr hegte. »Sie können mich jeder Zeit anrufen. Wenn ich Ihnen helfen kann, dann tue ich das«, sagte sie und fügte noch hinzu: »Irgendwann aber geht wirklich nichts mehr.«

Der vage zeitliche Bezug »irgendwann« hatte mir meine Selbsttäuschung offenbart, hatte mich als Verdränger entlarvt, der seine Wahrnehmungen den Wünschen untergeordnet hatte. Mit dem Hinweis »irgendwann« wurde ich nun in die Gegenwart gestoßen. Unterschwellig hatte ich es gewusst, dass die Zeitrechnung »irgendwann« nicht mehr eine Zukunft umfasste, sondern längst begonnen hatte. Ob ich wollte oder nicht, ich musste die Ausweglosigkeit als Realität akzeptieren.

Mittwoch, 9. April 2008.

Jutta setzte mich gegen zehn Uhr am Hospiz ab. Im Flur kam mir Bernd entgegen, der Kleidung gebracht hatte. Kerstin lag derweil im ersten Stockwerk in einem großen Badezimmer in einer Wanne mit einer Hebevorrichtung, die Ein- und Ausstieg erleichterte. Pflegerin Anja brachte sie wenig später im Rollstuhl nach unten. Die Pflegerin föhnte ihr die Haare, dann wollte sie das Haus sehen, ich schob sie wieder in den Fahrstuhl. Im Erker in der ersten Etage mit einem Platz für Besucher setzte ich mich in einen Korbstuhl, und Kerstin erzählte mir von ihrem Traum.

»Heute Nacht«, sagte sie, »habe ich wieder von Patagonien geträumt und wieder den Schamanen gesehen und die wilde, weite und unvorstellbar schöne Landschaft, die so einsam und so ruhig ist. Und der Schamane hat mir gesagt, er freue sich, mich wiederzusehen.« Ich merkte, wie wichtig ihr dieser Traum geworden war. Und ich dachte, dass ich dringend den bestellten Bildband abholen sollte, der inzwischen eingetroffen sein musste.

Kerstin wollte Dr. Winter und dessen Frau zur Konfirmation einladen. Sie blickte, als sie mir das erzählte, durch die breite Glasfront nach unten in den Garten mit den paar Bäumen und dem braun gebeizten sichtdichten Holzzaun, der das Grundstück umsäumte. Kerstin hatte das Bedürfnis, alle ihr wichtigen Personen um sich zu versammeln. Es war ein Bedürfnis nach Nähe und nach einem Ausdruck von Dankbarkeit. Ich schlug vor, diese Einladung wegen der kurzen Frist zu verschieben und für ihren Geburtstag in gut zwei Wochen auszusprechen. Dann könne sie auch Patricia Steiner dazu einladen. Kerstin war einverstanden.

Gegen Mittag kam auf Wunsch Kerstins die Fußpflegerin. Sie sollte ihr roten Nagellack auf ihre Zehennägel pinseln, im Hospiz war aber keiner vorhanden. In einem Friseurladen kaufte ich verschiedene Farben zur Auswahl, das Fläschchen mit dem rötlich-bräunlichen Farbton war es dann. Ich hätte sie gern gefragt, warum ihr das gerade jetzt wichtig war. War es ein bewusstes Trotzdem? Oder war es der Gedanke, wie Sabine vermutete, auch im Falle ihres Todes gepflegt auszusehen? Weil ich die Antwort fürchtete, unterdrückte ich die Frage.

Am frühen Nachmittag holte mich Jutta ab, wir fuhren ins Quartier. Frau Steiner rief mich an, sie mochte sich nicht mit dem Gedanken anfreunden, dass für Kerstin diese Woche keine Carboplatin vorgesehen war und die PARP-Therapie auch nicht in Frage kam. »Da kann doch jetzt kein Stillstand sein.« Wie sie ihre Besorgnis ausdrückte, zeigte mir, dass Kerstin ihr sehr nahestand.

Nach dem Abendessen fuhr ich Kerstin mit dem Rollstuhl wieder in den Besuchererker der ersten Etage. Ich sollte ihr aus dem Tagebuch die letzten Eintragungen vorlesen. Nach einer halben Stunde war es genug, sie wollte wieder ins Bett. Eine Pflegerin wusch ihren Körper mit Essigwasser ab. Die kaputte Leber, erfuhr ich, verursache Hautausdünstungen, die diese Prozedur erforderten. Kurz nach 20 Uhr war sie müde und wollte nur noch schlafen, ich fuhr ins Quartier.

Später dachte ich an Patagonien, mit dem sich Kerstin inzwischen traumtief verbunden sah. Ich erinnerte mich, dass Traum und Wirklichkeit für mich schon mal miteinander so verwoben waren, dass ich oft nicht mehr auseinanderhalten konnte, was Traum, was Wirklichkeit war. Dann dauerte es nach dem Aufstehen eine Weile, bis ich die nächtlichen Geschehnisse abgeschüttelt und als Traum realisiert hatte. Manchmal wiederholten sich Träume und verankerten sich mit der Zeit im Gedächtnis wie reale Erlebnisse. Um wie viel stärker musste diese Vermischung bei Kerstin sein mit ihren verkürzten Intervallen von Schlaf und Wachsein und ihrem wachsenden Bedürfnis, sich ihren Abschied vom Leben durch eine Traumwelt zu erleichtern.

Ich beschloss, ihr eine SMS zu schreiben über Patagonien, die große Weite, die Einsamkeit und die Ruhe, die dort anzutreffen ist. Eine Ruhe zur Selbstfindung. Und ich schrieb ihr auch, dass wir uns dort »irgendwann« im zweiten Leben treffen würden.

Eine halbe Stunde nachdem ich die SMS verschickt hatte, rief Kerstin an und bedankte sich für die schönen Zeilen.

Donnerstag, 10. April 2008.

Wir holten in der Buchhandlung den Bildband über Patagonien ab. Gebannt und staunend starrte sie auf das Einbandbild mit den gelb blühenden Büschen im Vordergrund auf einer kleinen Landzunge, die in einen tiefblauen Gletschersee mündete, hinter dem eine wild-zerklüftete schneebedeckte Gebirgskette emporragte. Dann sah sie sich das Buch an. Endlich bekam ihre Phantasie einen realen bildhaften Hintergrund. Sie richtete das Kopfteil des Bettes hoch, lehnte das Buch gegen ihre aufgestellten Knie und blätterte sich mit großer Anspannung und Erwartung langsam von Seite zu Seite und dann wieder zurück. Sie konnte sich nicht losreißen von den Bildern. Über manche Ansicht zeichnete sich auf ihrem Gesicht ein kindliches Staunen ab.

Kerstin erzählte dann, die Heimleitung habe ihr zugesagt, für den Besuch des Gottesdienstes zur Konfirmationsfeier am Sonntag eine Betreuerin zu ihrer Begleitung abzustellen. Und wenn sie zu schlapp sei für den Ausflug in die Kirche, sagte sie, werde sie im Hospiz bleiben.

Frau Welten berichtete mir, als ich mich für ein Telefonat im Besucherraum aufhielt, von einem Gespräch mit Dr. Buchholz, der ihr gesagt hatte, Frau Ostmann würde wahrscheinlich, weil die Leber es nicht mehr schaffen werde, irgendwann einschlafen – aber dann aufrecht stehend. In ihren Worten schwang die Bewunderung für Kerstins kämpferische Haltung mit, die der Oberarzt zum Ausdruck gebracht und die sie übernommen hatte.

Mittags nach einer kräftigen Portion Rippchen und Kohlrabi fuhr ich Kerstin nach oben in den Erker. Sie wollte dicht an die Fenster geschoben werden, um viel sehen zu können. Zwischendurch fragte ich sie nach Details für das Buch.

Wann denn Dr. Buchholz vorbeikäme, fragte sie mich. Die

Frage überraschte mich. Sie hatte offenbar nach der Zusicherung der beiden Klinikärzte, sie weiterhin zu betreuen, die Vorstellung, routinemäßig von ihnen untersucht zu werden. Der Stationsarzt oder der Oberarzt, erklärte ich ihr, kämen allenfalls noch zur Punktion oder zur Carboplatin, aber nicht mehr zwischendurch. »Willst du denn die Chemotherapie noch fortsetzen?«, fragte ich sie. »Diese Woche nicht mehr, ab nächster Woche aber ja«, antwortete sie.

Jutta kam kurz darauf mit Malte, und Kerstin wollte unbedingt die Hunde sehen. Malte drängte sich danach, den Rüden zu führen, und freute sich, dass es ihm gelang, ihn zu halten, als zwei Pflegerinnen sich ihm näherten, um die Hunde zu betrachten. Kerstins Wunsch, Jofi und Lün zu sehen und zu streicheln, entsprach einem Bedürfnis nach mehr Leben in ihrer Umgebung, in der alles so gedämpft ablief. Das Haus strahlte eine andächtige Stille aus.

Kerstin fragte Malte nach seinen Geschenkwünschen, ob die denn nun geregelt oder ob da noch etwas offen sei. Es war noch nicht vollständig geklärt, wer ihm was schenken sollte. Mit ein paar Fragen hatte sie schnell den Stellenwert seiner Wünsche herausgefunden und bat uns, sie an die einzelnen Personen weiterzugeben. Auch in ihrem jetzigen Zustand behielt Kerstin die Übersicht.

Kurz darauf fuhren wir mit Malte in unser Quartier. »Warum ist die Mama nur so schrecklich dünn geworden?«, fragte er unterwegs. Wir erklärten ihm die Ursache – die unheilbar erkrankte Leber. »Wie lange uns die Kerstin noch erhalten bleibt«, antwortete Jutta ihm auf eine Frage, »hängt auch davon ab, dass sie körperlich nicht überfordert wird. Sie ist schon nach einer halben Stunde erschöpft. Sie hat heute gesagt, dass sie im Hospiz bleiben wird, wenn sie am Sonntag zu schlapp sei. Ich denke, dass wir dafür Verständnis aufbringen müssen.«

»Das sehe ich auch so. Was meinst du wohl, wie wichtig mir das ist«, antwortete Malte, »dass die Mama noch lange lebt. Das ist mir bei keinem anderen Menschen so wichtig.« Ich deutete ihm an, dass der Pastor etwas Druck gemacht habe, damit Kerstin am Sonntag erscheinen werde. »Den habe ich noch nie leiden können«, sagte er. Seine Antwort beruhigte mich. Malte würde schon dafür sorgen, dass sich Kerstin kein schlechtes Gewissen mehr machen würde.

Gegen 19 Uhr war ich wieder im Hospiz. Ich erzählte Kerstin von dem Gespräch mit Malte und dass er unter allen Umständen vermeiden wolle, dass sie sich wegen der Konfirmation überanstrenge, dafür sei ihm die Feier doch viel zu unwichtig. Kerstin war sehr angetan, das zu hören.

Freitag, 11. April 2008.

Wir waren morgens noch im Quartier, als Bernd anrief. Er war beunruhigt. Kerstin hatte sich nicht auf ihrem Handy gemeldet. Ich wählte die Nummer vom Hospiz, eine Pflegerin ging nachschauen und sagte dann, Frau Ostmann schlafe. Ich informierte Bernd, und wir sprachen uns ab, dass ich zuerst Kerstin besuchen würde, er wollte später kommen und Malte und Thore mitbringen. Wir hatten vor einiger Zeit verabredet, nach Möglichkeit zeitlich gestaffelt bei Kerstin zu erscheinen, damit sie tagsüber nicht so oft allein war. Jutta setzte mich am Hospiz ab, sie wollte mich am späten Vormittag ablösen.

Als ich Kerstins Zimmer betrat, war sie bereits wach. Ich hatte die Klinke noch in der Hand, da fing sie bitterlich an zu weinen. Ich setzte mich auf ihre rechte Bettseite. Ich beugte mich zu ihr, und sie legte wortlos ihre Arme um meinen Hals, ihr Weinen wurde heftiger. »Kerstin, was fehlt dir denn?«, fragte ich reichlich plump, ohne ein Gespür für diesen Moment. Fragen waren überflüssig und auch jedes Wort. Sie drückte meinen Kopf an ihren, und ich spürte die Tränennässe auf meinem Gesicht. Dann fuhr sie mit ihren Händen über meinen Rücken, während ihre Tränen immer noch liefen, verstärkt durch schwere Schluchzer.

Ein eruptives inneres Beben hatte sie erfasst, als befänden sich Teile ihrer Seele in Auflösung, hätten keinen Raum mehr in ihr und drängten nun in einer Wallung aufschäumender Gefühle aus ihr hervor. Ich begriff zunächst nicht, was in ihr vorging, eine Ahnung aber sagte mir, dass es mehr war als der

Anflug eines augenblicklichen tiefen Traurigseins, was Kerstin so heftig durchrüttelte. Mit anhaltender Dauer ihres Weinens empfand ich etwas Elementares in ihrem Ausbruch. Und ich spürte auf einmal, dass sie jenen schrecklichen Augenblick erreicht hatte, um den das Denken mehr oder weniger ein ganzes Leben lang kreist, der so viel Angst und oft ein schwermütiges Grübeln auslöst, der aber, wenn er eintritt, ohne ein Auftrumpfen, sondern eher leise daherkommt und alles andere dämpft, was vorher laut war, und der dem Vergangenen keinen Platz mehr einräumt, weil alle Gefühle gebündelt sind zu einem einzigen, dem Gefühl der letzten Stunden.

Ich wischte ihr die Tränen ab und sah in ihrem zerflossenen Gesicht nichts, was Angst oder auch nur ein Bangsein andeutete. Anfälle dieser Art hatte sie längst hinter sich. Ihr um alle Erwartungen geschrumpftes Sein bestand nur noch aus Augenblicken wie diesem, letzten Augenblicken. Schweigend horchte sie in ihr verlöschendes Dasein, Trauer empfindend über den Verlust der wenigen Menschen, die ihr noch wichtig waren. Nichts mehr sonst lag ihr noch auf der Seele, alles war getan, alles gesagt, alle Hoffnungen verbraucht.

Es kam Kerstin nicht mehr darauf an, ob während ihres unerwarteten Ausbruchs ein Verstehen in mir war. Sie hatte in diesem Moment, als ich ins Zimmer kam, ihre Zeit vorüberziehen sehen, in letzten Stunden, die dann zu Minuten schrumpften und einmündeten in eine neue Zeitrechnung, die sich nicht mehr nach Kalendern richtete. In ihrem Hingegebensein an den Augenblick ballten sich ihre Gefühle, um dann nach einem letzten Aufwallen bereit zu sein für das Loslassen von allem.

Kerstin nahm Abschied von mir, im Laufe der nächsten Stunden auch von Bernd, Malte, Thore, Jutta und Sabine. Dass es ein Abschied war, empfand auch Jutta so, als ich ihr davon berichtete, sie es später auch erlebte. Kerstin hatte in sich hineingehorcht und untrügliche Signale erhalten und wollte loslassen, bewusst und in deutlichen Gesten, als sie dazu noch in der Lage war. Sie hatte mit ihrem untrüglichen Gespür den richtigen, den letzten Augenblick dafür gefunden.

Als wir am frühen Abend zu Kerstin ins Zimmer kamen, wirkte sie leicht orientierungslos. »Hast du viel Besuch gehabt?«, fragte ich. – Nicken. »War auch ein Arzt hier?« – Nicken. Ein Arzt, erfuhr ich von den Pflegerinnen, war heute nicht bei ihr. Jutta setzte sich auf ihr Bett, ihre Arme lagen schlaff neben ihr, sie hatte keine Kraft mehr, sie zu bewegen.

Bernd war am Mittag mit den Kindern bei Kerstin gewesen und gerade, als ich ihn anrief, mit Malte vom Einkauf letzter Geschenke ins Haus gekommen. Ich erzählte ihm von Kerstins verschlechtertem Zustand, er fuhr sofort los. Als er ins Zimmer kam, sagte er laut: »Kerstin, Jutta hat sehr schönen Blumenschmuck für die Konfirmationsfeier ausgesucht.« – »Ja?«, fragte sie nur. Kerstin würde ihn nicht mehr sehen. Sie hatte am Sonntag zum letzten Mal das Haus betreten, würde nie mehr in den Garten schauen und nie mehr beobachten können, wie der rotglühende Sonnenball hinter dem Buchenwald am Horizont verschwand. Warum noch sollte sie sich für die Blumen interessieren? Eine Pflegerin, bei der sich Bernd erkundigte, wagte keine Prognosen. Jeder Fall sei anders. Es könne mit Kerstin sehr schnell gehen, es sei aber auch möglich, dass sie sich noch etwas erholt.

Samstag, 12. April.

Kerstins Zustand habe sich dramatisch verschlechtert, alarmierte uns Bernd morgens im Quartier. Er hatte einen Anruf vom Hospiz erhalten. Als wir kamen, befand sie sich in einem komaähnlichen Zustand und nahm von ihrer Umgebung kaum noch Notiz. Gegen Mittag kam Maltes Pastor, der sich davon überzeugen wollte, ob Kerstin nicht doch in der Lage war, am Gottesdienst teilzunehmen, ging zu ihr ins Zimmer, kam nach wenigen Minuten zurück und sagte: »Sie wird in wenigen Stunden sterben.«

Malte fuhr am frühen Nachmittag mit uns ins Quartier. Er erzählte viel von der Mama, zwischendurch schluchzte er laut. »Warum muss die Mama so jung sterben?« Was sollte ich ihm darauf nur antworten, wie sollte ich ihm Vorgänge erklären, die mir ebenso unverständlich waren und die ich auch nicht begreifen konnte und wollte. Ich sagte ihm, dass ich mir diese Frage schon sehr oft gestellt hätte, die Frage, warum Kerstin so früh sterben müsse, viele Verbrecher und Massenmörder aber so uralt würden.

Fragen über Fragen an diesem Nachmittag. Irgendwann wollte er wissen, ob die Mama ohne die Behandlungsfehler ein normales Durchschnittsalter hätte erreichen können. Ich sagte ihm, dass sie ohne diese Arztfehler auf jeden Fall noch länger leben würde, möglicherweise sogar noch etliche Jahre. Der medizinische Gutachter habe ja auch festgestellt, dass diese Fehler sich lebensverkürzend ausgewirkt haben.

Nachmittags fuhren wir wieder ins Hospiz und trafen dort Bernd und Sabine. Sie hatten beschlossen, dass Malte selbst über seine Teilnahme an der Konfirmationsfeier entscheiden sollte, der das von Kerstins Zustand am Abend abhängig machte. Wenn er in die Kirche gehen sollte, wollten ihn Bernd, Thore, Sabine und Jutta begleiten. Ich beschloss, in der Zeit bei Kerstin zu bleiben.

Sonntag, 13. April.

Kerstins Gesicht hatte eine deutliche Gelbfärbung und kam mir noch eingefallener vor als gestern. Auf meine Fragen antwortete sie mit »Ja« und »Nein«, legte ein paar Mal ihre Hand auf meinen Arm, meistens schlief sie. Frau Welten sagte mir, Kerstin gebe nicht auf, ihr Kampfgeist sei ungebrochen.

Das Datum hielt sie noch am Leben. Ich sagte mir, Kerstin hatte Malte seinen Tag nicht durch ihren vorzeitigen Tod nehmen wollen. Kraftvoll, treu, selbstbezwingend und verlässlich bis zum letzten Atemzug. Mir ging durch den Kopf, dass über die wahre Größe von Menschen erst geurteilt werden sollte, wenn sie in den Stunden der größten Herausforderung, des Sterbens, erlebt wurden. Mir nötigte es höchsten Respekt ab, wie Kerstin diese letzten Stunden durchlebte, in denen sie alle Kräfte mobilisierte, um nur nicht an diesem Tag zu sterben. Ein ungeheurer Kraftakt, um ihr selbst gegebenes letztes irdisches Versprechen einzulösen, ohne auf ein Echo oder auf

Beifall bedacht zu sein. Mit der ihr eigenen Selbstverständigkeit. Kerstin eben.

Gegen Mittag nach dem Gottesdienst kam Bernd, er löste mich ab. Ich fuhr ins Quartier und wollte mich eine Weile ausruhen. Als ich später im Hospiz mit Bernd im Besucherraum saß, erzählte er mir, Kerstin habe sich plötzlich aufgerichtet und eine Weile aus dem Türfenster in den Garten geblickt. Seither sei Malte, der dabei gewesen war, fest davon überzeugt, dass Kerstin doch nicht so bald sterben werde.

Am frühen Abend kamen Jutta, Malte und Thore. Malte ging zunächst allein in Kerstins Zimmer. Wenige Minuten später kam er zurück, Tränen liefen ihm über das Gesicht. Malte hatte begriffen, dass es doch keine Hoffnung mehr gab.

Abends im Quartier erkundigten sich Elke und Andreas nach Kerstins Zustand, sie wollten sie morgen besuchen. Als wir gegen 23 Uhr im Hospiz anriefen, sagte eine Pflegerin: »Wenn ich das Gefühl habe, es sollte jemand kommen, melde ich mich in der nächsten halben Stunde.« – Es kam kein Anruf.

Montag, 14. April.

Kurz nach vier Uhr morgens meldete sich Bernd. Kerstin sei vor wenigen Minuten gestorben. Eine halbe Stunde später waren wir im Hospiz. Eine Pflegerin hatte sie gewaschen und ihr das Totenhemd angezogen, das Kerstin ausgesucht und mit dem sie die Verkäuferin arg in Verlegenheit gebracht hatte.

Nachmittags fuhr ich mit Malte ins Hospiz. Ich hatte ihn lange überreden müssen. »Ich will eine Mama haben, die lebt, und keine tote«, schluchzte er. Er werde sich immer wieder Vorwürfe machen, sich nicht von seiner Mama verabschiedet zu haben, sagte ich. Nach einer Weile hatte ich ihn überzeugt.

Ich packte ein Buch mit Ringelnatz-Gedichten ein, die ich ihr oft vorgelesen hatte und von denen sie sehr angetan war. Wir saßen eine Weile an Kerstins Bett, Tränen flossen, reichlich viele. Weinkrämpfe schüttelten Malte. Den Ringelnatz klemmten wir Kerstin unter ihren rechten Arm. Malte hatte in

Anlehnung an ein Ringelnatz-Gedicht geschrieben: »Ich habe dich so liiieb … bis an das Ende meiner Tage.«

»Warum hast du nicht das Patagonien-Buch mitgenommen?«, fragte mich Malte, als wir draußen vor dem Hospiz standen. »Daran habe ich auch sofort gedacht«, sagte ich, »doch der Bildband ist zu voluminös, um ihn Kerstin mitzugeben.« – Weil er meine Handschrift nicht lesen konnte, fragte er dann: »Was hast du in das Ringelnatz-Buch geschrieben?«

»Wir sehen uns wieder in Patagonien.«

Nachwort

Drei Monate nach Kerstins Tod begann die entscheidende Phase der juristischen Aufarbeitung. Der vom Landgericht eingeschaltete Sachverständige legte Mitte Juli 2008 sein ergänzendes Gutachten vor. Der habilitierte Gynäkologe machte in ihrer jahrelangen Brustkrebstherapie gleich mehrere, für ihre Behandlung äußerst gravierende medizinische Versäumnisse aus. Trotz ihres hormonabhängigen Tumors war Kerstin über Jahre hinweg nicht mit einem Antiöstrogen (Tamoxifen) behandelt worden. Der Gutachter bewertete das als einen »Behandlungsfehler, der im Grundsatz geeignet war, die Prognose bzw. den Verlauf der Erkrankung ungünstig zu beeinflussen«. Unverständlich erschien ihm auch, dass Kerstin nach dem Auftreten mehrerer Tumorrezidive nicht ein einziges Mal zu einer Chemotherapie geraten wurde – weder von Dr. Zeitler noch von den Spezialisten im Tumorzentrum einer norddeutschen Uniklinik.

Bereits im Mai 1999, nach dem Auftreten eines ersten Rezidivs und einer gleichzeitig festgestellten Lymphangiosis, hätte laut Gutachten »mit der Patientin darüber diskutiert werden müssen, ob nicht angesichts des durchaus prognose-relevanten Umstandes einer Ausbreitung des lokalen Tumorgeschehens in den Lymphbahnen nunmehr eine Chemotherapie indiziert war«.

Im November 2000 trat ein weiteres Rezidiv auf, und selbst nach dem dritten im Juni 2002 sahen die beteiligten Ärzte keine Notwendigkeit, Kerstin eine Chemotherapie zu empfehlen. »Dies nicht getan zu haben«, schrieb der Gutachter, »stellt angesichts der in der Literatur verfügbaren Daten ebenfalls einen eindeutigen Verstoß gegen bewährte Behandlungsgrundsätze dar.« Das Versäumnis habe sich auf »die weitere Prognose ebenfalls ungünstig ausgewirkt«. Mitte 2002 waren noch keine Metastasen außerhalb der Brustregion nachgewiesen worden. Zu diesem Zeitpunkt »hätte es sich im Grundsatz noch um eine adjuvante (unterstützende) Chemotherapie gehandelt, welche nach allen, auch damals schon vorhandenen Befunden geeignet war, die Überlebenszeit der Patientin zu verlängern«.

Der Sachverständige kritisierte zudem vehement, dass die Krebsspezialisten der norddeutschen Uniklinik nicht korrigierend eingegriffen haben. »Trotz mehrfacher Vorstellungen« im dortigen Tumorzentrum habe es »keinerlei« über die von Dr. Zeitler »getroffenen therapeutischen Maßnahmen hinausgehende Empfehlungen gegeben«.

Eine Chemotherapie hätte in einem früheren Stadium womöglich die Bildung von Metastasen verhindern, auf jeden Fall aber hinauszögern können. Durch Studien, so der Gutachter, sei die günstige Wirkung von rechtzeitig verordneten Chemotherapeutika auf den Verlauf einer Tumorerkrankung im Falle eines Mammakarzinoms gut belegt.

Der Sachverständige kam schließlich zu dem Resümee: »Daher müssen die therapeutischen Unterlassungen der Beklagten auch als geeignet angesehen werden, den Verlauf der Erkrankung bei der Klägerin wenn nicht quod at vitam (fürs Überleben), so jedoch hinsichtlich der verbleibenden Lebensspanne nachteilig beeinflusst zu haben.«

Eindeutige Aussagen des Gutachters, würden sie aber ausreichen, vor Gericht die hohen rechtlichen Hürden zu überwinden? Denn nach dem medizinerfreundlichen Arzthaftungsrecht reicht allein der Nachweis eines Behandlungsfehlers zur Verurteilung nicht aus. Vielmehr hat der Patient auch die Ursächlichkeit eines Behandlungsfehlers für seinen gesundheitlichen Schaden zu beweisen. In Kerstins Fall wäre somit nachzuweisen gewesen, dass sie bei korrekter Behandlung überlebt oder deutlich länger gelebt hätte.

Dem Opfer eines ärztlichen Kunstfehlers ist vor allem bei komplizierten medizinischen Eingriffen und Therapien der Nachweis einer solchen Kausalität nahezu unmöglich. Der

Bundesgerichtshof (BGH) hat daher zur Beweiserleichterung für Patienten den »groben« Behandlungsfehler in die Rechtssprechung eingeführt. Der setzt laut BGH einen Verstoß gegen elementare medizinische Behandlungsstandards oder elementare medizinische Erkenntnisse voraus. Ein grober Behandlungsfehler liegt folglich vor, wenn ein medizinisches Fehlverhalten aus ärztlicher Sicht nicht mehr verständlich erscheint und schlechterdings nicht hätte geschehen dürfen. Dann greift vor Gericht die Beweislastumkehr, und der Arzt muss nachweisen, dass der Behandlungsfehler nicht ursächlich für den Schaden war. Im vorliegenden Fall hätten die Ärzte beweisen müssen, dass Kerstin ohne die gravierenden medizinischen Versäumnisse auch nicht länger gelebt hätte, was schlichtweg unmöglich gewesen wäre.

Würde das Landgericht auf einen groben Behandlungsfehler erkennen, wäre die Verurteilung von Dr. Zeitler sicher. Dann müsste seine Versicherung Schmerzensgeld zahlen und alle materiellen Schäden wie Verdienstausfälle und sämtliche Kosten für Pflegeaufwendungen, zusätzliche Therapien, die Beerdigung und andere Aufwendungen erstatten.

Der Sachverständige hatte allerdings in seinem Gutachten einschränkend angemerkt, dass zum damaligen Zeitpunkt die Leitlinien für die Behandlung von Mammakarzinomen noch nicht eingeführt waren und es sich daher um jeweils einfache Behandlungsfehler gehandelt habe. Eine nach seinen übrigen Bewertungen schwer verständliche Einschätzung.

In ihrer schriftlichen Stellungnahme zum Gutachten widersprach denn auch Ostmanns Anwältin Astrid Maigatter-Carus dieser Einschätzung. Unabhängig von Leit- oder Richtlinien sei, so die Juristin, der Arzt stets verpflichtet, einen Patienten nach dem zu diesem Zeitpunkt anerkannten und gesicherten Stand der medizinischen Wissenschaft zu behandeln. Bei den Versäumnissen in Kerstin Ostmanns Behandlung habe es sich daher eindeutig um Verstöße gegen damals längst gültige medizinische Standards gehandelt. Ferner dürfe ärztliches Vorgehen nicht in mehrere Schritte zerlegt werden, um dann das letzte angenommene Fehlverhalten hinsichtlich der Kausalität zu bewerten. Vielmehr sei eine Gesamtbetrachtung des Behandlungsgeschehens erforderlich, im Fall ihrer Mandantin eine Gesamtwürdigung der Therapieversäumnisse. Schließlich hätten die Behandlungsfehler in der Summierung Frau Ostmann jede Chance genommen, ihre Erkrankung zu überleben.

Am 24. November 2009, rund eineinhalb Jahre nach Fertigstellung des Gutachtens, wurde der Prozess fortgesetzt. Gleich zu Beginn der Sitzung nahm der Vorsitzende der Kammer eine Bewertung des Prozessrisikos vor, das nach Einschätzung der Richter zu 75 Prozent beim Kläger liege – bei Bernd Ostmann, dem Rechtsnachfolger seiner Ehefrau Kerstin. Das Gericht unterbreitete dann einen Vergleichsvorschlag auf Basis dieser Prozessrisiko-Verteilung. Demzufolge sollte die Versicherung des Dr. Zeitler an Bernd Ostmann einen einmaligen Betrag von 35000 Euro zahlen. Das Gericht legte eine Verhandlungspause ein. Die Anwältin, Bernd und ich beratschlagten auf dem Gerichtsflur.

Bernd wollte wissen, ob das Gericht mit diesem Vorschlag die Bewertung eines groben Behandlungsfehlers ausgeschlossen habe. – Zu dieser Einschätzung, erklärte die Anwältin, werde es erst nach Ablehnung des Vergleichs kommen. Das Gericht werde dann den Gutachter um seine Bewertung bitten. – Bernd: »Und wie könnte diese Bewertung ausfallen?« – »Das lässt sich nie vorhersagen, da habe ich schon so manche Überraschung erlebt«, sagte die Anwältin. »Nach meinem Rechtsverständnis handelt es sich hier eindeutig um einen groben Behandlungsfehler. Das heißt aber noch lange nicht, dass der Gutachter und die Richter das auch so sehen.« – »Wird das Gericht immer der Einschätzung des Gutachters folgen?«, fragte Bernd. – »Nicht immer, aber meistens. Wenn der Gutachter bei der Meinung bleibt, dass es sich um einfache Behandlungsfehler handelte, wird die Kammer dieses Votum zur Grundlage ihrer Entscheidung machen. Aus früheren Verhandlungen weiß ich, dass diese Kammer viel auf die Meinung des Gutachters gibt. Sie haben dann aber immer noch die Möglichkeit, in die Berufung zu gehen. Das zuständige Oberlandesgericht ist zudem als patientenfreundlicher bekannt.«

Bernd sah mich nachdenklich an. »Was meinst du, sollte ich den Vergleich annehmen oder nicht?« – »Ich werde dir keine Empfehlung geben. Damit könnte ich so oder so falschliegen. Die Entscheidung kannst nur du allein treffen.« – »Kerstin hätte diesen Vergleich nicht akzeptiert«, sagte Bernd in einem Ton des Bedauerns, sie nicht mehr fragen zu können. – Ich stimmte zu: »Kerstin hat durch den Ärztepfusch womöglich Jahre ihres Lebens eingebüßt. Das mit einem solchen Vergleich aus der Welt zu schaffen, hätte sie gewiss nicht akzeptiert. Kerstin hat im Medizinbetrieb einen würdelosen Umgang erlebt. Gegen die Verletzung ihrer Würde hat sie immer gekämpft. Das hat mich sehr beeindruckt. Kerstin ist authentisch geblieben, selbst in ihren schlimmsten Krankheitsphasen. Das hat ihre Persönlichkeit ausgemacht.« – »Du meinst also, ich sollte im Sinne von Kerstin entscheiden?«, fragte Bernd. – »Nein, keineswegs«, sagte ich. »Ich wollte nur an Kerstins Beweggründe für diesen Prozess erinnern. Entscheiden solltest du ausschließlich nach deinen eigenen Kriterien.«

»Sehen Sie das auch so?«, fragte Bernd die Anwältin. »Das sehe ich auch so«, antwortete sie. »Ich kann Sie nur juristisch beraten. Die Entscheidung aber müssen Sie allein treffen.«

Bernd schien geneigt, den Vergleich anzunehmen. Das Verfahren vor dem Landgericht habe nun schon Jahre gedauert, sagte er. Eine weitere Instanz bedeute erneut ein zermürbendes Warten auf eine Entscheidung. Da er keine Rechtschutzversicherung habe, müsse er auch an die Kosten denken, die für ihn nicht leicht aufzubringen seien. Schließlich habe er eine Verantwortung seinen beiden Söhnen gegenüber. Thore werde demnächst sein Studium beginnen, in wenigen Jahren werde auch Malte so weit sein.

Bernd nahm schließlich den Vergleich an. Nach Abzug aller im Laufe der Jahre entstandenen Gerichts- und Anwaltskosten verblieben ihm von dieser Summe knapp 5 000 Euro.

Danksagung

Ablatio, Bilirubin, Zoladex, Exzision, Cisplatin – verwirrende und mir zunächst unverständliche Begriffe aus Kerstins Krankenakten. Um ihren therapeutischen Sinn zu entschlüsseln, das Behandlungsschema dahinter zu erkennen und noch denkbare Therapieschritte für Kerstin zu erfragen, habe ich viele Gespräche mit bekannten oder mir vermittelten niedergelassenen Fachärzten und Spezialisten in Kliniken geführt.

Besonderen Dank schulde ich Patricia Steiner, Ärztin am Institut für Zell- und Molekularpathologie in Hannover, und Bernhard Winter, Internist und Gastroenterologe in Offenbach. Sie vervollständigten mein Verständnis von den komplexen medizinischen Vorgängen in Kerstins Krankengeschichte und nahmen die Mühe auf sich, das Manuskript auf die korrekte Beschreibung und Bewertung medizinischer Details hin zu prüfen. Während der Textbegleitung wuchs erkennbar ihre Empathie für Kerstins bewundernswerten, aber zunehmend aussichtsloser werdenden Kampf gegen den Krebs. Das mitfühlende Interesse und die unermüdliche Hilfsbereitschaft der beiden Mediziner hat Kerstin nach ihren überwiegend tristen Erfahrungen im Medizinbetrieb als ein wohltuendes Bemühen empfunden, das sie dankbar als Entschädigung für die fehlenden versöhnlichen Gesten aufnahm, auf die sie nach den an ihr begangenen Behandlungsfehlern vergeblich gewartet hatte.

Beeindruckend war die spontane und von Rita Schmutzler wie selbstverständlich erklärte Bereitschaft, Kerstin therapeutisch zu helfen. Die Sprecherin und Koordinatorin des Deutschen Konsortiums für »Familiären Brust- und Eierstockkrebs« hat unmittelbar nach meiner telefonischen Kontaktaufnahme mit ihrem Team Kerstins letzte Befunde studiert und dann zu der einzigen, aus fachlicher Sicht noch denkbaren Chemotherapie geraten, die Dosis festgelegt und die behandelnde Onkologin über die empfohlenen Maßnahmen unterrichtet. Mehrfach erkundigte sich die habilitierte Gynäkologin in den darauffolgenden Wochen nach Kerstins Befinden. Weder von ihr noch von einer Mitarbeiterin wurde nach einer Privatversicherung oder Überweisung gefragt. Die ausweglose Situation einer jungen Frau und der Versuch, ihr zu helfen, waren der einzige Beweggrund für die spontane Beratung – eine außergewöhnliche Reaktion, die mich bis heute mit Dankbarkeit erfüllt.

Unbedingt zu erwähnen ist das höchst verdienstvolle Engagement der Wormser Unternehmerin Ilse Lang, ohne deren Einsatz für Opfer von medizinischen Behandlungsfehlern es nicht zu der Begegnung mit Kerstin und somit nicht zu diesem Buch gekommen wäre. Ihre Alexandra-Lang-Stiftung hat durch die medizinische Bewertung der Therapieversäumnisse in Kerstins Krebsbehandlung zu neuen Erkenntnissen über den Umfang ärztlichen Versagens geführt. In der Überzeugung bestärkt, Opfer gleich mehrerer Behandlungsfehler geworden zu sein, erwachte in Kerstin ein neuer Widerstandswille, der wie ein kräftiger Lebensimpuls wirkte und erkennbar auch ihre inneren Abwehrkräfte gegen den Krebs mobilisiert hat. Ilse Lang und die Stiftung haben Kerstin neben ihrer Familie jene stabilisierenden Sicherheiten verschafft, die sie in ihrem labilen körperlichen Zustand dringend benötigte. Das bewahrte sie vor Phasen lang anhaltender Resignation – ein Schicksal, das in einer sich zunehmend entsolidarisierten Gesellschaft vielen Schwerkranken droht.

Wertvolle Hilfe haben Freunde geleistet: Kurt E. Becker, Publizist und Kommunikationsberater, und der »Spiegel«-Autor Dietmar Hawranek, mit dem mich viele Jahre gemeinsamer journalistischer Arbeit verbinden. Sie waren zunehmend fasziniert von Kerstins Art der Krebsbewältigung und aufgebracht über die beschriebenen Beispiele von medizinischer Schludrigkeit. Ihre kritischen Anmerkungen und ihre Anregungen waren für mich ein wichtiger Antrieb zur Vollendung des unter emotionalen Belastungen verfassten Manuskripts. Auf beeindruckende Weise unterstützt haben mich auch Franziska Günther und Maria Matschuk vom Aufbau Verlag sowie mein Literaturagent Rüdiger Dammann.